正保医学教育网
www.med66.com

美国纽交所上市公司(代码:DL)

2020国家医师资格考试

临床执业医师

课堂讲义 外科

■ 医学教育网 编　■ 汤以恒 主编

云南出版集团
YNK 云南科技出版社

图书在版编目(CIP)数据

临床执业医师课堂讲义. 外科 / 医学教育网编. --
昆明：云南科技出版社，2018.12
ISBN 978-7-5416-8790-7

Ⅰ. ①临… Ⅱ. ①医… Ⅲ. ①临床医学-资格考试-自学参考资料②外科学-资格考试-自学参考资料 Ⅳ. ①R4

中国版本图书馆 CIP 数据核字(2018)第 286986 号

医学教育网 编

责任编辑 肖 娅
封面设计 董 丹
责任校对 张舒园
责任印刷 蒋丽芬
特邀编辑 刘文月

书 号 ISBN 978-7-5416-8790-7
印 刷 三河市中晟雅豪印务有限公司
开 本 850 mm×1092 mm 1/16
印 张 23.5
字 数 405 千字
版 次 2018 年 12 月第 1 版
印 次 2019 年 12 月第 2 次印刷
定 价 58.00 元

出版发行 云南出版集团公司 云南科技出版社
地 址 昆明市环城西路 609 号
网 址 http://www.ynkjph.com/
电 话 0871-64192752

前言

正保远程教育

发展：2000年~2020年：感恩20年相伴，助你梦想成真

理念：学员利益至上，一切为学员服务

成果：18个不同类型的品牌网站，涵盖13个行业

奋斗目标：构建完善的“终身教育体系”和“完全教育体系”

医学教育网

发展：正保远程教育旗下著名品牌之一

理念：上医学教育网，做成功医学人

成果：每年为我国医疗领域培养了大量专业人才

奋斗目标：成为所有医学人的“网上家园”

“梦想成真”书系

发展：正保远程教育主打品牌系列辅导丛书

理念：你的梦想由我们保驾护航

成果：图书品类涵盖执业医师、执业助理医师、执业药师等多个专业领域

奋斗目标：成为所有医学人实现梦想路上的启明灯

图书特色

1. 疑义相与析

“梦想成真”系列课堂讲义，均由网校名师操刀主编，讲义内文与课程环环相扣，凡有疑惑之处，在听课的同时自然融会贯通。

2. 巧拙两无施

单纯罗列知识点是不够的，讲义中还附有大量易混易错总结，利于考生加以辨识，构建完整的知识体系，提高复习效率。

3. 敏而好学，好问则裕

随书配送24小时答疑服务，医学教育网老师会实时在线解答您做题时遇到的问题。

产品搭配

《实践技能步骤图解》包含技能考试各分站要点，各项操作逐步详解以及历年考生易错环节。

《通关必刷模拟试卷》精准模拟考试强度和难度，是冲刺阶段必备的学习工具。

《专项训练3600题》全面包含各大系统中的高频考点，便于考生在做题中逐步总结提升。

《课堂讲义同步强化训练》便于看书、听课后进行习题训练，特别适用于基础薄弱、需要循序渐进的考生。

《核心考点必背》汇集历年医师资格考试高频考点，将其复杂的基础知识结构表解化，为广大考生提供清晰、简洁、易于掌握的学习资料。

目录 Contents

第一篇 消化系统

第二篇　泌尿系统

第三篇　运动系统

第四篇 风湿免疫性疾病

第五篇 其 他

第六篇　实践综合

第一篇

消化系统

听听老师怎么讲

考情分析

历年考情概况

常考知识点	历年常考内容	历年分值
食管、胃、十二指肠疾病	胃食管反流病、食管癌、急慢性胃炎、功能性消化不良、消化性溃疡、胃癌	18~20
肝脏疾病	肝硬化、门静脉高压、肝性脑病、肝癌、肝脓肿、脂肪肝	10~12
胆道疾病	胆囊炎、胆结石、胆管炎、胆管癌	3~5
胰腺疾病	胰腺炎、胰腺癌、壶腹周围癌	6~8
肠道疾病	克罗恩病、溃结、肠梗阻、结肠癌、IBS、肠结核、直肠结肠息肉	12~15
阑尾炎	急性阑尾炎	2~4
直肠肛管疾病	痔、肛裂、肛周脓肿、肛瘘、直肠癌	3~5
消化道大出血	上/下消化道大出血	3~5
腹膜炎	继发性腹膜炎、结核性腹膜炎、腹腔脓肿	3~4
腹外疝	斜疝、直疝、股疝	4~5
腹部损伤	脾、肝、胰损伤，小肠、结肠、直肠损伤的不同，总论	3~4

易错考点摘要

考点	考查角度
斜疝、直疝	一个鉴别表，7个鉴别点，必须搞清楚
脾、肝、胰损伤的不同，小肠、结肠、直肠损伤的不同	看上去相似的临床表现，鉴别诊断经常出错
肝硬化、门静脉高压、肝性脑病	超级重点与难点，可考点极其多

关于“听听老师怎么讲”，您需要知道——

亲爱的读者，在每篇前均附有高频知识点讲解二维码（听听老师怎么讲）。下载并安装“医学教育网”APP，扫描对应二维码，即可获赠知识点概述分析及知识点讲解视频（前10次试听免费），帮助夯实相关考点内容。如需更多视频课程，建议选购医学教育网辅导课程。

续表

考点	考查角度
消化性溃疡	从临床表现、诊断、药物治疗、手术治疗、术后十大并发症，充满了可考点
消化道大出血	鉴别诊断与处理
克罗恩病与溃结的鉴别	诊断与治疗的异同点

本篇学习方法或注意事项

“拿下消化，医考复习才算是正式开始”。消化系统是历年考试题量最多的单元(每年平均80分左右)，因此，不存在取舍问题，大纲要求的范围均为重点内容。良好的开端，是成功的一半。各位，加油！“擒贼先擒王”，首先应该掌握的，是以下10大点：

1. 食管癌、胃癌、结肠癌。
2. 消化性溃疡药物及手术治疗。
3. 消化性溃疡术后十大并发症。
4. 门脉高压分流术与断流术的优缺点。
5. 胆道系统疾病三联征、五联征。
6. 胰腺炎的诊断。
7. 上消化道出血的鉴别诊断。
8. 腹外疝。
9. 七大鉴别　B/A型胃炎、斜/直疝、克罗恩病/溃结/肠结核、机械性/动力性肠梗阻、单纯/绞窄性肠梗阻、肝/脾破裂、小肠/结肠/直肠损伤。
10. 直肠癌的术式选择　Dixon、Miles、Hartmann术式。

Learning plan

学习时间规划表

第01天 第 章 听老师的课 □ 复习讲义 □ 做习题 □	第02天 第 章 听老师的课 □ 复习讲义 □ 做习题 □	第03天 第 章 听老师的课 □ 复习讲义 □ 做习题 □	第04天 第 章 听老师的课 □ 复习讲义 □ 做习题 □	第05天 第 章 听老师的课 □ 复习讲义 □ 做习题 □	第06天 第 章 听老师的课 □ 复习讲义 □ 做习题 □
第07天 第 章 听老师的课 □ 复习讲义 □ 做习题 □	第08天 第 章 听老师的课 □ 复习讲义 □ 做习题 □	第09天 第 章 听老师的课 □ 复习讲义 □ 做习题 □	第10天 第 章 听老师的课 □ 复习讲义 □ 做习题 □	第11天 第 章 听老师的课 □ 复习讲义 □ 做习题 □	第12天 第 章 听老师的课 □ 复习讲义 □ 做习题 □
第13天 第 章 听老师的课 □ 复习讲义 □ 做习题 □	第14天 第 章 听老师的课 □ 复习讲义 □ 做习题 □	第15天 第 章 听老师的课 □ 复习讲义 □ 做习题 □	第16天 第 章 听老师的课 □ 复习讲义 □ 做习题 □	第17天 第 章 听老师的课 □ 复习讲义 □ 做习题 □	第18天 第 章 听老师的课 □ 复习讲义 □ 做习题 □
第19天 第 章 听老师的课 □ 复习讲义 □ 做习题 □	第20天 第 章 听老师的课 □ 复习讲义 □ 做习题 □	第21天 第 章 听老师的课 □ 复习讲义 □ 做习题 □	第22天 第 章 听老师的课 □ 复习讲义 □ 做习题 □	第23天 第 章 听老师的课 □ 复习讲义 □ 做习题 □	第24天 第 章 听老师的课 □ 复习讲义 □ 做习题 □
第25天 第 章 听老师的课 □ 复习讲义 □ 做习题 □	第26天 第 章 听老师的课 □ 复习讲义 □ 做习题 □	第27天 第 章 听老师的课 □ 复习讲义 □ 做习题 □	第28天 第 章 听老师的课 □ 复习讲义 □ 做习题 □	第29天 第 章 听老师的课 □ 复习讲义 □ 做习题 □	第30天 第 章 听老师的课 □ 复习讲义 □ 做习题 □
第31天 第 章 听老师的课 □ 复习讲义 □ 做习题 □					

注意：每天的学习建议按照“听课→做题→复习讲义”三部曲来进行；另：计划一旦制订，请各位同学严格执行。

第一章 食管、胃、十二指肠疾病

第一节 胃食管反流病

GERD 是指胃、十二指肠内容物反流入食管引起的不适症状和(或)并发症的一组疾病。

一、发病机制

表 1-1 胃食管反流病的发病机制

<table>
<tr><th>机制</th><th colspan="2">生理情况</th><th>病理情况</th></tr>
<tr><td rowspan="5">食管抗反流防御机制减弱</td><td rowspan="3">抗反流屏障</td><td rowspan="3">食管和胃交接的解剖结构，包括食管下括约肌(LES)、膈肌脚、膈食管韧带、食管与胃底间的锐角(His 角)等；最重要的是 LES 的功能状态</td><td>正常 LES 静息压(LESP)为 10~30mmHg，LESP 下降，见于：
药物：钙通道拮抗剂、地西泮类；
食物：高脂肪、巧克力；
激素：缩胆囊素、胰高血糖素、血管活性肠肽等；
贲门失弛缓术后</td></tr>
<tr><td>LESP 相对下降，见于：
腹内压增高(妊娠、腹水、呕吐、负重劳动)；
胃内压增高(胃扩张、胃排空延迟)</td></tr>
<tr><td>一过性下食管括约肌松弛(TLESR)是指与吞咽无关的下食管括约肌自发性松弛。其时间明显长于吞咽诱导的松弛时间</td></tr>
<tr><td>食管清酸作用</td><td>食管原发性或继发性蠕动对大多数反流物起容量清除作用；
唾液对残余反流物发挥缓慢中和作用</td><td>食管裂孔疝是腹段食管和部分胃经膈食管裂孔进入胸腔的疾病。食管裂孔疝形成可降低食管对酸的清除能力。另外正常时，LES 与膈肌重叠，压力累加，增加了抗反流屏障的效果，裂孔疝的发生使膈肌和 LES 不在一个位置，减弱了压力，从而削弱了抗反流屏障功能</td></tr>
<tr><td>食管黏膜屏障</td><td>由食管上皮表面黏液层、复层鳞状上皮、黏膜下丰富的血液供应共同构成</td><td>长期吸烟、饮酒和神经精神功能障碍等因素可削弱食管黏膜屏障功能</td></tr>
<tr><td colspan="4">反流物对食管黏膜的攻击作用，最主要：胃酸和胃蛋白酶；另有胆汁中的非结合胆盐和胰酶。在反流物的损伤和刺激下，食管远端的鳞状上皮可出现柱状上皮化生，称之为 Barrett 食管</td></tr>
</table>

[经典例题 1]

胃食管反流病的主要发病机制不包括

A. 夜间胃酸分泌过多

B. LESP 降低

C. 一过性 LES 松弛

D. 胃排空异常

E. 食管廓清能力下降

[经典例题 2]

反流物中对食管黏膜有损害作用的主要成分是

A. 胃酸与胃蛋白酶

B. 胆汁

C. 胰液

D. 胰蛋白酶

E. 胆盐

[参考答案] 1. A；2. A

二、临床表现

表 1-2　胃食管反流病的临床表现（TANG 小结）

食管症状	典型症状：反流、烧心具有重要诊断意义
	非典型症状：胸骨后疼痛、嗳气、吞咽困难、上腹部疼痛、烧灼感
食管外症状	咽喉部和呼吸道症状——慢性咳嗽、声音嘶哑、哮喘、咽喉部的疼痛或异物感等，严重者可发生吸入性肺炎甚至肺间质纤维化；也可能与口腔溃疡及龋齿等口腔问题相关。婴幼儿会出现生长发育迟缓
并发症	上消化道出血：因食管黏膜破损累及血管而出现消化道出血，多为小量、反复出血，可以导致贫血。较少出现大量出血 食管狭窄：反复的炎症发生及愈合过程中，由于瘢痕纤维化可导致食管狭窄，多出现在食管远段 Barrett 食管：当食管下段鳞状上皮被化生的柱状上皮替代，环形、舌形或岛状病变≥1cm，可诊断 Barrett 食管，其有恶变为腺癌的倾向

[经典例题 3]

男性，31 岁。主诉胸骨后疼痛伴烧心 1 月余，首先要考虑下列哪种疾病

A. 肠易激综合征

B. 慢性胃炎

C. 胃溃疡

D. 胃食管反流病

E. 心绞痛

[参考答案] 3. D

三、辅助检查

1. 内镜检查　最准确，并能判断反流性食管炎的程度和有无并发症。内镜判断食管炎程度的标准（洛杉矶分级法）

表 1-3　内镜判断食管炎程度的标准（洛杉矶分级法）

分级	标准
正常	食管黏膜无破损
A 级	一个或一个以上黏膜破损，长径小于 5mm
B 级	一个或一个以上黏膜破损，长径大于 5mm，但没有融合性病变
C 级	黏膜破损有融合，但小于 75% 的食管周径
D 级	黏膜破损有融合，至少达到 75% 的食管周径

2. 24 小时食管 pH 监测　判断有无酸反流的金标准。为有无食管内异常酸暴露提供客观证据。通过监测能够分析症状与酸反流的相关性。该检查对酸反流较为敏感，而对非酸和弱酸反流则无法作出明确的

诊断。

进行该项检查前至少3日应停用抑酸剂、促动力剂和钙通道拮抗剂。

3. 食管测压　可测定LES压力、长度、松弛度、食管运动状态、食管体部压力及上食管括约肌功能等。

4. 食管X线钡剂造影检查　对于不愿意或不能耐受胃镜检查者，有助于鉴别诊断以除外其他器质性疾病。敏感性较低。

[经典例题4]

确诊反流性食管炎主要依靠

A. 既往病史

B. 内镜检查

C. 食管X线钡餐检查

D. 药物试验治疗

E. 食管pH监测

[参考答案] 4. B

四、诊断

1. 症状　根据典型的烧心、反酸等反流症状可作出初步诊断。

2. 内镜检查　可确诊。

3. 食管pH监测　对有典型症状但内镜或X线检查阴性者，如有证据说明食管内有过度酸暴露，则诊断成立。

4. 质子泵抑制剂(PPI)试验治疗　质子泵抑制剂(双剂量)治疗1~2周后，如反酸、烧心的症状得到明显改善则支持GERD的诊断。

五、治疗与预防

1. 一般治疗

(1)避免睡前2小时内进食，餐后不宜立即卧床。

(2)减少引起腹压增高的因素。

(3)尽量避免使用能降低LES压力的食物和药物。

(4)超重特别是腰围过大的患者应减轻体重。

2. 药物治疗

表1-4　治疗GERD常用药物及其特点

药物种类		特点	代表药
促胃肠动力剂		增加LESP、改善食管蠕动功能、促进胃排空作用，减少胃食管反流及食管酸暴露时间	多潘立酮、莫沙必利
抑酸剂	H_2受体拮抗剂	能减少部分胃酸分泌，适宜轻、中度患者或维持治疗阶段	西咪替丁、雷尼替丁 法莫替丁
	质子泵抑制剂	GERD首选药。抑酸作用强，特别适合症状重、严重食管炎及合并上消化道出血者	奥美拉唑、兰索拉唑 泮托拉唑、雷贝拉唑 埃索美拉唑
抗酸剂		适合症状轻、间歇发作的患者，作为临时缓解症状用	铝碳酸镁、氢氧化铝等

3. 维持治疗

有持续用药和按需治疗两种方法。前者更适宜有并发症者，如食管溃疡、食管狭窄、Barrett食管。按需治疗，以调整至患者无症状的最小剂量为适宜剂量。常用H_2受体拮抗剂和质子泵抑制剂。

4. 抗反流内镜或手术治疗　适用于不能耐受长期服药，以及由反流引起的严重呼吸道疾病者。

5. 并发症的治疗

(1)食管狭窄：内镜下扩张治疗。

(2)Barrett 食管应采用 PPI 长程维持治疗，定期随访。发生重度不典型增生或早期癌变者应及时行内镜或手术切除。

6. 预防 避免摄入高脂肪食物，少食多餐，睡前不宜进食。必要时可适当将床头抬高，有利于食管内有害物质的清除。避免长久增加腹内压的动作和装束。戒烟酒，少饮咖啡。

[经典例题 5]

胃食管反流病治疗措施不包括

A. 避免饮用咖啡和浓茶

B. 抗酸治疗

C. 应用促胃肠动力药

D. 减肥

E. 高脂肪饮食

[经典例题 6]

治疗反流性食管炎效果最好的药物是

A. 奥美拉唑

B. 肾上腺皮质激素

C. 苯海拉明

D. 雷尼替丁

E. 异丙嗪

[参考答案] 5. E；6. A

第二节 食管癌

一、病理

1. 食管癌的大体分型

表 1-5 早期食管癌的肉眼分型

早期食管癌	细节考点
隐伏型(充血型)	最早期，多为原位癌
斑块型	最多见，癌细胞分化较好
糜烂型	癌细胞分化较差
乳头型	早期浸润癌，但癌细胞分化一般较好

表 1-6 中晚期食管癌的肉眼分型

中、晚期食管癌	细节考点
髓质型	切面呈灰白色，为均匀致密的实体肿块(补充 TANG——像脑髓一样，故名)。管壁明显增厚并向腔内外扩展，癌瘤的上下端边缘呈坡状隆起，多数累及食管周径的全部或绝大部分
蕈伞型	瘤体呈卵圆形、扁平肿块状，向腔内呈蘑菇样突起(补充 TANG——蕈——蘑菇的意思)。隆起的边缘与其周围的黏膜境界清楚，瘤体表面多有浅表溃疡，底部凹凸不平

续表

中、晚期食管癌	细节考点
溃疡型	瘤体表面呈深陷而边缘清楚的溃疡，深入肌层，阻塞程度较轻
缩窄性(硬化型)	瘤体形成明显的环行狭窄，累及食管全部周径，较早出现阻塞
腔内型	瘤体呈息肉样向食管管腔内突出，有蒂与食管壁相连，表面有糜烂、溃疡，可侵入肌层

2. 食管癌组织学类型　多为鳞状细胞癌。贲门部腺癌可向上延伸累及食管下段。

(1)鳞状细胞癌：最多见。分为高、中、低分化三级。

(2)腺癌：主要起源于食管下段的 Barrett 黏膜的腺管状分化的恶性上皮性肿瘤。

(3)小细胞癌：极为少见，来自神经内分泌细胞。

3. 癌前疾病　Barrett 食管、食管白斑、食管憩室、食管失弛缓症、反流性食管炎和食管良性狭窄。

癌前病变：指鳞状上皮不典型增生，包括轻度、中度和重度不典型增生。

4. 食管癌的分期　采用国际抗癌联盟(UICC)2002 年公布的食管癌 TNM 分期：T(原发肿瘤)；N(区域淋巴结转移)；M(远处转移)。

早期食管癌：指局限于食管黏膜和黏膜下层的肿瘤，不伴淋巴结转移，包括原位癌、黏膜内癌和黏膜下癌。

5. 扩散及转移

(1)直接扩散：癌肿最先向黏膜下层和肌层扩散，很易穿过疏松的外膜侵入邻近器官。

(2)淋巴转移：是食管癌的主要转移方式。首先进入黏膜下淋巴管，通过肌层到达与肿瘤部位相应区域的淋巴结。

1)颈段癌：可转移至喉后、颈深和锁骨上淋巴结。

2)胸段癌：转移至食管旁淋巴结后，可向上转移至胸顶纵隔淋巴结，向下累及贲门周围的膈下及胃周淋巴结，或沿着气管、支气管至气管分叉淋巴结及肺门淋巴结。

3)中、下段癌：亦可向远处转移至锁骨上淋巴结、腹主动脉旁和腹腔淋巴结，均属晚期。

(3)血行转移：发生较晚，可以转移到肝、肺、骨、肾、肾上腺、脑等处。

二、临床表现

1. 典型症状　进行性吞咽困难。

(1)早期：吞咽固体食物时的不适感觉。常不典型，易被忽略。

包括：哽噎感、胸骨后烧灼、针刺或牵拉摩擦样疼痛。食物通过缓慢，并有停滞感或异物感。常在吞咽流体食物后缓解、消失。

(2)中晚期

1)典型症状：进行性咽下困难。

2)其他症状

表 1-7　晚期食管癌的其他症状(TANG 总结)

晚期食管癌伴随症状	原因
持续胸痛或背痛	癌已侵犯食管旁组织
声音嘶哑	侵犯喉返神经
Horner 综合征	压迫颈交感神经节引起
吞咽水或食物时剧烈呛咳，并发生呼吸系统感染	侵入气管、支气管，形成食管气管或食管支气管瘘
呛咳	因食管严重梗阻致黏液样物(咽下的唾液及食管的分泌物)反流入呼吸道而引起。当癌肿梗阻所引起的炎症水肿暂时消退，或部分癌肿脱落后，梗阻症状可暂时减轻，常被误认为好转

续表

晚期食管癌伴随症状	原因
黄疸、腹水	肝转移
昏迷	脑转移
恶病质：逐渐消瘦、脱水、无力	

2. 体格检查

(1)早期：可无任何阳性体征。

(2)中晚期：应特别注意远处转移体征：锁骨上及颈部有无肿大淋巴结、肝有无肿块和腹水、胸水等。

三、诊断

表1-8　食管癌诊断手段(核心考点，TANG)

检查		其他细节
内镜	首选方法，对于食管癌的定性、定位诊断和手术方案的选择有重要的作用。对于临床已有症状或怀疑有早期病变又未能明确诊断的患者，应该选择内镜检查。在直视下钳取多块组织做病理组织学检查	还可同时做染色检查，即将2%甲苯胺蓝或3% Lugol碘溶液喷布于食管黏膜上，前者将使肿瘤组织蓝染而正常上皮不染色；后者将使正常食管鳞状上皮染成棕黑色而肿瘤组织呈碘本身的黄色。然后进行指示性活检，这是提高早期食管癌检出率的关键。提高食管癌的发现率，是降低食管癌死亡率的重要手段
食管X线钡剂双重对比造影检查	不宜进行内镜检查时可选用	早期：①食管黏膜皱襞紊乱、粗糙或有中断现象；②局限性管壁僵硬，蠕动中断，钡剂滞留；③不规则的充盈缺损、小龛影 中、晚期：明显的不规则狭窄和充盈缺损，管壁僵硬。狭窄上方食管扩张
CT	主要用于食管癌临床分期、确定治疗方案和治疗后随访，尤其是增强CT，可以清楚显示食管与邻近器官的关系，对食管造影提示有外侵可能者应进行胸部CT检查。如果食管壁局部厚度超过5mm，与周围组织界限模糊，提示食管有外侵。CT还有助于确定放射治疗靶区，便于制订治疗计划	
超声内镜检查(EUS)	判断食管癌的浸润层次、向外扩展深度以及有无周围淋巴结或邻近脏器转移等，对肿瘤分期、制订治疗方案、评估外科手术切除可能性以及判断预后有很大帮助	
食管脱落细胞检查	【补充TANG】简便易行的普查筛选诊断方法 在食管癌高发区进行此项普查可发现早期患者，早期病变阳性率可达90%~95%，治疗效果佳。具体方法——吞入双腔塑料带网气囊食管细胞采集器，充气后缓慢拉出带网气囊，取网内附着物做脱落细胞检查	

对隐伏型等早期食管癌无明确食管造影阳性征象者应进行食管镜检查。

[经典例题1]

早期食管癌的典型X线表现是

A. 贲门部呈光滑鸟嘴状狭窄

B. 外压狭窄，黏膜光滑完整

C. 长的不规则线状狭窄

D. 食管黏膜呈串珠状改变

E. 黏膜呈局限性管壁僵硬

[参考答案] 1. E

四、鉴别诊断

早期食管癌(无典型症状)：需要与反流性食管炎、食管憩室和食管静脉曲张相鉴别。

中晚期食管癌(出现咽下困难)：需要与食管良性肿瘤、贲门失弛症相鉴别。

1. 胃食管反流病　详见上一节(主要依靠质子泵抑制剂试验性治疗和胃镜活检鉴别)。

2. 食管胃底静脉曲张　详见第二章肝脏疾病。食管吞钡X线检查:可见虫蚀样或蚯蚓状充盈缺损,纵行黏膜皱襞增宽;胃底静脉曲张时可见菊花样充盈缺损。

3. 食管憩室　是指食管壁的一层或全层局限性膨出,形成与食管腔相通的囊袋。临床上早期常无症状。若发生炎症水肿时,可有咽下哽噎感或胸骨后、背部疼痛感。当憩室增大,可在吞咽时有咕噜声。若憩室内有食物潴留,可引起颈部压迫感。淤积的食物分解腐败后可发生恶臭味,并致黏膜炎症水肿,引起咽下困难或食物反流。

查体:颈部可扪及质软肿块,压迫时有咕噜声。巨大憩室可压迫喉返神经而出现声音嘶哑。如反流食物吸入肺内,可并发肺部感染。

诊断:主要依靠食管吞钡X线检查,有时应做食管镜检查排除癌变。

4. 贲门失弛缓症　是指吞咽时食管体部无蠕动,贲门括约肌松弛不良。多见于20~50岁,女性稍多。病因未明,发作常与精神因素有关,病程较长,症状时轻时重。

主要症状:咽下困难、胸骨后沉重感或阻塞感。热食较冷食易于通过,有时咽固体食物因可形成一定压力,反而可以通过。初为间歇发作,随着疾病进展,以后呈持续性进食困难,食管扩大明显时,可容纳大量液体及食物,在夜间可发生气管误吸,并发肺炎。

诊断:依靠食管吞钡造影,典型特征:食管蠕动消失,食管下端及贲门部呈漏斗状或鸟嘴状,边缘整齐光滑,上端食管明显扩张,可有液面,钡剂不能通过贲门。吸入亚硝酸异戊酯或口服、舌下含服硝酸异山梨酯可以使贲门弛缓,受阻钡剂通过。纤维食管镜检查亦可以确诊,并可以排除癌肿。

5. 食管良性肿瘤　较少见。最常见(3/4)的是食管平滑肌瘤。其他还有血管瘤等。

(1)临床表现:肿瘤较大可以堵塞食管腔,出现咽下困难、呕吐和消瘦等症状;部分可有吸入性肺炎、胸骨后压迫感或疼痛感;血管瘤患者可发生出血。

(2)诊断:不论有无症状,均需进行X线检查和内镜检查。食管平滑肌瘤因发生于肌层,故黏膜完整,食管X线吞钡检查可出现"半月状"压迹或"涂抹征"。食管镜检查可见肿瘤表面黏膜光滑、正常。这时,切勿进行食管黏膜活检致使黏膜破坏。

6. 其他　如食管误服异物、化学性烧伤(强酸或强碱)及良性狭窄等,均以儿童及年轻人多见。

五、治疗

综合治疗:内镜治疗、手术治疗、放射治疗和化学治疗。

1. 内镜下切除　适用于早期食管癌仅有黏膜内浸润且无淋巴转移者。内镜下切除是治疗最早期食管癌的有效方式。术后病理详细评估是否达到完全切除的标准。

2. 手术　常规手术方法:经胸食管癌切除术。

最常替代食管的器官是胃,其他有结肠和空肠。食管癌完全性切除手术应常规行区域淋巴结切除,最少切除11个淋巴结以进行准确的分期。术后严重并发症包括:吻合口瘘、急性脓胸、吻合口狭窄等。

3. 放疗　增加手术切除率,提高远期生存率。

4. 化疗　提高疗效,缓解症状,延长存活期。

六、预防

避免高危因素:如吸烟和重度饮酒、防霉、去除亚硝胺、改变不良饮食生活习惯和改善营养卫生。高发区高危人群——进行食管癌筛查可早期发现食管癌,提高生存率。

第三节　急性胃炎

一、病因和发病机制

1. 病因　感染、药物、应激、乙醇、变质、粗糙和刺激性食物、腐蚀性物质、十二指肠液反流至胃内、缺血、放射、机械创伤。

2. 发病机制　损伤因子与防御因子间的平衡遭破坏，有害因素削弱了胃黏膜防御机制的某些成分。

(1)药物：非甾体抗炎药、某些抗肿瘤药、口服氯化钾或铁剂等，直接损伤胃黏膜上皮层，或通过抑制环氧合酶而抑制生理性前列腺素的产生，后者在维护黏膜屏障完整方面起重要作用。

(2)严重创伤、大手术、大面积烧伤(Curling 溃疡)、颅内病变(Cushing 溃疡)或多器官功能衰竭等引起胃黏膜屏障受损。

(3)乙醇等直接破坏黏膜屏障。

(4)十二指肠液反流至胃腔，胆汁和胰液中的胆盐、磷脂酶 A 和其他胰酶破坏胃黏膜屏障。

(5)急性感染引起。

二、临床表现

常见症状：上腹痛、恶心、呕吐和食欲不振，解痉药物可缓解腹痛。

表 1-9　4 种急性胃炎的特点(TANG)

药物和应激导致的急性胃炎	腹部症状轻微(如上腹不适或隐痛)或无症状，或症状被原发病掩盖。内镜下：急性糜烂出血。严重者发生急性溃疡并大量出血，主要表现为呕血或黑便，出血量大时可引起低血压、休克、贫血
急性胃肠炎(急性感染或食物中毒，合并肠炎)	上腹痛、恶心、呕吐和食欲不振伴腹泻(部分患者可无腹泻)，可出现脱水，甚至低血压
腐蚀性胃炎	由于吞服强酸、强碱及其他腐蚀剂所导致的黏膜损伤。上腹剧痛、频繁呕吐、寒战、高热
急性化脓性胃炎	多为溶血性链球菌，也可见于金黄色葡萄球菌、肺炎球菌及大肠埃希菌感染

三、诊断

根据病因(或诱因)、临床表现，可作出临床诊断。

确诊：急诊胃镜检查，一般应在出血后 24~48 小时内进行，腐蚀性胃炎急性期，禁忌行胃镜检查。胃镜表现：弥漫分布的充血、水肿、多发性糜烂、出血灶和浅表溃疡。黏膜活检病理学特征：胃黏膜固有层可见以中性粒细胞为主的炎细胞浸润。静止期可见瘢痕形成和胃变形。

[经典例题 1]

浅表性胃炎的病理，下列哪项是错误的

A. 黏膜充血，水肿或伴有渗出液

B. 少数有糜烂及出血

C. 胃黏膜变薄

D. 黏膜有炎细胞浸润

E. 某些呈疣状胃炎的表现

[经典例题 2]

急性糜烂性胃炎的确诊应依据

A. 急诊胃镜检查

B. 胃液分析

C. X 线胃肠钡餐检查

D. 腹部 B 超检查

E. 上消化道出血的临床表现

[参考答案] 1. C；2. A

四、治疗

1. 对症治疗(解痉止痛药缓解疼痛)、去除病因(停用不必要的 NSAIDs)避免服用对胃黏膜有刺激性的药物，若为细菌感染所致，应给予抗感染治疗。合理饮食。

2. 常规给予抑制胃酸分泌的H_2受体拮抗剂或质子泵抑制剂，降低胃内酸度。

3. 胃黏膜保护剂。

4. 出血明显者　补充血容量、纠正休克。可采用冰生理盐水加去甲肾上腺素口服或经胃管、胃镜喷洒等措施止血治疗。详见“消化道大出血”章节。

第四节　慢性胃炎

分成：浅表性(又称非萎缩性)、萎缩性和特殊类型三大类。考试重点要求慢性萎缩性胃炎。

一、核心考点

表1-10　慢性萎缩性胃炎B/A型胃炎的鉴别(TANG总结)

	B型	A型
又名	多灶萎缩性胃炎	自身免疫性胃炎
主要病因	幽门螺杆菌(HP)	自身免疫
常见部位	多灶性分布，以胃窦为主	胃体部
主要表现	症状轻或者无症状，可表现为上腹痛或不适、上腹胀、早饱、嗳气、恶心等消化不良症状； 症状的有无及严重程度与内镜所见并无相关性	自身抗体攻击壁细胞，使壁细胞总数减少，导致——胃酸分泌减少或丧失； 内因子(由壁细胞分泌)丧失，引起维生素B_{12}吸收不良而导致恶性贫血，可伴有舌炎，及其他维生素B_{12}缺乏的症状
辅助检查	HP检测：详见消化性溃疡病	血壁细胞抗体(+)，伴恶性贫血者还可查到内因子抗体
胃酸水平(TANG补充)	正常或偏低	显著降低
血清促胃液素水平(TANG补充)	改变不明显	显著增高

【病因和发病机制】

1. 幽门螺杆菌感染。

2. 十二指肠-胃反流　与各种原因引起的胃肠道动力异常、肝胆道疾患及远端消化道梗阻有关。长期反流可导致胃黏膜慢性炎症。

3. 药物服用NSAIDs/阿司匹林或COX-2选择性抑制剂，是反应性胃病的常见病因。

4. 自身免疫　患者血液中存在自身抗体(如壁细胞抗体)，伴恶性贫血者还可查到内因子抗体。自身抗体攻击壁细胞，使壁细胞总数减少，导致胃酸分泌减少或丧失；由于壁细胞分泌的内因子缺乏，可引起维生素B_{12}吸收不良而导致恶性贫血。

5. 老年人胃黏膜更容易出现炎症退行性改变。

[经典例题1]

慢性胃体炎的主要表现为

A. 血清抗壁细胞抗体阳性

B. 血清内因子抗体阴性

C. 胃液酸度正常

D. 血清促胃液素含量低下

E. 约10%发生癌变

[参考答案] 1. A

二、其他考点

(一)治疗

1. 根除幽门螺杆菌，适用于下列 HP 感染的慢性胃炎(B 型)患者

(1)有明显异常的慢性胃炎(胃黏膜有糜烂、中至重度萎缩及肠化生、异型增生)。

(2)有胃癌家族史。

(3)伴糜烂性十二指肠炎。

(4)消化不良症状经常规治疗疗效差者。

我国推荐的标准方案以 PPI 或胶体铋为基础加上两种抗生素的三联疗法。但目前由于幽门螺杆菌耐药问题，建议采用 PPI、铋剂联合两种抗生素的四联疗法。对耐药率高的抗生素可换用其他抗菌药物。

表 1-11　根除幽门螺杆菌的常用四联治疗方案

质子泵抑制剂或胶体铋	抗菌药物(选择两种)
PPI(如奥美拉唑 40mg/d) 枸橼酸铋钾 (胶体次枸橼酸铋) 480mg/d	克拉霉素 1000mg/d
	阿莫西林 2000mg/d
	甲/替硝唑 800mg/d
	喹诺酮类
	呋喃唑酮
	四环素

上述剂量分 2 次服，疗程 10 天或 2 周(长疗程优于短疗程)。

2. 对症治疗

(1)上腹痛、反酸、胃黏膜有糜烂时抗酸或抑酸制剂。

(2)上腹胀满、胃排空差或有反流时促动力剂，如多潘立酮等。

(3)缺铁性贫血者补充铁剂。恶性贫血者(A 型)终身注射维生素 B_{12}。

3. 胃黏膜保护药。

4. 癌前病变处理　根除幽门螺杆菌，对局灶中度以上的异型增生——行胃镜下黏膜剥离。

5. 一般治疗　戒除烟酒、避免服用对胃有刺激性的食物及药物。

(二)胃镜及活组织检查　最可靠的诊断方法。

表 1-12　两种慢性胃炎的胃镜表现(TANG)

慢性浅表性胃炎	红斑(点、片状或条状)、黏膜粗糙不平、出血点/斑
慢性萎缩性胃炎	黏膜呈颗粒状、黏膜血管显露(常考)、色泽灰暗、皱襞变小

两种胃炎皆可伴有糜烂。

(三)怀疑自身免疫性胃炎者应检测壁细胞抗体、内因子抗体及做维生素 B_{12}水平测定。

[经典例题 2]

男性，27 岁。反复上腹部疼痛 5 年，伴反酸嗳气，最具诊断意义的检查项目是

A. 腹部 B 超

B. 消化道钡餐

C. 胃镜检查

D. 大便隐血试验

E. 胃液分析

[参考答案] 2. C

第五节　功能性消化不良

功能性消化不良指起源于胃十二指肠区域的一种或多种消化不良症状，而缺乏可以解释这些症状的结构性疾病或生化异常。主要病理生理机制是胃的运动和感觉异常，精神心理因素起重要作用。

一、临床表现

根据罗马Ⅳ标准，将该病分为：

1. 餐后不适综合征，即以餐后饱胀或早饱为主要症状，每周发作3次，如有上腹胀或餐后恶心、过度嗳气等支持诊断。

2. 上腹痛综合征，即每周至少一次中等程度以上的上腹痛或烧灼感，无放射痛且不出现于其他部位，排便排气后不会缓解。症状位于上腹部，指剑突水平线下至脐水平线上，两侧不超过锁骨中线的区域内。以慢性起病，反复加重或持续存在为特点。

上述四个症状中至少存在一项，诊断前症状至少存在6个月以上，近3个月症状符合以上标准，且未发现可以解释症状的结构性和生化异常。

患者可能同时符合上述两种亚型的诊断标准。

患者可能与其他功能性胃肠道疾病同时存在如肠易激综合征等，往往存在精神心理异常如焦虑、抑郁等，症状可因饮食不节、精神紧张、劳累、睡眠障碍等加重或出现。

二、诊断和鉴别诊断　【补充TANG】关键：除外其他疾病。

1. 仔细询问病史　除外非甾体抗炎药及阿司匹林等与服药相关的疾病。

2. 除外器质性疾病　影像学检查如胃镜、上消化道造影等，除外消化性溃疡、胃癌、胃食管反流病等。如患者除上述症状外存在以下征象：如消瘦、消化道出血、黄疸、慢性低热、腹部包块等，则必须进行相关检查以除外器质性疾病。

3. 明确有无幽门螺杆菌感染　胃镜黏膜活检或行^{13}C尿素呼气试验。

4. 血液及生化检查　明确是否存在糖尿病、甲状腺疾病。

5. 腹部超声检查　排除胆囊及胰腺疾病，如胆系结石、胆囊炎及胰腺炎等。

三、治疗　目的：改善症状，提高患者的生活质量。

1. 上腹痛综合征　首选抑酸剂治疗，H_2受体拮抗剂或质子泵抑制剂。

2. 餐后不适综合征　首先用促动力剂，多潘立酮或莫沙必利等治疗，治疗效果不明显可加用或换用抑酸剂，辅以消化酶类药物或黏膜保护剂治疗。

3. 其他治疗　抗焦虑抑郁药、镇静安眠药、心理或行为治疗。

第六节　消化性溃疡

一、概述

消化性溃疡指发生在胃和十二指肠的慢性溃疡，即胃溃疡(GU)和十二指肠溃疡(DU)，因溃疡形成与胃酸/胃蛋白酶的消化作用有关而得名。

二、病因和发病机制

主要是损伤因素与胃黏膜防御和修复能力之间失平衡。

1. 胃酸和胃蛋白酶分泌异常——【补充TANG】“无酸无溃疡”。

(1)迷走神经张力和兴奋性亢奋。

(2)壁细胞和主细胞数量增多，同时对促胃液素、组胺、迷走神经刺激的敏感性增强。

(3)胃黏膜内生长抑素和前列腺素量活性下降，导致胃黏膜保护功能降低。

2. 幽门螺杆菌(Hp)感染——【补充 TANG】曾获诺贝尔奖。

幽门螺杆菌(Hp)感染与消化性溃疡的发生密切相关。十二指肠溃疡患者 90%以上 HP 阳性，胃溃疡患者 60%~90%HP 阳性。另外，HP 阳性者溃疡患病率高。根除 Hp 有助于治愈溃疡，降低溃疡复发，说明 Hp 与消化性溃疡的发生密切相关。

3. 胃黏膜的保护功能降低　长期服用非甾体抗炎药(NSAIDs)如阿司匹林，及长期饮酒，破坏胃黏膜保护屏障。阿司匹林及其他 NSAIDs 是导致 PU 的最常用药物。

4. 其他　吸烟、遗传、应激、胃十二指肠运动异常等。

三、临床表现

主要症状：上腹痛，典型的消化性溃疡腹痛有如下特点：

1. 慢性病史可达数年至数十年。

2. 周期性发作与自发缓解相交替。常有季节性，多在秋冬或冬春之交发病，可因精神情绪不良或过劳而诱发。

3. 节律性发作时上腹痛呈节律性。

(1)饥饿痛：DU 表现为疼痛在两餐之间发生，持续至下餐进食后缓解，部分患者(DU 较多见)疼痛还会在午夜发生(夜间痛)。

(2)餐后痛：GU 表现为餐后约 1 小时发生，经 1~2 小时后逐渐缓解，至下餐进食后再重复上述节律。上腹痛常可在服用抗酸药后缓解。

4. 疼痛部位　多位于上腹部或偏右，溃疡活动时上腹部可有局限性压痛，缓解期无明显体征。

5. 不典型患者的表现　少部分患者无上述典型疼痛，而仅为无规律性的上腹隐痛或不适，部分患者可症状轻或无症状，而以出血、穿孔等并发症为首发症状。

具或不具典型疼痛者均可伴有反酸、嗳气、上腹胀、恶心、呕吐等症状。

[经典例题 1]

消化性溃疡的特点不包括

A. 慢性过程反复发作

B. 常有季节性

C. 发作无周期性

D. 病程长短不一

E. 发作时上腹痛呈节律性

[经典例题 2]

胃溃疡最常见的发病部位是

A. 胃后壁

B. 胃前壁

C. 胃大弯及胃底

D. 胃小弯近贲门处

E. 胃窦小弯侧

[参考答案] 1. C；2. E

四、并发症

1. 出血　消化性溃疡最常见的并发症，也是上消化道大出血最常见的病因。由于溃疡侵蚀血管引起。

2. 穿孔　溃疡穿透浆膜层则并发穿孔，分为急性穿孔、慢性穿透及形成瘘管 3 种，以急性常见。

表 1-13 消化性溃疡导致穿孔的分型及表现

分型	见于	导致的临床表现
急性穿孔(常见)	溃疡常位于十二指肠前壁或胃前壁	急性弥漫性腹膜炎(胃肠内容物进入腹腔引起)
慢性穿孔(穿透性溃疡)	十二指肠或胃后壁的溃疡深至浆膜层时已与邻近的组织或器官发生粘连，穿孔时胃肠内容物不流入腹腔	腹痛规律改变，变得顽固而持续，疼痛常放射至背部
形成瘘管	溃疡穿破入空腔器官	

3. 幽门梗阻 主要是由 DU 或幽门管溃疡引起。

胃内容物排空受阻，表现为上腹胀满不适，疼痛于餐后加重，并有恶心、呕吐，大量呕吐后症状可以缓解，呕吐物含发酵的酸性宿食。严重呕吐可致失水和低氯低钾性碱中毒。可出现胃型及胃蠕动波，清晨空腹时检查胃内有振水声。常发生营养不良和体重减轻。分为：

(1)暂时性梗阻(溃疡急性发作时，因炎症水肿和幽门部痉挛而引起)：可随炎症的好转而缓解。

(2)慢性梗阻：由于瘢痕收缩而呈持久性。

4. 癌变 少数(1%以下)GU 可发生癌变，癌变发生于溃疡边缘，一般见于有长期慢性 GU 病史、年龄 45 岁以上、溃疡顽固不愈的患者。DU 一般不发生癌变。

五、辅助检查

1. 胃镜及胃黏膜活组织检查 确诊首选。

内镜下：溃疡边缘光整，底部覆有灰黄色或灰白色渗出物，周围黏膜可有充血、水肿，愈合期可见再生上皮及皱襞向溃疡集中，分为三个病期：活动期(A)、愈合期(H)和瘢痕期(S)。

2. X 线钡餐检查 适用于胃镜检查有禁忌或不接受胃镜检查者，以及用于了解胃的运动情况。

溃疡的 X 线征象有两种：

(1)直接征象：龛影，有确诊价值。

(2)间接征象：局部压痛、十二指肠球部激惹和球部变形、胃大、小弯侧痉挛性切迹，仅提示可能有溃疡。

3. Hp 检测

表 1-14 消化性溃疡的幽门螺杆菌检测

<table>
<tr><th colspan="2"></th><th>阳性意义</th><th>特点</th></tr>
<tr><td rowspan="3">侵入性</td><td>胃黏膜组织染色</td><td>Hp 现症感染</td><td>阳性率高，结果准确</td></tr>
<tr><td>快速尿素酶试验</td><td>初步判定胃黏膜中有 Hp</td><td>简单。与胃黏膜组织染色结合，可提高诊断准确率</td></tr>
<tr><td>Hp 培养</td><td rowspan="3">Hp 现症感染</td><td>技术要求高，主要用于科研或药物敏感性判断</td></tr>
<tr><td rowspan="3">非侵入性</td><td>^{13}C 或 ^{14}C 尿素呼吸试验</td><td>阳性率高，结果准确</td></tr>
<tr><td>粪 Hp 抗原检测</td><td>准确性与呼气试验相近</td></tr>
<tr><td>血清抗 Hp 抗体测定</td><td>受试者感染了 Hp，但不表示目前仍有 Hp 存在</td><td>间接检查</td></tr>
</table>

注意假阴性的可能——若患者近期应用了杀灭 HP 的药物如：抗生素、PPI、铋剂等，会使除血清学之外的其他检查呈假阴性结果。

4. CT 对于穿透性溃疡穿孔或与癌变的鉴别有意义。

5. 血常规、粪隐血试验 有助于了解溃疡有无活动出血。

六、诊断和鉴别诊断

1. 诊断 慢性病程、周期性发作的节律性上腹疼痛为诊断消化性溃疡的重要线索。确诊是胃镜检查。X 线钡餐检查发现龛影亦有诊断价值，但难以区分良恶性。

2. 鉴别诊断

主要是与胃癌相鉴别。恶性溃疡(胃癌)的内镜特点：①溃疡不规则，较大；②底凹凸不平、苔污秽；

③边缘呈结节状隆起；④周围皱襞中断；⑤胃壁僵硬、蠕动减弱，活检可确诊。

七、非手术治疗

药物治疗已经取得了良好的疗效，是目前最主要的治疗。治疗目的：消除病因、缓解症状、愈合溃疡、防止复发和防治并发症。

1. 一般治疗　避免过劳和精神紧张。调整饮食，戒烟、酒，尽可能停用 NSAID。

2. 药物治疗

(1)针对病因的治疗：根除幽门螺杆菌——彻底治愈溃疡病的关键。

根除幽门螺杆菌不但可促进溃疡愈合，而且可预防溃疡复发，从而彻底治愈溃疡。因此，无论初发或复发、活动或静止、有无并发症，均应予以根除幽门螺杆菌治疗。具体已在本章“慢性胃炎”详述。

(2)缓解症状和促进溃疡愈合作用的药物，分为抑制胃酸分泌和保护胃黏膜两大类。

表 1-15　消化性溃疡药物治疗总表(TANG 小结)

针对病因	根除幽门螺杆菌	四联(铋、XX 拉唑+两种抗生素)	
缓解症状和促进溃疡愈合	抑制胃酸：溃疡的愈合与抑酸治疗的强度和时间成正比 PPI 总疗程：DU 4 周；GU 6~8 周	PPI——XX 拉唑	治疗消化性溃疡的首选药。作用于壁细胞胃酸分泌中的关键酶 H^+，K^+-ATP 酶，使其不可逆失活，因此抑酸作用比 H_2RA 更强且作用持久
		H_2RAs——XX 替丁 (补充 TANG：更适用于夜间胃酸水平较高者)	
		碱性抗酸药：如氢氧化铝	中和胃酸，迅速缓解疼痛症状。但溃疡愈合疗效低，故多作为活动性溃疡的辅助治疗
	保护胃黏膜	铋制剂	除具类似铝制剂(下述)的作用机制外，还有抑制幽门螺杆菌作用。不良反应：短期服用可导致舌苔和粪便发黑，长期服用可能导致铋在体内过量积蓄，故不宜长期服用(DU 4~6 周；GU 6~8 周)。肾功能减退者忌用
		铝制剂	抗溃疡机制：其黏附覆盖在溃疡面上，阻止胃酸/胃蛋白酶侵蚀溃疡面；促进内源性前列腺素合成；刺激表皮生长因子分泌；全身不良反应少，便秘常见
		米索前列醇	抑制胃酸分泌、增加胃十二指肠黏膜的黏液和碳酸氢盐分泌和增加黏膜血流；常见不良反应：腹泻 孕妇忌服(引起子宫收缩)

[经典例题 3]

关于消化性溃疡的治疗，下列说法正确的是

A. 需长期应用黏膜保护剂以降低溃疡复发率

B. 为降低复发率，需长期服用质子泵抑制剂

C. 只要内镜证实溃疡已经愈合，溃疡就不会复发

D. 根除幽门螺杆菌可以降低溃疡复发率

E. 有消化道出血的溃疡患者必须终身内科治疗

[参考答案] 3. D

八、外科治疗

主要针对并发症，急性胃十二指肠溃疡穿孔以穿孔缝合术为主，术后仍需要正规的抗溃疡药物治疗。

部分——胃大部切除术；迷走神经切断术——已基本不用。

胃大部切除术治疗的理论基础：①手术切除了含有大量壁细胞和主细胞的远端胃体，因壁细胞和主细胞数量减少使胃酸和胃蛋白酶分泌大量减少；②切除了胃窦部就减少了 G 细胞分泌的促胃液素，从而降低了胃酸分泌；③切除了胃溃疡病灶和胃溃疡好发的部位。

九、手术适应证、主要手术方法及术后并发症

1. 消化性溃疡手术适应证。

大多数PU及其部分并发症的治疗通过PPI、内镜等即可治疗。手术适应证：①并发消化道大出血经药物、胃镜及血管介入治疗无效；②急性穿孔、慢性穿透溃疡；③瘢痕性幽门梗阻，内镜治疗无效；④GU疑有癌变。

2. 主要手术方法

(1)穿孔缝合术

主要适用于胃、十二指肠溃疡急性穿孔。注意：①在溃疡穿孔处一侧沿胃或十二指肠纵轴进针，贯穿全层，从穿孔处另一侧出针；②防止缝到对面胃壁；③穿孔处胃壁水肿明显，打结时要松紧适度，以免缝线切割组织，缝合结扎后可将大网膜游离部分覆盖于修补部位，并再次结扎缝线；④怀疑恶变者，应在穿孔处取组织做病理检查。

(2)胃大部切除术(传统方法)

适用于PU保守治疗无效或并发穿孔、出血、幽门梗阻、癌变者。

切除范围——远端2/3~3/4胃组织并包括幽门、近胃侧部分十二指肠球部。

重建胃肠连续性可选择毕(Billroth)Ⅰ式或毕(Billroth)Ⅱ式，也可采用胃空肠Roux-en-Y术式。①毕Ⅰ式——胃与十二指肠吻合。比较符合原来的生理状况，但要注意吻合口不得有张力。②毕Ⅱ式——十二指肠断端缝闭，胃和空肠吻合，吻合口径为3~4cm，过大易发生倾倒综合征，过小影响胃排空。

3. 胃大部切除术后并发症(核心重要考点TANG——10=早期5+远期5)

表1-16 胃大部切除术后并发症大总结(TANG)

胃大部切除术后并发症		病因及表现(TANG整理)		处理
术后早期并发症	术后出血	包括胃肠道腔内出血和腹腔内出血。前者可先通过内镜下处理，如无缓解，应再次手术。 术后24小时内，多系术中止血不确切； 术后4~6天，多由于吻合口黏膜坏死而出血； 术后10~20天，多由缝线处感染、腐蚀血管所致		绝大多数采用非手术疗法即可止血；保守疗法无效的大出血需再次手术止血
	十二指肠残端破裂	表现类似溃疡急性穿孔		立即手术
	术后肠胃壁缺血坏死、胃肠吻合口破裂或漏	术后5~7天，突然有局限性腹膜刺激征表现，或者腹部X线平片在膈下可见游离气体，则可明确诊断		立即禁食、胃肠减压、严密观察，一旦发生坏死穿孔，出现腹膜炎体征，应立即手术
	术后梗阻	输入袢梗阻	急性输入袢梗阻，属急性闭袢性梗阻，可发生肠段坏死穿孔，表现：上腹部剧烈疼痛，呕吐物不含胆汁	手术
			慢性不完全性输入袢梗阻	症状长期不能自行缓解时，可手术
		吻合口梗阻	多因吻合口过小、水肿或内翻过多所致	首先行胃肠减压，消除水肿，通常可缓解。若上述治疗失败，需再次手术
		输出袢梗阻	上腹部饱胀，呕吐物含胆汁，X线钡餐确诊	如不能自行缓解，应立即手术
	术后胃瘫	胃排空障碍为主的综合征，表现在开始进流质或半流质时，出现恶心、呕吐，呕吐物多呈绿色，易出现水、电解质、酸碱紊乱和营养障碍		早期处理：置胃管减压和静脉补液，静脉滴注甲氧氯普胺和红霉素，原则上不宜再手术治疗。恢复时间较长

续表

胃大部切除术后并发症		病因及表现（TANG 整理）	处理
术后远期并发症	倾倒综合征：胃大部切除术后失去了幽门的节制功能，导致胃内容物排空过快，多见于毕Ⅱ式术后	早期倾倒综合征：由于高渗性食物过快进入空肠导致肠道内大量分泌细胞分泌血管活性物质，将大量细胞外液吸入到肠腔，使循环血容量骤减所致，表现为心悸、恶心、呕吐、乏力、出冷汗、面色苍白、腹泻等	少食多餐，避免过甜高渗食品，可以用生长抑素治疗，手术宜慎重
		晚期倾倒综合征：进食后 2~4 小时食物大量进入肠道，致胰岛素分泌增多而发生反应性低血糖	饮食调整，减缓碳水化合物吸收，必要时可应用生长抑素
	碱性反流性胃炎	三联征：胸骨后或上腹部烧灼痛、胆汁性呕吐、体重减轻。系由碱性肠液反流至残胃导致黏膜充血、水肿、糜烂所致。	综合治疗：保护胃黏膜、调节胃动力
	吻合口溃疡	常于术后 2 年内发病，症状与原来溃疡相似，疼痛更剧，易出血	先进行溃疡的正规非手术治疗
	残胃癌	因良性病变施行胃大部切除术至少 5 年后发生在残胃的原发性癌。最常发生于手术后 10 年以上	再次手术做根治切除
	营养性并发症	营养不足，体重减轻	调节饮食，少食多餐，选择高蛋白、低脂肪食谱，补充维生素
		贫血	胃酸不足可致缺铁性贫血，可给予铁剂治疗；内因子缺乏可致巨幼红细胞性贫血，可给予维生素 B_{12}、叶酸等治疗，严重者可给予输血
		腹泻与脂肪泻：粪便中排出的脂肪超过摄入的 7% 称为脂肪泻	进少渣易消化高蛋白饮食，应用考来烯胺（消胆胺）和抗生素
		骨病：多发生于术后 5~10 年，女性多见	补充钙和维生素 D

[经典例题 4]

胃大部切除术后出现贫血主要是由于减少了

A. 主细胞　　B. 壁细胞

C. 黏液细胞　　D. G 细胞

E. 嗜银细胞

[经典例题 5]

残胃癌发生在胃良性病变施行胃大部切除术后至少

A. 5 年　　B. 4 年

C. 3 年　　D. 2 年

E. 1 年

[经典例题 6]

男性，65 岁。因胃溃疡并发多次上消化道大出血，行胃大部切除术。

(1) 该病人术后可能出现的营养性并发症不包括

A. 体重减轻　　B. 溶血性贫血

C. 腹泻　　　　D. 脂肪泻

E. 骨病

(2)该病人术后4天出现黑便，最可能的原因是

A. 小弯侧关闭止血不确切

B. 吻合口出血

C. 术后胃内残余血

D. 应激性溃疡

E. 吻合口部分黏膜坏死脱落

(3)术后9天，已进流质饮食，突然出现呕吐，禁食后症状好转。钡餐检查见输出段有较长狭窄，形似漏斗。该病人可选择的治疗措施不包括

A. 补液　　　　B. 胃肠减压

C. 应用甲氧氯普胺　　　　D. 肌肉注射新斯的明

E. 即刻手术

[参考答案] 4. B；5. A；6. B、E、E

十、急性穿孔的诊断、治疗、手术指征

1. 诊断

(1)病史：较长的溃疡病病史，近期症状加重，发作前常有暴食、进刺激性食物、情绪激动、过度劳累等诱因。

(2)主要症状：突然发生的剧烈腹痛，呈刀割样，从上腹部开始，很快扩散到全腹，原有消化道溃疡的典型临床表现发生改变，使患者非常清楚地记得此次发病的明确时间，常伴有恶心、呕吐。

(3)体格检查：腹肌紧张，呈“板状腹”，全腹有压痛和反跳痛，肠鸣音消失，肝浊音界缩小或消失。

(4)辅助检查：立位X线检查可见膈下游离气体，腹腔穿刺可穿出气体或食物残渣。此外，还有发热、脉率增速、白细胞计数增高等征象。

2. 治疗

表1-17　消化性溃疡穿孔的治疗(TANG小结)

	适应证	治疗
非手术治疗	发生穿孔前未进食、症状轻、腹部体征较轻且一直局限在上腹部者	以胃肠减压和禁食为主，配合输液和全身抗感染综合治疗，如治疗6~8小时后，症状加重，腹膜刺激征由上腹部扩散到全腹，肠鸣音消失且腹胀加重者，应及早手术
手术治疗	饱食后穿孔，溃疡病史长，治疗效果差，曾有穿孔史和伴有幽门不完全梗阻、大出血、恶变高危因素等并发症者	主要——单纯穿孔缝合术 有上述顽固溃疡病史和几种并发症者——胃大部切除术

十一、大出血的诊断、治疗

1. 诊断　主要依据为急性大呕血或黑便，但多数患者仅有柏油样黑便；呕血前患者常有恶心，便血前突感有便意，便血时患者感到乏力、身软、双眼发黑、心慌，甚至在排便时或排便后发生晕厥，血红蛋白值、红细胞计数和红细胞比容连续检测可以帮助评估出血量和速度。

2. 治疗　【补充TANG】多数经非手术治疗即可止血。

(1)快速输平衡液补充血容量，同时行输血配型试验。

(2)置胃管，吸出残血，冲净胃腔，据出血情况，可用冰盐水加去甲肾上腺素胃腔灌注止血。

(3)药物治疗，静脉注入血凝酶、PPI等。

(4)胃镜下止血。

(5)手术指征：①经积极保守治疗无效者；②出血速度快，短期内出现休克症状者；③高龄患者伴有动脉硬化，出血自行停止可能性小；④经过保守治疗出血已停止，但短期内可能再次出血者。

十二、瘢痕性幽门梗阻的临床表现、诊断、治疗

1. 临床表现

(1)突出症状：呕吐，常发生在下午或晚间，呕吐量大，可达1000~2000ml，呕吐物多为宿食，不含胆汁，呕吐后患者自觉胃部舒适。

(2)查体：可见上腹部膨隆，有时有胃蠕动波，可闻"振水音"，梗阻严重者可出现脱水征及严重营养不良、低血钾、低氯性碱中毒。

(3)辅助检查：胃造影检查(一般不选钡剂)——24小时后仍有造影剂存留。内镜——可见到梗阻部位，严重时内镜不能通过。

2. 诊断　长期溃疡病史+典型的胃潴留呕吐症状，结合内镜和X线胃造影检查结果，可确诊。

3. 治疗手术的绝对适应证　首选胃大部切除术。

全身情况差的老年患者，可以做胃空肠吻合术。

治疗目的：解除梗阻、使食物和胃液进入小肠，从而改善营养和纠正水、电解质的紊乱。

术前2~3天行胃肠减压，并每日用温生理盐水洗胃。

[经典例题7]

下列关于瘢痕性幽门梗阻的临床表现，错误的是

A. 呕吐量大，一次可达1000~2000ml

B. 呕吐物多为宿食，有酸臭味，含有胆汁

C. 可有振水音

D. 上腹隆起，可有蠕动波

E. 可有低钾低氯性碱中毒

[参考答案] 7. B

第七节　胃　癌

我国男性恶性肿瘤发病率，胃癌占第二位，仅次于肺癌。

一、病因

1. 地域环境及饮食生活因素　盐腌食品(亚硝酸盐、真菌毒素、多环芳烃化合物)；缺乏新鲜蔬菜与水果。吸烟者的胃癌发病危险较不吸烟者高50%。

2. 幽门螺杆菌感染　引发胃癌的主要因素之一。

3. 癌前病变　易发生胃癌的胃疾病包括胃息肉、慢性萎缩性胃炎、胃部分切除术后的残胃及Ménétrien病。胃腺瘤直径超过2cm时癌变机会加大。胃黏膜上皮的异型增生属于癌前病变。

4. 遗传和基因　涉及多种癌基因、抑癌基因、凋亡相关基因与转移相关基因等的改变。

二、病理

1. 肉眼分型

表1-18　胃癌的肉眼分型(TANG小结)

早期胃癌： 仅限于黏膜或黏膜下层者，不论病灶大小或有无淋巴结转移。病理呈高级别上皮内瘤变或腺癌	Ⅰ型(隆起型)	癌灶突向胃腔
	Ⅱ型(平坦或浅表型)	癌灶比较平坦没有明显的隆起与凹陷。Ⅱa：浅表隆起型；Ⅱb：浅表平坦型；Ⅱc：浅表凹陷型
	Ⅲ型(凹陷型)	较深的溃疡

续表

进展期胃癌： ①中期——癌组织超出黏膜下层侵入胃壁肌层 ②晚期——达浆膜下层或超出浆膜向外浸润至邻近脏器或有转移	Borrmann Ⅰ型（息肉型）	为突入胃腔生长的息肉型或肿块型癌肿
	Borrmann Ⅱ型（溃疡局限型）	癌肿呈溃疡型生长，边界隆起呈围堤状，周围浸润不明显
	Borrmann Ⅲ型（溃疡浸润型）	癌肿中央呈溃疡型生长，并向周围浸润，边界欠清
	Borrmann Ⅳ型（弥漫浸润型）	癌肿沿胃壁各层弥漫性浸润生长，累及广泛，使整个胃壁僵硬呈革囊状，又称皮革胃，恶性度极高

小胃癌：直径10mm以下；微小胃癌：直径在5mm以下。

一点癌：胃镜黏膜组织活检中查见癌，但手术切除后的胃标本未见癌。

2. 组织学分型（世界卫生组织2000年胃癌分型）①腺癌（肠型和弥漫型）；②乳头状腺癌；③管状腺癌；④黏液腺癌；⑤印戒细胞癌；⑥腺鳞癌；⑦鳞状细胞癌；⑧小细胞癌；⑨未分化癌；⑩其他。

3. 胃癌的扩散与转移

（1）直接浸润：贲门胃底癌易侵及食管下段，胃窦癌可向十二指肠浸润。胃癌突破浆膜后，易扩散至网膜、结肠、肝、脾、胰腺等邻近器官。当癌组织浸润胰腺后，可能刺激腹腔神经丛引起腰背部疼痛。当胃癌组织侵及黏膜下层后，可沿组织间隙与淋巴网蔓延，扩展距离可达癌灶外6cm，向十二指肠浸润常在幽门下3cm以内。

（2）淋巴结转移：主要转移途径。进展期胃癌的淋巴结转移率高达70%左右，早期胃癌也可有淋巴转移。进展期胃癌可经胸导管向左锁骨上淋巴结（Virchow淋巴结）转移，或经肝圆韧带转移至脐部。

（3）血行转移：以肝脏转移为多，其他常见转移的器官肺、胰、骨骼等。癌细胞进入门静脉或体循环向身体其他部位播散。

（4）腹膜种植转移：胃癌组织浸润至浆膜外，癌细胞脱落并种植在腹膜和脏器浆膜上，形成转移结节。女性患者胃癌可形成卵巢转移性肿瘤，称Krukenberg瘤。直肠前凹的转移癌，直肠指诊可以发现。癌细胞腹膜广泛播散时，可出现大量癌性腹水。

三、临床表现与诊断

1. 临床表现

（1）早期胃癌：多数无明显症状，无特异性。

（2）进展期胃癌：最常见——疼痛与体重减轻。上消化道症状较明确，如上腹不适、进食后饱胀，随着病情进展上腹疼痛加重，食欲下降、乏力、消瘦，恶心、呕吐。

肿瘤部位不同，有特殊表现：

①幽门附近的胃癌：有幽门梗阻的表现；

②贲门胃底癌：可有胸骨后疼痛和进行性吞咽困难；

③肿瘤破坏血管：可有消化道出血症状（呕血、黑便等）；

④腹部持续疼痛：提示肿瘤扩展超出胃壁。

（3）胃癌扩散的症状和体征：锁骨上淋巴结肿大、腹水、黄疸、腹部包块、直肠前凹扪及肿块等，晚期可出现贫血、消瘦、营养不良甚至恶病质。

2. 诊断

对40岁以上，如以往无胃病史而近期出现消化道症状，或已有长期溃疡病史而近期症状变明显或有疼痛规律性改变者，必须进行详细的检查。对有胃癌前期病变者，如胃酸减少或胃酸缺乏、萎缩性胃炎、胃溃疡、胃息肉等，应做定期系统随诊检查，早期积极治疗。

目前临床上用于诊断胃癌的检查主要有五种。

表 1-19 胃癌的诊断手段(TANG 小结)

胃癌的诊断手段	最可考点	其他细节
胃镜检查	诊断胃癌最有效方法。	可直接观察胃黏膜病变的部位和范围，并可获取病变组织做病理学检查
X 线钡餐检查	仍为诊断胃癌的常用方法	
螺旋增强 CT	是手术前判断肿瘤 N 和 M 分期的首选方法	在评价胃癌病变范围、局部淋巴结转移和远处转移方面具有较高的价值
正电子发射成像(PET)	无创，有助于胃癌的诊断和术前临床分期	利用胃癌组织对于[^{18}F]氟-2-脱氧-D-葡萄糖(FDG)的亲和性，采用 PET 技术可以判断淋巴结与远处转移病灶情况，准确性较高
实验室检查	血胃蛋白酶原(PG)Ⅰ/Ⅱ显著降低，缺铁性贫血常见，粪隐血试验阳性	血清肿瘤标志物如 CEA、CA19-9 及 CA724 等，可能有助于胃癌早期预警和术后再发的预警，但特异性和灵敏度并不理想

[经典例题 1]

男性，72 岁。间断上腹痛 20 余年，2 个月来加重伴饱胀，体重下降 8kg，Hb 90g/L。最可能的诊断是

A. 慢性胆囊炎

B. 功能性消化不良

C. 胃癌

D. 消化性溃疡

E. 慢性肝炎

[参考答案] 1. C

四、治疗与预防

1. 早期胃癌的内镜下治疗

直径<2cm 的无溃疡表现的分化型黏膜内癌，可在内镜下行胃黏膜切除术(EMR)或内镜下黏膜剥离术(ESD)。术后需经病理严格评估能否达到完全切除的标准。切缘有癌或存在黏膜下浸润时应追加外科手术。

2. 外科手术　治疗胃癌的主要方法，主要行根治性手术。

(1)胃癌根治性切除的手术原则：整块切除包括癌灶和可能受浸润胃壁的胃的全部或部分，按临床分期标准整块切除，清除胃周围的淋巴结，重建消化道。

①早期胃癌：D_2以下的胃切除术，可获得治愈性切除；

②进展期胃癌应行标准治疗：D_2淋巴结廓清的胃切除术。

③原发灶无法切除者：姑息性手术，可分为姑息性胃切除术、胃空肠吻合术、空肠造口术等。

(2)术式

表 1-20 胃癌的术式选择(TANG 小结)

	手术范围	适用于
胃部分切除术	仅行胃癌原发病灶的局部姑息性切除	高龄体弱患者或胃癌大出血、穿孔，病情严重不能耐受根治性手术者
根治性胃远端大部切除、胃近端大部切除或全胃切除	前两者的胃切断线均要求距肿瘤肉眼边缘 5cm 以上，而且均应切除胃组织 3/4~4/5。胃近端大部切除及全胃切除均应切除食管下端即距离贲门 3~4cm。胃远端大部切除、全胃切除均应切除十二指肠第一段即距离幽门 3~4cm。这两种胃切除均必须将小网膜，大网膜连同横结肠系膜前叶、胰腺被膜一并整块切除	
胃癌扩大根治术	包括胰体及脾在内的根治性胃大部切除或全胃切除术	
联合脏器切除	切除胃大部或全部联合肝或横结肠等其他脏器的联合切除术	
微创手术	腹腔镜胃癌根治手术	

3. 其他治疗

(1)化疗：早期胃癌不伴有任何转移病灶，术后原则上不必辅助化疗。

1)化疗适应证：①进展期胃癌，无论淋巴结有无转移者；②周围淋巴结有转移。

2)给药疗法：常用给药途径有口服、静脉、腹膜腔给药、动脉插管区域灌注给药等。新型口服氟尿嘧啶类抗肿瘤药物有S-1、紫杉醇类、第三代铂类。

3)常用化疗方案：S-1单药使用和S-1联合顺铂——推荐为胃癌化疗的一线方案。其他还有FAM方案、MF方案、ELP方案。

(2)放疗：胃癌对放疗敏感度较低，较少采用，仅适用于缓解疼痛症状。

(3)免疫治疗：非特异生物反应调节剂、细胞因子以及过继性免疫治疗。

(4)靶向治疗：对晚期胃癌的治疗有一定效果，包括曲妥珠单抗(抗HER2抗体)、贝伐珠单抗(抗VEGFR抗体)和西妥昔单抗(抗EGFR抗体)。

4. 预防　切忌暴饮暴食和进食过硬、过烫、过于刺激的食物，以免损伤胃黏膜。不食用污染和霉变食物，避免或减少摄入盐腌、烟熏和油炸的食品，以避免致癌物质摄入体内。

重视普查，积极治疗与胃癌发生有关的疾病，如萎缩性胃炎伴肠上皮化生、久治不愈的胃溃疡和胃息肉等，根除幽门螺旋杆菌感染。对高发区及高危人群进行胃癌及癌前病变的普查普治，密切随访。早发现、早诊断、早治疗以提高胃癌的疗效。

第二章 肝脏疾病

第一节 肝硬化

本单元核心考点可概括为：2 大主要病因、2 大临床表现、4 个侧支循环、9 个并发症。

一、病因

国内主要见于乙型病毒型肝病患者，在国外主要由于慢性酒精中毒。

表 1-21 肝硬化的病因和发病机制

病因	导致肝硬化的机制
慢性病毒感染	主要为乙型、丙型或重叠丁型肝炎病毒感染，经过慢性肝炎阶段演变而来(甲肝、戊肝不发展成肝硬化)
慢性酒精中毒	长期大量饮酒(每日摄入酒精在 80g 持续 10 年以上)，乙醇及其中间代谢产物(乙醛等)的毒性作用及炎症反应引发酒精性肝病，进一步发展为肝硬化
非酒精性脂肪性肝炎	肥胖等非酒精性脂肪性肝炎成为引起肝硬化第三大病因
中毒性肝硬化	长期或反复接触某些化学物质，如砷杀虫剂、四氯化碳、黄磷、氯仿等，或长期使用某些药物如异烟肼、四环素、甲氨蝶呤(MTX)、甲基多巴等，可产生中毒性或药物性肝炎，最终可演变为肝硬化。黄曲霉素也可使肝细胞发生中毒损害，引起肝硬化
长期胆汁淤积	长期持续肝内、外胆管阻塞引起胆汁性肝硬化
循环障碍	慢性充血性心力衰竭、缩窄性心包炎、肝静脉或肝后下腔静脉阻塞可导致肝细胞长期淤血、缺氧、坏死和纤维组织增生，演变为肝硬化
遗传和代谢性疾病	遗传和代谢性因素导致某些物质代谢障碍而沉积于肝脏，如血色病和肝豆状核变性(亦称 Wilson 病)
免疫紊乱	自身免疫功能异常导致自身免疫性肝病，如原发胆汁性肝硬化、自身免疫性肝炎，最终演变成为肝硬化
血吸虫病	血吸虫卵于门静脉分支中堆积，造成嗜酸性粒细胞浸润，纤维组织增生，导致窦前区门静脉高压，进一步发展为肝硬化(不形成假小叶)
营养障碍	营养不良降低肝细胞对有毒和传染因素的抵抗力，成为肝硬化的间接病因
原因不明	隐源性肝硬化

二、临床表现

1. 代偿期　乏力、食欲缺乏为突出表现，可伴有恶心、腹胀、上腹部不适或隐痛、轻度腹泻等，类似慢性肝炎。

2. 失代偿期　两大表现：肝功能减退和门脉高压症。

(1)肝功能减退：

1)全身：乏力，精神不振，黄疸、面色晦暗，体重减轻，肌肉萎缩，肢体水肿。

2)消化系统：食欲减退、腹胀、腹泻、腹痛。

3)血液系统：出血倾向和贫血：鼻黏膜及牙龈出血、皮肤紫癜和胃肠道出血，贫血。

4)内分泌功能紊乱：肝脏灭活雌激素功能减退，可出现蜘蛛痣、毛细血管扩张、肝掌形成，男性睾丸萎缩、性欲减退、毛发脱落、乳腺发育；女性有月经失调、闭经、不孕等。肾上腺皮质功能减退，皮肤色素沉着，面色晦暗，呈肝病面容。糖尿病风险增大，容易出现低血糖表现。

5)皮肤巩膜黄染。

(2)门脉高压症：3大表现——腹水、脾大、侧支循环建立和开放。

1)腹水：是肝硬化失代偿期最常见(发生率为75%以上)和最突出的表现。

机制：

①门静脉压力升高使门静脉系统毛细血管床的滤过压升高；

②低蛋白血症，血浆胶体渗透压下降，致使血液成分外渗；

③有效循环血量减少，继发性醛固酮分泌过多，加上慢性肝病时醛固酮、抗利尿激素等在肝内的灭活减少导致的钠、水潴留；

④淋巴液生成过多。

2)脾大：脾脏因长期淤血而大，多为轻、中度肿大，消化道出血后可暂时性缩小。脾大伴有白细胞及血小板减少，称为脾功能亢进。可有出血倾向。

3)侧支循环建立和开放：(3支重要的侧支循环)食管和胃底静脉、腹壁静脉、痔静脉。

①食管和胃底静脉曲张——肝硬化的特征性表现。

最具临床意义的是食管下段、胃底形成的曲张静脉。此处的静脉压力差最大，肝硬化患者胃酸反流可腐蚀食管下段黏膜，如因坚硬粗糙食物的机械损伤以及咳嗽、呕吐、用力排便等使腹内压增高，可能导致曲张静脉的破裂引发致命性的大出血。

②腹壁静脉曲张——特点："海蛇头"体征——曲张静脉以脐为中心，脐上的血流向上、脐下的血流向下，脐周静脉明显曲张。鉴别诊断——由下腔静脉阻塞引起的腹壁静脉曲张：血流方向，无论是脐上还是脐下均向上，曲张静脉多分布在侧腹壁。

[经典例题1]

关于肝硬化腹水形成的因素，不正确的是

A. 门静脉压力增高

B. 原发性醛固酮增多

C. 低白蛋白血症

D. 肝淋巴液生成过多

E. 抗利尿激素分泌过多

[经典例题2]

门静脉高压症主要临床表现是

A. 男性乳房发育　B. 肝掌　C. 肝病面容　D. 腹水　E. 蜘蛛痣

[经典例题3]

腹壁静脉曲张患者，查体发现脐以上血流方向由下至上，脐以下血流由上至下。患者应考虑为

A. 上腔静脉阻塞

B. 下腔静脉阻塞

C. 门静脉高压或门静脉阻塞

D. 髂内静脉阻塞

E. 髂外静脉阻塞

[参考答案] 1. B；2. D；3. C

三、并发症

表1-22　肝硬化9大并发症(TANG总结)

	最可考点	其他细节
上消化道出血	最常见的并发症	突然大量呕血和(或)排黑便，易导致失血性休克，诱发肝性脑病，死亡率高。出血病因：食管胃底静脉曲张破裂、门脉高压性胃病、消化性溃疡等
肝性脑病	最严重的并发症，也是肝硬化最常见的死亡原因	诱因：摄入蛋白过量、消化道出血、感染、电解质紊乱等。主要表现为性格异常、意识障碍、昏迷等

续表

	最可考点	其他细节
感染	最常见——自发性腹膜炎	患者机体抵抗力低下，并发感染，如自发性腹膜炎、肺炎、胆道感染及败血症等。自发性腹膜炎致病菌多为 G^- 杆菌，主要表现为腹痛、腹胀、腹水迅速增长或持续不退，可有程度不等的腹膜炎体征。腹水检查：白细胞 $>500\times10^6/L$ 或多形核白细胞 $>250\times10^6/L$，腹水细菌培养(+)
原发性肝细胞癌	短期内肝脏迅速增大、持续性肝区疼痛、不明原因发热，腹水检查为血性，B超等检查提示肝脏有占位，AFP升高	
电解质和酸碱平衡紊乱	①低钠血症：与长期摄入不足(原发性)、长期利尿、大量放腹水、抗利尿激素增多(稀释性)等因素有关 ②低钾低氯血症，可引起代碱，诱发肝性脑病 ③酸碱平衡紊乱：最常见——呼碱或代碱，其次是呼碱合并代碱	
肝肾综合征(HRS)	特征性表现："三低一高" ①自发性少尿或无尿 ②低尿钠 ③稀释性低血钠 ④氮质血症	肾脏本身无重要病理改变，故为功能性肾衰竭 机制：肝硬化大量腹水等因素使机体有效循环血量不足，导致肾皮质血流量和肾小球滤过率持续降低
肝肺综合征(HPS)	临床特征"三联征"： ①基础肝脏病 ②肺内血管扩张 ③动脉血氧合功能障碍	肺内血管异常扩张，肺气体交换障碍导致的动脉血液氧合作用异常。肺泡气-动脉血氧分压差上升导致的低氧血症是HPS的重要生理基础。HPS是终末期肝脏病的严重肺部并发症，主要表现为呼吸困难(直立时加剧)和发绀
门静脉系统血栓形成或海绵样变性：腹痛、腹胀、血便、休克、腹水增加且不易消退、脾脏增大。		
胆石症——发生率高，约为30%。病因：胆汁酸分泌减少，降低了胆固醇和胆红素的溶解性。胆道系统黏膜充血水肿，缺血坏死，脱落增加，脾功能亢进，红细胞破坏增加，胆汁中游离胆红素增加。胆囊收缩排空障碍		

[经典例题4]

男性，45岁。因肝硬化(失代偿期)入院。1天前出现明显呼吸困难，查体：体温正常，口唇发绀，双肺呼吸音清，血气分析示低氧血症。抗感染治疗无效。最可能发生的并发症是

A. 肺炎

B. 肝肾综合征

C. 肝肺综合征

D. 支气管哮喘

E. 急性左心衰

[参考答案] 4. C

四、辅助检查(按重要性排序 TANG)

1. 肝功能检查　代偿期轻度异常；失代偿期：①血清白蛋白降低，球蛋白升高，A/G倒置；②凝血酶原时间延长，凝血酶原活动度下降；③转氨酶、胆红素升高；④总胆固醇及胆固醇降低，血氨可升高；⑤GGT、ALP可升高，合并肝癌时明显升高；⑥尿素氮、肌酐升高；⑦电解质紊乱：低钠、低钾；⑧肝脏纤维组织增生可引起血清Ⅲ型前胶原肽(PⅢP)、透明质酸、板层素浓度明显增高。

2. 病原学检查　在病毒性肝炎肝硬化者中可检测到乙型、丙型、丁型肝炎病毒标记物。

3. 超声显像　肝被膜增厚，肝脏表面不光滑，肝实质回声增强，粗糙不匀称，门脉直径增宽，脾大，腹水。

4. 内镜检查　可确定有无食管胃底静脉曲张，阳性率较钡餐X线检查为高；了解静脉曲张的程度，并对其出血的风险性进行评估。食管胃底静脉曲张是诊断门静脉高压的最可靠指标。在并发上消化道出血时，急诊胃镜检查可判明出血部位和病因，并可进行止血治疗。

5. 上消化道X线检查　食管静脉曲张时，可表现为食管下段虫蚀样或蚯蚓状充盈缺损，胃底静脉曲张表现为菊花样充盈缺损。

6. 腹水检查　血清-腹水白蛋白梯度(SAAG)= 血清白蛋白-腹水白蛋白(同一日所取血及腹水)。门脉

高压性腹水，SAAG≥11g/L；非门脉高压性腹水，SAAG<11g/L。

7. 肝穿刺活组织检查　假小叶形成——确定诊断的依据。

8. 其他检查

(1)CT：肝脏各叶比例失常，密度降低，呈结节样改变，肝裂增宽、脾大、腹水。

(2)门静脉压力测定：经颈静脉插管测定肝静脉楔入压与游离压，二者之差为肝静脉压力梯度(HVPG)，反映门静脉压力。正常多小于5mmHg，大于10mmHg则为门脉高压症。

(3)腹腔镜：可直接观察到肝脏外形、表面、色泽、边缘及脾脏情况，并可以进行目标穿刺活检。对诊断有困难者有价值。

(4)血常规：失代偿期可有贫血。脾功能亢进时白细胞和血小板减少。

(5)尿常规：可出现胆红素和尿胆原增加。

(6)免疫功能检查：①免疫球蛋白：IgA、IgG、IgM可升高，以IgG增高最为显著；②细胞免疫功能下降；③非特异性自身抗体，如抗核抗体、抗线粒体抗体、抗平滑肌抗体等。

五、诊断及鉴别诊断

1. 主要诊断依据

(1)有病毒性肝炎、长期大量饮酒、血吸虫病、遗传等相关病史。

(2)出现肝功能损害和门脉高压症的临床表现。

(3)肝功能检查异常：转氨酶、胆红素升高，血白蛋白降低，白蛋白/球蛋白倒置，凝血功能障碍等。

(4)影像学检查提示肝脏质地硬，表面有结节，形态改变，脾大，腹水等表现。

(5)肝活组织检查见到假小叶形成。

[经典例题5]

肝硬化的诊断下列哪项意义较大

A. 肝脾肿大

B. 蜘蛛痣与肝掌

C. 深度黄疸

D. 食管吞钡X线检查显示虫蚀样或蚯蚓状充盈缺损

E. γ球蛋白明显增高

[参考答案] 5. D

2. 鉴别诊断

表1-23　肝硬化的鉴别诊断小结(TANG)

<table>
<tr><th colspan="2">肝硬化相关表现</th><th>鉴别疾病</th><th>鉴别手段</th></tr>
<tr><td colspan="2">肝脾大</td><td>血液病、代谢性疾病</td><td>肝穿刺活检</td></tr>
<tr><td colspan="2">腹水</td><td>结核性腹膜炎、缩窄性心包炎、癌性腹水、慢性肾小球肾炎、自身免疫性疾病</td><td>腹腔镜检查</td></tr>
<tr><td rowspan="3">肝硬化并发症</td><td>食管胃底静脉曲张破裂出血</td><td>其他原因引起的上消化道出血如：溃疡病、急性糜烂出血性胃炎、胃癌</td><td>内镜检查</td></tr>
<tr><td>肝性脑病</td><td>其他原因引起的意识障碍如低血糖昏迷、脑卒中</td><td>病史采集、体格检查、血糖测定和头部CT</td></tr>
<tr><td>肝肾综合征</td><td>慢性肾炎、急性肾小管坏死</td><td>尿液测定、肾功能检测、血电解质和酸碱测定</td></tr>
</table>

六、治疗

1. 一般治疗

(1)饮食：以高热量、维生素丰富、质量高而易消化的食物为宜。在有肝功能严重损害或出现肝性脑病或其前兆时，应禁食或限制蛋白质；有腹水时应选用少盐或无盐饮食；有静脉曲张时应避免粗糙食物。

(2)支持治疗：静脉输入高渗葡萄糖液以补充热量，输液中可加入维生素C、胰岛素、氯化钾等。病情较重者可输入白蛋白、新鲜血浆。

(3)休息：代偿期可适当活动，失代偿期尤其是出现并发症时需卧床休息。

2. 去除或减轻病因 抗肝炎病毒治疗及针对其他病因治疗。

3. 腹水的治疗

(1)一般治疗：卧床休息，限盐限水——氯化钠摄入量<2g/d。进水量控制在1000ml/d左右，大量腹水或明显低钠血症者应限制在500ml/d以内。

(2)利尿剂治疗：联合应用潴钾利尿剂(如螺内酯、氨苯蝶啶)和排钠利尿剂(如呋塞米、氢氯噻嗪)可发挥协同作用，并能减少电解质紊乱的发生。螺内酯和呋塞米的比例为100mg∶40mg。开始用螺内酯100mg/d，呋塞米40mg/d，可逐渐加量。

利尿剂量过大、利尿速度过快可诱发肝性脑病和肝肾综合征。利尿治疗以每天减轻体重不超过0.5kg为宜，以免诱发肝性脑病、肝肾综合征。腹水渐消退者，可将利尿剂逐渐减量。

(3)提高血浆胶体渗透压：定期少量、多次静脉输注血浆或白蛋白。

(4)顽固性腹水治疗：①放腹水加输白蛋白；②腹水浓缩回输：适应证为难治性腹水，禁忌证是感染性腹水；③颈静脉肝内门体分流术(TIPS)：以介入放射学的方法在肝内门静脉与肝静脉的主要分支间建立分流通道。可降低门脉压力、创伤小、安全性高，适用于食管静脉曲张破裂大出血和难治性腹水；④肝移植。

4. 并发症的治疗

(1)自发性腹膜炎：强调早期、足量和联合应用抗菌药物。应选择主要针对G^-杆菌兼顾G^+球菌的抗菌药物，用药时间不得少于2周。

(2)上消化道出血：详见后述“消化道大出血”。

表1-24 食管胃底静脉曲张破裂出血的预防(TANG小结)

	针对	措施
一级预防	已有食管胃底静脉曲张但未曾出血的患者	对因治疗，口服非选择性β受体拮抗剂，如普萘洛尔或卡地洛尔可减低门静脉压力，治疗应使心率不低于55次/min，顽固性腹水者不宜应用 中度食管静脉曲张不伴有胃底静脉曲张者可进行内镜套扎治疗
二级预防	已经发生过出血的患者	TIPS 部分门体分流术 脾动脉栓塞术 非选择性β受体拮抗剂 长效生长抑素类似物 开始的时间应早至出血后的第6天

(3)肝肺综合征：轻型及早期患者——吸氧和高压氧舱。重症——肝移植，可逆转肺部表现。

(4)门静脉血栓形成：①肝素抗凝——可形成再通，需维持至少半年；②早期发现的患者——肠系膜上动脉插管，尿激酶溶栓；③血栓时间长并已经机化者——TIPS。

(5)原发性肝癌：手术、介入(血管栓塞+CT或超声导引局部消融)、局部放疗(γ刀、直线加速器、三维适形放疗)、肝移植等手段。部分可考虑分子靶向治疗。

(6)其他——肝性脑病：参见本章“肝性脑病”部分。肝肾综合征：无有效治疗方法，预防更为重要。肝移植是患者长期存活的唯一方法。原发性肝癌：手术、介入、局部放疗、生物治疗。

5. 门脉高压症的手术治疗 详见下一节。

6. 肝移植 适用于常规内外科治疗无效的终末期肝病。

[经典例题6]

肝硬化腹水治疗，一般不主张采用

A. 优质蛋白饮食　　B. 低盐饮食

C. 卧床休息　　D. 强烈利尿

E. 腹水浓缩回输

[参考答案] 6. D

七、病理改变

广泛的肝细胞坏死、残存肝细胞结节性再生、结缔组织增生与纤维隔形成，导致肝小叶结构破坏和假小叶形成。肝脏逐渐变形、变硬而发展为肝硬化。假小叶形成是肝硬化的标志性病理特征。例外：血吸虫肝硬化不形成假小叶。

八、发病机制　主要：肝脏进行性纤维化。

肝硬化时Ⅰ型和Ⅲ型胶原蛋白明显增多并沉着于小叶各处。随着窦状隙内胶原蛋白的不断沉积，内皮细胞窗孔明显减少，使肝窦逐渐演变为毛细血管，导致血液与肝细胞间物质交换障碍。肝纤维化是肝硬化的共同途径。继续进展，小叶中央区和门管区等处的纤维间隔互相连接，使肝小叶结构和血液循环改建，最终形成肝硬化。

九、预防　首先要重视病毒性肝炎的防治。避免各种慢性化学中毒。

第二节　门静脉高压症

一、病因和发病机制

1. 病因按照导致门静脉高压的部位分类。

表1-25　门静脉高压症的分类(TANG)

	具体病因
肝前	肝外门静脉血栓形成、先天性畸形和外在压迫
肝内	窦前型：血吸虫病
	窦后和窦型：我国常见肝炎后肝硬化
肝后	Budd-Chiari综合征、严重右心功能衰竭和缩窄性心包炎等

2. 腹水、侧支循环开放　见上节。

3. 肝性脑病　见下节。

4. 门静脉高压性胃病　约20%的门静脉高压症患者有此并发症，并占门静脉高压症上消化道出血的5%~20%。病因：胃壁淤血、水肿，胃黏膜下层动-静脉交通支广泛开放；胃黏膜防御屏障的破坏等。

二、临床表现、辅助检查、诊断　见上节。新增：

腹腔动脉造影的静脉相或直接肝静脉造影：可确定门静脉受阻部位及侧支循环的情况，对手术方式有参考价值。

三、治疗

1. 非手术治疗　适用于黄疸、大量腹水和肝功能较差的患者(Child C级)，因此类患者手术死亡率很高。

(1)药物止血：急性出血首选血管收缩药，常用药物包括垂体后叶素、特利加压素和生长抑素类药物等。

(2)内镜治疗：目前已公认为控制急性出血的首选方法。

①内镜下食管曲张静脉套扎术——简单、安全。

②硬化剂注射疗法，将硬化剂直接注射到曲张静脉腔内，主要并发症是食管溃疡、狭窄或穿孔。

③胃底静脉曲张可行组织胶凝固治疗。

(3)三腔管压迫止血：用于对药物治疗或内镜治疗无效或无条件及时行内镜治疗的患者。

可使80%食管胃底曲张静脉出血得到控制，其并发症包括吸入性肺炎、食管破裂及窒息。三腔管一般放置24小时，如出血停止应先排空食管气囊，后排空胃气囊，放置三腔管的时间最长不宜超过3~5天，否则会引发食管或胃底的溃烂、坏死等。因此，每隔12~24小时，应将气囊放空10~20分钟。

(4)经颈静脉肝内门体分流术(TIPS)：适用于大出血和估计内镜治疗成功率低的患者，应在72小时内行TIPS。急性大出血的止血率达到95%。可明显降低门静脉压力，能治疗急性出血和预防出血，其主要问题是支撑管进行性狭窄和并发肝功能衰竭和肝性脑病。

(5)建立有效静脉通道，补充血容量：但应注意避免过量扩容导致门静脉压力反跳性增加而再次出血。

2. 针对食管胃底静脉曲张导致大出血的手术治疗

目的：预防和控制食管胃底曲张静脉破裂出血。首选断流术。

急诊手术适应证：①以往有大出血病史，或本次出血来势凶猛，出血量大，或经短期积极止血治疗无效者；②经充分的内科治疗仍不能控制出血，或短暂止血后又复发出血者。对于没有黄疸、腹水的患者(Child A、B级)发生大出血，应争取及时或短时间准备后手术。Child C级患者不宜行急诊手术。

(1)断流手术：脾切除，同时阻断门奇静脉间的反常血流，达到止血目的。

急诊手术首选脾切除加贲门周围血管离断术，最为常用。该术式最为有效，对患者打击较小，能达到止血目的，同时又能维持入肝血流，对肝功能影响较小，手术死亡率及并发症发生率较低，术后生存质量高，且操作较简单。

其他术式：食管下端横断术、胃周围血管缝扎术、胃底横断术、食管下段胃底切除术等。

(2)门体分流术：最大的不足：易导致肝性脑病。

1)非选择性门体分流术：治疗出血效果好，但肝性脑病发生率高达30%~50%，易引起肝衰竭。

将入肝的门静脉血完全转流入体静脉，包括：门静脉与下腔静脉端侧/侧侧分流术、肠系膜上静脉与下腔静脉“桥式”分流术和近端脾-肾静脉分流术等。

2)选择性门体分流术：可降低食管胃底曲张静脉的压力，同时保存门静脉的入肝血流，故肝性脑病的发生率低。但有大量腹水及脾静脉口径较小的患者，一般不选择这一术式。代表术式是远端脾-肾静脉分流术。

限制性门体分流术——包括限制性门-腔静脉分流和门-腔静脉“桥式”分流，可以充分降低门静脉压力，制止食管胃底曲张静脉出血，同时保证部分入肝血流。

敲黑板

对于有食管胃底静脉曲张、但没有出血的患者，特别是对没有食管胃底静脉曲张者倾向于不做预防性手术，治疗重点应为内科护肝治疗。

3. 脾大的治疗

严重脾大，合并明显的脾功能亢进最多见于晚期血吸虫病或脾静脉栓塞的患者单纯行脾切除术。

4. 肝硬化引起的顽固性腹水的治疗

内科保守治疗无效者肝移植、TIPS、腹腔-上腔静脉转流术。

[经典例题1]

女性，53岁。乙型肝炎病史30余年。2h前进食烧饼后突然出现呕血，量约800ml，查体无阳性发现。如果该患者需要接受急诊手术，最佳手术方式是

A. 经颈静脉肝内门体分流术
B. 非选择性门体分流术
C. 选择性门体分流术
D. 贲门周围血管离断术
E. 脾切除术

[参考答案]1. D

第三节　肝性脑病

由严重肝病引起、以代谢紊乱为基础的中枢神经系统功能失调综合征，主要临床表现为意识障碍、行为异常和昏迷。分为急性与慢性，前者多因急性肝功能衰竭后肝脏的解毒功能发生严重障碍所致；而后者多见于慢性肝功能衰竭和门体侧支循环形成或分流术后，来自肠道的有害物质，如氨、硫醇、胺、芳香族氨基酸等直接进入体循环至脑部而发病。

一、病因与诱因

1. 病因　肝硬化、门体分流手术、重症肝炎、急性肝衰竭、肝癌、妊娠急性脂肪肝、严重胆系感染。

2. 诱因

(1)上消化道出血：大出血时，门静脉血供下降、有效循环血容量不足，加重肝脏缺氧，促使肝细胞坏死。胃肠道积血为促使血氨升高的重要因素。

(2)感染：感染时组织分解代谢增强，发热、缺氧均可增加氨的毒性。

(3)水、电解质平衡失调：低钾性碱中毒影响氨(NH_3)的离子化($NH_3 \rightarrow NH_4^+$)，使体内NH_3增加，NH_3易透过血脑屏障进入脑细胞引起HE。

(4)摄入含氮物质过多：肉食和含氮药物摄入过多，超过肝脏代谢能力，或有门体侧支循环存在时，氨直接进入体循环而发生氨中毒。

(5)其他：酗酒、便秘、麻醉、安眠药、手术均对肝、脑、肾增加代谢负担或抑制脑功能，诱发HE。大量放腹水亦可诱发。

二、发病机制

1. 神经毒素学说　氨是促发肝性脑病最主要的神经毒素。

(1)氨的形成与代谢

血氨的来源——主要来自肠道、肾脏和骨骼肌。胃肠道(主要是右半结肠)是氨进入血液循环的主要门户。正常人胃肠道每日可产氨4g，大部分是尿素经肠道细菌尿素酶分解产生，小部分由食物中的蛋白质被肠道细菌分解产生。氨在肠道的吸收主要形式是非离子型氨(NH_3)，NH_3以弥散方式进入肠黏膜，其吸收率比离子型铵(NH_4^+)高。游离的NH_3有毒性，能透过血脑屏障；NH_4^+相对无毒，不能透过血脑屏障。NH_3与NH_4^+的相互转化受pH梯度的影响。当结肠内pH>6时，NH_3大量弥散人血，而pH<6时，NH_3则从血液转至肠腔，随粪便排泄。

血氨的去路——机体清除氨的途径：①肝——合成尿素：绝大部分来自肠道的氨在肝中经鸟氨酸代谢循环转变为尿素；②肾——排泄氨的主要场所，除排出大量尿素外，也以NH_4^+的形式排出大量氨；③脑、肝、肾——组织在三磷酸腺苷(ATP)供能条件下，利用、消耗氨合成谷氨酸和谷氨酰胺；④肺——呼出少量氨。

(2)血氨升高的原因：生成过多，代谢清除过少。

①肝功能严重受损时，肝脏利用氨合成尿素的能力大大降低；②肝功能衰竭或门体分流存在时，由肠

吸收的氨未经肝解毒作用而直接进入体循环；③多种原因影响氨进入脑组织的量和(或)脑组织对氨的敏感性改变。

(3)与氨中毒相关的因素：①低钾性碱中毒：促使 NH_3透过血脑屏障，产生毒性；②摄入过多的含氮食物、药物或上消化道出血：均可使肠内产氨增多；③低血容量与缺氧：可使血氨升高，降低脑细胞对氨的耐受性；④便秘：使含氨、胺类和其他毒性衍生物与结肠黏膜接触时间延长，增加吸收；⑤感染：使产氨增加；⑥低血糖：使脑内去氨活动停滞，氨毒性增加；⑦其他：镇静、催眠剂可直接抑制大脑和呼吸中枢，造成或加重组织缺氧；麻醉和手术可加重肝、脑、肾的负担。

(4)氨对中枢神经系统的毒性作用：干扰脑的能量代谢，使高能磷酸化合物浓度降低。

2. 假性神经递质学说　食物中的芳香族氨基酸如酪氨酸、苯丙氨酸等，经肠道细菌脱羧酶的作用分别转变为酪胺和苯乙胺。肝衰竭时，肝脏清除酪胺和苯乙胺的能力降低，进入脑组织后的酪胺和苯乙胺转化成为胺和苯乙醇胺，后两者的化学结构与正常神经递质相似，但传递冲动的作用很弱甚至不能传递神经冲动，故称其为假性神经递质。当假性神经递质被脑细胞摄取并取代了正常递质，则神经传导发生障碍。

3. 色氨酸学说　正常情况下，色氨酸与白蛋白结合后不易通过血脑屏障。肝病时由于白蛋白合成减少，以及血浆中其他物质与白蛋白的竞争性结合，造成游离色氨酸增多。游离色氨酸可通过血脑屏障，在脑内代谢生成5-羟色胺(5-HT)及5-羟吲哚乙酸等抑制性神经递质。

4. 锰离子　肝病时锰离子不能正常由肝脏分泌入胆道，在脑部沉积，损伤脑组织并影响其他神经递质功能，也造成星形细胞功能障碍。

三、临床表现

急性肝性脑病：常见于急性重型肝炎，有大量肝细胞坏死和急性功能衰竭，诱因不明显，患者在起病数日内即进入昏迷直至死亡，昏迷前可无前驱症状。

慢性肝性脑病：多见于肝硬化终末期患者和(或)门腔分流手术后，以慢性反复发作性木僵与昏迷为突出表现，昏迷逐步加深，最后死亡。常有明确诱因如：进大量蛋白食物、上消化道出血、感染、放腹水、大量排钾利尿。分为五期：

表 1-26　肝性脑病分期

分期	症状	体征	脑电图
0期 (潜伏期)	无行为、性格异常	无神经系统病理征，只在心理测试或智力测试时有轻微异常	正常
1期 (前驱期)	轻度性格改变和行为失常	扑翼样震颤	多数正常
2期 (昏迷前期)	以意识错乱、睡眠障碍、行为异常为主。定向力、理解力均减退，不能完成简单的计算和智力构图；言语不清、书写障碍、举止反常	扑翼样震颤 腱反射亢进 肌张力增高 踝阵挛 Babinski征(+)	特征性改变
3期 (昏睡期)	大部分时间呈昏睡状态，但可以唤醒。精神错乱	扑翼样震颤仍可引出，各种神经体征持续或加重	异常波形
4期 (昏迷期)	神志完全丧失	浅昏迷对痛刺激和不适体位尚有反应；深昏迷时各种反射消失，瞳孔常散大。扑翼样震颤无法引出	明显异常

[经典例题 1]

女性，53岁。腹痛、腹胀、低热4周，表情淡漠、嗜睡1天。腹部B超示：肝实质弥漫性病变、脾大及腹水。对该患者诊断最有意义的阳性体征是

A. 肌张力增高　　B. Babinski 征阳性

C. 扑翼样震颤阳性　　D. 腹壁反射消失

E. 腱反射亢进

[经典例题2]

肝性脑病前驱期的主要表现是

A. 巴宾斯基(Babinski)征阳性　　B. 计算能力减退

C. 定向力减退　　D. 性格改变

E. 生理反射亢进

[参考答案] 1. C；2. D

四、辅助检查

1. 血氨　慢性肝性脑病——血氨升高，急性——可正常。

2. 脑电图　不仅有诊断价值，而且有一定的预后意义。

3. 简单心理智能测验　方法简单、无须特殊器材——筛选检查。

4. 影像学检查　头部CT或MRI——急性：脑水肿；慢性：脑萎缩。

5. 临界视觉闪烁频率　早期肝性脑病者星形胶质细胞轻度肿胀，可改变胶质神经元的信号传导。同时，视网膜胶质细胞也有类似变化，故视网膜胶质细胞病变可作为肝性脑病时大脑胶质星形细胞病变的标志。

6. 诱发电位　分为视觉诱发电位(VEP)、听觉诱发电位(AEP)和躯体诱发电位(SEP)。

五、诊断及鉴别诊断

1. 主要诊断依据

(1)严重肝病(或)和广泛门体侧支循环建立。

(2)有肝性脑病的诱因。

(3)精神紊乱、昏睡或昏迷。

(4)明显肝功能损害或血氨增高。

(5)扑翼样震颤和典型的脑电图改变有重要参考价值。

对肝硬化患者进行常规的简易智力测验可发现亚临床性脑病。

2. 鉴别诊断

其他能引起昏迷的疾病如糖尿病、低血糖、尿毒症、脑血管意外、全身感染和镇静剂过量等。以精神症状为唯一表现者易被误诊为精神病，因此凡遇到精神错乱者，应警惕肝性脑病的可能性。

六、治疗

1. 一般治疗

(1)饮食(重要考点!)：限制蛋白质摄入，但必须保证热能供给。Ⅰ~Ⅱ期——限制蛋白质在20g/d之内，Ⅲ~Ⅳ期——禁止从胃肠道补充蛋白质，可鼻饲或静脉注射25%的葡萄糖溶液。病情好转，逐步增加蛋白质的摄入量(每3~5天增加10g)。蛋白致脑病的作用顺序是：肉类>牛乳蛋白>植物蛋白，故纠正肝性脑病患者的负氮平衡以植物蛋白为最好。

(2)镇静剂：若出现躁狂等精神症状时，可试用异丙嗪、氯苯那敏等抗组胺药。注意！禁用巴比妥类、苯二氮䓬类镇静剂(能诱发或加重肝性脑病)。

(3)避免诱因的发生：纠正水、电解质和酸碱平衡紊乱——利尿剂的剂量不宜过大，避免导致低钾性碱中毒；止血和清除肠道积血；防止便秘，防止低血糖发生；预防及控制感染——选用对肝脏损害较小的广谱抗生素；慎用对肝脏功能有损害的药物。

2. 药物治疗

表 1-27　肝性脑病的药物治疗总结表（TANG）

治疗目的及药物		机制
减少肠道氨的生成和吸收	乳果糖	口服到达结肠后被乳酸杆菌、粪肠球菌等分解成为乳酸、乙酸，从而降低肠腔内 pH，减少氨的生成和吸收，并能促进血液中的氨进入肠道；亦可用乳果糖稀释至 33.3%保留灌肠
	口服抗生素	新霉素、甲硝唑、利福昔明等可抑制肠道产尿素酶的细菌，减少氨生成
	导泻或灌肠	清除肠内积食和积血 常用口服乳果糖导泻；生理盐水或弱酸性溶液灌肠可保持肠道呈酸性环境。禁用肥皂水灌肠（碱性）
促进体内氨代谢	L-鸟氨酸-L-天冬氨酸	促进体内尿素循环，降低血氨
	谷氨酸	与氨结合形成谷氨酰胺而降低血氨 可根据血钾和血钠浓度选用谷氨酸钾或谷氨酸钠 该药为碱性，碱血症者不宜使用
减少或拮抗假性神经递质	支链氨基酸	支链氨基酸是维持大脑正常功能所必需的物质，而芳香氨基酸则对大脑功能有害。HE 时伴有芳香氨基酸增多，支链氨基酸减少。补充支链氨基酸可与芳香氨基酸拮抗。还有助于调节氮平衡

3. 人工肝、肝移植　终末期肝病、严重或顽固性肝性脑病。

4. 其他对症治疗

(1)保护脑细胞功能：降低颅内温度，减少能量消耗，保护脑细胞功能。

(2)保持呼吸道通畅：深昏迷者，可做气管切开，以促进排痰和方便给氧。

(3)预防脑水肿：静滴高渗葡萄糖、甘露醇。

[经典例题 3]

男性，48 岁。发现肝硬化 6 年。3 天前与朋友聚餐时出现呕血，鲜红色，量约 100ml。患者出现头晕、心慌、出冷汗等。经补液、输血和应用止血药物治疗后病情好转，血压和心率恢复正常。1 天前出现睡眠障碍，并出现幻听和言语不清，化验检查示：血糖 5.6mmol/L，尿素氮 7.2mmol/L。

(1)该患者呕血的主要原因最可能是

A. 胃癌　　B. 胃溃疡

C. 十二指肠溃疡　　D. 食管胃底静脉曲张破裂

E. 急性胃黏膜病变

(2)患者目前首先考虑诊断为

A. 尿毒症　　B. 脑血管意外

C. 乙型脑炎　　D. 糖尿病酮症酸中毒

E. 肝性脑病

(3)首选的治疗方案是

A. 抗生素治疗　　B. 应用降氨药物

C. 胰岛素治疗　　D. 血液透析治疗

E. 应用镇静药物

(4)此患者可采取下列何种溶液灌肠

A. 肥皂水　　B. 稀醋酸液

C. 地塞米松　　D. 谷氨酸钾

E. 精氨酸

[参考答案] 3. D、E、B、B

七、预防

1. 积极防治肝病。

2. 避免诱因。

3. 密切追踪、观察肝病患者，早期发现、及时诊断，并采取适当的治疗措施。

第四节 脂肪性肝病

[历年罕见考题出现，本书大幅精简(TANG)]

脂肪性肝病又称脂肪肝，已成为影响人类健康的第二大肝脏疾病(仅次于病毒性肝病)。

引起脂肪肝的病因：酒精中毒、营养过度或缺乏、内分泌紊乱、药物或肝性毒物等，急性脂肪肝可由妊娠所致。分为酒精性脂肪性肝病和非酒精性脂肪性肝病。

非酒精性脂肪性肝病

包括单纯性脂肪肝、非酒精性脂肪性肝炎及其相关肝硬化。

非酒精性脂肪性肝病的发生机制可能包括两个打击。第一个打击是脂肪变性；第二个打击是氧化应激及脂质过氧化反应。包括：肝外脂肪酸动员增加，肝脏合成脂肪酸增加，肝脏分解代谢脂肪酸的功能受损，肝脏合成分泌极低密度脂蛋白能力受损，坏死性炎症改变。

一、诊断

1. 临床诊断标准　凡具备下列第1~5项和第6或第7项任一项者即可诊断为非酒精性脂肪肝。①有易患因素如肥胖、2型糖尿病、高脂血症等；②无饮酒史或饮酒折合酒精量每周男性<140g，女性<70g；③除外病毒性肝炎、药物性肝病、Wilson病、全胃肠外营养和自身免疫性肝病等；④除原发病临床表现外，可出现乏力、肝区隐痛等症状，可伴肝脾大；⑤血清转氨酶可升高，并以ALT为主，可伴有GGT、铁蛋白等增高；⑥肝脏组织学有典型表现；⑦有影像学诊断依据。

2. 影像学诊断　依靠B超、CT等。

3. 组织学诊断。

二、治疗

1. 改变生活方式　肥胖成人每日热量摄入需减少2092~4184kJ(500~1000kcal)；低糖低脂的平衡膳食，减少含蔗糖饮料以及饱和脂肪和反式脂肪的摄入并增加膳食纤维含量；中等量有氧运动，每周4次以上，累计锻炼时间至少150分钟。

2. 控制体重，减少腰围　合并肥胖的患者如改变生活方式6~12个月体质量未能降低5%以上，可谨慎选用二甲双胍、西布曲明、奥利司他等药物进行二级干预。重度肥胖症患者在药物减肥治疗无效时可考虑上消化道减肥手术(肝衰竭、中重度食管-胃静脉曲张患者不宜手术)。

3. 改善胰岛素抵抗，纠正代谢紊乱　使用血管紧张素受体阻滞剂、胰岛素增敏剂(二甲双胍、吡格列酮、罗格列酮)以及他汀类，以降低血压和防治糖脂代谢紊乱及动脉硬化。

4. 减少附加打击以免加重肝脏损害　NAFLD特别是NASH患者应避免体重急剧下降，禁用极低热卡饮食和空-回肠短路手术减肥，避免小肠细菌过度生长，避免接触肝毒物质，慎重使用可能有肝毒性的中西药物和保健品，严禁过量饮酒。

5. 保肝抗炎药物防治肝炎和纤维化　多烯磷脂酰胆碱、水飞蓟素、甘草酸制剂、熊去氧胆酸、S-腺苷甲硫氨酸和还原型谷胱甘肽。

6. 积极处理肝硬化的并发症。

三、预防

每半年测量体质量、腰围、血压、肝功能、血脂和血糖；

每年做上腹部超声检查(包括肝脏、胆囊和脾脏在内)。

酒精性肝病

“二次打击”学说：酒精因素作为初次打击，通过氧化应激促使反应性氧化物增加，而诱发肝脏脂肪聚集。在氧化应激相关的脂质过氧化及炎性细胞因子的作用下，使脂肪变的肝细胞发生第二次打击，造成炎症、坏死和纤维化。

一、诊断

1. 临床诊断

(1)有长期饮酒史，一般超过5年，折合乙醇量男性≥40g/d，女性≥20g/d；或2周内有大量饮酒史，折合乙醇量>80g/d。但应注意性别、遗传易感性等因素的影响。乙醇量(g)换算公式为=饮酒量(ml)×乙醇含量(%)×0.8。

(2)临床症状：非特异性，可无症状，或有右上腹胀痛，食欲缺乏、乏力、体重减轻、黄疸等；随着病情加重，可有神经精神症状和蜘蛛痣、肝掌等症状表现。

(3)血清天冬氨酸氨基转移酶(AST)、丙氨酸氨基转移酶(ALT)、谷氨酰转肽酶(GGT)、总胆红素(TBil)、凝血酶原时间(PT)和平均红细胞容积(MCV)等指标升高，其中AST/ALT>2，GGT升高、MCV升高为酒精性肝病的特点。禁酒后这些指标可明显下降，通常4周内基本恢复正常(但GGT恢复较慢)，有助于诊断。

(4)肝脏B超或CT检查有典型表现。

(5)排除嗜肝病毒现症感染以及药物、中毒性肝损伤和自身免疫性肝病等。

符合(1)、(2)、(3)项和(5)项或(1)、(2)、(4)项和(5)项可诊断酒精性肝病；仅符合(1)、(2)项和(5)项可疑诊酒精性肝病。符合第(1)项，同时有病毒性肝炎现症感染者，可诊断为酒精性肝病伴病毒性肝炎。

符合酒精性肝病临床诊断标准者，其临床分型诊断如下：

(1)轻症酒精性肝病：肝脏生物化学、影像学和组织病理学检查基本正常或轻微异常。

(2)酒精性脂肪肝：影像学诊断符合脂肪肝标准，血清ALT、AST可轻微异常。

(3)酒精性肝炎：是短期内肝细胞大量坏死引起的一组临床病理综合征，可发生于有或无肝硬化的基础上，主要表现为血清ALT、AST升高和血清TBil明显增高，可伴有发热、外周血中性粒细胞升高。重症酒精性肝炎是指酒精性肝炎患者出现肝功能衰竭的表现，如凝血机制障碍、黄疸、肝性脑病、急性肾功能衰竭、上消化道出血等，常伴有内毒素血症。

(4)酒精性肝硬化：有肝硬化的临床表现和血清生物化学指标的改变。

2. 影像学诊断　超声、CT。

3. 组织病理学诊断。

二、治疗

1. 戒酒　最重要。

2. 营养支持　高蛋白、低脂饮食，并注意补充维生素B、维生素C、维生素K及叶酸。

3. 药物治疗

(1)糖皮质激素：用于治疗酒精性肝病有争议，但可改善重症酒精性肝炎患者的症状，改善生化指标。

(2)美他多辛：可加速酒精从血清中清除，改善酒精中毒症状及行为异常。

(3)S-腺苷甲硫氨酸、多烯磷脂酰胆碱、甘草酸制剂，水飞蓟素类和还原型谷胱甘肽等药物有不同程度的抗氧化、抗炎、保护肝细胞膜及细胞器等作用，临床应用可改善肝脏生化指标。

4. 其他　抗肝纤维化、处理并发症、肝移植。

三、预防

1. 建议患者门诊测量肝功能等，每年做包括肝脏、胆囊和脾脏在内的上腹部超声检查。建议根据患者实际情况筛查恶性肿瘤、代谢综合征相关终末期器官病变以及肝硬化等并发症。

2. 嘱患者出院后戒酒，加强营养支持。应在戒酒的基础上提供高蛋白，低脂饮食，并注意补充维生素 B、维生素 C、维生素 K 及叶酸等。

分细菌性和阿米巴性两种。

第五节　肝脓肿

一、病因和发病机制

1. 细菌性肝脓肿　是一种严重的疾病，必须早诊断，积极治疗。

全身细菌感染，特别是腹腔内感染时，细菌可侵入肝，致病菌多为肺炎克雷伯菌、大肠埃希菌、金黄色葡萄球菌、厌氧链球菌、类杆菌属等。感染途径：

(1)主要原因：胆道蛔虫、胆管结石等合并胆管炎。

(2)肝动脉：体内任何部位的化脓性病变，细菌可经肝动脉入肝。

(3)门静脉：如坏疽性阑尾炎、痔核感染等，细菌可经门静脉入肝。

(4)肝毗邻感染病灶的细菌可循淋巴系统侵入。

(5)开放性肝损伤细菌可直接经伤口入肝。

2. 阿米巴性肝脓肿　是肠道阿米巴感染的并发症，绝大多数单发。

[经典例题 1]

细菌性肝脓肿最主要的原因是

A. 膈下脓肿蔓延

B. 开放性肝脏损伤

C. 化脓性门静脉炎

D. 脓毒症

E. 胆管结石并感染

[参考答案] 1. E

二、临床表现

1. 细菌性肝脓肿

起病较急，寒战、高热、肝区疼痛和肝大，伴有恶心、呕吐、食欲缺乏和周身乏力。巨大的肝脓肿可使右季肋部呈饱满状态，局部皮肤可出现凹陷性水肿。

B 超是首选的检查方法，可明确其部位和大小。

X 线胸腹部检查：右叶脓肿可使右膈肌升高；肝阴影增大或有局限性隆起；有时可出现右侧反应性胸膜炎或胸腔积液。左叶脓肿，X 线钡餐检查有时可见胃小弯受压、推移现象。必要时可做 CT 检查。

实验室检查：白细胞计数增高，明显核左移。

2. 阿米巴性肝脓肿　见下述。

三、诊断与鉴别诊断　根据病史、临床表现以及 B 超检查即可作出诊断。

鉴别诊断：

1. 细菌性与阿米巴性肝脓肿的鉴别诊断

表 1-28　细菌性肝脓肿与阿米巴性肝脓肿的鉴别

鉴别要点	细菌性肝脓肿	阿米巴性肝脓肿
症状	病情急骤，全身脓毒症症状明显，有寒战、高热，部分可有黄疸	起病较缓慢，病程较长，可有高热，或不规则发热、盗汗；少见黄疸
病史	继发于胆道感染或其他化脓性疾病，多有糖尿病病史	继发于阿米巴痢疾，少见糖尿病病史
血液化验	白细胞计数及中性粒细胞可明显增加。血液细菌培养(+)	白细胞计数可增加，血液细菌培养(-) 血清学阿米巴抗体(+)
粪便检查	(-)	部分可找到阿米巴滋养体；结肠溃疡面(乙状结肠镜检)黏液或刮取涂片可找到阿米巴滋养体或包囊
脓液	多为黄白色脓液，涂片和培养可发现细菌	棕褐色，无臭味。若无混合感染，涂片和培养无细菌
诊断性治疗	抗阿米巴药物治疗无效	抗阿米巴药物治疗有好转
脓肿	较小，常为多发性	较大，多为单发，多见于肝右叶

2. 原发性肝癌　AFP 升高，B 型超声、CT 检查可鉴别。

3. 胆道感染　胆囊肿大，Murphy 征阳性，或有 Charcot 三联征，B 超可鉴别。

4. 右膈下脓肿　继发于腹腔内感染或腹部大手术后，全身症状不如肝脓肿严重，用力吸气可加剧肩部疼痛，X 线检查可见膈下有液气平，B 超可鉴别。

[经典例题 2]

男性，42 岁。寒战、发热 5 天，右季肋部痛 2 天，疼痛于深呼吸及咳嗽时加重。查体：巩膜轻度黄染，肝肋下 2cm，Murphy 征阴性，肝区叩击痛阳性。胸部 X 线片：右侧膈肌抬高，肋脊角消失。肝脏 B 超：肝右叶可见 6cm×5cm 低回声区，边界欠清晰，中心有液性暗区。首先考虑的诊断是

A. 肺炎　　B. 肝脓肿

C. 肝结核　　D. 结核性胸膜炎

E. 肝癌

[参考答案] 2. B

四、治疗

1. 细菌性肝脓肿

(1)抗生素：大剂量、足疗程。未确定病原菌前，应经验性选用广谱抗生素——选择三代头孢+甲硝唑，或氨苄西林、氨基糖苷类+甲硝唑。然后根据细菌培养及药敏试验结果选用有效抗生素。

(2)经皮肝穿刺脓肿置管引流术：适合于单个较大的脓肿。在 B 超引导下穿刺置管，当脓腔直径小于 2cm 时，即可拔管。

(3)切开引流：适应证为①胆源性肝脓肿；②较大脓肿，有穿破可能或已经穿破；③位于肝左外叶脓肿，穿刺易污染腹腔；④慢性肝脓肿。

常用手术途径：①经腹腔切开引流：适用于多数患者，脓腔内放置多孔橡胶管引流；②经腹膜外切开引流：主要适用于肝右叶后侧脓肿。

注意：①脓肿已穿破胸腔者，应同时引流胸腔；②胆源性肝脓肿，应同时引流胆道；③血源性肝脓肿，应积极处理原发感染灶。

(4)手术：病期长的慢性局限性厚壁脓肿，可行肝叶切除。多发性肝脓肿不适合于手术治疗。

(5)全身支持及中医中药治疗。

2. 阿米巴性肝脓肿

(1)抗阿米巴药物(甲硝唑、氯喹、依米丁)；必要时反复穿刺吸脓以及全身支持治疗。

(2)手术治疗

1)经皮肝穿刺置管引流术：适用于①病情较重，脓肿较大，有穿破危险者；②非手术治疗无效者。

2)切开引流：适应证为①非手术治疗无效，高热不退者；②继发细菌感染，综合治疗无效者；③脓肿已破入胸腹腔或邻近器官。

第六节　原发性肝癌

一、病因

原发性肝癌与肝硬化、病毒性肝炎、黄曲霉素等化学致癌物质和水土因素等有关。

二、临床表现

早期缺乏典型症状，出现典型症状往往已非早期。

1. 肝区疼痛　半数以上患者以此为首发症状。

多为持续性钝痛、刺痛或胀痛。主要由于肿瘤增长使肝包膜张力增加所致。如病变累及横膈，疼痛可牵涉至右肩背部。

当肝癌结节发生坏死、破裂引起腹腔出血时，可出现急腹症表现。

2. 肝大　中、晚期肝癌最常见的主要体征。

肝大呈进行性，质地坚硬，边缘不规则，表面不平呈大小结节或巨块。

3. 黄疸　晚期出现，可因肝细胞损害所致，或由肿块压迫或侵犯肝门附近的胆管，或癌组织和血块脱落引起胆道梗阻所致。

4. 全身和消化道症状　乏力、消瘦、食欲减退、腹胀等，晚期可出现恶病质表现，少数患者由于癌本身代谢异常，可出现伴癌综合征，以自发性低血糖症、红细胞增多症较常见，还可有高血钙、高血脂、高胆固醇血症等。

5. 转移灶表现　肺、骨、脑等转移灶的症状。

[经典例题1]

原发性肝癌中最常见的首发临床表现是

A. 肝脏肿大

B. 食欲减退

C. 恶心、呕吐

D. 肝区疼痛

E. 体重下降

[参考答案] 1. D

三、辅助检查

1. 肝癌血清标志物检测

(1)血清甲胎蛋白(AFP)测定：诊断肝细胞癌有相对的专一性。

放射性免疫法测定持续血清 AFP≥400μg/L，或逐渐升高、持续不降，或>200μg/L 持续 8 周并能排除妊娠、活动性肝病、生殖腺胚胎源性肿瘤等，即可考虑肝癌。

临床上 30%的肝癌患者 AFP 为阴性。如同时检测 AFP 异质体，可提高诊断率。

(2)血液酶学及其他肿瘤标记物检查：缺乏特异性，多作为辅助诊断。

包括：血清 γ-谷氨酰转移酶及其同工酶、异常凝血酶原、α-L-岩藻糖苷酶、磷脂酰肌醇蛋白多糖-3、高尔基体蛋白 73 等有助于 AFP 阴性的肝癌的诊断和鉴别诊断。

2. 影像学检查

表 1-29　肝癌的影像学检查（最可考点 TANG）

影像学检查		其他细节
超声检查	首选影像学检查 可作为高发人群中的普查工具	能发现直径 1.0cm 左右的微小癌灶，并有助于引导肝穿刺活检。彩色多普勒血流成像有助于鉴别病变的良恶性质
CT	对手术方案设计有一定帮助 可检出直径 1.0cm 左右的微小癌灶。应用动态增强扫描可提高分辨率并有助于鉴别血管瘤	应用 CT 动态扫描与动脉造影相结合的 CT 血管造影（CTA），可提高小肝癌的检出率
磁共振成像（MRI）	对良、恶性肝内占位病变，特别与血管瘤的鉴别优于 CT	进行血管和胆道的重建成像，可显示出这些管腔内有无癌栓
选择性腹腔动脉或肝动脉造影检查：创伤性检查，当上述检查不易确诊，必要时才考虑采用		
正电子发射计算机断层成像（PET-CT）、单光子发射计算机断层成像（SPET-CT）：可提高诊断和判断疾病进展的准确性		

3. 肝穿刺活检　超声或 CT 引导下行细针穿刺细胞学检查——适用于经过各种检查仍不能确诊，但又高度怀疑或已不适合手术而需定性诊断以指导下一步治疗者。必要时还可行腹腔镜检查或剖腹探查。

四、诊断与鉴别诊断

1. 诊断

（1）影像学标准：两种影像学检查均显示有>2cm 的肝癌特征性占位性病变。

（2）影像学结合 AFP 标准：一种影像学检查显示有>2cm 的肝癌特征性占位性病变，同时伴有 AFP≥400μg/L（排除妊娠、生殖腺胚胎源性肿瘤、活动性肝炎及转移性肝癌）。

（3）组织学诊断标准：对影像学尚不能确定诊断的≤2cm 的肝内结节，应通过肝穿刺活检以证实原发性肝癌的组织学特征。

2. 主要鉴别诊断

（1）继发性肝癌：AFP（-）。确诊的关键在于病理检查和找到肝外原发癌的证据。

（2）肝硬化：反复检测 AFP 或 AFP 异质体，密切随访。

（3）活动性肝病：肝病活动时血清 AFP 可短期升高。定期多次随访测定 AFP 和 ALT 并进行分析。如：①ALT 持续增高至正常的数倍，AFP 和 ALT 动态曲线平行或同步增高则活动性肝病可能性大；②两者曲线分离，AFP 升高而 ALT 正常或由高降低，则多考虑原发性肝癌。

（4）肝脓肿、肝毗邻器官肿瘤、肝非癌性占位性病变：肝血管瘤、多囊肝、包虫病等，借助影像学检查可帮助诊断，必要时剖腹探查。

[经典例题 2]

男性，47 岁。肝炎病史 20 余年，近 2 月来出现右侧季肋部持续胀痛，伴厌食、乏力和腹胀。查体：右侧肋缘下可触到肿大的肝脏，质地坚硬，边缘不规则。实验室检查：AFP 1200μg/L。

（1）首先考虑

A. 肝硬化　　B. 慢性肝炎活动期

C. 原发性肝癌　　D. 细菌性肝脓肿

E. 肝脏血管瘤

（2）确诊依靠

A. 肝功能检查　　B. CT

C. MRI　　D. 肝穿刺针吸细胞学检查

E. 选择性肝动脉造影

［参考答案］2. C、D

五、治疗与预防

1. 治疗

(1)外科治疗：在早期，手术切除——首选的、最有效。

1)手术切除：手术适应证为①患者一般情况较好，无明显心、肺、肾等重要脏器器质性病变；②肝功能正常，或仅有轻度损害，按肝功能分级属于A级，或属B级，经短期护肝治疗后恢复到A级；③无广泛肝外转移性肿瘤。

①下述情况可做根治性肝切除：A. 单发的微小肝癌、小肝癌；单发的向肝外生长的大肝癌或巨大肝癌，表面较光滑，周围界限较清楚，受肿瘤破坏的肝组织少于30%；B. 多发性肿瘤，肿瘤结节小于3个，局限在肝的一段或一叶内。

②下述情况仅可做姑息性肝切除：A. 3~5个多发性肿瘤，局限于相邻2~3个肝段或半肝内，影像学显示无瘤肝组织明显代偿性增大，达全肝50%以上；如超越半肝范围，可分别做局限性切除；B. 左半肝或右半肝的大肝癌或巨大肝癌，边界较清楚，第一、二肝门未受侵犯，影像学显示无瘤侧肝明显代偿性增大，达全肝组织的50%以上；C. 位于肝中央区的大肝癌，无瘤肝组织明显代偿性增大，达全肝组织的50%以上；D. Ⅰ或Ⅷ段的大肝癌或巨大肝癌；E. 肝门部有淋巴结转移者，如原发肿瘤可切除，应做肿瘤切除，同时进行肝门部淋巴结清扫，淋巴结难以清扫者，术后可进行放疗；F. 周围脏器受侵犯，如原发肿瘤可切除，应连同受侵犯脏器一并切除。远处脏器单发转移性肿瘤，可同时做原发肝癌切除和转移瘤切除。

2)对不能切除的肝癌的外科治疗：可采用肝动脉结扎、肝动脉化疗栓塞、射频、冷冻、微波、激光等治疗。对肿瘤较小，但不能或不宜手术切除者，特别是肝切除术后早期肿瘤复发者，多在超声引导下进行经皮穿刺无水乙醇注射疗法、射频消融等。

3)术后复发肝癌的外科治疗：可再次切除。

4)肝癌破裂出血的外科治疗：肝动脉结扎、动脉栓塞术、射频或冷冻治疗，情况差者仅做填塞止血。条件允许，可行急诊肝叶切除术。对于出血量小，患者生命体征平稳，而估计肿瘤不可切除者，可在严密观察下输血，应用止血药物等非手术治疗。

(2)化疗：原则上不做全身化疗。可在剖腹探查发现肿瘤无法切除时进行肝动脉或门静脉插管置泵做区域化疗或化疗栓塞。也可行介入治疗(肝动脉化疗栓塞治疗等)，可使肿瘤明显缩小，部分患者可获手术切除的机会。

(3)药物治疗：分子靶向药物——索拉非尼——目前唯一获批治疗晚期肝癌的分子靶向药物。

(4)生物和免疫治疗：白介素-2、卡介苗、免疫核糖核酸、干扰素、胸腺肽等。中医中药。

(5)肝移植：对于肝癌合并肝硬化患者，肝移植可将整个病肝切除，是治疗肝癌和肝硬化的有效手段。但术后有肝癌复发的风险。

2. 预防

(1)预防病毒性肝炎，最主要是乙肝，其次是甲型和丙型病毒性肝炎。措施：甲型和乙型肝炎疫苗注射、饮食卫生、隔离活动期乙肝和甲肝患者。

(2)避免长期大量饮白酒；避免进食黄曲霉菌污染的食品，如花生米、玉米；避免有机物污染的饮水。

(3)有癌肿遗传因素及肝硬化者定期查体。

[经典例题3]

男性，44岁。肝区疼痛2个月。呈持续性钝痛，放射至右肩背部，消瘦、乏力。查体：巩膜无黄染，肝肋下3cm，质地稍硬，有结节感。AFP 800μg/L；B超示肝右叶8cm×6cm占位病变，向外生长，周边血流量增强；门静脉正常，最理想的治疗方法是

A. 肿瘤切除加放疗　　　　B. 姑息性肝切除术

C. 根治性肝切除术　　D. 肝动脉化疗栓塞

E. 局部射频治疗

[经典例题 4]

(共用选项题)

A. 丙氨酸氨基转移酶　　B. 碱性磷酸酶

C. 谷氨酸氨基转移酶　　D. 白蛋白

E. 甲胎蛋白

(1)反映肝硬化肝功能减退的血清指标是

(2)继发性肝癌一般不会发生变化的指标是

[参考答案] 3. C; 4. D、E

第三章　胆道疾病

第一节　解　剖

1. 胆管　左右肝管出肝后，在肝门部汇合形成肝总管。肝总管下端与胆囊管汇合，形成胆总管。

2. 乏特(Vater)壶腹　有80%~90%的人的胆总管与主胰管在肠壁内汇合一共同通道，并膨大形成胆胰壶腹，亦称乏特(Vater)壶腹。壶腹末端通常开口于十二指肠降部下1/3或中1/3处的十二指肠大乳头。

3. Oddi括约肌　壶腹周围括约肌。

第二节　胆囊结石

主要见于成年人，女性常见，男女之比约为1∶3，尤以经产妇和服用避孕药者常见。随着年龄增长其性别差异减少，可能与雌激素有关。

胆囊结石成分主要为胆固醇性结石，或以胆固醇为主的混合性结石。

一、临床表现

无症状胆囊结石 20%~40%的胆囊结石患者终生无症状——不做预防性胆囊切除术，可观察和随诊。

有症状型胆囊结石的表现：

1. 胆绞痛　是其典型表现，疼痛位于上腹部或右上腹部，呈阵发性，可向肩胛部和背部放射，伴恶心、呕吐。当饱餐、进食油腻食物后胆囊收缩，或睡眠时体位改变，结石移位并嵌顿于胆囊壶腹部或颈部，胆囊排空胆汁受阻，胆囊内压力升高，胆囊强力收缩而发生绞痛。

2. 胃肠道症状　进食后，特别是进油腻食物后，出现上腹部或右上腹部隐痛不适、饱胀，伴嗳气、呃逆等，常被误诊为“胃病”。

3. 胆囊积液　胆囊结石长期嵌顿但未合并感染时，胆汁中的胆色素被胆囊黏膜吸收，并分泌黏液性物质，而致胆囊积液，积液呈透明无色，称为“白胆汁”。

4. Mirizzi综合征　持续嵌顿和压迫胆囊壶腹部和颈部的较大结石，可引起肝总管狭窄或胆囊胆管瘘，以及反复发作的胆囊炎、胆管炎及梗阻性黄疸，称Mirizzi综合征。发生的重要条件——解剖学变异(胆囊管与肝总管伴行或胆囊管与肝总管汇合位置过低)。

二、诊断

确诊依靠影像学检查：B超首选，准确率达96%；口服法胆囊造影显示为胆囊内充填缺损，对诊断和了解胆囊功能有帮助，其他还有CT、MRI可显示胆囊结石。

[经典例题1]

胆囊结石诊断首选的检查方法

A. 腹部X线平片

B. MRI

C. 口服胆囊造影

D. CT

E. B超

[参考答案] 1. E

三、胆囊切除术适应证及手术方式 首选腹腔镜胆囊切除治疗。

适用于无手术禁忌证的所有胆囊良性疾病。胆石症方面的适应证是：①结石数量多及结石直径≥2~3cm；②胆囊壁钙化或瓷性胆囊；③伴有胆囊息肉≥1cm；④胆囊壁增厚(>3mm)即伴有慢性胆囊炎。

禁忌证：①疑有胆囊癌者；②合并原发性胆管结石及胆道狭窄者；③肝硬化并门静脉高压者；④有凝血机制障碍及出血倾向者；⑤腹腔内严重感染及腹膜炎者；⑥妊娠合并胆石症者；⑦Mirizzi 综合征；⑧合并胆肠瘘；⑨严重心肺功能障碍及不能耐受气管插管全身麻醉者；⑩腹腔内广泛而严重粘连者；不宜建立人工气腹者。

对不宜做腹腔镜胆囊切除术，或腹腔镜胆囊切除术中遇到较严重并发症的患者，应考虑行开腹胆囊切除术。

行胆囊切除时，下列情况应同时行胆总管探查术：①术前病史、临床表现或影像检查提示胆总管有梗阻，包括梗阻性黄疸，胆总管结石，反复发作胆绞痛、胆管炎、胰腺炎；②术中证实胆总管有病变，如术中胆道造影证实或扪及胆总管内有结石、蛔虫、肿块；③胆总管扩张直径>1cm，胆囊壁明显增厚，发现胰腺炎或胰头肿物，胆管穿刺抽出脓性、血性胆汁或泥沙样胆色素颗粒；④胆囊结石小，有可能通过胆囊管进入胆总管，术中行胆道造影或胆道镜检查。

第三节 急性胆囊炎

急性胆囊炎分为结石性胆囊炎(95%)和非结石性胆囊炎(5%)。

一、临床表现、诊断及鉴别诊断

1. 病史 典型发病过程：突发右上腹阵发性绞痛，疼痛常放射至右肩部、肩胛部和背部。伴恶心、呕吐、厌食等消化道症状，常在饱餐、进油腻食物后，或在夜间发作。如病变发展，疼痛可转为持续性并阵发性加剧，几乎每个急性发作患者都有疼痛，如无疼痛可基本排除本病。

轻度发热，通常无畏寒，如出现明显寒战高热，表示病情加重或已发生并发症，如胆囊积脓、穿孔等，或合并有急性胆管炎。

少数可出现轻度黄疸。若黄疸较重且持续，表示有胆总管结石并梗阻可能。

2. 体格检查 右上腹压痛、反跳痛及肌紧张，Murphy 征阳性，有些可扪及肿大而有触痛的胆囊。如胆囊病变发展较慢，大网膜可粘连包裹胆囊，形成边界不清、固定的压痛性包块；如病变发展快，胆囊发生坏死、穿孔，导致弥漫性腹膜炎表现。

3. 实验室检查 白细胞有轻度升高，部分患者血清转氨酶、AKP、血清胆红素、淀粉酶升高。

4. 影像学检查 超声检查——可显示胆囊增大，囊壁增厚甚至有“双边”征，以及胆囊内结石光团伴后方声影，其对急性胆囊炎诊断的准确率为85%~90%。必要时可做 CT、MRI 检查。

[经典例题1]

女性，45岁。1天前进高脂餐后出现右上腹剧烈绞痛，阵发性加剧，并向右肩背部放射，伴恶心、呕吐、发热，体温38℃。该患者最可能的诊断是

A. 肝脓肿

B. 胃溃疡穿孔

C. 急性肺栓塞

D. 急性胆囊炎

E. 急性胰腺炎

[参考答案] 1. D

二、急症手术适应证

1. 发病在48~72小时以内、经非手术治疗无效且病情恶化者。

2. 有并发症者　胆囊穿孔、弥漫性腹膜炎、急性化脓性胆管炎、急性坏死性胰腺炎等。

三、术式

1. 胆囊切除术。

2. 对高危患者，或局部炎症水肿、粘连重，解剖关系不清者，在急症情况下，应选用胆囊造口术作为减压引流，3个月后病情稳定后再行胆囊切除术。

第四节　肝外胆管结石

平时可无症状，当结石阻塞胆管并继发感染时，可出现Charcot三联征。

一、临床表现

(一)典型临床症状　Charcot三联征——腹痛，寒战高热和黄疸。在Charcot三联征基础上出现神志障碍、休克则称为雷诺五联征(见下一节)，是一种非常危险情况，需急诊胆道减压引流治疗。

1. 腹痛　剑突下及右上腹部绞痛，呈阵发性或为持续性疼痛阵发性加剧，可向右肩背部放射，伴恶心、呕吐。

2. 寒战、高热　弛张热，可高达39~40℃。

3. 黄疸　胆石梗阻所致黄疸多呈间歇性和波动性。完全性梗阻，特别是合并感染时，则黄疸明显，呈进行性加深。黄疸时尿色变深，粪色变浅至陶土样。

(二)体格检查　剑突下和右上腹部深压痛。感染严重可有腹膜刺激征象，并可出现肝区叩痛。胆囊可被触及，有触痛。

(三)实验室检查

1. 血　白细胞计数及中性粒细胞比例升高；血清胆红素值及结合胆红素比值升高，血清转氨酶和(或)碱性磷酸酶升高。

2. 尿　胆红素升高，尿胆原降低或消失。

3. 便　粪中尿胆原减少。

(四)影像学检查　B超首选。

表1-30　肝外胆管结石的影像学检查(小结TANG)

超声	首选，可发现胆管内结石及胆管扩张影像
内镜超声(EUS)	对胆总管远端结石的诊断有重要价值
MRCP	可明确结石的部位、数量、大小，以及胆管梗阻的部位和程度
CT	只在上述检查结果有疑问或不成功时才考虑使用
ERCP	诊断肝外胆管结石的阳性率最高
内镜下Oddi括约肌切开(EST)和取石术——同时达到诊断和治疗的目的	

[经典例题1]

胆总管结石梗阻后最典型的临床表现是

A. Whipple三联征

B. Charcot三联征

C. Grey Turner 征

D. Murphy 征阳性

E. Cullen 征

[参考答案] 1. B

二、治疗　肝外胆管结石以手术治疗为主。

1. 手术原则　①术中尽可能取尽结石；②解除胆道狭窄和梗阻，去除感染病灶；③术后保持胆汁引流通畅，预防胆石再发。

2. 常用手术方法　①胆总管切开取石加 T 管引流术；②胆肠吻合术。常用的是胆管空肠 Roux-en-Y 吻合术，无论胆囊有无病变，必须同时切除胆囊；③Oddi 括约肌成形术；④经内镜下括约肌切开取石术。

3. 围手术期处理　合并感染宜先用抗生素控制感染后再择期手术；如感染不能控制，病情继续恶化，则应急诊手术治疗。

(1)术前：对黄疸和凝血机制障碍的患者应注射维生素 K。

(2)术后：T 管引流胆汁量平均每天 200~300ml，超过则提示胆总管下端可能存在梗阻。如胆汁量及性状正常且引流量逐渐减少，手术后 10~14 天，可先行经 T 管胆道造影，如无异常发现，造影后应开放 T 管引流 24 小时以上，再试行闭管。可于术后 4 周左右拔管。需注意：①宜采用胶质 T 管，对周围组织刺激小；T 管周围瘘管形成时间长，需推迟拔管时间；②对长期使用激素、低蛋白血症及营养不良、老年人或一般情况较差者，T 管周围瘘管形成时间亦较长，应推迟拔管时间；③拔管时切忌使用暴力，以防撕裂胆管及瘘管；④如造影发现结石残留，则需保留 T 管 4~8 周后，待纤维窦道形成坚固后，再拔除 T 管经窦道行纤维胆道镜取石。

第五节　急性梗阻性化脓性胆管炎

一、临床表现

1. 症状　Reynolds 五联征

Charcot 三联征(腹痛、寒战高热、黄疸)+休克、神经中枢系统受抑制表现(神情淡漠、嗜睡、神志不清，甚至昏迷；合并休克时也可表现为躁动、谵妄)。发病急骤，病情进展快。

2. 体格检查　体温常持续升高达 39~40℃或更高。脉搏快而弱，达 120 次/分以上，血压降低，呈急性重病容，可出现皮下瘀斑或全身发绀。剑突下及右上腹部有不同范围和不同程度的压痛或腹膜刺激征；可有肝大及肝区叩痛；有时可扪及肿大的胆囊。

3. 实验室检查　白细胞计数多$>20\times10^9/L$，中性粒细胞比例升高，胞质内可出现中毒颗粒，血小板计数可低达$(10\sim20)\times10^9/L$；肝、肾功能受损，凝血酶原时间延长，低氧血症，失水，酸中毒和电解质紊乱。

4. 影像学检查　因病情危重，床旁 B 超最为实用。

[经典例题 1]

与梗阻性化脓性胆管炎实验室检查结果不符合的是

A. 碱性磷酸酶升高

B. 尿胆红素阳性

C. 尿胆原升高

D. 血清结合胆红素升高

E. 白细胞计数升高

[参考答案] 1. C

二、诊断

结合临床典型的五联症表现、实验室及影像检查可作出诊断。不具备典型五联症者，体温持续在39℃以上，脉搏>120次/分，白细胞>20×10^9/L，血小板降低时，即应考虑为AOSC。

三、治疗

原则是紧急手术解除胆道梗阻并引流，及早而有效地降低胆管内压力。只有解除胆管梗阻，才能控制胆道感染，制止病情进展。

1. 非手术治疗　既是治疗手段，又可作为术前准备。

包括：①维持有效的输液通道，尽快恢复血容量：晶体液扩容，加入胶体液；纠正水、电解质紊乱和酸碱失衡，常见为等渗或低渗性缺水及代谢性酸中毒；②抗生素：—联合应用足量抗生素。先选用针对G^-杆菌及厌氧菌的抗生素；③对症治疗：如降温、使用维生素和支持治疗。如经短时间治疗后患者仍不好转，应考虑应用血管活性药物以提高血压、肾上腺皮质激素保护细胞膜和对抗细菌毒素，应用抑制炎症反应的药物；吸氧。

2. 手术治疗　首要目的——抢救生命：力求简单有效——胆总管切开减压、T管引流。

要注意仔细探查胆管，充分解除胆管梗阻。胆囊病变多为继发，一般不做急症胆囊切除术，可留待二期手术。多发性肝脓肿是严重而常见的并发症，应注意发现和同时处理。单纯胆囊造口术常难以达到有效的胆道引流，一般不宜采用。对高龄、全身情况差且不能耐受麻醉和手术的患者，胆管减压引流亦可选用经内镜EST取石、PTCD和经内镜鼻胆管引流术(ENBD)。待病情改善后行开腹手术。

[经典例题2]

急性重症胆管炎并发休克，最重要的治疗措施是

A. 扩容治疗

B. 应用升压药物

C. 大量使用有效抗生素

D. 纠正水、电解质平衡紊乱

E. 解除胆道梗阻，通畅引流

[经典例题3]

女性，45岁。反复腹痛、发热、黄疸1年，近3天上述症状加重，高热黄疸不退。入院体温40℃，脉搏120次/分，血压70/50mmHg，该患者首选的治疗为

A. 立即手术

B. 全胃肠外营养后手术

C. 大剂量抗生素治疗感染后择期手术

D. 积极抗休克同时紧急手术

E. 应用血管收缩剂，血压升至正常后及早手术

[参考答案] 2. E；3. D

四、病因

AOSC系胆道梗阻未能解除，感染未被控制，病情进一步发展所导致，是胆管急性完全梗阻和化脓性感染的结果。梗阻的最常见原因是胆管结石，其次为胆道蛔虫和胆管狭窄，胆管、壶腹部肿瘤，原发性硬化性胆管炎，胆肠吻合术后，经T管造影或PTC术后亦可引起。

致病菌：单一、两种细菌感染各占40%，三种或三种以上细菌感染者占20%。具体包括：G^-菌(大肠埃希菌、克雷伯杆菌、变形杆菌、假单胞菌)和G^+菌(粪链球菌、肠球菌)；常合并厌氧菌感染。

急性胆管炎和AOSC是同一疾病的不同发展阶段。AOSC为急性重症型胆管炎(ACST)。

第六节　胆管癌

胆管癌是指发生在肝外胆管，即左、右肝管至胆总管下端的恶性肿瘤。分为：

1. 上段胆管癌(胆门部)——最多见。

2. 中段胆管癌(胆囊管开口至十二指肠上缘)。

3. 下段胆管癌(十二指肠上缘至十二指肠乳头)。

一、临床表现

1. 黄疸　基本均可出现，多呈进行性加重。大便灰白，可伴有厌食、乏力、贫血、皮肤瘙痒和体重减轻。

2. 胆囊肿大　由于解剖关系的原因，病变在中、下段的可触及肿大的胆囊，Murphy 征可能阴性，而上段胆管癌一般触及不到胆囊。

3. 肝脏肿大　肋缘下可触及肝脏。黄疸时间较长可出现腹水或双下肢水肿。肿瘤侵犯或压迫门静脉，可造成门静脉高压致上消化道出血；晚期可并发肝肾综合征。

4. 胆道感染　可出现典型胆管炎表现。

[经典例题 1]

以下哪项是胆管癌的主要临床表现

A. 厌食、恶心呕吐

B. 无痛性进行性黄疸

C. 腹痛、黄疸和寒战高热

D. 腹痛、黄疸

E. 体重明显减轻

[参考答案] 1. B

二、诊断

1. 实验室检查　血清总胆红素、结合胆红素、ALP 和 γ-GT 均显著升高，而 ALT 和 AST 只轻度异常。胆道梗阻致维生素 K 吸收障碍，肝合成凝血因子受阻，凝血酶原时间延长。血清肿瘤标记物 CA19-9 可能升高。

2. 影像学

(1)首选 B 超：彩色多普勒超声可了解门静脉及肝动脉有无受侵犯；内镜超声可检查中、下段和肝门部胆管癌浸润深度。在超声导引下还可行 PTC 检查，穿刺抽取胆汁做肿瘤标记物、胆汁细胞学检查和直接穿刺肿瘤活检。

(2)ERCP 仅对下段胆管癌诊断有帮助，或术前放置内支架引流用。

(3)CT、MRI 能显示胆道梗阻的部位、病变性质，其中三维螺旋 CT 胆道成像和磁共振胆胰管成像(MRCP)将逐渐代替 PTC 及 ERCP 等侵入性检查。

(4)核素扫描、血管造影有助于了解癌肿与血管的关系。

三、治疗　手术为主，包括根治性切除、姑息性切除和单纯引流术。

1. 胆管癌切除手术

表 1-31　胆管癌切除术小结(TANG)

<table>
<tr><th colspan="3">肿瘤位于</th><th>手术方式</th></tr>
<tr><td rowspan="5">上段</td><td>Ⅰ型</td><td>肝总管，未侵犯左右肝管汇合部</td><td rowspan="2">肝门胆管、胆囊、肝外胆管切除、胆管空肠吻合术</td></tr>
<tr><td>Ⅱ型</td><td>侵犯汇合部、未侵犯左或右肝管</td></tr>
<tr><td>Ⅲa 型</td><td>侵犯右肝管</td><td rowspan="2">同侧肝叶切除、对侧胆管空肠吻合术</td></tr>
<tr><td>Ⅲb 型</td><td>侵犯左肝管</td></tr>
<tr><td>Ⅳ型</td><td>同时侵犯左右肝管</td><td>仅作胆道引流术</td></tr>
<tr><td colspan="2">中段</td><td colspan="2">切除肿瘤距非肿瘤边缘 0.5~1.0cm 以上的胆管，同时清除肝十二指肠韧带内除肝动脉、门静脉以外的所有淋巴结和结缔组织(肝十二指肠韧带“脉络化”)</td></tr>
<tr><td colspan="2">下段</td><td colspan="2">A. 胰十二指肠切除术
B. 保留幽门的胰十二指肠切除术</td></tr>
</table>

2. 姑息性手术　减黄手术，包括肿瘤梗阻水平以上的肝管空肠吻合术、胆管内放置 V 形或 Y 形引流管引流术。

3. 非手术胆道引流　包括经皮肝穿刺胆道造影并引流(PTCD)，或经鼻胆管引流并置支架。

第四章 胰腺疾病

第一节 急性胰腺炎

是胰酶在胰腺腺泡内被激活后引起胰腺实质的自身消化，引起炎症的级联反应，导致胰腺水肿、充血、出血，甚至坏死，可由多种病因导致。

临床以急性上腹痛、腹胀、恶心、呕吐和血胰酶增高等为特点。

表 1-32 急性胰腺炎分型(TANG 小结)

急性胰腺炎分型(TANG 小结)	发病率	器官功能衰竭和并发症	预后
轻症急性胰腺炎(MAP)	胰腺水肿为主，临床多见	无	良好
中度重症急性胰腺炎(MSAP)	约 30%	一过性器官功能衰竭(48 内自行恢复)	伴有局部或全身并发症，
重症急性胰腺炎(SAP)	少数	出现持续的器官功能衰竭(超过 48 小时)	继发感染、腹膜炎和休克等多种并发症，病死率高

后续诊断部分，有更详尽的分型。

一、病因与发病机制

1. 病因

(1)胆道疾病：胆石症及胆道感染——急性胰腺炎的主要病因。

由于胰管与胆总管汇合成共同通道开口于十二指肠壶腹部，一旦结石、蛔虫嵌顿在壶腹部，胆管内炎症或胆石移行时损伤 Oddi 括约肌等，将使胰管流出道不畅，胰管内高压。微小胆石容易导致急性胰腺炎，因其在胆道系统内的流动性，增加了临床诊断的困难。

(2)酒精：酒精可促进胰液分泌；当胰管流出道不能充分引流大量胰液时，胰管内压升高，引发腺泡细胞损伤；酒精在胰腺内氧化代谢时产生大量活性氧，也有助于激活炎症反应；酒精常与胆道疾病共同导致 AP。

(3)胰管阻塞：胰管结石、蛔虫、狭窄、肿瘤(壶腹周围癌、胰腺癌)可引起胰管阻塞和胰管内压升高。胰腺分裂容易发生引流不畅导致胰管内高压(胰腺分裂是胰腺导管的一种先天发育异常，即主、副胰管在发育过程中未能融合，大部分胰液经狭小的副乳头引流)。

(4)十二指肠降段疾病：球后穿透溃疡、邻近十二指肠乳头的肠憩室炎等炎症可直接波及胰腺。

(5)手术与创伤：腹腔手术、腹部钝挫伤等损伤胰腺组织，导致胰腺严重血液循环障碍，均可引起急性胰腺炎。经内镜逆行胆胰管造影术(ERCP)插管时导致的十二指肠乳头水肿或注射造影剂压力过高等也可引发 AP。

(6)代谢障碍：高甘油三酯血症可能因脂球微栓影响胰腺微循环及胰酶分解甘油三酯致毒性脂肪酸损伤细胞而引发或加重急性胰腺炎。当血甘油三酯≥11.3mmol/L，极易发生 AP。

1)原发性高甘油三酯血症急性胰腺炎：I 型高脂蛋白血症多见于儿童或非肥胖、非糖尿病青年，因严重高甘油三酯血症而反复发生 AP。

2)继发性高甘油三酯血症急性胰腺炎：肥胖患者急性胰腺炎发生后，因严重应激、炎症反应，血甘油三酯水平迅速升高，外周血样本可呈明显脂血状态，常作为继发的病因加重、加速AP发展。

此外，甲状旁腺肿瘤、维生素D过多等所致的高钙血症可致胰管钙化，促进胰酶提前活化而促发AP。

(7)药物：噻嗪类利尿剂、硫唑嘌呤、糖皮质激素、磺胺类等药物可促发AP。

(8)感染及全身炎症反应：可继发于急性流行性腮腺炎、甲型流感、肺炎衣原体感染、传染性单核细胞增多症、柯萨奇病毒感染等，常随感染痊愈而自行缓解。

(9)过度进食：单纯过度进食作为病因的急性胰腺炎相对较少。进食，尤其是荤食，进食后分泌的胰液不能经胰管流出道顺利排至十二指肠，胰管内压升高，即可引发急性胰腺炎。

(10)其他：自身免疫性血管炎、胰腺主要血管栓塞等血管病变可影响胰腺血供。少数病因不明者，称为特发性急性胰腺炎。

2. 发病机制　各种致病因素导致胰管内高压，腺泡细胞内Ca^{2+}水平显著上升，溶酶体在腺泡细胞内提前激活酶原，大量活化的胰酶消化胰腺自身，从而导致：①损伤腺泡细胞，激活炎症反应的枢纽分子——核因子-κB，其下游系列炎症介质如肿瘤坏死因子α、白介素-1、花生四烯酸代谢产物(前列腺素、血小板活化因子)、活性氧等，增加血管通透性，导致大量炎性渗出。②胰腺微循环障碍使胰腺出血、坏死。炎症过程中参与的众多因素可以正反馈方式相互作用，使炎症逐级放大，当超过机体的抗炎能力时，炎症向全身扩展，出现多器官炎性损伤及功能障碍。

表1-33　急性胰腺炎发病机制小结(TANG)

活化酶	作用	后果
磷脂酶A_2	分解细胞膜的磷脂，产生溶血脑磷脂和溶血磷脂酰胆碱	胰实质凝固性坏死、溶血及脂肪组织坏死
激肽释放酶	使激肽酶原变为缓激肽和胰激肽，使血管舒张和通透性增加	休克、水肿
弹性蛋白酶	溶解血管弹性纤维	血栓形成出血
脂肪酶	参与胰腺及周围组织脂肪坏死和液化	

二、分型及病理改变

表1-34　急性胰腺炎分型及病理改变

	又名	临床表现	肉眼改变	镜下表现
轻症急性胰腺炎(MAP)	急性水肿型	多见，病情自限，预后良好，以胰腺水肿为主	胰腺水肿、肿大、分叶模糊，质脆，胰腺周围有少量脂肪坏死，病变累及部分或整个胰腺	间质水肿、充血、散在点状脂肪坏死和炎症细胞浸润，无明显胰实质坏死和出血
重症急性胰腺炎(SAP)	急性出血坏死型	少见，病死率高，胰腺出血坏死，常继发感染、腹膜炎和休克等多种并发症	胰腺红褐色或灰褐色，分叶结构消失，并有新鲜出血区。较大范围的脂肪坏死灶，散落在胰腺及胰腺周围组织，称为钙皂斑。病程较长者可并发假性囊肿、脓肿或瘘管形成	凝固性坏死，细胞结构消失。坏死灶被炎性细胞浸润包绕。常见淋巴管炎、静脉炎、血栓形成及出血坏死

重症患者由于胰液外溢和血管损害，部分病例可有心包积液、化学性腹水和胸水，易继发细菌感染。发生急性呼吸窘迫综合征时可见肺水肿、肺出血和肺透明膜形成，也可见肾小管坏死、肾小球病变、脂肪栓塞和DIC。

三、临床表现　病变程度不同，表现差异很大。

1. 腹痛　主要症状。

常于饱餐和饮酒后突然发作，腹痛剧烈，多位于左上腹，向左肩及左腰背部放射。胆源性者腹痛始发于右上腹，逐渐向左侧转移。病变累及全胰时，疼痛范围较宽并呈束带状向腰背部放射。

2. 腹胀

与腹痛同时存在，是腹腔神经丛受刺激引起肠麻痹的结果。早期为反射性，继发感染后则由腹膜后的炎症刺激所致。腹膜后炎症越严重，腹胀越明显，腹腔积液时可加重腹胀，患者排便、排气停止。腹腔内压增高可导致腹腔间隔室综合征。

3. 恶心、呕吐

早期即可出现，呕吐剧烈而频繁。呕吐后腹痛不缓解。呕吐物为胃十二指肠内容物，偶可呈咖啡色。

4. 腹膜炎体征

急性水肿性胰腺炎时压痛多只限于上腹部，常无明显肌紧张。重症急性胰腺炎腹部压痛明显，可伴有肌紧张和反跳痛，范围较广，可累及全腹。肠鸣音减弱或消失，腹腔渗液量大者移动性浊音阳性。

5. 发热　轻症可不发热或轻度发热。合并胆道感染常伴有寒战、高热。胰腺坏死伴感染时，持续性高热为主要症状之一。

6. 黄疸　若结石嵌顿或胰头肿大压迫胆总管，可出现黄疸。

7. 休克

重症患者可有脉搏细速、血压下降，乃至休克。

早期主要是由低血容量所致；后期继发感染使休克原因复杂化且难以纠正。

8. 呼吸系统　伴急性肺功能衰竭时，可有呼吸困难和发绀。

9. 胃肠出血时可有呕血和便血。

10. 低血钙　手足抽搐，严重者可有 DIC 表现及中枢神经系统症状，如感觉迟钝、意识模糊乃至昏迷。

11. 两个特殊体征　胰腺坏死伴感染时，可出现腰部皮肤水肿、发红和压痛。少数严重患者胰腺的出血可经腹膜后途径渗入皮下，在腰部、季肋部和下腹部皮肤出现大片青紫色瘀斑，称 Grey-Turner 征；若出现在脐周，称 Cullen 征。

四、并发症

表 1-35　急性胰腺炎的全身性并发症总结(TANG)

全身并发症：SIRS、脓毒症、多器官功能障碍综合征(MODS)及腹腔间隔室综合等	
急性呼吸窘迫综合征	进行性呼吸窘迫、发绀等，常规氧疗不能缓解
急性肾衰竭	少尿、蛋白尿和血尿素氮、肌酐进行性增高等
心力衰竭、心包积液和心律失常	
胰性脑病	精神异常(幻觉、幻想、躁狂状态)和定向力障碍
消化道出血	上消化道出血常因应激性溃疡或黏膜糜烂所致，下消化道出血可因胰腺坏死穿透横结肠所致
高血糖	暂时性
慢性胰腺炎	少数演变为慢性胰腺炎
脓毒血症和真菌感染	早期以 G^- 杆菌感染为主，后期常为混合菌感染，且脓毒血症往往与胰腺脓肿同时存在；重症患者极易产生真菌感染(机体抵抗力极低+长期大量使用抗生素)

表 1-36　急性胰腺炎的局部并发症总结(TANG)

急性胰周液体积聚	急性胰腺炎早期，胰腺内、胰周较多渗出液积聚，没有纤维隔，可呈单灶或多灶状，约半数患者在病程中自行吸收
胰瘘	胰腺炎症致胰管破裂，胰液从胰管漏出； 胰内瘘——是难以吸收的胰腺假性囊肿及胰性胸、腹水的原因； 胰外瘘——胰液经腹腔引流管或切口流出体表
胰腺假性囊肿及胰性胸、腹水	含有胰内瘘的渗出液积聚，难以吸收，病程 1 个月左右，纤维组织增生形成囊壁，包裹而成胰腺假性囊肿，形态多样，大小不一； 与真性囊肿的区别——由肉芽或纤维组织构成的囊壁缺乏上皮，囊内无菌生长，含有胰酶； 大量胰腺炎性渗出伴胰内瘘可导致胰性胸、腹水
胰腺坏死	早期急性坏死物集聚含有实性及液体成分，通常边界不清。1 个月左右，随着病变周围网膜包裹、纤维组织增生，这些实性及液性坏死物被包裹、局限，称为包裹之坏死物。单纯胰腺实质坏死、胰周脂肪坏死及胰腺实质伴胰周脂肪坏死发生的概率分别约为 5%、20%及 75%

续表

胰腺脓肿	胰周积液、胰腺假性囊肿或胰腺坏死、感染，发展为脓肿
左侧门静脉高压	胰腺坏死严重、大量渗出、假性囊肿压迫和迁延不愈之炎症，导致脾静脉血栓形成，继而脾大、胃底静脉曲张

五、实验室及辅助检查(极其重要考点 TANG)

表 1-37 急性胰腺炎辅助检查(重要小结 TANG)

实验室指标		细节考点(TANG 小结)
淀粉酶	血清(胰)淀粉酶	起病后 2~12 小时开始升高，24 小时达高峰，48 小时开始下降，持续 3~5 天。两个注意： ①淀粉酶的高低不反映病情轻重：重症急性胰腺炎淀粉酶值可正常或低于正常 ②淀粉酶增高不一定是胰腺炎：其他急腹症如胆石症、消化性溃疡穿孔、胆囊炎、肠梗阻等都可升高，但不超过 2 倍。而超过正常值 3 倍以上可确诊急性胰腺炎
	尿淀粉酶	升高较晚，在发病后 12~14 小时开始升高，持续 1~2 周，下降缓慢，但尿淀粉酶水平可受尿量影响
	腹水、胸水淀粉酶	明显升高，且呈血性
血清脂肪酶		起病 24~72 小时后开始上升，持续 7~10 天，对就诊较晚者有诊断价值，特异性也较高
生化	血糖	暂时性升高；持久空腹血糖>10mmol/L 反映胰腺坏死，提示预后不良
	血钙	低钙血症(<2mmol/L)多见于重症急性胰腺炎，低血钙程度与临床严重程度相平行，若血钙低于 1.5mmol/L 提示预后不良
	水、电解质、酸碱平衡及代谢紊乱	低血钾，脱水；呕吐频繁可有代谢性碱中毒；重症者明显脱水与代谢性酸中毒
	其他	(少见)高胆红素血症、血清 AST、LDH 增加、高甘油三酯血症
C-反应蛋白(CRP)		监测与评估急性胰腺炎的严重程度，胰腺坏死时明显升高
血常规		白细胞增多及中性粒细胞核左移
影像学	CT	最具诊断价值的影像学检查。不仅能诊断急性胰腺炎，而且能鉴别是否合并胰腺组织坏死。在胰腺弥漫性肿大的基础上出现质地不均、液化和蜂窝状低密度区，则可诊断为胰腺坏死
	MRI	可提供与 CT 类似的诊断信息
	MRCP(核磁胰胆管成像)	能清晰地显示胆管及胰管，对诊断胆道结石、胆胰管解剖异常等引起的胰腺炎有重要作用
	超声	可发现胰腺肿大和胰周液体积聚。胰腺水肿时显示为均匀低回声，出现粗大的强回声提示有出血、坏死的可能。如发现胆道结石、胆管扩张，胆源性胰腺炎可能性大。超声易受胃肠气体干扰，可影响其诊断的准确性
	腹部 X 线平片	"结肠切割征"和"哨兵袢"——胰腺炎的间接指征；还可排除其他急腹症如内脏穿孔等；发现肠麻痹或麻痹性肠梗阻征；提示腹水

六、诊断与鉴别诊断

1. 确定是否为急性胰腺炎　诊断应在患者就诊后 48 小时内明确。

应具备下列 3 条中任意 2 条：

①急性、持续中上腹痛；②血淀粉酶或脂肪酶>正常值上限 3 倍；③急性胰腺炎的典型影像学改变。

2. 病情严重程度分级

表 1-38 急性胰腺炎病情严重程度分级

急性胰腺炎分级(TANG 小结)		器官功能衰竭、并发 症	其他表现
轻症急性胰腺炎(MAP)	水肿性胰腺炎，占急性胰腺炎的 60%	无	主要表现为上腹痛、恶心、呕吐，可有腹膜炎，但多局限于上腹部，体征较轻，经及时的液体治疗，通常在 1~2 周内恢复，病死率极低
中度重症急性胰腺炎(MSAP)	占 30%	一过性器官功能衰竭(48 小时内可以自行恢复)	伴有局部或全身并发症。早期病死率低，后期如坏死组织合并感染，病死率增高
重症急性胰腺炎(SAP)	占 10%	持续的器官功能衰竭(超过 48 小时)，且不能自行恢复，涉及的器官系统包括呼吸系统、心血管系统和肾脏	
危重急性胰腺炎	器官衰竭>48 小时，伴感染性胰腺坏死		

3. 寻找病因　尽早解除病因有助于缩短病程、预防向重症胰腺炎转化，避免复发。可采用 MRCP 寻找胰胆管疾病方面的病因。

4. 鉴别诊断包括：

(1)消化性溃疡急性穿孔。

(2)急性胆囊炎和胆石症。

(3)急性肠梗阻。

(4)心肌梗死：有冠心病病史，突然发病，疼痛有时限于上腹部。心电图显示心肌梗死图像，血清心肌酶升高。血、尿淀粉酶正常。

七、内科治疗

1. 轻症胰腺炎　多见，经 3~5 天积极治疗可治愈。措施：

①禁食；②胃肠减压；③静脉输液，积极补足血容量，维持水电解质和酸碱平衡；④止痛：腹痛剧烈可给予哌替啶。注意：禁用吗啡，以免引起 Oddi 括约肌痉挛；⑤抗生素：并非必要(化学性炎症)，但我国常与胆道疾病有关，如合并感染，需选用；尽可能在本次住院期间完成内镜治疗，或在康复期间择期行胆囊切除术，避免今后复发；如合并感染，需用 1~2 种抗生素；⑥抑酸治疗：静脉给予质子泵抑制剂或 H_2受体拮抗剂。

2. 重症胰腺炎　必须采取综合性治疗措施，积极抢救。除上述治疗措施外还应：

(1)内科治疗

1)监护：针对器官功能衰竭及代谢紊乱采取相应的重症监护措施，密切监测血氧、血压、尿量等。

2)维持水、电解质平衡，保持血容量：重症患者应给予鲜血、白蛋白、血浆或血浆代用品抗休克。

3)营养支持：可增强肠道黏膜屏障，防止肠内细菌移位而引起胰腺坏死合并感染，对重症胰腺炎尤为重要。早期采用全胃肠外营养(TPN)，如无肠梗阻，应尽早进行空肠置管，进行肠内营养(EN)。

4)抗菌药物：重症胰腺炎应常规使用，可预防胰腺坏死合并感染。

①亚胺培南、喹诺酮类(对胰腺有较好渗透性)——针对革兰阴性杆菌为主；

②联合抗厌氧菌——甲硝唑等；

③对肠道移位细菌(大肠埃希菌、假单胞菌、金黄色葡萄球菌等)敏感的抗生素；

④第二、三代头孢菌素。

5)抑制胰液分泌：尽早使用生长抑素——抑制胰液分泌和胰酶合成，可减轻腹痛，减少局部并发症，缩短住院时间。

6)抑制胰酶活性：仅适用于重症胰腺炎早期。

①抑肽酶：对抗胰血管舒缓素，使缓激肽原不能变为缓激肽；抑制蛋白酶、糜蛋白酶和血清素；

②氟尿嘧啶：减少胰液分泌，抑制 DNA 和 RNA 合成，抑制磷脂酶 A_2和胰蛋白酶；

③加贝酯：抑制蛋白酶、凝血酶原、血管舒缓素、弹力纤维酶等。

7)肠功能维护：导泻及口服抗生素以减轻肠内细菌、毒素在肠屏障功能受损时的肠道细菌移位并减轻肠道炎症反应；早期肠内营养支持。

8)连续血液净化：特别是在肾功能衰竭时，可清除有害代谢产物或外源性毒素并清除部分炎症介质，有利于重要脏器功能改善和恢复。

(2)内镜下 Oddi 括约肌切开术(EST)及鼻胆管引流术

作为非手术疗法，尤其适用于老年人不宜行手术者。对胆源性胰腺炎，可用于胆道引流、紧急减压和去除胆石梗阻，有治疗和预防胰腺炎发展的作用。

(3)中医中药。

八、外科治疗

1. 手术适应证　①支持治疗，症状继续恶化；②胆源性胰腺炎；③胰腺和胰周坏死组织继发感染；④合并肠瘘或胰腺假性囊肿；⑤不能排除其他急腹症时；⑥胰腺间隔室综合征，即出现腹部严重膨隆、腹壁高度紧张，伴有心、肺、肾功能衰竭，经内科治疗无效。

2. 术式　最常用：坏死组织清除+引流术。

可同时行“三造瘘术”，即胃造瘘、空肠造瘘及胆总管引流术。

继发肠瘘者，可行瘘口外置或近端肠造瘘。

若形成胰腺假性囊肿，可经皮穿刺置管引流，或手术行内、外引流术。

对于伴有胆道结石性梗阻、胆道感染的重症胰腺炎病人，应在 72 小时内手术；若条件允许，可行内镜下 Oddi 括约肌切开取石、鼻胆管引流术。经非手术治疗病情缓解的病人，可于急性胰腺炎治愈 2~4 周后行胆道手术。

[经典例题 1]

男性，45 岁。进食高脂餐并饮酒后上腹持续疼痛 8 小时，呕吐 2 次后疼痛无缓解。查体：T 37.8℃，上腹偏左压痛、反跳痛阳性。

(1)最有诊断意义的辅助检查是

A. 血清脂肪酶　　B. 血常规

C. 血清淀粉酶　　D. 立位腹部 X 线平片

E. 心电图

(2)最可能的诊断是

A. 急性胃炎　　B. 急性胆囊炎

C. 肠梗阻　　D. 急性胰腺炎

E. 急性心肌梗死

(3)如需使用抗生素治疗，抗生素选择的最佳配伍是甲硝唑和

A. 阿奇霉素　　B. 克林霉素

C. 环丙沙星　　D. 头孢拉啶

E. 青霉素

[参考答案] 1. C、D、C

第二节　胰腺癌与壶腹周围癌

胰腺癌

本病早期诊断困难，出现典型症状时多属晚期，此时诊断胰头癌并不困难，但多已丧失手术机会，预后差。包括：胰头癌(占 70%~80%)、胰体尾癌。

一、临床表现

1. 症状　最常见——腹痛、黄疸和消瘦。

胰头癌以腹痛、黄疸和上腹胀不适为主，胰体尾癌以腹痛、上腹胀不适和腰背痛为多见。

(1)上腹疼痛、不适：常见的首发症状。

常位于中上腹深处，早期因肿瘤压迫胰管，使胰管梗阻、扩张、压力增高，出现上腹不适或隐痛、钝痛、胀痛。中晚期肿瘤侵及腹腔神经丛，出现持续性剧烈腹痛，可向腰背部放射，夜间或仰卧时加重，影响睡眠和饮食。

(2)黄疸：胰头癌最主要的临床表现。

呈进行性加重，可伴皮肤瘙痒，尿色如浓茶，粪便呈陶土色。癌肿距胆总管越近，黄疸出现越早，胰体尾癌黄疸少见。

(3)消瘦、乏力：食欲缺乏、焦虑、失眠和癌肿消耗等造成患者消瘦、乏力、体重下降，晚期可出现恶病质。

(4)消化道症状：胆总管下端和胰腺导管被肿瘤阻塞，胆汁和胰液不能进入十二指肠，可导致食欲缺乏和消化不良。胰腺外分泌功能不全，可导致腹泻。晚期肿瘤侵及十二指肠可出现上消化道梗阻或出血。

(5)其他：一般无胆道感染。有时出现血栓性静脉炎的表现。也可出现糖尿病，新发糖尿病常是本病的早期征象。

2. 体征　早期无明显体征，典型胰腺癌可见消瘦、上腹压痛和黄疸。可扪及囊性、无压痛、光滑并可推移的胀大胆囊，称为 Courvoisier 征。有黄疸时，可因胆汁淤积而出现肝大，质硬、表面光滑。晚期肿块多位于上腹部，呈结节状或硬块，一般较深，不活动。晚期可有腹水、锁骨上淋巴结肿大，或直肠指诊触及盆腔转移结节。

[经典例题 1]

男性，65 岁。进行性黄疸 3 个月，伴中上腹持续性胀感，夜间平卧时加重，消瘦显著。查体：慢性消耗性面容。皮肤、巩膜黄染。腹平坦，脐右上方深压痛，未及块物，Courvoisier 征阳性。首先考虑的诊断是

A. 慢性胆囊炎　　B. 胆石症

C. 原发性肝癌　　D. 胃癌

E. 胰头癌

[参考答案] 1. E

二、诊断

40 岁以上有以下症状时应重视：①持续性上腹不适，进餐后加重，伴有食欲缺乏；②不能解释的进行性消瘦；③新发糖尿病或糖尿病突然加重；④多发性深静脉炎或游走性静脉炎；⑤有胰腺癌家族史、慢性胰腺炎、大量吸烟者。

表 1-39　胰腺癌的辅助检查总表(TANG)

实验室检查	血、尿、粪——梗阻性黄疸	血	血清总胆红素和结合胆红素升高，碱性磷酸酶、转氨酶轻度升高；并发胰腺炎时，血清淀粉酶和脂肪酶可升高；糖耐量试验异常
		尿	胆红素阳性
		粪便	灰白色，粪胆原减少或消失
	肿瘤标记物		CEA、CA125 及 CA19-9 可升高，其中 CA19-9 的临床意义较大。CA19-9 联合其他肿瘤标志物检测可提高胰腺癌诊断的特异性和准确性。从粪便、血液和胰液中可检查到突变的 K-ras 基因

续表

影像学	CT	胰腺区动态薄层增强扫描及三维重建——首选的影像学检查，对判定肿瘤是否侵犯大血管，进行术前可切除性评估具有重要意义。还可发现腹膜后淋巴结转移和肝内转移
	超声	胰腺本身，显示不清。可显示肝内、外胆管扩张，胆囊肿大，胰管扩张（正常直径≤3mm）
	内镜超声	优于普通B超。不受胃肠道气体的影响，并可穿刺取组织活检
	上消化道X线钡剂造影	可见十二指肠曲扩大，或十二指肠降段内侧呈反“3”形征象。低张力造影可提高阳性发现率，可以提示有无胰头占位病变
	ERCP	能直接观察十二指肠壁和壶腹有无癌肿浸润。直接收集胰液做细胞学检查及壶腹部活检做病理检查。必要时可同时放置胆道内支架减黄，为手术做准备
	PTC	适用于ERCP插管失败或胆总管下端梗阻不能插管时。在做PTC的同时行胆管内置管引流（PTCD）可减轻黄疸
	MRI或磁共振胆胰管造影（MRCP）	MRCP能显示胰、胆管梗阻部位、扩张程度
	选择性动脉造影	可显示肿瘤与邻近血管的关系，有助于判断病变范围和手术切除的可能性
	经皮细针穿刺细胞学检查	在超声或CT引导下穿刺肿瘤做细胞学检查阳性率可达80%左右，也可做C-Ki-ras基因监测

三、治疗　手术切除。

1. 胰头癌

（1）胰头十二指肠切除术（Whipple手术）：切除范围包括胰头（含钩突）、远端胃、十二指肠、上段空肠、胆囊和胆总管。尚需同时清除相关的淋巴结。

（2）保留幽门的胰头十二指肠切除术（PPPD）：适用于幽门上下淋巴结无转移，十二指肠切缘无癌细胞残留者。

2. 胰体尾部癌　胰体尾切除术。

3. 姑息性手术　包括：胆肠吻合术解除胆道梗阻；胃肠吻合术解除或预防十二指肠梗阻；内脏神经节周围注射无水乙醇或行腹腔神经结节切除术以减轻疼痛。

适用于：高龄、有肝转移、肿瘤无法切除或合并明显心肺功能障碍不能耐受较大手术者。

4. 辅助治疗　化疗、放疗和支持治疗。

壶腹周围癌

是指壶腹部、胆总管末段及十二指肠乳头附近的癌肿，主要包括壶腹癌、胆总管下端癌和十二指肠腺癌。

1. 主要表现　黄疸、腹痛及消瘦。早期即可出现黄疸，多呈进行性加重，陶土样粪便。腹痛多于餐后出现，与胰头癌的临床表现易于混淆。

2. 主要鉴别点

表1-40　三种壶腹周围癌的鉴别小结（TANG）

	黄疸及伴随症状	便潜血及其他结果	ERCP（最重要的鉴别手段）
壶腹癌	出现早，可呈波动性。常合并胆管感染	大便潜血可阳性	十二指肠乳头隆起的菜花样肿物。胆管与胰管于汇合处中断，其上方胆胰管扩张

续表

	黄疸及伴随症状	便潜血及其他结果	ERCP(最重要的鉴别手段)
胆总管下端癌	进行性加重，出现陶土色大便。多无胆道感染	—	胆管不显影或梗阻上方胆管扩张，其下端中断，胰管可显影
十二指肠腺癌	出现较晚，黄疸不深，进展较慢	大便潜血可为阳性，常有轻度贫血。十二指肠镜检可见十二指肠降部黏膜溃疡、糜烂，组织活检可确诊	

3. 治疗　行胰十二指肠切除术或 PPPD 手术。5 年生存率明显高于胰头癌。

第五章 肠道疾病

第一节 克罗恩病

一、病理改变 极其重要，决定临床表现(TANG)——关键词(TANG)：末段回肠、全层溃疡、节段性跳跃式、鹅卵石、瘘、穿孔、狭窄梗阻、线样征、慢性肉芽肿性炎。

1. 肉眼表现 病变呈节段性或跳跃式分布，而非连续，多见于末段回肠和邻近结肠，但从口腔至肛门各段消化道均可受累。

(1)溃疡特点：病变累及肠壁全层，早期呈鹅口疮样溃疡。随后溃疡增大，形成纵行溃疡和裂隙溃疡，可将黏膜分割呈鹅卵石样外观。溃疡穿孔可引起局部脓肿，或穿透至其他肠段、器官、腹壁，形成内瘘或外瘘。

(2)肠壁增厚变硬，肠腔狭窄，可发生肠梗阻；肠壁浆膜纤维素渗出可引起肠粘连。

2. 组织学 ①裂隙溃疡，呈缝隙状，可深达黏膜下层甚至肌层；肠壁各层炎症，伴充血、水肿、淋巴管扩张、淋巴组织增生和结缔组织增生；②非干酪坏死性肉芽肿，由类上皮细胞和多核巨细胞构成，可发生在肠壁各层和局部淋巴结。

[经典例题1]

对Crohn病最有诊断意义的病理改变是

A. 肠系膜淋巴结肿大

B. 炎性息肉

C. 肠瘘形成

D. 肠腺隐窝脓肿

E. 肠壁非干酪性坏死性肉芽肿

[参考答案] 1. E

二、临床表现及并发症

三大症状——腹痛、腹泻和体重减轻。

慢性病程，活动期与缓解期交替，多数起病隐匿、缓进(数月至数年)，有终生复发倾向。少数急性起病，可表现为急腹症，酷似急性阑尾炎或急性肠梗阻。

表1-41 克罗恩病的临床表现及并发症大总结(TANG)

	表现	机制
消化系统	腹痛——最常见症状；多位于右下腹或脐周，间歇性发作，常为痉挛性阵发性疼痛伴腹鸣。常于进餐后加重，排便或肛门排气后缓解	①肠内容物通过炎症、狭窄肠段，引起局部肠痉挛； ②部分或完全性肠梗阻引起； ③持续性腹痛和明显压痛，提示炎症波及腹膜或腹腔内脓肿形成； ④全腹剧痛和腹肌紧张，可能为病变肠段急性穿孔所致
	腹泻：粪便多数是糊状，一般无脓血。若出现黏液血便及里急后重，提示病变涉及下段结肠或肛门直肠。腹泻先是间歇发作，后期可转为经常性	由病变肠段炎症渗出、蠕动增加及继发性吸收不良引起

续表

	表现	机制
	腹部包块：多位于右下腹与脐周	肠粘连、肠壁增厚、肠系膜淋巴结肿大、内瘘或局部脓肿形成
消化系统	瘘管形成：临床特征之一。 ①内瘘：通向其他肠段、肠系膜、膀胱、输尿管、阴道、腹膜后等处，肠段之间内瘘形成可致腹泻加重及营养不良； ②外瘘：通向腹壁或肛周皮肤。可致继发性感染，外瘘或通向膀胱、阴道的内瘘均可见粪便和气体排出	因透壁性炎性病变穿透肠壁全层至肠外组织或器官而成
	肛门直肠周围病变：有时可为本病的首发或突出的临床表现。包括肛门直肠周围瘘管、脓肿形成及肛裂，多见于有结肠受累者	
全身	发热：间歇性低热或中度热常见，少数呈弛张高热伴毒血症	肠道炎症活动及继发感染
	营养障碍：表现为消瘦、贫血、低蛋白血症和维生素缺乏等。青春期前患者常有生长发育迟滞	由慢性腹泻、食欲减退及慢性消耗等因素所致
肠外	杵状指(趾)、关节炎、结节性红斑、坏疽性脓皮病、口腔黏膜溃疡、虹膜睫状体炎、葡萄膜炎、小胆管周围炎、硬化性胆管炎、慢性活动性肝炎等	
并发症	①肠梗阻——最常见； ②腹腔内脓肿，可出现吸收不良综合征； ③癌变，多见于直肠或结肠受累者； ④急性穿孔或大量便血——偶见	

三、辅助检查　最重要的两个检查：CTE/MRE与结肠镜检查相互配合。

克罗恩病是肠壁全层性炎症、累及范围广，故其诊断往往需要CTE/MRE与结肠镜检查相互配合。

表1-42　克罗恩病的辅助检查(TANG小结)

克罗恩病的辅助检查		意义
结肠镜检查	全结肠及回肠末段： ①纵行溃疡，溃疡周围黏膜正常或呈鹅卵石样，肠腔狭窄，炎性息肉，病变肠段之间黏膜外观正常； ②病变处多部位深凿活检：黏膜固有层非干酪坏死性肉芽肿或大量淋巴细胞聚集	直视下观察病变，对该病的早期识别、病变特征的判断、病变范围及严重程度的估计较为准确，且可取活检，但不足之处在于——只能观察至回肠末段，遇肠腔狭窄或肠粘连时观察范围会进一步受限
CT或MRI肠道造影(CTE/MRE)	反映肠壁的炎症改变，病变分布的部位和范围，狭窄的存在，肠腔外并发症如瘘管形成、腹腔脓肿或蜂窝织炎等，可作为小肠克罗恩病的常规检查	CTE/MRE(CT或MRI肠道造影)可观察全胃肠道，显示肠壁及肠壁外病变，故可与结肠镜互补，特别是在小肠病变的性质、部位和范围的确定上是目前最为常用的办法
X线	小肠病变做小肠钡剂造影，结肠病变做钡剂灌肠检查。X线表现： ①病变呈节段性(非连续性)分布，肠黏膜皱襞粗乱、纵行性溃疡或裂沟、鹅卵石征、假息肉、多发性狭窄、瘘管形成； ②跳跃征：病变肠段激惹及痉挛，钡剂很快通过而不停留该处； ③线样征：钡剂通过迅速而遗留一细线条状影，该征亦可能由肠腔严重狭窄所致； ④由于肠壁深层水肿，可见填充钡剂的肠袢分离	

四、实验室检查

①贫血常见；②活动期血白细胞增高，血沉加快；③C-反应蛋白升高；④血清白蛋白常有降低；⑤粪便潜血试验常呈阳性；⑥有吸收不良综合征者粪脂排出量增加并可有相应吸收功能改变。

五、诊断 WHO 提出的诊断要点：

①非连续性或节段性病变；②铺路石样表现或纵行溃疡；③全壁性炎症病变；④非干酪性肉芽肿；⑤裂沟、瘘管；⑥肛门部病变。

具有上述①②③者为疑诊；再加上④⑤⑥三项中任何一项者可确诊；有第④项者，只要再加上①②③三项中的任何两项亦可确诊。

[经典例题 2]

女性，38 岁。腹泻 1 年。体检发现肛瘘，结肠镜示回盲部铺路石样改变，最可能的诊断是

A. 结肠癌

B. 溃疡性结肠炎

C. 细菌性痢疾

D. 克罗恩病

E. 肠结核

[参考答案] 2. D

六、治疗 控制病情活动、维持缓解、减少复发及防治并发症。

1. 药物治疗——最主要!

(1)氨基水杨酸制剂：对克罗恩病疗效有限，仅适用于病变局限在回肠末端或结肠的轻症患者。

(2)糖皮质激素：是目前控制病情活动比较有效的药物，适用于中、重度活动期患者。泼尼松 30~40mg/d、重者可达 60mg/d，病情缓解后剂量逐渐减少至停用。病情严重者可静脉给予激素，病变局限在左半结肠者可用激素保留灌肠。不主张激素长期维持治疗。长期依赖激素者可试加用免疫抑制剂(可逐渐减少激素用量乃至停用)，然后逐步过渡到用免疫抑制剂维持治疗。

(3)免疫抑制剂：适用于对激素治疗效果不佳或对激素依赖的慢性活动性病例。硫唑嘌呤或巯嘌呤——显效时间需 3~6 个月，对硫唑嘌呤或巯嘌呤不耐受者可试换甲氨蝶呤。

(4)抗菌药物：甲硝唑、喹诺酮类药物有一定疗效。一般联合短期应用。主要用于并发症治疗。

(5)生物制剂：抗 TNF-a 单克隆抗体(英利西单抗)及阿达木单抗对传统治疗无效的活动期克罗恩病有效，中、重型活动期患者早期应用可尽快获得缓解促进黏膜愈合。可用于克罗恩病的诱导缓解与维持治疗。

(6)缓解期患者的治疗：

1)用氨基水杨酸制剂或激素取得缓解者——用氨基水杨酸维持缓解。

2)硫唑嘌呤是常用的维持治疗药物。

3)英利昔单抗治疗缓解者——维持用药 4 年以上。

2. 手术治疗术后复发率高，故手术适应证严格。主要是针对并发症：

完全性肠梗阻(纤维狭窄引起的机械梗阻)、内科治疗失败的瘘管与脓肿形成、急性穿孔、不能控制的大量出血、癌变。术后复发者换用硫唑嘌呤等免疫抑制剂预防复发，高危复发者使用英利西单抗(术后 2 周开始，不少于 4 年)。

3. 其他治疗

(1)营养支持：不仅补充营养，同时还能控制病变的活动性。高营养低渣饮食、要素饮食。肠外营养——适用于不宜肠内营养者及严重营养不良、肠瘘、短肠综合征者。

(2)合并感染者：广谱抗生素。

[经典例题 3]

重度克罗恩病的首选治疗药物

A. 泼尼松

B. 硫唑嘌呤

C. 羟氨苄青霉素

D. 柳氮磺胺吡啶

E. 灭滴灵

[参考答案] 3. A

七、鉴别诊断

需与各种肠道感染性或非感染性炎症疾病及肠道肿瘤鉴别。

1. 肠结核 在我国，此鉴别至关重要。

肠结核主要涉及回盲部，有时累及邻近结肠，瘘管及肛门直肠周围病变少见，结核菌素试验、γ 干扰素释放试验阳性。鉴别有困难者可行诊断性抗结核治疗。有手术适应证者可行手术探查，病变肠段与肠系膜淋巴结病理组织学检查发现干酪坏死性肉芽肿可确诊。

2. 恶性淋巴瘤 如某一肠段内广泛侵袭，各型隆起、溃疡呈多彩性改变，有恶性淋巴瘤可能。肠镜活检有助于明确诊断。必要时手术探查可获确诊。

3. 溃疡性结肠炎 病变单纯累及结肠者需考虑此鉴别。

表 1-43 克罗恩病与溃疡性结肠炎的鉴别

	结肠克罗恩病	溃疡性结肠炎
脓血便	有腹泻但脓血便少见	多见
病变分布	节段性	连续
末段回肠受累	常见	绝大多数直肠受累
肛门周围病变	常见	少见
肠腔狭窄、瘘管	常见	少见
内镜下表现	溃疡多呈纵行，伴周围黏膜正常或鹅卵石样	溃疡浅，黏膜弥漫性充血水肿，颗粒状，脆性增加
组织学特征	裂隙状溃疡、上皮样肉芽肿、黏膜下层淋巴细胞聚集及局部炎症	固有膜弥漫性炎症、隐窝脓肿、隐窝结构明显异常、杯状细胞减少

4. 急性阑尾炎 急性发作时须考虑此鉴别诊断。

5. 其他 如血吸虫病、慢性感染性肠炎或细菌性痢疾、阿米巴肠炎等。

第二节 溃疡性结肠炎

与 CD 共同称为炎症性肠病。

一、病理改变

关键词(TANG)——直肠和结肠、连续、半层、浅溃疡、锯齿、铅管、慢性非特异性炎。

病变位于大肠，呈连续性弥漫性分布。多数在直肠乙状结肠、可扩展至降结肠、横结肠，也可累及全结肠。

1. 活动期改变 黏膜弥漫性充血、水肿，表现呈细颗粒状，脆性增加，糜烂及溃疡。结肠病变一般限于黏膜与黏膜下层(也就是“半层”TANG)，很少深入肌层，所以并发结肠穿孔、瘘管或周围脓肿少见。

少数：暴发型或重症患者病变累及结肠全层——中毒性巨结肠，并发急性穿孔。

显微镜下：固有膜内弥漫性淋巴细胞、浆细胞、单核细胞浸润，且有大量中性粒细胞浸润于固有膜、隐窝上皮(隐窝炎)、隐窝内(隐窝脓肿)及表面上皮。隐窝脓肿融合溃破形成溃疡。

2. 慢性期改变 黏膜不断破坏和修复，至正常结构破坏。显微镜下见隐窝结构紊乱，表现为腺体萎缩改变，伴杯状细胞减少和潘氏细胞化生，可形成炎性息肉。由于溃疡愈合瘢痕形成及黏膜肌层及固有肌层肥厚，使结肠变形缩短、结肠袋消失，甚至肠腔缩窄(补充 TANG：向心性狭窄)。少数患者发生结肠癌变。

二、临床表现

反复发作的腹泻、黏液脓血便及腹痛——主要临床症状。

病程多呈慢性经过，发作期与缓解期交替，少数症状持续并逐渐加重。发作间歇期可因饮食不当、劳累、精神刺激、感染等诱因复发或加重症状。临床表现与病变范围、临床类型及病期等有关。少数急性起病。偶见急性暴发起病。

表 1-44 溃疡性结肠炎的表现（小结 TANG）

<table>
<tr><th colspan="3">溃疡性结肠炎的表现</th><th>机制</th></tr>
<tr><td rowspan="4">消化系统</td><td colspan="2">腹泻：见于绝大多数患者
黏液脓血便——活动期的重要表现
1）大便次数及便血的程度反映病情轻重：
①轻者——每日排便 2~4 次，便血轻或无；
②重者——每日 10 次以上，脓血显见，甚至大量便血；
2）粪质亦与病情轻重有关：
多数为糊状，重者可致稀水样；
病变限于直肠、乙状结肠患者，除可有便频、便血外，偶尔反有便秘——病变引起直肠排空功能障碍所致</td><td>腹泻主要与炎症导致大肠黏膜对水钠吸收障碍以及结肠运动功能失常有关，粪便中的黏液脓血则为炎症渗出、黏膜糜烂及溃疡所致</td></tr>
<tr><td colspan="3">腹痛：有疼痛-便意-便后缓解的规律，常有里急后重；
轻型患者可无腹痛或仅有腹部不适。一般为轻度至中度腹痛，多为左下腹或下腹阵痛，亦可涉及全腹；
若并发中毒性巨结肠或炎症波及腹膜——持续性剧烈腹痛</td></tr>
<tr><td colspan="3">体征：轻、中型——仅在左下腹轻压痛，可触及痉挛的乙状结肠。重型和暴发型——明显压痛和鼓肠。中毒性巨结肠、肠穿孔——腹肌紧张、反跳痛、肠鸣音减弱</td></tr>
<tr><td colspan="3">其他：腹胀，严重病例有食欲缺乏、恶心、呕吐</td></tr>
<tr><td>全身</td><td colspan="3">①发热：中、重型患者活动期常有低度至中度发热；高热多提示病情进展、严重感染或并发症存在；
②衰弱、消瘦、贫血、低蛋白血症、水与电解质紊乱：重症或病情持续活动可出现</td></tr>
<tr><td>肠外</td><td colspan="3">外周关节炎、结节性红斑、坏疽性脓皮病、巩膜外层炎、前葡萄膜炎、口腔复发性溃疡等，这些肠外表现在结肠炎控制或结肠切除后可以缓解或恢复；骶髂关节炎、强直性脊柱炎、原发性硬化性胆管炎等，可与溃疡性结肠炎共存，但与溃疡性结肠炎本身的病情变化无关</td></tr>
<tr><td rowspan="3">并发症</td><td>中毒性巨结肠</td><td colspan="2">多发生在暴发型或重症溃疡性结肠炎患者
①四大诱因：低钾、钡剂灌肠、使用抗胆碱能药物或阿片类制剂；
②表现：病情急剧恶化，易引起急性肠穿孔，毒血症明显，有脱水与电解质平衡紊乱，出现鼓肠、腹部压痛，肠鸣音消失；
③机制：结肠病变广泛而严重，累及肌层与肠肌神经丛，肠壁张力减退，结肠蠕动消失，肠内容物与气体大量积聚，引起急性结肠扩张——横结肠最严重；
④X 线腹部平片：结肠扩大，结肠袋形消失；
⑤血常规：白细胞计数显著升高</td></tr>
<tr><td>直肠结肠癌变</td><td colspan="2">多见于广泛性结肠炎、病程漫长者</td></tr>
<tr><td colspan="3">其他：肠道大出血；肠穿孔，多与中毒性巨结肠有关；肠梗阻少见</td></tr>
</table>

[经典例题 1]

下述哪项不是溃疡性结肠炎的常见并发症

A. 中毒性巨结肠　B. 直肠结肠出血　C. 癌变　D. 瘘管　E. 急性肠穿孔

[参考答案] 1. D

三、临床分型

表 1-45 溃疡性结肠炎的临床分型（小结 TANG）

严重程度	轻型	腹泻每日 4 次以下，便血轻或无，无发热、脉速，贫血无或轻，血沉正常
	重型	腹泻频繁（>6 次/日）并有明显黏液脓血便，有发热（体温>37.8℃）、脉速（脉搏>90 次/分）等全身症状，血沉加快（>30mm/h）、血红蛋白下降（<75%正常值）
	中间型	轻型与重型之间

续表

临床类型	初发型	无既往史的首次发作
	慢性复发型	临床缓解期后再次出现活动期表现

四、辅助检查

表 1-46 溃疡性结肠炎的辅助检查(TANG)

溃疡性结肠炎的辅助检查		禁忌证
结肠镜(全结肠及回肠末段)检查	诊断与鉴别诊断的最重要手段之一。内镜下重要改变:①病变呈连续性、弥漫性分布,绝大部分从肛端直肠开始逆行向上扩展。病变明显处见弥漫性糜烂或多发性浅溃疡;②黏膜粗糙呈细颗粒状,弥漫性充血、水肿,血管纹理模糊,质脆、出血,可附有脓性分泌物;③慢性病变见假息肉及桥状黏膜,结肠袋变钝或消失; 黏膜活检:弥漫性炎症细胞浸润。活动期表现为表面糜烂、溃疡、隐窝炎、隐窝脓肿;慢性期表现为隐窝结构紊乱、杯状细胞减少	有中毒巨结肠、可疑肠穿孔者
X 线钡剂灌肠检查	不作为首选检查,可作为结肠镜检查有禁忌证或不能完成全结肠检查时的补充。可见—— ①黏膜粗乱及(或)颗粒样改变;②多发性浅溃疡,管壁边缘毛糙呈毛刺状或锯齿状以及见小龛影,亦可有炎症性息肉而表现为多个小的圆或卵圆形充盈缺损;③结肠袋消失,肠壁变硬,肠管缩短、变细,可呈铅管状	重型或暴发型病例——加重病情或诱发中毒性巨结肠
粪便检查	肉眼:黏液脓血	
	显微镜检见:红细胞和脓细胞	
	粪便病原学检查:目的是要排除感染性结肠炎,需反复多次进行(至少连续3次),内容包括:①致病菌培养,排除痢疾杆菌、沙门菌、空肠弯曲菌、艰难梭状芽孢杆菌、耶尔森氏杆菌、真菌等感染;②取新鲜粪便,注意保温,找溶组织阿米巴滋养体及包囊;③有血吸虫疫水接触史者做粪便集卵和孵化以排除血吸虫病	
血液检查	①血红蛋白在轻型病例多正常或轻度下降,中、重型病例有轻或中度下降,甚至重度下降; ②白细胞计数在活动期可有增高; ③血沉加快和C反应蛋白增高是活动期的标志; ④严重或病情持续病例可有血清白蛋白下降	

[经典例题 2]

男性,32 岁。反复脓血便伴里急后重 1 年,抗生素治疗无效。下消化道 X 线钡剂造影检查发现直肠、乙状结肠多发小龛影,黏膜粗乱及颗粒样改变。最可能的诊断是

A. 克罗恩病　　B. 溃疡性结肠炎
C. 肠结核　　D. 细菌性痢疾
E. 结肠癌

[参考答案] 2. B

五、诊断

排除诊断:本病并无特异性改变,各种病因均可引起类似的肠道炎症改变,故只有排除各种可能有关的病因后才能作出诊断。诊断要点:

1. 具有持续或反复发作腹泻和黏液脓血便、腹痛、里急后重,伴有(或不伴)不同程度全身症状。

2. 排除细菌性痢疾、阿米巴痢疾、慢性血吸虫病、肠结核等感染性肠炎及克罗恩病、缺血性肠炎、放射性肠炎。

3. 上述结肠镜检查重要改变中至少 1 项。

4. 黏膜活检组织学证实。

如果临床表现不典型而有典型结肠镜检查表现及黏膜活检组织学所见(或典型 X 线钡剂灌肠检查表

现)者也可诊断本病;

有典型临床表现或典型既往史而目前结肠镜检查或X线钡剂灌肠检查无典型改变，应列为“疑诊”，随访3~6个月观察发作情况。

六、鉴别诊断

表1-47 溃疡性结肠炎的鉴别

	鉴别点
慢性细菌性痢疾	急性菌痢病史，粪便检查可分离出痢疾杆菌，结肠镜检查时取黏液脓性分泌物培养的阳性率较高，抗菌药物治疗有效
阿米巴肠炎	主要侵犯右侧结肠，也可累及左侧结肠，结肠溃疡较深，边缘潜行，溃疡间的黏膜多属正常。粪便或结肠镜取溃疡渗出物检查可找到溶组织阿米巴滋养体或包囊。抗阿米巴治疗有效
血吸虫肠病	疫水接触史，常有肝脾大，粪便检查可发现血吸虫卵，孵化毛蚴阳性，直肠镜检查在急性期可见黏膜黄褐色颗粒，活检黏膜压片或组织病理检查发现血吸虫卵
克罗恩病：见上节	
大肠癌	结肠镜与X线钡剂灌肠检查有鉴别价值
肠易激综合征	粪便有黏液但无脓血，显微镜检查正常，结肠镜检查无器质性病变
其他	其他感染性肠炎(如肠结核、沙门菌结肠炎、耶尔森杆菌肠炎、空肠弯曲菌肠炎、抗菌药物相关性肠炎、真菌性肠炎等)、缺血性结肠炎、放射性肠炎

七、治疗

缓解活动性炎症并维持缓解，减少复发，防治并发症。

1. 药物治疗

(1)氨基水杨酸制剂：5-氨基水杨酸(5-ASA)制剂(美沙拉嗪、奥沙拉嗪和巴柳氮)。不良反应较少，诱导治疗期3~4g/d口服。

柳氮磺吡啶(SASP)、5-ASA栓剂和灌肠剂，适用于病变局限在远端结直肠者。

SASP——常用药物，适用于轻、中型患者或重型经糖皮质激素治疗已有缓解者。用药方法为4g/d，分4次口服。病情缓解后需维持治疗。口服后大部分到达结肠，经肠菌分解为5-ASA与磺胺吡啶，前者是主要有效成分，其滞留在结肠内与肠上皮接触而发挥抗炎作用。

(2)糖皮质激素：适用于氨基水杨酸制剂疗效不佳的轻、中型患者，特别适用于重型(大便次数大于6次)活动期患者。

口服泼尼松0.75~1mg/(kg·d)；重症患者先予较大剂量静脉滴注，7~14天后改为口服泼尼松40~60mg/d。病情缓解后逐渐减量至停药。

布地奈德：属于新型糖皮质激素，主要在肠道局部起作用，全身不良反应少。病变局限在直肠、乙状结肠者——激素加生理盐水保留灌肠。

(3)免疫抑制剂：用于对激素治疗效果不佳或对激素依赖的慢性持续型病例。加用硫唑嘌呤或巯嘌呤这类药物后可逐渐减少激素用量甚至停用。环孢素静脉滴注可暂时缓解症状而避免急诊手术。

2. 手术治疗

(1)紧急手术指征：并发大出血、肠穿孔、重型患者，特别是合并中毒性巨结肠经积极内科治疗无效且伴严重毒血症状者。

(2)手术指征：①并发结肠癌变；②慢性持续型病例内科治疗效果不理想而严重影响生活质量，或虽用糖皮质激素可控制病情但不能耐受者(不良反应太大)。

3. 一般治疗

富营养少渣饮食。病情严重应禁食，营养支持治疗。贫血者可输血，低蛋白血症者输注血白蛋白。对重症有继发感染者，应抗菌治疗。部分患者发病可能与牛乳过敏或不耐受有关，应限制乳制品摄入。

第三节 肠易激综合征

最常见的功能性肠道疾病。

最主要表现为腹痛或腹部不适、排便习惯和粪便性状改变，缺乏可解释症状的形态和生化异常，经检查排除器质性疾病。

以中青年(尤其我们这些苦哈哈的考生，对吧？TANG)居多。男：女约 1∶2(女人更爱焦虑哈……TANG)。

一、临床表现

起病隐匿，精神、饮食等因素可使症状复发或加重。症状反复发作或慢性迁延，但全身健康状况却不受影响。分为：腹泻型、便秘型和腹泻便秘交替型。

表 1-48 肠易激综合征的临床表现小结(TANG)

症状	腹痛	几乎所有患者都有不同程度、持续时间不定的腹痛或腹部不适，以下腹部为多，部位可不固定。常在排便或排气后缓解。睡眠中痛醒者极少
	腹泻	每日 3~5 次左右，少数严重发作可达十数次。大便多呈稀糊状，也可为成形软便或稀水样便，多带有黏液，无脓血。排便多在晨起或餐后出现。部分患者腹泻与便秘交替发生
	排便不畅	排便困难，便后常有不尽感
	其他消化道症状	腹胀，消化不良
	全身精神症状	抑郁、失眠、焦虑、头昏、头痛
体征	一般状况良好。可有腹部压痛，可扪及腊肠样肠管；直肠指检可感到肛门痉挛、张力较高，可有触痛	

[经典例题 1]

下列不符合肠易激综合征腹泻特点的是

A. 一般每日大便 3~5 次　　B. 大便多呈稀糊状

C. 大便多带有黏液　　D. 腹痛常干扰睡眠

E. 腹泻与便秘交替

[参考答案] 1. D

二、诊断

罗马Ⅳ诊断标准：

表 1-49 肠易激综合征(IBS)罗马Ⅳ诊断标准

病程在半年以上，反复发作的腹痛，且近 3 个月内发作至少每周 1 次，并伴有以下 3 项至少 2 项：①症状在排便后改善；②症状发生伴随排便次数改变；③症状发生伴随粪便性状改变	
支持诊断的症状	①排便频率异常(每天排便>3 次或每周<3 次)；②粪便性状异常(块状/硬便或稀水样便)③粪便排出过程异常(费力、急迫感、排便不尽感)；④黏液便；⑤腹部膨胀感
缺乏可解释症状的形态学改变和生化异常	

三、治疗

寻找并去除促发因素，对症治疗。

1. 一般治疗　最重要的一步：解除患者的顾虑，提高对治疗的信心。

饮食：因人而异，避免诱发症状的食物——腹胀者应避免产气的食物如乳制品、大豆等。高纤维食物有助改善便秘，而腹泻患者应减少该类食物的摄入。失眠、焦虑者：适当给予镇静药。

2. 药物治疗　针对主要症状

(1)止泻药：轻症——吸附止泻药如蒙脱石、药用炭；症状较重者——洛哌丁胺或地芬诺酯，但不应长期服用。

(2)泻药：适用于便秘型患者。主张使用作用温和的轻泻剂以减少不良反应和药物依赖性。常用渗透性轻泻剂(如聚乙二醇、山梨醇)和容积性泻药(如欧车前制剂和甲基纤维素)。

(3)解痉剂：缓解腹痛。匹维溴铵是一种选择性作用于胃肠道平滑肌的钙通道阻滞剂，不良反应小。另可用抗胆碱能药物。

(4)肠道菌群调节药：乳酸杆菌、双歧杆菌等制剂——纠正肠道菌群失调，对便秘、腹泻、腹胀有一定疗效。

(5)抗抑郁药：对腹痛症状重、上述治疗无效且精神症状明显者可试用。对不伴明显精神症状者也有一定疗效。

3. 心理和行为疗法　包括：心理治疗、认知疗法、生物反馈疗法和催眠疗法——适用于：症状持续而顽固，经一般治疗和药物治疗无效者。

第四节　肠梗阻

一、病因与分类

1. 病因

表 1-50　肠梗阻的病因

机械性病因	肠腔堵塞：寄生虫、粪块、大胆石、异物等，一般梗阻不重
	肠管受压：肠粘连、索带压迫、扭转、嵌顿性疝、腹腔内肿瘤压迫等
	肠壁病变：先天性肠道闭锁、肿瘤、炎性狭窄、肠系膜血管栓塞或血栓形成等
动力性病因	急性腹膜炎、手术或毒素刺激、低血钾等使肠管麻痹，或神经刺激反射致肠管痉挛

2. 肠梗阻的分类

表 1-51　肠梗阻的分类总表(TANG)

分类依据	具体类型	
按病因	机械性肠梗阻	器质性原因使肠腔狭小而内容物不能通过
	动力性肠梗阻	肠麻痹而无器质性肠腔狭窄
按肠壁有无血运障碍	单纯性肠梗阻	只是肠内容通过受阻，无肠管血运障碍
	绞窄性肠梗阻	有肠壁血运障碍，肠管失去活力
按梗阻部位	高位梗阻	梗阻发生在空肠上段以上
	低位梗阻	梗阻发生在回肠末端和结肠
按梗阻程度	完全性肠梗阻	肠腔完全不通； 闭袢性肠梗阻：一段肠袢两端完全阻塞，如肠扭转，结肠肿瘤等
	不完全性肠梗阻	肠腔仅部分不能通过
按发展过程	急性肠梗阻，多见	
	慢性肠梗阻，多为低位结肠梗阻	

敲黑板

各类肠梗阻是在不断变化的，可相互转变。如单纯性可转化为绞窄性，不完全性可转为完全性梗阻。

[经典例题 1]

机械性肠梗阻的病因为

A. 慢性铅中毒　　B. 腹膜后血肿

C. 肠管受压　　D. 肠系膜血管栓塞

E. 肠功能紊乱致肠痉挛

[经典例题 2]

肠梗阻最常见的类型是

A. 机械性肠梗阻　　B. 麻痹性肠梗阻

C. 血管栓塞性肠梗阻　　D. 痉挛性肠梗阻

E. 血栓性肠梗阻

[参考答案] 1. C；2. A

二、临床表现和诊断

1. 共同表现　痛、吐、胀、闭+腹部体征。

表 1-52　肠梗阻 4 大临床症状及核心考点(TANG)

4 大临床症状——痛(腹痛)、吐(呕吐)、胀(腹胀)、闭(停止排气排便)	
腹痛	①机械性肠梗阻——阵发性绞痛，伴有肠鸣、腹部“气块”在腹中窜动。体检见有肠型和蠕动波、肠鸣音亢进、气过水音或金属音 ②麻痹性肠梗阻——胀痛 ③绞窄性肠梗阻——剧烈的持续性腹痛
呕吐	呕吐频率与吐出物——随梗阻部位高低而不同： ①高位——呕吐早、频繁，吐出物少、多为胃十二指肠内容 ②低位——呕吐出现迟、次数少、吐出物多、可为粪性。结直肠梗阻很晚才出现呕吐 特殊：麻痹性肠梗阻——溢出性呕吐 【呕吐原因】 ①早期——反射性，吐出物为食物或胃液，进食即吐 ②后期——反流性
腹胀	程度——与梗阻部位有关 【肠扭转】闭袢性肠梗阻——腹胀不均匀对称
停止排便排气	①完全性肠梗阻——不再排便排气 ②高位梗阻与肠套叠、肠系膜血管栓塞——可有少量排便
腹部体征： ①机械性——肠型、蠕动波，有轻压痛、肠鸣音亢进，但腹膜炎体征不明显 ②绞窄性——有腹膜刺激征，可触及有压痛的肿块 ③麻痹性——腹膨隆，肠鸣音减弱或消失 直肠指检：如肿瘤所致，可触及肠内、肠壁或肠外肿块	

2. 全身情况

(1)单纯性肠梗阻早期：无明显改变。

(2)晚期或绞窄性肠梗阻：唇干舌燥、眼窝内陷、皮肤弹性消失，尿少或无尿等明显缺水征，或脉搏细速、血压下降、面色苍白、四肢发凉等中毒和休克征象。

3. X 线检查　最常用立位腹部平片。

肠梗阻发生 4~6 小时，肠内气体增多。立位 X 线腹部平片可见多个液平面。

空肠黏膜环状皱襞可显示“鱼肋骨刺”状。而回肠黏膜无此征象。结肠显示有结肠袋形。

疑有肠套叠时应做钡灌肠摄片以协助诊断。CT——排除肿瘤。

4. 实验室检查　血、尿常规、血气分析。

(1)单纯性肠梗阻早期：变化不明显。病情发展、加重——血液浓缩。

(2)绞窄性肠梗阻：白细胞计数和中性粒细胞比例增高，电解质酸碱平衡失调。呕吐物和大便做潜血试验，阳性者考虑肠管有血运障碍。

[经典例题 3]

机械性肠梗阻与动力性肠梗阻的主要区别在于早期

A. 有无酸碱失衡、电解质紊乱

B. 有无绞痛、腹胀和肠鸣音变化

C. 呕吐是否剧烈且频繁

D. 有无休克

E. 有无腹痛、腹胀及肛门停止排便排气

[参考答案] 3. B

三、各种类型肠梗阻的特点

表 1-53　单纯性与绞窄性肠梗阻鉴别

鉴别要点	单纯性肠梗阻	绞窄性肠梗阻
全身情况	轻度脱水征	重病容，脱水明显
发病	渐起	急骤，易致休克
腹痛	阵发性、伴有肠鸣	持续、剧烈，无肠鸣
呕吐	高位频繁、胃肠减压后可缓解	出现早、频繁，胃肠减压后不缓解
呕吐物	胃肠液	可为血性液体
触诊	无腹膜刺激征，可及肿胀肠袢	有腹膜刺激征，无肿物可及
肠鸣音	肠鸣音亢进，呈气过水音	不亢进，或消失
腹腔穿刺	阴性	可抽出血性液体
X 线	有液平	有孤立、胀大的肠袢

表 1-54　机械性肠梗阻与麻痹性肠梗阻鉴别

鉴别要点	机械性肠梗阻	麻痹性肠梗阻
病因	有器质性病变史	有肠系膜根部损伤、低钾、腹膜炎、腹部手术史
腹痛	绞痛、剧烈	胀痛、轻
呕吐	明显	不明显
腹胀	可不明显，或局限	显著，全腹
肠鸣音	亢进	减弱、消失
X 线	部分肠胀气，液平	大小肠均完全扩张

表 1-55　高位与低位肠梗阻的鉴别

鉴别要点	高位肠梗阻	低位肠梗阻
梗阻部位	空肠上段	回肠、结肠
呕吐	早、濒	晚、少或无
呕吐物	多为胃内容、渐少	量不定、粪性物
腹胀	不明显	明显
X 线检查	无明显液平	有多个液平、阶梯状

[经典例题4]

男性，40岁。有胃溃疡穿孔手术史，3天前出现腹胀、腹痛伴呕吐、肛门停止排便排气，经检查诊断为肠梗阻，目前最为重要的是了解梗阻的

A. 部位　　B. 原因

C. 程度　　D. 是否绞窄

E. 发生速度

[参考答案] 4. D

四、各类肠梗阻的治疗　原则：纠正全身病理生理变化+解除梗阻

1. 基本处理(无论非手术或手术治疗均需要)

(1)胃肠减压：吸出胃肠道内的气体和液体，降低肠腔内压力，改善肠壁血液循环，减轻腹胀和毒素吸收。

(2)纠正水、电解质紊乱和酸碱失衡：早期补液为主，后期可能需要输血浆或全血。

(3)防治感染：选择针对大肠埃希氏菌和厌氧菌的抗生素。

(4)对症：止痛剂应用：遵循急腹症治疗原则。给氧、解痉、营养支持(TPN)等。

2. 解除梗阻

表1-56　解除肠梗阻的治疗手段(TANG)

	适应证	方法
非手术	①单纯性粘连性肠梗阻； ②麻痹性肠梗阻； ③炎症性不完全性肠梗阻； ④蛔虫或粪块所致肠梗阻； ⑤肠套叠早期	①胃肠灌注生植物油——驱虫； ②低压空气或钡剂灌肠——肠套叠复位； ③中医中药。 如梗阻加重为完全性机械性、有绞窄危险时 ——转手术治疗
手术	①非手术治疗无效者； ②绞窄性肠梗阻； ③肿瘤和先天性畸形引起者	①解除梗阻病因：粘连松解；肠套叠或肠扭转复位；肠切开取异物； ②肠切除肠吻合术：用于肠管肿瘤、炎性肠狭窄、肠壁坏死(肠绞窄的判断：肠壁已呈黑色并塌陷；肠壁失去张力，无蠕动，肠管扩大，对刺激无收缩反应；相应的肠系膜终末小动脉无搏动，说明肠管已无生机)； ③短路手术：做梗阻近端与远端肠袢侧侧吻合术。适用于梗阻原因不能简单解除，或不能切除者。如肿瘤广泛浸润、肠粘连成团与周围重要组织粘连者； ④肠造口或肠外置术：适用于全身情况差不允许做复杂手术，又伴急性结、直肠梗阻者，可待以后二期手术治疗原发病； ⑤腹腔引流——腹腔内严重感染时(如绞窄性肠梗阻)

五、病理和病理生理变化

1. 梗阻肠管病理生理变化

(1)急性单纯性机械性完全性肠梗阻的病理生理

表1-57　急性单纯性机械性完全性肠梗阻的病理生理

梗阻部位以上	肠蠕动增强，液体、气体积聚，肠管扩张、膨胀，梗阻部位愈低、时间愈长，膨胀愈明显，肠壁变薄，肠腔压力增高，可使管壁血运发生障碍，有血性渗出物
梗阻部位以下	肠管空虚、塌陷
梗阻部位	扩张和塌陷肠交界处即为梗阻处，是手术需要寻找病变的标志。梗阻部位可发生绞窄、穿孔，并形成急性腹膜炎

(2)绞窄性肠梗阻：肠壁血运障碍，肠管坏死、穿孔发生早。

(3)麻痹性肠梗阻：因小、大肠均无蠕动，全肠管扩张。慢性肠梗阻多为不完全性梗阻，肠壁可代偿性肥厚。

2. 全身病理生理变化

(1)体液丢失：水、电解质紊乱与酸碱失衡——肠梗阻最早出现的重要病理生理改变。

原因：肠梗阻后，因不能进食及频繁呕吐，使胃肠道液体大量丢失(正常胃肠道每日有约8000ml分泌液，绝大部分被再吸收)。

此外，低位梗阻时，肠液不能被吸收而潴留在肠腔内，等同于丢失体外；肠管过度膨胀、肠壁水肿，使血浆向肠壁、肠腔、腹腔渗出；肠绞窄会丢失大量血液，导致血容量减少、浓缩、酸碱平衡失调，表现为缺水、休克。

表1-58　不同部位肠梗阻导致的酸碱失衡紊乱小结(TANG)

梗阻部位	酸/碱中毒	原因
低位小肠梗阻	严重的代谢性酸中毒	丧失的体液多为碱性或中性，钠、钾离子的丢失较氯离子为多，以及在低血容量和缺氧情况下酸性代谢物剧增
高位小肠、十二指肠梗阻	低氯低钾性碱中毒	原因：丢失大量氯离子和酸性胃液

(2)感染和中毒：细菌大量繁殖，产生毒素从肠内渗透至腹腔，被吸收而引起严重化脓性腹膜炎和全身中毒症状。

(3)休克：早期体液丢失引起低血容量性休克；后期如有肠绞窄、坏死、穿孔和感染时，大量毒素被吸收，引起全身中毒反应、感染性休克、肾衰竭、呼吸衰竭乃至多器官衰竭综合征(MODS、MOFS)，以致死亡。

(4)呼吸功能障碍：因腹胀、膈上升而影响心、肺功能，腹式呼吸减弱易致缺氧。

第五节　结肠癌

一、病因、病理和分期

1. 病因

(1)高脂肪餐与食物纤维不足：主要原因。高蛋白——甲基胆蒽，在粪便中诱发结肠癌。

(2)癌前病变

①结肠腺瘤：直径>1cm、绒毛状腺瘤或伴有高级别上皮内瘤变称为进展性腺瘤，更易发生癌变。

②溃疡性结肠炎。

(3)遗传：10%~15%结直肠患者为遗传性结肠癌。①遗传性(家族性)，如家族性腺瘤病；②家族遗传性非息肉病结直肠癌，主要由环境因素引起基因变化。

(4)其他：①肠道菌群紊乱。②环境污染、水中致癌化学物质、农药。

(5)高危人群：①粪隐血阳性；②一级家属患者结直肠癌；③本人患其他癌症；④长期吸烟或肥胖者，特别是年龄>50岁者；⑤以下症状中任意两项表现者：慢性腹泻、慢性便秘、黏液血便、慢性阑尾炎或阑尾切除史、慢性胆囊炎或胆囊切除史、长期精神压抑、有盆腔放疗史。

2. 病理与分型

表1-59　结肠癌的病理与分型

结肠癌肉眼分型	特点	
溃疡型——最常见	肿瘤中央有深的溃疡、周边不规则，易感染、出血，转移早	
肿块型(隆起型)	多发于右半结肠	肿瘤主体向肠腔突出，特点是转移晚，预后好
浸润型	多发于左半结肠	肿瘤向肠壁各层呈弥漫性浸润生长，累及肠管全周，易致环状狭窄而出现肠梗阻表现

3. 常见的组织学类型

(1)腺癌：包括黏液腺癌和印戒细胞癌，占结肠癌大多数。

(2)黏液癌：预后较腺癌差。

(3)未分化癌：预后最差。

结肠癌转移途径：主要是直接浸润、淋巴转移；次为血行转移、腹膜种植，最常见的转移器官为肝，次为肺、骨。

4. 分期——TNM 分期法。

表 1-60　结肠癌 TNM 分期(TANG 整理)

T(原发肿瘤)	Tx	无法估计原发肿瘤
	T0	无肿瘤证据
	Tis	原位癌
	T1	肿瘤侵及黏膜下层
	T2	固有肌层受累
	T3	侵至浆膜下层
	T4	穿透浆膜层，直接侵犯其他组织
N(淋巴结转移)	Nx	无法估计淋巴结
	N0	无淋巴结转移
	N1	1~3 个区域淋巴结转移
	N2	4 个及 4 个以上区域淋巴结转移
M(远处转移)	Mx	无法估计远处转移
	M0	无远处转移
	M1	有远处转移

二、临床表现和诊断

1. 临床表现　部分患者可以早期出现排便习惯与粪便性状改变(表现为绞痛，腹泻与便秘交替，或黏液血便)。定位不确切的持续性腹部隐痛、腹部肿块、出现肠梗阻症状，对中、老年患者应警惕结肠癌诊断。亦可因慢性失血、癌肿破溃、毒素吸收等出现贫血、消瘦、乏力、低热等。不同部位的结肠癌肿有不同的临床特点：

表 1-61　结肠癌的临床表现

	主要功能	肿瘤常见的类型	主要临床表现
右半结肠	吸收水分及少量葡萄糖、电解质等，肠内容物主要为液体或半流体	肿块型或溃疡型，不易引起肠腔狭窄	以全身症状、贫血、腹部肿块、腹痛为主要表现
左半结肠	分泌碱性黏液润滑肠黏膜，肠内容物多为成形大便	浸润型	以肠梗阻、便秘、腹泻、便血等症状为显著症状。乙状结肠系膜长且宽，肠管短，故较易出现肠扭转、梗阻的表现

2. 诊断

表 1-62　疑诊结肠癌的辅助检查手段

项目	在结肠癌诊断中的价值(TANG 小结)
粪隐血	普查筛检
X 线气钡灌肠对比造影	显示癌肿部位和范围
血清癌胚抗原(CEA)	手术效果的判断及术后复发的监测(45%高于正常)——而非诊断!

续表

项目	在结肠癌诊断中的价值(TANG 小结)
超声、CT、MRI	发现转移灶和肿瘤周围浸润情况
结肠镜	确诊。 超声内镜：还可判断肿瘤浸润深度及周围淋巴结转移情况，有助于术前分期

[经典例题 1]

男性，54 岁。反复脓血便半年，每天 3~4 次，在当地曾按"痢疾"治疗无明显效果。近 1 个月出现腹胀，伴阵发性腹痛。查体：消瘦，腹稍胀，软，下腹轻压痛，右下腹可扪及一肿块，质较硬，尚可活动。

(1)根据上述资料，可能最大的诊断为

A. 慢性痢疾　　B. 溃疡性结肠炎

C. 结肠息肉　　D. 肠结核

E. 结肠癌

(2)为确诊首选的辅助检查

A. 大便细菌培养　　B. CT

C. 钡餐检查　　D. 纤维结肠镜检查

E. B 超

[参考答案] 1. E、D

三、治疗　手术为主，综合治疗。

1. 手术方法

(1)内镜治疗：①结肠腺瘤癌变和黏膜内的早期癌——内镜下黏膜切除或剥离。术后病理评估是否达到完全切除，必要时补充外科手术。②结肠癌梗阻时——内镜下安置支架解除梗阻症状，争取Ⅰ期吻合的概率。

(2)根治性手术：切除癌肿所在肠袢+肠系膜和区域淋巴结。

(3)姑息性手术：局部癌肿切除+近端造口或者结肠双腔造口术。可以是暂时性的，待病情好转可再行根治术；也可以是永久性的，是一种姑息治疗。适用于：伴有完全性肠梗阻、全身情况差不允许做根治性切除术者。

2. 术前准备

目的：使肠道空虚清洁，尽量减少肠腔内细菌数量，防止术后感染，有助于肠道功能恢复。口服无渣流质饮食，可术前 12~24 小时服用复方聚乙二醇电解质散等泻剂清空肠道，术前一天服用甲硝唑。

3. 化疗　奥沙利铂(或伊立替丁)、氟尿嘧啶、四氢叶酸钙。

4. 分子靶向治疗。

[经典例题 2]

男性，50 岁。右下腹隐痛伴低热、贫血 4 个月。下消化道 X 线钡剂制造影示回盲部有充盈缺损，升结肠起始部肠腔狭窄。血 CEA 明显增高。下列手术治疗术式最合理的是

A. 回肠、横结肠吻合术　　B. 全结肠切除术

C. 局部切除　　D. 右半结肠切除术

E. 回肠造口术

[经典例题 3]

大肠癌术后监测最有意义的肿瘤标志物是

A. AFP　　B. CEA

C. CA199　　D. CA125

E. AKP

[参考答案] 2. D；3. B

四、预后

根治性切除术后5年生存率60%~80%，其中TNM Ⅰ期可达90%以上，而Ⅳ期小于5%。

第六节 肠结核

一、临床表现 见于中青年，女性稍多于男性。

1. 腹痛

多位于右下腹(回盲部)。经常有上腹或脐周疼痛，系回盲部病变导致的牵涉痛，但体检仍可发现压痛点位于右下腹。疼痛多为钝痛或隐痛。有时进餐可诱发便意，排便后疼痛可有不同程度缓解。并发肠梗阻时可有腹部绞痛，常位于右下腹或脐周，伴有腹胀、肠鸣音亢进、肠型与蠕动波。

2. 腹泻与便秘

(1)溃疡型肠结核：腹泻为主。排便次数因为病变严重程度和范围不同而异，一般每日2~4次，重者每日达10余次。不伴有里急后重。粪便呈糊样，一般不含黏液或脓血，重者含少量黏液、脓液，但便血少见。有时会腹泻与便秘交替。

(2)增生型肠结核：以便秘为主。

(3)混合型肠结核：兼有上述两种病变。

3. 腹部肿块 主要见于增生型肠结核，也可见于溃疡型肠结核合并局限性腹膜炎，病变肠段和周围组织粘连，或同时存在肠系膜淋巴结结核。肿块位于右下腹，通常较固定，中等质地，伴有轻度或中度压痛。

4. 全身症状及肠外结核表现

(1)溃疡型肠结核：全身表现多见。表现为不同热型的长期发热，伴盗汗，可出现不同程度的倦怠、贫血、消瘦，随病程进展可出现维生素缺乏等营养不良的表现。可同时存在肠外结核特别是活动性肺结核的表现。

(2)增生型肠结核：病程较长，全身情况较好，多不伴肠外结核。

5. 并发症

以肠梗阻多见，慢性穿孔可有瘘管形成，肠出血较少见，偶有急性肠穿孔。可因合并结核性腹膜炎而出现相应表现。

[经典例题1]

溃疡型肠结核多见的临床表现是

A. 黏液脓血便　　B. 鲜血便

C. 里急后重　　D. 糊样便

E. 便秘

[经典例题2]

肠结核最好发的部位是

A. 直肠、乙状结肠　　B. 降结肠

C. 横结肠　　D. 升结肠

E. 回盲部

[参考答案] 1. D；2. E

二、辅助检查

1. X线检查 消化道造影——重要价值。

溃疡型肠结核：

(1)“跳跃征象”：钡剂于病变肠段呈现激惹征象、充盈不佳、排空很快，而在病变的上、下肠段则钡剂充盈良好。

(2)锯齿状：病变肠段如能充盈，则显示黏膜粗乱、肠壁边缘不规则，有时呈锯齿状。

(3)肠腔变窄、肠段缩短变形、回肠盲肠正常角度消失等。并发肠梗阻时，钡餐检查应慎重，以免加重肠梗阻，必要时可用稀钡做检查。

2. 结肠镜检查 有重要价值。内镜下见回盲部病变肠黏膜充血、水肿，溃疡形成(常呈环形、边缘呈鼠咬状)，大小及形态各异的炎性息肉，肠腔变窄等。活检：干酪性肉芽肿或结核分枝杆菌——确诊。

病变肠黏膜充血、水肿，溃疡形成(常呈环形、边缘呈鼠咬状)，炎性息肉，肠腔变窄等。

3. CT肠道显像(CTE) 肠结核病变部位通常在回盲部附近，很少累及空肠，节段性改变不如克罗恩病明显，可见腹腔淋巴结中央坏死或钙化等。

4. 实验室检查

溃疡型肠结核可有中度贫血。血沉多明显增快，可作为评价结核病活动程度的指标之一。粪便多为糊样，一般无肉眼黏液和脓血，但镜下可见少量脓细胞和红细胞。结核菌素试验或γ干扰素试验呈强阳性。

[经典例题3]

女性，35岁。腹胀、便秘、乏力6个月。1周来症状加重伴呕吐。查体：T 37.6℃，右腹可触及5cm×3cm大小包块，质中等，边界不清，轻触痛。胸片示右侧胸膜肥厚，右上肺钙化灶。首先考虑的临床诊断是

A. 右侧卵巢肿物

B. 肠结核

C. 结肠癌

D. 克罗恩病

E. 阑尾周围脓肿

[参考答案] 3. B

三、诊断与鉴别诊断

1. 诊断

综合临床症状、辅助检查，对高度怀疑肠结核的病例，如抗结核治疗(2~6周)症状明显改善，2~3个月后肠镜检查病变明显好转或改善，可作出肠结核的临床诊断。对诊断有困难病例，主要是增生型肠结核，有时需经剖腹探查才能确诊。

2. 鉴别诊断

表1-63 肠结核的鉴别诊断

肠结核的鉴别诊断	鉴别要点
克罗恩(Crohn)病	①无肠外结核证据；②有缓解与复发倾向，病程更长；③X线发现病变虽以回肠末段为主，但可有其他肠段受累，并且呈节段性分布；④更易并发瘘管或肛门直肠周围病变；⑤抗结核药物治疗无效；⑥剖腹探查切除标本及周围肠系膜淋巴结，病理特点为无干酪肉芽肿形成，镜检与动物接种均无结核分枝杆菌发现
阿米巴病或血吸虫病性肉芽肿	常见脓血便。粪便常规或孵化检查发现有关病原体。结肠镜检查有助鉴别诊断
结肠癌	比肠结核发病年龄大，常在40岁以上。一般无盗汗等结核毒血症表现。结肠镜检查及活检可确定结肠癌诊断
其他	肠恶性淋巴瘤及一些少见的感染性肠病如非典型分枝杆菌(多见于艾滋病患者)、性病性淋巴肉芽肿、梅毒侵犯肠道、肠放线菌病，伤寒

四、治疗

肠结核早期病变是可逆的，故强调早期治疗。

1. 休息与营养　加强抵抗力，是治疗的基础。

2. 抗结核化学药物治疗　治疗的关键。肠结核早期病变是可逆的，故强调早期治疗。

3. 对症治疗　腹痛可酌情用抗胆碱能药物。摄入不足或腹泻严重者应注意纠正水、电解质与酸碱失衡。

4. 手术治疗　适应证：①急性肠穿孔，或慢性肠穿孔瘘管形成经内科治疗而未能闭合者；②完全性肠梗阻；③肠道大量出血经积极抢救不能有效止血者；④诊断困难需剖腹探查者。

五、病因和发病机制

1. 感染途径

(1)结核分枝杆菌侵犯肠道主要是经口感染。患者多存在开放性肺结核或喉结核，因为经常吞下含结核分枝杆菌的痰液，而引起本病。经常和开放性肺结核患者共餐，忽视餐具隔离消毒，也可被感染。感染菌主要是人型结核分枝杆菌。少数地区也有因饮用未经消毒的带菌牛奶或乳制品而发生牛型结核分枝杆菌肠结核。

(2)血行播散：粟粒型结核，或因腹腔内结核病灶如女性生殖器结核直接蔓延引起。

2. 好发部位　回盲部，胃肠道其他部位有时亦可受累。

好发于回盲部的原因可能有：①含结核分枝杆菌的肠内容物在回盲部停留较久，增加了感染机会；②回盲部有丰富的淋巴组织，结核分枝杆菌易侵犯淋巴组织。

六、病理

当人体的过敏反应强，病变以炎症渗出性为主；当感染菌量多、毒力大，可发生干酪样坏死，形成溃疡，成为溃疡型肠结核。机体免疫状况良好，感染较轻，则表现为肉芽组织增生和纤维化，为增生型肠结核。兼有这两种病变者称为溃疡增生型或混合型肠结核。

1. 溃疡型肠结核

溃疡边缘不规则，深浅不一，可深达肌层或浆膜层，并且累及周围腹膜或邻近肠系膜淋巴结。

(1)慢性穿孔，形成腹腔内包裹性脓肿或肠瘘。

注意！一般不发生急性穿孔：因为在慢性发展过程中，病变肠段常与周围组织紧密粘连。

(2)肠管变形和狭窄：病变修复过程中大量纤维组织增生和瘢痕形成。

(3)较少发生肠出血：为什么？因为为溃疡基底多有闭塞性动脉内膜炎。

2. 增生型肠结核　见大量结核肉芽肿和纤维组织增生，局部肠壁增厚、僵硬，亦可见瘤样肿块突入肠腔，上述病变均可使肠腔变窄，引起梗阻。

3. 混合型肠结核。

第七节　结、直肠息肉

隆起性病变，包括肿瘤性和非肿瘤性病变。

一、病理类型

1. 肠息肉

(1)新生物性息肉：就是腺瘤性息肉，是公认的癌前病变。包括管状腺瘤(最多见)、绒毛状腺瘤及管状绒毛状腺瘤。腺瘤结构中绒毛状成分越多，癌变的可能性越大。

(2)非肿瘤性息肉：①幼年性息肉：一种错构瘤；②炎性息肉：最多见于溃疡性结肠炎、血吸虫病、克罗恩病、肠阿米巴等慢性炎症刺激所形成。

2. 肠息肉病　在肠道广泛出现数目多于100颗的息肉称为息肉病。

表 1-64 肠息肉病的类型(TANG 小结)

家族性腺瘤性息肉病	常在青春发育期出现结直肠腺瘤，发生于各个肠段，逐渐增多，发生癌变倾向性很大
色素沉着息肉综合征(Peutz-Jeghers 综合征)	属于错构瘤，可出现在全部消化道。多伴口腔黏膜、口唇、口周、肛周及双手指掌、足底黑色素沉着。易发生出血和肠套叠
肠息肉病合并多发性骨瘤(Gardner 综合征)	与遗传有关，癌变倾向明显，常见于30~40岁

二、临床表现

1. 肠道刺激症状　腹泻或排便次数增多，继发感染者可出现黏液脓血便。
2. 大便带血。
3. 肠梗阻及肠套叠　以盲肠息肉多见。
4. 直肠息肉　间歇性便血、肛门可复性肿块、便频、里急后重及排便不尽感。

三、诊断

直肠指诊主要用于直肠息肉的诊断；

目前最多用的是结肠镜。直肠镜、乙状结肠镜和纤维结肠镜可发现息肉、腺瘤的数量、部位和范围；内镜可取活检做病理检查，明确诊断。钡灌肠也是重要的检查方法。

四、治疗

表 1-65 不同结/直肠息肉的处理(TANG)

新生息肉及漏检息肉	内镜下切除，定期随访
炎性息肉	治疗原发病
直肠下段息肉	经肛切除——扩肛后拖出切除
直径>2cm 的广基息肉、位置较高的癌变息肉、家族性息肉病	开腹或腹腔镜手术——直肠或结肠根治性手术
直肠病变严重	全结肠加直肠切除，同时做回肠末端造口术

第六章　阑尾炎

第一节　急性阑尾炎

一、阑尾的解剖和生理

1. 解剖(重点关注与外科密切相关的解剖知识)

阑尾是一条细长的盲管，起自盲肠根部，为三条结肠带的汇合点，远端游离于右下腹腔，近端开口于回盲瓣远侧2~3cm处。其他与考试密切相关的解剖知识总结如下表：

表1-66　阑尾解剖

	可考细节(TANG小结)
体表投影	常在右髂前上棘与脐连线的中外1/3处，称麦氏(McBurney)点，是阑尾手术切口的标志点。阑尾位置变异很大，最常见(2/3)的部位是盲肠内侧，为回肠末端所盖。阑尾尖端指向有六种类型：①回肠前位；②盆位；③盲肠后位；④盲肠下位；⑤盲肠外侧位；⑥回肠后位
阑尾动脉	是无侧支的终末动脉，血运障碍时易发生阑尾坏死
阑尾静脉	最终汇入门静脉，当阑尾感染，细菌栓子脱落时，可引起门静脉炎和细菌性肝脓肿
阑尾神经	由交感神经纤维经腹腔丛和内脏小神经传入，其传入的脊髓节段在第10、11胸节，当急性阑尾炎发作时，表现为脐周牵涉痛，属内脏性疼痛(迟钝、模糊、定位不明确)，而当炎症累及腹膜时则表现为躯体感觉性痛(敏感、定位准确)，表现为转移性右下腹痛
其他	阑尾系膜呈三角形，与回肠系膜相连，内有血管、神经和淋巴管，因其较短，常使阑尾远端弯曲而成半月形。阑尾的淋巴管引流到回结肠淋巴结

2. 阑尾生理

阑尾壁内有丰富淋巴组织——炎症刺激增生后，容易导致管腔堵塞。

阑尾黏膜深部的嗜银细胞——产生阑尾类癌的组织学基础。

[经典例题1]

右下腹麦氏点压痛、反跳痛、肌紧张是急性阑尾炎的典型体征，其发生的主要机制是

A. 炎症致盲肠痉挛

B. 内脏神经反射

C. 炎症致阑尾痉挛

D. 阑尾腔压力增高

E. 炎症刺激壁层腹膜

[参考答案] 1. E

二、病因和病理类型

1. 病因

(1)阑尾管腔阻塞：阑尾炎最常见的病因。由淋巴滤泡增生、粪石、异物、肿瘤等造成。

(2)细菌入侵：致病菌多为肠道内的G^-杆菌及厌氧菌。

(3)阑尾先天性畸形。

2. 临床病理分型

表 1-67 临床病理分型

阑尾炎病理分型	病理改变和临床结果
急性单纯性阑尾炎	阑尾轻度肿胀，镜下各层均有水肿和中性粒细胞浸润，黏膜表面有小溃疡和出血点
急性化脓性阑尾炎	炎症加重，阑尾肿胀明显，浆膜高度充血，有脓性渗出物附着
坏疽性及穿孔性阑尾炎	病变进一步加剧时，阑尾管壁坏死或部分坏死，呈紫黑色或黑色，可发生穿孔，引起急性腹膜炎
阑尾周围脓肿	急性阑尾炎化脓坏疽时，大网膜可移至右下腹，将阑尾包裹并形成粘连，出现炎性包块或形成阑尾周围脓肿

三、临床表现

1. 症状

(1)腹痛：典型转移性右下腹痛。

起于脐周部和上腹部，6~8 小时后转移并固定在右下腹部，呈持续性加重，70%~80%急性阑尾炎具有这种典型的转移性腹痛的特点。注意：腹痛的部位可能因阑尾的位置变异而有不同的典型位置。

(2)胃肠道症状：恶心、呕吐，腹泻。盆位阑尾炎时炎症刺激直肠和膀胱，可引起里急后重感和排尿疼痛；弥漫性腹膜炎时可致麻痹性肠梗阻。

(3)全身症状：乏力、头痛，炎症加重时可有出汗、口渴、脉速、发热等全身感染中毒症状。阑尾穿孔或门静脉炎时可出现畏寒、高热或轻度黄疸。

2. 体征

(1)右下腹压痛：右下腹麦氏点固定压痛——阑尾炎最主要和典型的体征，是诊断阑尾炎的重要依据。

(2)腹膜刺激征：腹肌紧张、压痛、反跳痛和肠鸣音减弱或消失等，提示阑尾炎已发展到化脓、坏疽或穿孔而引起局限性或弥漫性腹膜炎阶段。

(3)右下腹包块：应考虑阑尾周围脓肿。

(4)其他可协助诊断的体征

表 1-68 急性阑尾炎协助诊断的体征(重要考点小结 TANG)

	做法	阳性的临床意义
结肠充气试验	压住左下腹部，另一手反复压迫近侧结肠，双手交替向近端按压，把气体推向盲肠，冲击盲肠刺激炎性阑尾，引起右下腹痛者为阳性	辅助诊断阑尾炎
腰大肌试验	左侧卧位，使右下肢后伸，引起右下腹疼痛者为阳性	说明阑尾为盲肠后位，靠近腰大肌前方
闭孔内肌试验	屈曲右髋并被动内旋，引起右下腹疼痛者为阳性	说明阑尾靠近闭孔内肌(TANG 补充，低位，位于盆腔)
直肠指诊	直肠指诊直肠右前壁有触痛，提示阑尾位于盆腔或炎症已波及盆腔；如有直肠膀胱隐窝处积脓，直肠前壁不仅有触痛且有饱满感或波动感	

3. 实验室检查

(1)血常规：白细胞计数及中性粒细胞比例增高。

(2)尿常规镜检：阑尾炎症可刺激输尿管或膀胱，尿中可出现少量红细胞、白细胞，应除外泌尿系结石等病变。

[经典例题 2]

急性阑尾炎常见的典型临床表现

A. 阵发性右下腹痛　　B. 腰大肌试验阳性

C. 发热　　D. 转移性右下腹痛

E. 恶心、呕吐

[参考答案] 2. D

四、诊断与鉴别诊断

1. 诊断重要的依据

(1)典型的转移性右下腹痛伴恶心、呕吐。

(2)查体右下腹麦氏点压痛。

(3)实验室检查白细胞升高。

2. B超、CT等影像学检查　在诊断中不是必需的，只有当诊断不确定时可选择应用。

3. 鉴别诊断

表1-69　急性阑尾炎鉴别诊断

阑尾炎的鉴别诊断		病史	下一步处理
胃十二指肠溃疡穿孔		多有溃疡病史，表现为突然发作的剧烈腹痛。除右下腹压痛外，上腹部压痛和疼痛重于右下腹，腹壁板状强直、肠鸣音消失和腹膜刺激征也较明显	X线：膈下游离气体
妇产科疾病	异位妊娠破裂	停经史，突发下腹痛并有急性失血的症状和腹腔内出血的体征	病史追问、超声检查
	卵巢囊肿扭转	有明显腹痛和腹部肿块	
	急性输卵管炎、急性盆腔炎	脓性白带和盆腔对称性的压痛，可伴有腰痛	
右侧输尿管结石		突发阵发性剧烈绞痛，并向会阴部外生殖器放射	尿中查到多量红细胞；X线、超声
急性肠系膜淋巴结炎		儿童多见，常有上呼吸道感染史，腹痛位置可随体位变更	
其他：右侧肺炎、胸膜炎、急性胃肠炎、回盲部肿瘤、梅克尔憩室炎、慢性炎性肠病			

[经典例题3]

女性，60岁。上腹胀痛伴恶心、呕吐2天，右下腹痛阵发加剧、腹胀半天。查体：T 38.3℃，P 120次/分，BP 150/90mmHg，全腹压痛(+)，右下腹明显，有肌紧张，肝浊音界存在，未闻及肠鸣音。实验室检查：WBC 16.0×10^9/L，N 0.88。右下腹穿刺抽出黄色混浊液体2ml，镜检脓细胞(++)。最可能的诊断是

A. 重症急性胰腺炎

B. 绞窄性肠梗阻

C. 阑尾炎穿孔并弥漫性腹膜炎

D. 消化性溃疡穿孔并弥漫性腹膜炎

E. 伤寒肠穿孔并弥漫性腹膜炎

[参考答案] 3. C

五、阑尾炎的并发症

表1-70　阑尾炎的并发症

	原因及表现	辅助检查	治疗
腹腔脓肿	阑尾炎未及时治疗所致，常发生在盆腔、膈下或肠间隙。 表现：腹胀、压痛性包块及全身中毒症状	B超、CT可助定位	穿刺或置管引流，也可在治愈后3个月行阑尾切除术
内、外瘘形成	阑尾周围脓肿引流不及时，脓肿可向小肠、大肠、膀胱、阴道或腹壁穿破形成	造影：了解瘘管走行	
门静脉炎	阑尾静脉中感染性血栓脱落，沿肠系膜上静脉至门静脉导致，可引起感染性休克、脓毒症和细菌性肝脓肿		

[经典例题 4]

男性，33 岁。急性坏疽性阑尾炎手术后 4 天，出现尿频、尿急、大便次数增多、里急后重、发热。其最可能的并发症是

A. 急性肾盂肾炎　　B. 盆腔脓肿

C. 肛周脓肿　　D. 阑尾残株炎

E. 急性膀胱炎

[参考答案] 4. B

六、治疗与手术并发症

1. 手术治疗　绝大多数一旦确诊，应早期手术治疗。

表 1-71　急性阑尾炎手术方式

类型	手术方式
急性单纯性阑尾炎	阑尾切除术
急性化脓、坏疽性阑尾炎或穿孔性阑尾炎	阑尾切除术，如腹腔已有脓液，可清除脓液后关闭腹膜，根据腹腔感染程度、积脓多少决定是否置腹腔引流管。术中注意保护切口、冲洗切口
阑尾周围脓肿	1) 阑尾脓肿尚未破溃穿孔时——可切除阑尾； 2) 如脓肿已局限在右下腹，病情又平稳——不要强求做阑尾切除术，给予抗生素，并加强全身支持治疗，以促进脓液吸收、脓肿消退。如无局限趋势，应行切开引流术

2. 手术后并发症

表 1-72　急性阑尾炎手术后 5 大并发症小结（TANG）

并发症	原因	表现	处理
切口感染——最常见	手术时污染切口、残留血肿和异物、引流不畅	切口胀痛或跳痛，局部红肿、压痛	先试行穿刺抽脓，有脓则拆线引流、换药
出血	1) 阑尾系膜的结扎线松脱可引起腹腔内大出血； 2) 阑尾残端结扎线松脱，而荷包缝合又较紧时，出血可流入盲肠肠管内，引起下消化道大出血		紧急再次手术止血
粘连性肠梗阻	原因：手术创伤、局部炎症、切口异物、术后卧床		先行非手术治疗观察。病情严重者须手术
阑尾残株炎	阑尾残端超过 1cm	仍表现为阑尾炎的症状	行钡剂造影检查以确诊，症状较重者应再次手术切除阑尾残株
粪瘘	断端结扎线脱落、盲肠壁损伤、盲肠原有结核、癌等病变；硬质引流管压迫盲肠壁引起坏死		非手术治疗可自愈

七、特殊类型阑尾炎

表 1-73　特殊类型阑尾炎

	特殊性	处理
婴幼儿	1) 病情发展较快且较重，早期即出现高热、呕吐等； 2) 右下腹体征不明显、不典型，局部明显压痛及肌紧张——重要体征； 3) 穿孔率可达 80%，并发症及死亡率也较高	早期手术，纠正脱水，应用广谱抗生素等。如有穿孔应充分引流
老年人	1) 主诉不确切、体征不典型，临床表现轻而病理改变重，体温及白细胞升高均不明显，容易延误诊治； 2) 阑尾缺血坏死、穿孔和其他并发症的发生率较高； 3) 常因伴发心血管病、糖尿病、肾功能不全等，使病情更加复杂、严重	及时手术，同时注意内科疾病的处理

续表

	特殊性	处理
妊娠期	1)因盲肠被子宫推压上移，压痛点偏向上外侧； 2)因腹肌被伸直而使压痛和肌紧张等体征不够明显； 3)因子宫增大，腹膜炎不易被局限而易在腹腔内扩散； 4)炎症发展后易导致流产和早产	1)妊娠后期的感染难以控制，应尽早行阑尾切除术，围手术期应加用黄体酮； 2)手术切口需偏高，操作要细致，尽量不用引流管，减少对子宫的刺激； 3)临产期如合并穿孔或全身感染症状严重时——剖宫产术，同时切除病变阑尾

[经典例题 5]

关于小儿急性阑尾炎，错误的是

A. 病情发展快且重
B. 右下腹体征明显
C. 穿孔率达 80%
D. 并发症及死亡率较高
E. 宜早期手术

[经典例题 6]

老年急性阑尾炎的临床特点是

A. 阑尾容易缺血、坏死
B. 腹痛、恶心明显
C. 常有寒战、高热
D. 右下腹压痛明显
E. 显著腹肌紧张

[参考答案] 5. B；6. A

八、慢性阑尾炎的诊断和治疗原则

1. 诊断　①曾有急性阑尾炎发作史；②右下腹疼痛反复发作；③剧烈运动及饮食不当可诱发；④局限、固定的麦氏点压痛；⑤钡灌肠阑尾不显影或显影不全、阑尾腔不规则。72 小时后阑尾腔内仍有钡剂残留即可诊断。

2. 治疗　手术切除阑尾。

第七章　直肠肛管疾病

第一节　痔

痔是最常见的肛肠疾病，可发生在任何年龄。

一、分类

1. 内痔　肛垫的支持结构、静脉丛及动静脉吻合支发生病理性改变或移位。

2. 外痔　齿状线远侧皮下静脉丛的病理性扩张，可有血栓形成。

3. 混合痔　内痔通过丰富的静脉丛吻合支与相应部位的外痔相互融合。(相关解剖学内容见后述)

二、诊断

1. 内痔

主要表现：出血和脱出，常见症状——无痛性间歇性便后鲜血。

好发部位：截石位3、7、11点。分为Ⅰ~Ⅳ度。

表1-74　内痔的分度

	便血	脱出
Ⅰ度	便时带血、滴血或喷射状出血，便后出血可自行停止	无痔脱出
Ⅱ度	常有	排便时有痔脱出，便后可自行还纳
Ⅲ度	偶有	排便或久站，咳嗽、劳累、负重时痔脱出，需用手还纳
Ⅳ度	偶有	痔脱出不能还纳或还纳后又脱出

2. 外痔　主要表现为肛门不适、潮湿不洁、瘙痒，如血栓形成及皮下血肿则有剧痛，最常见于血栓性外痔。

3. 混合痔　内痔、外痔症状同时存在，Ⅲ度以上的内痔多为混合痔。混合痔逐渐加重，呈环状脱出肛门外，称环状痔。

4. 嵌顿性痔或绞窄性痔　脱出痔块被痉挛的括约肌嵌顿，以致水肿、淤血甚至坏死。

三、治疗

遵循3个原则：无症状的痔无须治疗，有症状的痔重在减轻、消除症状而非根治，以保守治疗为主。

方法：一般疗法：调整饮食、坐浴等；硬化剂注射、冷冻等方法；

手术包括：结扎法、胶圈套扎疗法、痔切除术、吻合器痔上黏膜环切除术和血栓外痔剥离术等。

四、与痔相关的解剖学内容

直肠下部扩大成直肠壶腹，该处的黏膜有上、中、下三条半月形直肠横壁，称直肠瓣。直肠下端黏膜处有8~10条纵行皱襞称肛柱。相邻两条肛柱的基底之间又有半月形的皱襞叫肛瓣。肛柱与肛管的相连处有三角形的肛乳头。直肠与肛管交界处由肛柱和肛瓣形成一个齿状环称齿状线。白线位于齿状线与肛缘之间，为内括约肌下缘与外括约肌皮下部交界处，指检可触及一浅沟，又称括约肌间沟。

肛管起自齿状线，止于肛门缘，全长1.5~2.0cm。上部内衬移行上皮，下部为角化的鳞状上皮。周围被内、外括约肌所环绕，呈环状收缩封闭肛门。齿状线不但是直肠肛管的交界线，也是内、外胚层的交界处。因而既是重要的解剖学标志，也有重要的临床意义。

表 1-75 重要小结：齿状线上下的不同(TANG)

	本质	神经及其临床联系	动脉供血	静脉回流	淋巴引流
齿状线以上	黏膜	受自主神经支配，无疼痛感，因此内痔一般无疼痛	直肠上、下动脉	经直肠上静脉回流至门静脉	引流至腹主动脉旁或髂内淋巴结
齿状线以下	皮肤	阴部内神经支配，痛觉敏锐，因此外痔和肛裂常表现剧烈疼痛	肛管动脉	经肛管静脉回流至腔静脉	引流到腹股沟及髂外淋巴结

肛垫：位于直肠、肛管结合处，亦称痔区，为一宽约 1.5cm 环状海绵组织带，内富含血管、结缔组织、弹性组织及纤维肌性组织(Treitz 肌)。Treitz 肌呈网状结构缠绕直肠静脉丛，将肛垫固定于内括约肌上。协助括约肌封闭肛门，并感受肛门精细感觉。

[经典例题 1]

有关齿状线解剖意义的描述中，错误的是

A. 齿状线以上是黏膜，以下是皮肤

B. 齿状线以上发生的痔是内痔，以下的痔是外痔

C. 齿状线以上由直肠上、下动脉供血，以下由肛管动脉供应

D. 齿状线以上淋巴引流入髂外淋巴结，以下入腹股沟淋巴结

E. 齿状线以上受自主神经支配，以下属阴部内神经支配

[参考答案] 1. D

第二节 肛 裂

长期便秘导致齿状线以下肛管皮肤层裂伤后的小溃疡，常见于肛管后正中部位，方向与肛管纵轴平行，呈梭形，可引起肛周剧痛。

一、诊断

1. 典型表现　疼痛、便秘和出血。

典型肛裂疼痛周期性：排便时疼痛(排便时烧灼样或刀割样疼痛)、间歇期(便后数分钟缓解期)、括约肌挛缩痛(肛管括约肌收缩痉挛，可持续半到数小时)，直至括约肌疲劳、松弛后疼痛缓解，又出现大便疼痛的周期性表现。

常因惧怕疼痛不敢排便，加重便秘，形成恶性循环。便后可有少量出血。

2. 局部检查　发现肛裂“三联征”即可确诊，包括：肛裂、前哨痔和齿状线上相应的乳头肥大。

二、治疗

1. 1∶5000 高锰酸钾温水坐浴等外用药物治疗。

2. 口服缓泻剂或石蜡油，以利排便。

3. 多吃蔬菜水果纠正便秘。

4. 局部普鲁卡因麻醉，侧卧位，用手指扩张肛管。

5. 手术　经久不愈的肛裂可采用肛裂切除术、肛管内括约肌切断术治疗。

第三节　直肠肛管周围脓肿

一、分型及诊断

绝大部分直肠肛管周围软组织内或其周围间隙内的肛腺感染引起肛瘘炎，加重后扩散至肛周部位形成以下几种脓肿：

表 1-76　直肠肛管周围脓肿

	局部症状	全身感染症状
肛门周围脓肿(最常见)	常位于肛门后方或侧方。肛周持续、跳动性疼痛，排便、受压及咳嗽时疼痛加重。病变处明显红肿、硬结、压痛，有波动感，穿刺抽出脓液可以诊断	不明显
坐骨肛管间隙脓肿	肛周及臀部不对称持续性胀痛而逐渐加重为明显跳痛，直肠指诊：患侧有压痛性包块，甚至有波动感，为主要诊断依据	间隙大，故脓肿大而深。开始就有全身感染症状，如发热、食欲缺乏、寒战、恶心
骨盆直肠间隙脓肿	局部症状不显著。多依靠直肠指诊引导下局部穿刺和肛管超声、CT 检查证实诊断	脓肿深而大，全身感染症状非常明显
其他：肛门括约肌间隙脓肿、直肠后间隙脓肿、高位肌间脓肿、直肠壁内脓肿等由于位置深，局部症状不明显，主要表现为会阴、直肠坠胀感、排便时疼痛加重，可有不同程度的全身中毒症状，直肠指检触及痛性包块可以诊断		

二、治疗

1. 非手术　联合应用抗生素、温水坐浴、局部理疗、控制炎症，口服缓泻剂以减轻排便时疼痛。

2. 手术　诊断一旦明确，脓肿形成有波动感，需手术切开引流。

三、相关解剖学基础知识

1. 直肠肛管肌

(1)肛管内括约肌：不随意肌，受自主神经支配，不具备括约肛门的能力，但能协助排便。

(2)肛管外括约肌：随意肌。分为皮下部、浅部和深部。三部分外括约肌组成三个肌环：①深部为上环，收缩时上提肛管；②浅部为中环，收缩时向后牵拉肛管；③皮下部为下环，收缩时向前下牵拉肛管。三环同时收缩使肛管紧闭。

(3)肛提肌：分为耻骨直肠肌、耻骨尾骨肌和髂骨尾骨肌——托起盆底、帮助排便和括约肛管的重要结构。

【肛管直肠环】由肛管内括约肌、直肠壁纵肌下部、外括约肌深部和耻骨直肠肌纤维共同构成的肌环，是括约肛管的重要结构，如若完全切断将引起大便失禁。

2. 直肠肛管周围间隙　与肛周脓肿的发生和治疗有关。包括肛提肌以上和以下两部分。

表 1-77　直肠肛管周围间隙

肛提肌以上的间隙	①骨盆直肠间隙，左右各一，位于肛提肌以上，盆腔腹膜之下； ②直肠后间隙，在直肠与骶骨之间，与两侧骨盆直肠间隙相通
肛提肌以下的间隙	①坐骨肛管间隙(或坐骨直肠间隙)，左右各一位于肛提肌以下，坐骨肛管横膈以上； ②肛门周围间隙，位于坐骨肛管横膈以下至皮肤之间。 这两个间隙均可经肛管后左右相通，分别称深部肛管后间隙、浅部肛管后间隙

[经典例题 1]

肛管直肠周围脓肿最多见的是

A. 肛门周围脓肿

B. 坐骨肛管间隙脓肿

C. 直肠后间隙脓肿

D. 骨盆直肠间隙脓肿

E. 直肠壁内脓肿

[参考答案] 1. A

第四节 肛 瘘

肛瘘指肛门周围的肉芽肿性管道，是直肠肛管周围炎症的慢性期表现。由内口、瘘管、外口三部分组成。内口位于齿状线附近，多为一个，外口位于肛周皮肤上，可为一个或多个，经久不愈或反复发作。

一、诊断 在肛门周围发现单个或多个外瘘口，并不断有少量脓性、血性、黏液性分泌物排出，有时肛门部潮湿、瘙痒或形成溃疡。瘘管位置低者，自外口向肛门方向可触及索条样瘘管。瘘管造影发现有窦道存在即可作出诊断。

肛瘘的 Goodsall 规律：于肛门中央划一横线，外口在线后方者瘘管常呈弯型，内口多在后正中线处；若外口在线前方，则瘘管多为直型，内口在附近肛窦上。

二、治疗 肛瘘不能自愈，必须手术治疗(包括挂线疗法、肛瘘切开术、肛瘘切除术等)。治疗原则：将瘘管切开，形成完全敞开的创面，促使愈合。

第五节 直肠癌

一、临床表现与诊断

1. 临床表现

(1)直肠刺激症状：便意频繁，排便不尽感，肛门下坠感。

(2)癌肿破溃感染症状：大便表面带血，严重时出现脓血便。

(3)肠壁狭窄症状：大便变形、变细，严重时出现低位肠梗阻症状。

(4)直肠癌晚期：侵犯前列腺可发生尿频、尿痛；侵犯骶前神经则发生持续性剧烈疼痛；有肝转移者出现肝大、腹水、黄疸，及贫血、消瘦、水肿等恶病质表现。

2. 诊断

表 1-78 直肠癌的诊断手段小结(重要小结 TANG)

直肠癌诊断手段	最可考点	其他细节
直肠指检	简单而最重要的检查方法，是临床门诊首选的检查方法	在直肠内触及包块，或者指套上有血迹，常提示癌肿的诊断。触到包块之后，应了解包块的大小，与肛门的距离，是否活动。可发现 70%左右的直肠癌，而 85%的直肠癌延误诊断是因为未行直肠指诊所致
大便潜血检查	发现早期直肠癌的有效措施	阳性无症状者的癌肿发现率在 1%以上

续表

直肠癌诊断手段		最可考点	其他细节
内镜检查		确诊	可明确肿瘤位置、大小、距肛缘距离等，并可行组织活检，明确病变性质，同时排除多发癌。已确定为直肠癌术前必须检查的项目之一
CEA		对术前诊断和术后预后估计有参考价值	
影像学检查	腹部超声	判断是否存在肝转移	
	腔内超声	探查肿瘤浸润层次，肠周淋巴结转移情况及邻近脏器受累情况	
	CT、MRI、PET/CT	评估直肠肿瘤大小、周围脏器受累及淋巴结转移情况，明确术后盆腔、会阴部有无复发	
	钡剂灌肠检查	对直肠癌诊断意义不大，常用于结、直肠多发癌和息肉病的诊断	

二、手术方法及适应证

直肠癌切除的范围包括癌肿在内的两端足够肠段（低位直肠癌的下切缘应距肿瘤边缘2cm），全部直肠系膜或至少包括癌肿下缘下5cm的直肠系膜、周围淋巴结及受浸润的组织。

施行直肠癌根治术的同时，要充分考虑病人生活质量，术中尽量保护排尿功能和性功能。

经典术式——Miles手术和Dixon手术，详见下表：

表1-79 直肠癌的手术方式

	手术方式	适用于
局部切除术	经肛局部切除术、骶后路局部切除术	肿瘤位于直肠中下段，瘤体小（直径在2cm以下），大体形态为隆起型，组织分化程度高、T分期为T_1期（局限于黏膜或黏膜下层）的直肠癌
腹会阴联合直肠癌根治术（Miles手术）	切除范围包括乙状结肠远端、全部直肠、肠系膜下动脉及其区域淋巴结、全直肠系膜、肛提肌、坐骨直肠窝内脂肪、肛管及肛门周围约5cm直径的皮肤、皮下组织及全部肛管括约肌，于左下腹行永久性结肠造口	腹膜反折以下的直肠癌。以前应用最多的一种根治术式
经腹腔直肠癌切除术（Dixon手术）	直肠前切除术——目前应用最多的直肠癌根治术；是否选择Dixon手术，主要取决于：全身状况，肿瘤分化程度、浸润转移范围，特别是肿瘤下缘距齿状线的距离。要求癌肿距齿状线5cm以上，远端切缘距癌肿下缘2cm以上，以能根治、切除癌肿为原则	腹膜折返以上的直肠癌
经腹直肠癌切除、近端造口、远端封闭手术（Hartmann手术）		全身情况差，不能耐受Miles手术，或急性梗阻不宜行Dixon手术的直肠癌患者

[经典例题1]

女性，52岁。大便带血3个月，排便有下坠感，里急后重，直肠镜检查见肿瘤下缘距齿状线8cm处有一3cm×3cm肿块，菜花状，质脆，易出血，病理诊断为直肠腺癌。若选择手术，最佳术式为

A. 经腹会阴联合直肠癌根治术

B. 经腹直肠癌切除术

C. 经腹直肠癌切除、人工肛门、远端封闭手术

D. 拉下式直肠癌切除术

E. 局部切除加放疗术

［参考答案］1. B

三、综合治疗

1. 新辅助放化疗

术前放化疗：使肿瘤体积缩小，达到降期作用，提高手术切除率及降低局部复发率。

术后：化疗推荐在Ⅲ、Ⅳ期直肠癌患者中使用，Ⅰ期患者不建议使用。以氟尿嘧啶(5-FU)为基础用药或联合化疗；术后放疗适用于晚期病人或手术未达到根治或术后局部复发的患者。

2. 电灼烧、冷冻、热疗凝固　主要用于低位肠腔梗阻癌肿不能切除者。

3. 其他　靶向治疗、基因治疗、免疫治疗。

四、相关的重要解剖知识——直肠的解剖

熟悉掌握直肠的毗邻解剖关系——对于直肠手术顺利切除病灶，避免发生手术后并发症(如尿瘘、阴道瘘、尿失禁)起关键作用。

直肠上接乙状结肠，下与肛管相连，全长12~15cm。以腹膜反折为界可将直肠分为上、下两段。反折以上为直肠上段，其前面和两侧均有腹膜覆盖并与膀胱或子宫之间形成直肠膀胱或直肠子宫陷凹。下段直肠则全部位于腹膜外。男性直肠上部的前方隔以直肠膀胱陷凹与膀胱底上部和精囊相邻。下部前方则借直肠膀胱膈与膀胱底、前列腺、精囊腺、输精管及输尿管相邻。女性直肠上方则隔着直肠子宫陷凹与子宫颈、阴道后穹隆相邻。下部借直肠阴道隔与阴道后壁相邻。

第八章　消化道大出血

第一节　上消化道出血

上消化道出血是指屈氏韧带以近的消化道出血。常表现为急性大量出血，为临床常见急症。

一、病因

临床最常见的四大病因——消化性溃疡、食管胃底静脉曲张破裂、急性糜烂出血性胃炎和胃癌。其中急性糜烂出血性胃炎常由服用非甾体类抗炎药、大量饮酒或应激引起。

其他：食管贲门黏膜撕裂综合征（TANG 补充——不少见，近几年常见考题，主要特点是剧烈呕吐后出鲜血）。另有：血管畸形（动脉瘤破裂）、癌肿破裂、全身性疾病（暴发型肝炎等感染、血友病等血液病、系统性红斑狼疮）等。

［经典例题 1］

上消化道大出血最常见的病因是

A. 胃十二指肠溃疡

B. 门静脉高压症

C. 应激性溃疡

D. 胆道出血

E. 胃癌

［参考答案］1. A

二、临床表现

主要取决于：出血量及出血速度。

1. 呕血与黑便

（1）呕血：颜色视出血的部位、出血量的多少以及在胃内停留时间的长短而不同。出血位于食管、出血量多、在胃内停留时间短——鲜红色或混有血凝块，或暗红色；出血在胃内停留时间长或量较少，则因血红蛋白与胃酸作用形成酸化正铁血红蛋白，呕吐物可呈——咖啡渣样或棕褐色。

（2）黑便：部分血液经肠道排出体外，血红蛋白的铁与肠道内硫化物结合成硫化铁可形成黑便，典型的呈柏油样。出血量大时可呈暗红色血便。

2. 周围循环障碍

表 1-80　失血性周围循环障碍

出血量/血容量	表现
10%～15%	除畏寒、头晕外，多无血压、脉搏等变化
20%～30%	急性失血症状：冷汗、心慌、脉搏增快、四肢厥冷
30%以上	急性周围循环衰竭表现：血压下降、脉搏频数微弱、呼吸急促及休克等

3. 血液学改变

（1）红细胞：贫血起初不明显，随后由于血液被稀释（输液及组织液渗出），红细胞比容及血红蛋白逐渐降低。急性出血为正细胞正色素性贫血，由于出血后骨髓代偿性增生，可暂时出现大细胞性贫血；慢性失血为小细胞低色素性贫血。网织红细胞(反映贫血程度)——出血24小时内增高，出血停止后逐渐降至正常。

(2)白细胞：大出血2~5小时，白细胞计数轻~中度升高，血止后2~3天恢复正常。但肝硬化伴脾功能亢进者白细胞可不升高。

4. 肠源性氮质血症

消化道大出血引起的肠道内大量血液蛋白质分解产物被吸收，血中尿素氮可暂时升高，常于出血后数小时开始上升，24~48小时达高峰，大多不超过14.3mmol/L，3~4日后降至正常。

5. 发热

可能与周围循环衰竭，导致体温调节中枢功能障碍等因素有关。大出血后多在24小时内出现低热，持续3~5天后降至正常。

三、辅助检查及诊断

1. 上消化道出血诊断的确立

根据呕血、黑便和失血性周围循环衰竭的表现，呕吐物或粪潜血试验呈强阳性，红细胞计数、血红蛋白浓度及血细胞比容下降的实验室证据，可作出上消化道出血的诊断。

必须注意以下情况：

(1)排除消化道以外的出血(呼吸道咯血；口、鼻、咽喉部出血；进食引起的黑便：如动物血、铁剂、铋剂或炭粉等药物)。

(2)判断是上消化道还是下消化道出血

呕血多提示上消化道出血，黑便大多来自上消化道出血，而血便大多来自下消化道出血。但是，上消化道短时间内大量出血也可表现为暗红色甚至鲜红色血便，此时如不伴呕血，常难以与下消化道出血鉴别——应在病情稳定后立即行急诊胃镜检查。

胃管抽吸胃液观察上消化道出血情况适用于病情严重不宜行急诊胃镜检查的患者。

高位小肠乃至右半结肠出血，如血在肠腔停留时间久亦可表现为黑便，这种情况应先经胃镜检查排除上消化道出血后，再行下消化道出血的有关检查。

2. 出血量的估计

(1)根据临床表现初步估计

表1-81　上消化道大出血——出血量的估计(TANG小结)

临床表现	粪潜血试验出现阳性	黑便	呕血	除局部症状外，不引起全身症状	出现头晕、心慌、乏力等全身症状	周围循环衰竭
估计每日出血量	>5~10ml	50~100ml	胃内血量在250~300ml	一次出血量不超过400ml	超过400~500ml	短时间超过1000ml

(2)严重程度的估计：最有价值的指标：血容量减少所导致的周围循环衰竭，而周围循环衰竭又是急性大出血致死的直接原因。

因此，对急性消化道大出血，应将对周围循环状态的检查放在首位，并据此作出相应的紧急处理。其中，血压和心率是关键指标——患者由平卧位变为坐位时出现血压下降(下降大于15~20mmHg)、心率加快(上升大于10次/分)，提示血容量明显不足。如心率大于120次/分、收缩压低于90mmHg，伴有面色苍白、烦躁不安或神志不清、四肢湿冷则已进入休克状态——属大量出血，需积极抢救。

(3)其他判断依据：仅供参考，意义不大。

1)呕血与黑便的量与频率：对出血量的估计虽有一定帮助，但由于呕血与黑便分别混有胃内容物与粪便，且出血大部分积存于胃肠道，因此不可能据此对出血量作出精确的估计。

2)血常规(血红蛋白、红细胞计数及血细胞比容)：可估计失血的程度，但并不能在急性失血后立即反映，且受出血前有无贫血的影响。

3. 出血是否停止的判断　出现以下情况应考虑再出血或继续出血：

(1)反复呕血，或黑便次数增多、粪质稀薄，伴有肠鸣音亢进。

(2)血红蛋白浓度、血细胞比容与红细胞计数继续下降，网织红细胞计数持续增高。

(3)周围循环衰竭经充分补液输血而未见明显改善，或虽暂时好转而又恶化。

(4)补液与尿量足够的情况下，血尿素氮再次或持续增高。

注意——不能以黑便作为继续出血的指标(原因：上消化道出血经治疗止血后，肠道积血需经 3 日左右才能排尽)。

4. 出血病因的诊断

(1)根据病史和临床表现初步判断

表 1-82　出血病因的诊断

病史及临床表现	可能病因
慢性、周期性、节律性上腹痛，特别是在出血前疼痛加剧，出血后减轻或缓解	消化性溃疡
服用损伤胃黏膜的药物(如非甾体抗炎药等)或应激状态	急性糜烂出血性胃炎
既往有病毒性肝炎、血吸虫病或酗酒病史，并有肝病与门静脉高压的临床表现；肝功能试验结果异常、血常规白细胞计数及血小板计数减少	肝硬化，食管胃底静脉曲张破裂
中年以上的患者近期出现上腹痛，伴有消瘦、厌食	胃癌

敲黑板

上消化道出血的患者即使确诊为肝硬化，也不一定都是食管胃底静脉曲张破裂的出血，约有 1/3 患者出血来自消化性溃疡、急性糜烂出血性胃炎或其他原因，故应做进一步检查，以确定病因。

(2)进一步检查

表 1-83　上消化道大出血的辅助检查(重要考点小结 TANG)

	核心考点	其他细节
胃镜	明确上消化道出血病因的首选检查。 在出血后 24~48 小时内进行急诊胃镜检查。并可同时进行内镜下止血治疗	在急诊胃镜检查前需要先纠正休克、补充血容量、改善贫血。如有大量活动性出血，可以先插胃管抽吸胃内积血，并用生理盐水灌洗，以免积血影响观察
X 线钡餐检查	适用于有胃镜检查禁忌或不愿进行胃镜检查者。 对经胃镜检查出血原因未明，怀疑病变在十二指肠降段以下小肠段——有特殊诊断价值	在出血停止后进行
其他 (实际是下消化道出血的诊断手段 TANG)	选择性动脉造影、吞棉线试验、放射性核素 ^{99m}Tc 标记红细胞扫描胶囊内镜及小肠镜检查——适用于不明原因的小肠出血的诊断；如患者处于上消化道持续严重大量出血紧急状态，以致胃镜检查无法安全进行，或因积血影响视野而无法判断出血灶，尤其是患者又有手术禁忌时，行选择性肠系膜动脉造影可能发现出血部位，并可同时进行介入治疗 手术探查：各种检查不能明确出血灶、持续大出血危及生命者可手术探查	

[经典例题 2]

男性，42 岁。上腹灼痛 3 个月，柏油样便 2 日，为确诊选择的检查是

A. X 线钡餐透视

B. 大便隐血试验

C. 血常规

D. 胃镜

E. B 超检查

[参考答案] 2. D

敲黑板

【问题】为什么出血后 24~48 小时内的急诊胃镜，更有诊断价值？

答：有些病变如急性糜烂出血性胃炎可在几天内愈合而不留痕迹；有些病变如血管畸形在活动性出血或近期出血期间才容易发现。

四、治疗

抗休克、迅速补充血容量应放在一切治疗措施的首位。积极查明出血原因并对因治疗。

1. 一般急救措施

卧位休息，保持呼吸道通畅，避免呕血时血液吸入引起窒息，必要时吸氧。活动性出血期间应禁食。

严密监测患者生命体征，如心率、呼吸、血压、尿量及神志变化。观察呕血与黑便情况。定期复查血红蛋白浓度、红细胞计数、红细胞比容与血尿素氮。必要时行中心静脉压测定、心电监护。

2. 积极补充血容量

立即配血，尽快建立有效的静脉输液通道，补充血容量。在配血过程中，可先输葡萄糖盐水或平衡液。如血源缺乏，可用右旋糖酐或其他血浆代用品暂时代替输血。改善急性失血性周围循环衰竭的关键是要输足全血。下列情况为紧急输血指征：①改变体位出现晕厥、血压下降和心率加快；②血红蛋白低于 70g/L 或血细胞比容低于 25%；③失血性休克。

输血量视患者周围循环及贫血改善情况而定，尿量是有价值的参考指标。应注意避免因输液或(及)输血过快、过多而引起肺水肿，原有心脏病或老年患者必要时可以根据中心静脉压调节液体的输入量和速度。

3. 止血措施

(1)食管、胃底静脉曲张破裂大出血的止血措施

出血量大、再出血率高、死亡率高，在止血措施上有其特殊性：

1)药物止血

表 1-84　食管、胃底静脉曲张破裂大出血的止血措施——药物(TANG)

	机制	用法/不良反应
生长抑素、特利加压素	止血效果肯定，明显减少内脏血流量，并见奇静脉血流量明显减少，后者是食管静脉血流量的标志	常用药物
血管加压素、垂体后叶素(等量加压素与缩宫素)	通过对内脏血管的收缩作用，减少门脉血流量，降低门脉及其侧支循环的压力，从而控制食管、胃底静脉曲张破裂出血	血管加压素 0.2U/min 静脉持续滴注，根据治疗反应，可逐渐增加剂量至 0.4U/min；不良反应大——腹痛、心律失常、血压升高、心绞痛，严重者可发生心肌梗死；有冠状动脉粥样硬化性心脏病者禁用

续表

	机制	用法/不良反应
同时服用硝酸甘油	减少血管加压素引起的不良反应，同时硝酸甘油还有协同降低门静脉压的作用	硝酸甘油静脉滴注，根据血压来调整剂量。也可舌下含服硝酸甘油 0.6mg，每 30 分钟 1 次

2）非药物治疗

表 1-85　食管、胃底静脉曲张破裂大出血的止血措施——非药物（TANG）

	地位	适应证	具体做法	并发症/不足
内镜治疗	目前治疗食管静脉曲张破裂出血的首要措施	经药物治疗（必要时加气囊压迫）大出血基本控制，或出血量在中等以下、患者基本情况稳定后再进行	急诊内镜检查，可同时进行内镜治疗——内镜直视下注射硬化剂或用皮圈套扎曲张食管静脉，不仅能达到止血目的，而且可以有效防止早期再出血	局部溃疡、瘢痕狭窄、出血、穿孔
气囊压迫止血	已不作为首选止血措施	止血效果肯定。仅限于药物不能控制出血时作为暂时止血用，以赢得时间去准备其他更有效的治疗措施		痛苦大、并发症多（如窒息、吸入性肺炎、食管炎、食管黏膜坏死、心律失常等）。由于不能长期压迫，停用后早期再出血率高
经颈静脉肝内门体静脉分流术（TIPS）		TIPS——尤其适用于准备做肝移植的患者		
急诊外科手术	并发症多、死亡率高，因此应尽量避免	适用于——大量出血，上述方法治疗无效时		

【三腔二囊管】

经鼻腔或口插入三腔二囊管，进入胃腔后先抽出胃内积血，然后注气入胃囊（囊内压 50～70mmHg），向外加压牵引，用以压迫胃底，若未能止血，再注气入食管囊（囊内压为 35～45mmHg），压迫食管曲张静脉。用气囊压迫过久会导致黏膜糜烂，故持续压迫时间最长不应超过 24 小时，放气解除压迫一段时间后，必要时可重复充盈气囊恢复牵引。

（2）非曲张静脉上消化道的止血措施

1）抑制胃酸分泌的药物

对消化性溃疡和急性胃黏膜损害所引起的出血——常规给予 H_2受体拮抗剂或质子泵抑制剂，后者提高及维持胃内 pH 值的作用优于前者。急性出血期采取静脉途径给药。

机制：血小板聚集及血浆凝血功能所诱导的止血作用需要在 pH>6.0 时才能有效发挥，而且新形成的凝血块在 pH<5.0 的胃液中会迅速被消化。因此，抑制胃酸分泌，提高胃内 pH 值具有止血作用。

2）内镜治疗：适用于消化性溃疡出血持续或再出血者。如有活动性出血或暴露血管的溃疡应进行内镜止血。

3）手术治疗：经内科积极治疗仍出血不止危及患者生命，需不失时机地行手术治疗。具体手术指征和手术方式由病因决定。

4）介入治疗：严重消化道大出血，无法进行内镜治疗或效果不好时，又不适宜手术者，可以考虑在选择性肠系膜动脉造影找到出血灶的同时进行血管栓塞治疗。

［经典例题 3］

男性，40 岁。胃溃疡病史 10 年，半年来加重，尤以进食后明显，近 2 天来呕血 2 次，排黑便 4 次，查体，心率 98 次/分，血压 100/70mmHg，上腹部压痛。不宜选择的治疗是

A. 口服去甲肾上腺素止血

B. 三腔二囊管压迫止血

C. 补液

D. 禁食

E. 静脉滴注质子泵抑制剂

[经典例题 4]

男性，60 岁。上腹部无规律性隐痛 2 个月，因饮酒后呕咖啡样物 150ml，伴柏油便 300ml 来诊，无肝病史。查体：血压 90/60mmHg，脉搏 100 次/分，血红蛋白 90g/L，上腹部轻度压痛，肝脾肋下未触及，其止血措施最好选择

A. 维生素 K_1 静脉滴注

B. 奥美拉唑静脉滴注

C. 6-氨基己酸静脉滴注

D. 三腔二囊管压迫

E. 垂体后叶素静脉滴注

[经典例题 5]

男性，65 岁。大量呕血、黑便 1 天。既往有胃溃疡病史 20 年，曾有多次出血史。查体：P 126 次/分，BP 86/50mmHg，神情紧张，烦躁，手足湿冷，腹软，上腹部压痛(+)，肠鸣音亢进。血常规：Hb 90g/L，血细胞比容 0.30。心电图示窦性心动过速。对该患者目前首选的重要治疗措施是

A. 输注浓缩红细胞

B. 立即静脉注射止血药物

C. 立即静脉滴注垂体后叶素

D. 冰盐水 200ml+去甲肾上腺素 8mg 胃内灌注

E. 快速静脉滴注平衡盐溶液

[参考答案] 3. B；4. B；5. E

第二节　下消化道出血

一、病因

1. 最常见　大肠癌和大肠息肉。

2. 肠道炎症性病变　肠伤寒、肠结核、溃疡性结肠炎、克罗恩病和坏死性小肠炎。

3. 不明原因出血　指常规内镜(胃镜和结肠镜)或其他检查不能确定出血来源的持续或反复消化道出血——多为 Meckel 憩室、小肠肿瘤和血管病变。

小肠出血比大肠出血少见。

二、临床表现　主要取决于出血量及出血速度。

1. 便血　鲜血便或暗红色大便，不伴呕血。但出血量大的上消化道出血亦可表现为暗红色大便；高位小肠出血乃至右半结肠出血，如血在肠腔停留较久亦可呈黑粪。

2. 周围循环障碍、血液学改变、发热、氮质血症(近段小肠)　类似上消化道出血。

三、进一步检查及诊断

1. 除外上消化道出血　胃镜。

2. 依据病史对下消化道出血做出定位及病因诊断

表 1-86　下消化道出血的定位及病因诊断——病史(小结 TANG)

		可能疾病
年龄	老年	大肠癌、结肠毛细血管扩张、缺血性肠炎
	儿童	Meckel 憩室、感染性肠炎、幼年性息肉、血液病
出血前病史	结核病、血吸虫病、腹部放疗史	可引起相应的肠道疾病
	动脉硬化、口服避孕药	缺血性肠炎
	血液病、风湿性疾病	原发病引起肠道出血
粪便颜色和性状	血色鲜红，附于粪便表面	肛门、直肠、乙状结肠病变
	便后滴血或喷血	痔或肛裂
	暗红色或猪肝色，停留时间长可呈黑便	右侧结肠出血；小肠出血与右侧结肠相似，但更易呈柏油样便
	黏液脓血便	溃疡性结肠炎、菌痢；大肠癌特别是直肠、乙状结肠癌
伴随症状	发热	肠道炎症性病变；由全身性疾病如白血病、淋巴瘤、风湿性疾病引起的肠出血
	不完全性肠梗阻症状	克罗恩病、肠套叠、肠结核、大肠癌
	不伴明显腹痛	息肉、未引起肠梗阻的肿瘤、无合并感染的憩室和血管病变

3. 进一步检查

(1)体格检查。

(2)实验室检查：疑伤寒者做血培养及肥达试验。疑结核者做结核菌素试验。疑全身性疾病者做相应检查。

(3)内镜及影像学检查：绝大多数下消化道出血的定位和病因需依靠内镜及影像学检查确诊(除某些急性感染性肠炎如伤寒、痢疾等之外)。

1)结肠镜检查：诊断大肠及回肠末端病变的首选检查方法。无论在何处发现病灶均应将镜端送至回肠末段。

2)X 线钡剂造影：在大出血停止至少 3 天之后进行。

X 线钡剂灌肠——多用于诊断大肠、回盲部及阑尾病变，主张进行双重气钡造影。

(4)特别强调：小肠出血。

多次胃镜及结肠镜检查均未能发现出血病变，多数为小肠出血。

在出血停止期，应对小肠做重点检查——先行小肠钡剂造影检查，还可选择胶囊内镜或(及)小肠镜检查；

在出血活动期，应及时做^{99m}Tc 标记红细胞静脉注射腹部核素扫描或(及)腹腔动脉造影，以期发现出血部位及病变；出血不止危及生命者手术探查，探查时可辅以术中内镜检查。

1)X 线小肠钡剂造影：诊断小肠病变的重要方法，但敏感性低。小肠气钡双重造影一定程度提高诊断正确率，但有一定难度。

2)选择性腹部血管造影：必须在活动性出血时进行，适用于：内镜检查(特别是急诊内镜检查)及 X 线钡剂造影不能确定出血来源的不明原因出血；因为严重急性大量出血或其他原因不能进行内镜检查者。

对持续大出血者宜及时做选择性腹腔动脉造影，在出血量>0.5ml/min 时，可以发现造影剂在出血部位逸出，有定位价值。对于某些血管病变如血管畸形和血管瘤、血管丰富的肿瘤尚有定性价值。

3)小肠镜或胶囊内镜检查：小肠镜可以直接观察十二指肠远侧段及空肠和回肠出血病变。胶囊内镜——患者在吞服胶囊内镜后，内镜在胃肠道拍摄的图像通过无线电发送至体外接收器进行图像分析，用于小肠疾病的诊断。

4. 手术探查

四、治疗

1. 一般急救措施及补充血容量　详见上消化道出血。

2. 止血治疗

(1)凝血酶保留灌肠：有时对左半结肠出血有效。

(2)内镜下止血。

(3)血管活性药物：某些出血量大且活动不止的，用血管加压素、生长抑素静滴可能有一定作用。如做动脉造影，可在造影完成后动脉滴注血管加压素 0.1～0.4U/min，对右半结肠和小肠出血止血效果优于静脉给药。

(4)动脉栓塞治疗：超选择性插管，在出血灶注入栓塞剂。缺点是可能引起肠梗死，拟进行肠段手术切除的病例，可作为暂时止血用。

(5)紧急手术治疗：经内科保守治疗仍出血不止危及患者生命者。

3. 病因治疗。

第九章 腹膜炎

第一节 急性化脓性腹膜炎

一、腹膜的解剖(只关注与考试最密切相关的内容——两层腹膜的区别)

表 1-87 壁层腹膜与脏层腹膜的区别(小结 TANG)

	壁层腹膜	脏层腹膜
部位	贴附于腹壁、横膈脏面和盆壁的内面	覆盖于内脏表面(浆膜层),将内脏器官悬垂或固定于膈肌、腹后壁或盆腔壁,形成网膜、肠系膜及几个韧带
神经支配	主要受体神经的支配	受自主神经支配,来自交感神经和迷走神经末梢
对刺激的敏感性	对各种刺激敏感,痛觉定位准确	对牵拉、胃肠腔内压力增加或炎症、压迫等刺激较为敏感,性质常为钝痛,定位较差
临床联系	腹前壁腹膜在炎症时,可引起局部疼痛、压痛和反射性的腹肌紧张,是诊断腹膜炎的主要临床依据	多感觉局限于脐周腹中部;重刺激时常引起心率变慢、血压下降和肠麻痹

二、原发性和继发性腹膜炎的病因及致病菌

表 1-88 原发性和继发性腹膜炎的病因及致病菌

	病因/感染途径	致病菌
继发性腹膜炎(急性化脓性腹膜炎,最常见)	腹腔内空腔脏器穿孔、外伤引起的腹壁或内脏破裂	主要是胃肠道内的常驻菌群,其中以大肠埃希菌最为多见;其次为厌氧拟杆菌、链球菌、变形杆菌。一般都是混合性感染,故毒性较强
原发性腹膜炎(自发性腹膜炎)	腹腔内无原发性病灶。 ①血行播散;②上行性感染;③直接扩散;④透壁性感染	溶血性链球菌、肺炎双球菌或大肠埃希菌

[经典例题 1]

继发性腹膜炎毒性强的原因主要是因为感染菌为

A. 溶血性链球菌　　B. 金黄色葡萄球菌

C. 大肠埃希菌　　D. 铜绿假单胞菌

E. 各种细菌混合

[参考答案] 1. E

三、临床表现和诊断

1. 症状　主要是持续性腹痛,可局限或弥漫至全腹,并伴有恶心、呕吐,体温常升高,脉搏增快。感染严重时出现中毒症状,如高热、脉速、呼吸浅快、口唇发绀、血压下降、神志恍惚或不清。

2. 体征　腹膜炎的标志性体征——腹膜刺激征:腹肌紧张、腹部压痛和反跳痛。

其他表现还有:腹胀,腹式呼吸减弱或消失。腹胀加重是病情恶化的一项重要标志。胃十二指肠穿孔时,肝浊音界缩小或消失。腹腔内积液较多时移动性浊音阳性,肠鸣音减弱或完全消失表示腹腔内炎症加

重。盆腔已有感染或形成盆腔脓肿时直肠指诊有直肠前窝饱满和触痛。

3. 实验室检查　白细胞计数及中性粒分类升高。

4. 腹部X线、B超或CT检查　有助于诊断。

[经典例题2]

男性，43岁。肝炎肝硬化病史15年，反复少尿、腹胀1年，一周来腹痛伴低热。腹水常规：比重1.017，蛋白28g/L，细胞总数920×10^6/L，白细胞800×10^6/L，多形核细胞0.80。最可能的诊断是

A. 门静脉血栓形成

B. 结核性腹膜炎

C. 原发性肝癌

D. 自发性腹膜炎

E. 肝肾综合征

[参考答案] 2. D

四、治疗

1. 非手术治疗

适应证：病情较轻，或病程较长超过24小时，且腹部体征已减轻或有减轻趋势者，或伴有严重心肺等脏器疾患不能耐受手术者。

治疗措施：①取半卧位，休克患者取平卧位或头、躯干和下肢各抬高约20°的体位；②禁食、胃肠减压；③纠正水、电解质紊乱；④抗生素；⑤对发生感染后代谢改变者，补充热量和营养支持；⑥镇静、止痛、吸氧。

2. 手术

(1)适应证：①经上述非手术治疗6~8小时后(一般不超过12小时)，腹膜炎症状及体征不缓解反而加重者；②腹膜炎病因不明确，且无局限趋势者；③腹腔内炎症较重，有大量积液，出现严重的肠麻痹或中毒症状，尤其是有休克表现者；④腹腔内原发病严重，如胃肠道穿孔或胆囊坏疽、绞窄性肠梗阻、腹腔内脏器损伤破裂、胃肠道手术后短期内吻合口瘘所致的腹膜炎。

(2)手术原则：①积极处理原发病，例如穿孔修补，坏死肠管切除；②用大量生理盐水反复冲洗，彻底清洁腹腔关腹前一般不在腹腔内应用抗生素，以免造成严重粘连；③充分引流，放置腹腔引流管的指征：坏死病灶未能彻底清除或有大量坏死组织无法清除者，为预防胃肠道穿孔修补等术后发生渗漏者，手术部位有较多的渗液或渗血者，已形成局限性脓肿者；④术后继续禁食、胃肠减压、补液、应用抗生素和营养支持治疗，保证引流管通畅。

五、腹膜的生理功能及腹膜炎的病理生理(了解内容)

1. 腹膜的生理功能

(1)腹膜是双向的半透性膜，水、电解质、尿素及一些小分子物质能透过腹膜。在急性炎症时，腹膜分泌出大量的渗出液，以稀释毒素和减少刺激。渗出液中的巨噬细胞能吞噬细菌、异物和破碎组织。渗出液中的纤维蛋白沉积在病变周围，发生粘连，以防止感染的扩散并修复受损的组织，因此造成腹腔内的广泛纤维性粘连，如使肠管成角、扭曲或成团块，则可引起肠梗阻。

(2)腹膜有很强的吸收能力，能吸收腹腔内的积液、血液、空气和毒素等。在严重的腹膜炎时，可因腹膜吸收大量的毒性物质，而引起感染性休克。

(3)大网膜有丰富的血液供应和大量的脂肪组织，其活动度大，能够移动到所及的病灶处将其包裹、填塞，使炎症局限，有修复病变和损伤的作用。

(4)膈肌中心部分的腹膜受到刺激时，通过膈神经的反射可引起肩部放射性痛或呃逆。

(5)腹膜腔：壁层腹膜和脏层腹膜之间的潜在间隙，在男性是封闭的；在女性则经输卵管、子宫、阴道与体外相通。腹膜腔是人体最大的体腔，分为大、小腹腔两部分，即腹腔和网膜囊，经由网膜孔相通。正常情况下，腹腔内有75~100ml黄色澄清液体，起润滑作用。在病变时，腹膜腔可容纳数升液体或气体。

2. 腹膜炎的病理生理

腹膜受消化液和细菌毒素刺激，充血水肿，并产生浆液性渗出液。巨噬细胞、中性粒细胞和浆液性渗出，加之细胞坏死、纤维蛋白凝固，形成脓性液体。毒素吸收可引起全身炎症反应及高热等。

病情较轻时，渗出物逐渐被吸收，炎症消散，自行修复而痊愈。病变局限于腹腔内的一个部位成为局限性腹膜炎，脓液积聚于膈下、髂窝、肠袢间、盆腔，形成局限性脓肿。腹膜炎治愈后，腹腔内多有粘连，可导致粘连性肠梗阻。

第二节　腹腔脓肿

分为膈下脓肿、盆腔脓肿和肠间脓肿。

病史及全身症状相似，包括：①具有急性腹膜炎、腹腔内脏器的炎性病变、腹部手术等病史；②全身症状：如发热，脓肿形成后可出现持续高热或中等程度的持续发热、脉率增快、乏力、衰弱、盗汗、厌食、消瘦、白细胞计数升高、中性粒细胞比例增高等表现。

一、膈下脓肿

1. 诊断

(1)局部症状：脓肿部位持续钝痛，常位于近中线的肋缘下或剑突下，深呼吸时加重，可引起呃逆、咳嗽、胸痛，并出现胸水或肺不张，严重者局部皮肤凹陷性水肿、皮温升高、肝浊音界扩大、呼吸音减弱或消失。

(2)X线透视：患侧膈肌升高，随呼吸活动受限或消失，肋膈角模糊、积液，X线片显示胸膜反应、胸腔积液、肺下叶部分不张等，膈下可见占位阴影，左膈下脓肿，胃底可受压移位，部分脓肿腔内含有气体，可有液气平面。B超或CT有助于诊断。

2. 治疗　主要采用手术治疗。

(1)经皮穿刺置管引流术：主要方法。适应证：与体壁较靠近的、局限性单房脓肿。

(2)切开引流术：适应证为肝右叶上、肝右叶下位置靠前及膈左下靠前的脓肿。

[经典例题1]

男性，52岁。腹部手术后1周，病人出现持续性高热，右肋缘下疼痛伴呃逆，WBC 24×10^9/L，胸片右侧中量胸腔积液，最可能的是

A. 肺部感染　　B. 切口感染

C. 膈下脓肿　　D. 盆腔脓肿

E. 肠间脓肿

[参考答案] 1. C

二、盆腔脓肿

1. 诊断

全身中毒症状较轻，常出现直肠或膀胱刺激症状，如里急后重、大便频繁、黏液便、尿频、排尿困难等；直肠指检可发现肛管括约肌松弛，在直肠前壁可触及肿物膨起、伴触痛及波动感；B超(下腹部、经直肠或阴道等)及CT有助于诊断。

2. 治疗

(1)非手术治疗：适用于脓肿较小或尚未形成时。包括：抗生素，辅以热水坐浴、温热水灌肠及物理透热等治疗。

(2)手术：适用于脓肿较大者——经直肠前壁穿刺抽脓后切开引流；已婚女性可经阴道后穹隆穿刺后切开引流。

第三节　结核性腹膜炎

一、病因和发病机制

由结核分枝杆菌感染腹膜引起，继发于肺结核或体内其他部位的结核病。感染途径：

1. 主要直接蔓延　腹腔内结核病灶，输卵管结核、肠系膜淋巴结结核、肠结核等为常见的原发病灶。

2. 少数血行播散　常可发现活动性肺结核、骨、关节、睾丸结核等。

二、病理

表 1-89　结核性腹膜炎病理

	病理表现	关键考点(TANG)
渗出型	腹膜充血、水肿，表面覆有纤维蛋白渗出物，有许多黄白色或灰白色细小结节，可以融合成较大的结节或斑块。腹腔内有浆液纤维蛋白渗出物积聚，腹水少量至中等量，呈草黄色，有时可为淡血性，偶见乳糜性腹水	形成腹水
粘连型	由渗出型在腹水吸收后逐渐形成，也可起病隐袭，病变发展缓慢，病理变化始终以粘连为主。有大量纤维组织增生，腹膜、肠系膜明显增厚。肠袢相互粘连，并与其他脏器紧密缠结在一起，肠管常因受到压迫与束缚而发生肠梗阻。大网膜可增厚、变硬，卷缩成团块。严重者腹腔完全闭塞	可发生肠梗阻
干酪型	由渗出型或粘连型进展而来，是本病的重型，并发症常见。以干酪样坏死病变为主，肠管、肠系膜、大网膜或腹腔内其他脏器之间相互粘连，分隔成许多小房，小房腔内有混浊积液，干酪样坏死的肠系膜淋巴结参与其中，形成结核性脓肿。小房可以向肠管、腹腔或阴道穿破而形成窦道或瘘管	重型； 可形成窦道、瘘管

三、临床表现

1. 腹痛　早期不明显，后出现持续性钝痛或隐痛，也可以始终没有腹痛。疼痛多位于脐周、下腹，有时为全腹痛。当并发肠梗阻时，有阵发性绞痛。

2. 腹泻　常见，粪便多呈糊样。原因：腹膜炎导致肠功能紊乱；肠管内瘘。有时腹泻与便秘交替出现。

3. 腹部体征

(1)腹壁柔韧感：常见体征，是腹膜遭受轻度刺激或有慢性炎症的表现。

(2)腹部压痛：轻微，少数压痛严重，伴有反跳痛，常见于干酪型结核性腹膜炎。

(3)腹水：少量至中等量。

(4)腹部肿块：多见于粘连型或干酪型，肿块多由肿大的肠系膜淋巴结、增厚的大网膜、粘连成团的肠曲或干酪样坏死脓性物积聚而成，常位于脐周。肿块大小不一、表面不平、边界不清，有时呈结节感，活动度差。

(5)肝大：由营养不良致脂肪肝或肝结核引起。

4. 并发症　肠梗阻常见。可发生肠瘘、腹腔脓肿形成等。

5. 全身症状　结核毒血症：发热和盗汗。热型以低热、中等热为最多，约1/3患者有弛张热，少数稽留热。高热伴有明显毒血症者，主要见于干酪型、渗出型，或见于伴有严重肠外结核病的患者。后期可有营养不良表现：消瘦、贫血、水肿、舌炎、口角炎等。

[经典例题1]

下列哪项不符合结核性腹膜炎的腹痛特点

A. 多位于右上腹　　B. 可无明显腹痛

C. 可表现为急腹症　　D. 可呈阵发性绞痛

E. 可表现为持续钝痛

[参考答案] 1. A

四、辅助检查

表 1-90　结核性腹膜炎诊断中辅助检查的意义(小结 TANG)

辅助检查		结果及意义
腹水检查	腹水常规	草黄色渗出液，静置后可有自然凝固块，少数为淡血色，偶见乳糜性；比重>1.018，蛋白质>25g/L，血清腹水白蛋白梯度(SAAG)<11g/L；白细胞>500×10^6/L，以淋巴细胞为主，普通细菌培养(-)。有时因低白蛋白血症，或合并肝硬化腹水，性质可接近漏出液
	腹水特殊项目	腹水腺苷脱氨酶活性(ADA)升高时，可能为结核性腹膜炎；腹水葡萄糖<3.4mmol/L、pH<7.35，提示细菌感染
	腹水结核分枝杆菌培养	阳性率较低
	腹水细胞学检查	排除癌性腹水
腹部 X 线平片		可见到钙化的肠系膜淋巴结结核；可发现肠粘连、肠结核、肠瘘、肠腔外肿块等征象
腹部 B 超		少量腹水需靠 B 超确定，并可为穿刺抽腹水定位
腹腔镜检查		对诊断有困难者具有重要意义，活组织检查具有确诊价值。腹腔镜下可见腹膜、网膜、内脏表面散在或集聚的灰白色结节，浆膜失去正常光泽、混浊粗糙； 适用于有游离腹水的患者；禁用于腹膜有广泛粘连者
其他	血常规	轻~中度贫血； 白细胞多正常，有腹腔结核病灶急性扩散或干酪型患者白细胞可增高
	红细胞沉降率	病变活动时血沉增快，病变趋于静止时可逐渐正常
	结核菌素(PPD)试验、γ 干扰素释放试验	强阳性有助于诊断

五、诊断与鉴别诊断

1. 诊断依据　①中青年患者，有结核病史，伴有其他器官结核病的证据；②长期不明原因发热，伴有腹痛、腹胀、腹水、腹部包块、腹壁柔韧感；③腹水为渗出液，总蛋白>25g/L，SAAG<11g/L，白细胞>500×10^6/L，以淋巴细胞为主，ADA 活性增高，普通细菌培养(-)；④X 线检查发现肠粘连等征象；腹部平片有肠梗阻或散在钙化点；⑤PPD 试验或 γ 干扰素释放试验呈强阳性。

不典型病例，主要是有游离腹水病例，可行腹腔镜检查并做活检可确诊。

有广泛腹膜粘连者应结合腹部、CT 等检查排除腹腔肿瘤，有手术指征者可剖腹探查。

2. 鉴别诊断

表 1-91　结核性腹膜炎鉴别诊断(小结 TANG)

需要鉴别的疾病		下一步检查
与以腹水为主要表现者鉴别	腹腔恶性肿瘤：腹膜转移癌、腹膜间皮瘤等	腹水细胞学检查； B 超、CT、内镜等检查寻找原发癌灶(以肝、胰、胃肠道及卵巢癌肿多见)； 对鉴别有困难者，可行腹腔镜检查； 必要时可行诊断性抗结核治疗
	肝硬化腹水	腹水性质——漏出液；当肝硬化合并结核性腹膜炎时，介于漏出液和渗出液之间；如肝硬化患者腹水为渗出液改变，淋巴细胞为主，普通细菌培养(-)——合并结核性腹膜炎的可能
	其他疾病引起的腹水，如结缔组织病、Budd-Chiari 综合征、Meigs 综合征、缩窄性心包炎等	
与以腹部包块为主要表现者鉴别		腹部肿瘤；克罗恩(Crohn)病等

续表

需要鉴别的疾病	下一步检查
与以发热为主要表现者鉴别——引起长期发热的其他疾病	
与以急性腹痛为主要表现者鉴别：结核性腹膜炎可因为干酪样坏死灶溃破或因为肠梗阻而发生急性腹痛，此时应与其他外科急腹症鉴别	

六、治疗

1. 抗结核化学药物治疗(关键)

对一般渗出型病例，由于腹水及症状消失常不需太长时间，患者可能会自行停药，而导致复发，故必须强调全程规则治疗。

对粘连型或干酪型病例，由于大量纤维增生，药物不易进入病灶达到应有浓度，病变不易控制，必要时应考虑加强联合应用并适当延长疗程。

2. 大量腹水　可适当放腹水以减轻症状。

3. 手术适应证　①急性肠穿孔，或腹腔脓肿经抗生素治疗未见好转者；②并发完全性肠梗阻或有不全性肠梗阻经内科治疗未见好转者；③肠瘘经抗结核化疗与加强营养而未闭合者；④诊断有困难，与急腹症不能鉴别时——剖腹探查。

第十章　腹外疝

一、核心知识点——斜疝与直疝的鉴别诊断

表 1-92　本节三大核心考点之 1——斜疝与直疝的 8 大鉴别(TANG 小结)

	斜疝	直疝
好发人群	儿童、青壮年	老年人
突出途径	腹股沟管	直疝三角
是否进入阴囊	进入	不进入
疝块外形	椭圆形或梨形、上部呈蒂柄状	半球形，底宽
回纳后压住深环，增高腹内压，疝块	不再突出	仍突出
嵌顿机会	较多	极少
精索与疝囊的关系	精索在疝囊后方	精索在疝囊前外方
疝囊颈与腹壁下动脉的关系	疝囊颈在腹壁下动脉外侧	疝囊颈在腹壁下动脉内侧

二、为搞清楚上述核心知识点，需硬着头皮，彻底掌握以下基础知识点

(一)腹股沟管解剖

位于腹股沟韧带下半部内侧，是由外上斜向内下的肌肉筋膜裂隙，相当于腹内斜肌、腹横肌弓状下缘与腹股沟韧带之间的空隙。

男性长 4~5cm，内含精索；女性内有子宫圆韧带通过。

腹股沟管——前、后、上、下四个壁及内、外两个口。

表 1-93　本节三大核心考点之 2——腹股沟管四壁两口(TANG 小结)

	成分	与临床之间的关系
前壁	浅层为腹外斜肌腱膜，深层有腹内斜肌的部分肌纤维	把这两部分组织重叠缝合就能加强前壁的张力——Ferguson 法
后壁	腹横筋膜	加强后壁的修补术——Bassini、McVay 及 Shouldice 法
上壁	(两块肌肉)腹内斜肌、腹横肌形成的弓状下缘	
下壁	(两个韧带)腹股沟韧带和陷窝韧带	
内口(深环)	位于腹股沟韧带中点上方约一横指处，腹壁下动脉的外侧，是由腹横筋膜外突形成的卵圆形裂隙	是斜疝内容物的进出口，临床中疝还纳后，用手指压住内口，再加腹压，疝块不会重新复出，这是斜疝的特点，是鉴别斜疝和直疝的重要体征
外口(浅环)	是腹外斜肌腱膜在耻骨结节外上方形成的三角形裂隙	

(二)Hesselbach 三角　直疝三角——直疝

由三边组成：外侧边是腹壁下动脉，内侧边是腹直肌外缘，底边是腹股沟韧带。

直疝三角与腹股沟管深环之间有腹壁下动脉和凹间韧带相隔。

(三)腹股沟疝(斜疝和直疝)的病因和发病机制

1. 斜疝　腹内脏器或组织经腹股沟管突出而形成，是最常见的腹外疝。

约占全部腹外疝的 75%~90%，或占腹股沟疝的 85%~95%，男性更常见，男女发病率之比约为 15∶1，右侧比左侧多见(右侧睾丸下降比左侧略晚，鞘突闭锁也较迟)。

(1)先天性斜疝：在胚胎发育过程中，睾丸由腹膜后第 2~3 腰椎旁开始逐渐下降，并依次带动腹膜、腹横筋膜及腹前外侧壁各肌经腹股沟管逐渐下移，最终推动皮肤形成阴囊。随之下移的腹膜形成一鞘突，睾丸则紧贴在其后壁。鞘突下段在婴儿出生后不久成为睾丸固有鞘膜，其余部分即自行萎缩闭锁而遗留一纤维索带。如鞘突不闭锁或闭锁不完全，就成为先天性斜疝的疝囊，构成斜疝或鞘膜积液，或同时存在。

(2)后天性斜疝：①腹股沟区解剖缺陷，腹壁薄弱；②腹横筋膜和腹横肌发育不全，不能关闭腹股沟管深环；③各种原因所致腹内压增高，如慢性咳嗽、前列腺肥大致排尿困难、便秘、腹水、妊娠等。往往是共同作用所致。

2. 直疝　由于腹壁松弛，腹压增高所致。因疝囊颈宽大，一般直疝少见嵌顿，也不进入阴囊。多发生于年老体弱者。

[经典例题 1]

先天性腹股沟斜疝发生的最主要原因是

A. 腹横肌发育不全　　B. 腹横筋膜发育不全

C. 腹外斜肌发育不全　　D. 腹内斜肌发育不全

E. 腹膜鞘突不闭锁

[经典例题 2]

自 Hesselbach 三角向外突出的疝称为

A. 股疝　　B. 白线疝

C. 腹股沟斜疝　　D. 脐疝

E. 腹股沟直疝

[参考答案] 1. E；2. E

三、腹股沟疝治疗　手术：最有效，一般均应尽早施行手术治疗。

1. 手术原则　关闭内环、加强或修补腹股沟管管壁及腹壁薄弱部分。

【不宜手术的情况】①患者存在有可能导致腹内压增高的情况；②1 岁以内的婴儿、年老体弱多病不能耐受手术者。上述情况除非发生绞窄，一般不宜手术。

2. 手术方法

(1)单纯疝囊高位结扎术：显露疝囊颈，于此处行高位结扎或贯穿缝合。解剖上应达内环口，术中以腹膜外脂肪为标志。适用于：

1)婴幼儿：因其腹肌在发育中可逐渐强壮而使腹壁加强，单纯疝囊高位结扎常能获得满意的疗效，故无需施行修补术。

2)绞窄性斜疝：因肠坏死而局部有严重感染，或做肠切除肠吻合时手术区被污染者，通常采取单纯疝囊高位结扎避免施行修补术，因感染常使修补失败。

(2)疝修补术：单纯疝囊高位结扎不足以预防成人腹股沟疝的复发。成年腹股沟疝患者都存在程度不同的腹股沟管前壁或后壁薄弱或缺损，只有在疝囊高位结扎之后，继续加强或修补薄弱的腹股沟管前壁或后壁，治疗方为彻底。具体方法：

表 1-94　本节三大核心考点之 3——腹外疝 5 大修补术(TANG 整理)

修补加强	方法	具体术式	适用于
前壁	Ferguson 法	在精索的前方将腹内斜肌下缘与联合腱缝至腹股沟韧带上，消灭腹内斜肌下缘和腹股沟韧带之间的间隙	腹横筋膜无显著缺损、腹股沟管后壁尚健全的病例

续表

修补加强	方法	具体术式	适用于
后壁	Bassini 法	把精索提起，在其后方把腹内斜肌下缘和联合腱缝至腹股沟韧带上，置精索于腹内斜肌与腹外斜肌腱膜之间	腹横筋膜已哆开、松弛，腹股沟管后壁较为薄弱者，尤其适用于青壮年斜疝和老年人直疝
	Halsted 法	与 Bassini 法很相似，但把腹外斜肌腱膜也在精索后方缝合，从而把精索移至腹壁皮下层与腹外斜肌腱膜之间	
	McVay 法	在精索后方把腹内斜肌下缘和联合腱缝至耻骨梳韧带上	后壁薄弱严重患者、巨大斜疝，还可用于股疝修补，直疝患者更多用此术
	Shouldice 法	高位结扎疝囊后将腹横筋膜自耻骨结节处向上切开，直至内环，然后将切开的两叶予以重叠缝合，先将外下叶缝于内上叶和腹内斜肌的深面，再将内上叶的边缘缝于腹股沟韧带上。然后按 Bassini 法将腹内斜肌下缘和联合腱缝于腹股沟韧带深面。这样既加强了内环，又修补了腹股沟管薄弱的后壁	术后复发率低于其他方法。适用于较大的成人腹股沟斜疝和直疝

(3)无张力疝修补术：利用人工合成网片材料，在无张力的情况下进行疝修补术。

优点：克服了传统修补术的诸多弊端，同时患者下床早、恢复快。

缺点：潜在排异和感染危险——慎用于合并糖尿病以及嵌顿性疝、绞窄性疝有感染可能者。

(4)经腹腔镜疝修补术：微创外科——创伤小、痛苦少、恢复快、美观，并可同时发现和处理并发疝、双侧疝。

[经典例题 3]

绞窄性腹股沟斜疝在行肠切除吻合术后应行

A. Ferguson 疝修补术

B. Bassini 疝修补术

C. McVay 疝修补术

D. 疝囊高位结扎

E. Shouldice 疝修补术

[经典例题 4]

男性，74 岁。右侧腹股沟区可复性肿块 8 年。查体：患者直立时，在腹股沟内侧端、耻骨结节上外方有一 4cm×4cm 半球形肿物，未进入阴囊，平卧后自行消失。

(1)该患者最可能的诊断是

A. 隐睾

B. 股疝

C. 腹股沟直疝

D. 腹股沟斜疝

E. 交通性鞘膜积液

(2)该患者手术方式多选择

A. McVay 法

B. Halsted 法

C. Bassini 法

D. Ferguson 法

E. Shouldice 法

[参考答案] 3. D；4. C、A

四、斜疝临床病理类型

典型的腹股沟疝由疝囊、疝内容物和疝外被盖等组成。疝囊是壁层腹膜的憩室样的突出部，分为疝囊颈和疝囊体两部分。疝囊颈是疝囊比较狭窄的部分，是疝环所在的部位，又称疝门。

1. 易复性疝　平卧或用手推送，疝内容物容易回纳入腹腔。

2. 难复性疝　疝内容物反复突出致疝囊颈因摩擦而产生粘连，使疝内容物不能完全回纳入腹腔。这种疝的内容物大多为大网膜。巨大疝也常难以回纳。

【滑动性疝】也属难复性疝，指的是少数病程较长的疝，因内容物不断进入疝囊时产生的下坠力量将囊颈上方的腹膜逐渐推向疝囊，深环较宽大、后腹壁松弛，尤其是髂窝区后腹膜与后腹壁结合得极为松弛，更易被推移，以致盲肠(包括阑尾)、乙状结肠或膀胱随之下移而成为疝囊壁的一部分。

3. 嵌顿性疝　当疝环狭小而腹内压突然增高时，疝内容物可强行扩张疝囊颈而进入疝囊，随后因疝囊颈的弹性收缩，又将内容物卡住，使其不能回纳，称为嵌顿性疝或箝闭性疝。如其内容物为肠管，肠壁及其系膜可在疝环处受压，先使静脉回流受阻，导致肠壁淤血和水肿，疝囊内肠壁及其系膜渐增厚，肠管受压情况加重而更难回纳。肠管嵌顿后，可导致急性机械性肠梗阻。如为部分肠管壁被嵌顿，未发生完全性肠梗阻称 Richter 疝；如小肠憩室(常为 Meckel 憩室)被嵌顿则为 Littre 疝。注意：在疝环处肠管易受压迫坏死。

4. 绞窄性疝　嵌顿如不及时解除，肠管及其系膜受压情况不断加重可使动脉血流减少，最后导致完全阻断，即为绞窄性疝。此时肠系膜动脉搏动消失，肠壁逐渐失去其光泽、弹性和蠕动能力，最终坏死变黑。儿童疝环组织柔软，嵌顿后很少发生绞窄。

五、嵌顿性和绞窄性疝的处理原则

嵌顿性疝原则上需要紧急手术，下列情况可先试行手法复位：①嵌顿时间在 3~4 个小时内，局部压痛不明显，无腹膜刺激征；②年老体弱或伴有其他较严重疾病而估计肠袢尚未坏死者。

手术原则：①术前：如有脱水和电解质紊乱，应迅速补液加以纠正；②术中：应正确判断疝内容物的生命力，严防有坏死、甚至生命力可疑的肠管被回纳入腹腔；③因麻醉作用而自行回纳腹腔未见肠管者，必要时行剖腹探查术；④应警惕逆行性嵌顿的可能，检查腹腔内中间肠袢是否坏死。

六、股疝

多见于 40 岁以上妇女，疝囊通过股环、经股管向卵圆窝突出的疝。

(一)股管结构

股管是一漏斗状筋膜间隙，实为股鞘内侧份，是股疝的通道。平均长 1.3cm。有上、下两口及前、后、内、外四壁。

上口即股环，有一薄层疏松结缔组织覆盖，下口为卵圆窝，位于腹股沟韧带内下方，大隐静脉在此进入股静脉。前缘为腹股沟韧带；后缘为耻骨梳韧带；内缘为腔隙韧带；外缘为股静脉内侧的纤维膈。

(二)诊断要点

腹股沟韧带下方卵圆窝处出现一半球形突起。由于囊颈较狭小，咳嗽冲击感也不明显，较易嵌顿和绞窄。有时可以肠梗阻表现出现。

平卧回纳内容物后，疝块有时并不完全消失(由于疝囊外有很多脂肪堆积，起缓冲作用)。

[经典例题 5]

最易引起嵌顿的腹外疝是

A. 股疝　　B. 小儿脐疝

C. 白线疝　　D. 切口疝

E. 腹股沟直疝

[参考答案] 5. A

(三)治疗　股疝易嵌顿，确诊后应及时手术。

手术方法：疝囊高位结扎+修补术(最常用 McVay 法)。

另一方法：是在处理疝囊后，在腹股沟韧带下方把腹股沟韧带腔隙韧带和耻骨肌筋膜缝合在一起，借以关闭股环。

术中应注意疝内容肠管情况，有否生命力和是否为肠管壁疝。

疝手术治疗后，3~6个月内避免重体力劳动及突然增高腹压，及时治疗咳嗽、便秘、排尿困难等，以防疝复发。

[经典例题6]

女性，52岁。肥胖。右腹股沟韧带下方卵圆窝处可见3cm×3cm半球状突起，局部有胀痛感。平卧时突起可变小、变软，但有时不完全消失。查体：卵圆窝处咳嗽冲击感不明显。最常用的手术方式是

A. McVay法

B. Halsted法

C. Bassini法

D. Ferguson法

E. Shouldice法

[参考答案] 6. A

第十一章　腹部损伤

第一节　腹部闭合性损伤

一、临床表现

1. 腹壁损伤(简单，无可考点)。

2. 实质性与空腔脏器破裂

表 1-95　实质与空腔脏器损伤的区别(小结 TANG)

	内出血	腹痛及腹膜刺激征	详细表现及伴随症状
实质脏器损伤	为主	腹痛呈持续性 脾损伤后——不严重；肝内外胆管、胆囊或胰腺损伤——较严重	面色苍白、脉率加快，严重时脉搏微弱、血压不稳，甚至休克。体征最明显处一般即是损伤所在
空腔脏器破裂	不明显	强烈	伴胃肠道症状：恶心、呕吐、便血、呕血等，可有气腹征，稍后可出现全身感染的表现

二、诊断要点、主要辅助诊断方法

1. 闭合性损伤的诊断　下列情况之一者，应考虑有腹内脏器损伤：

①早期出现休克征象者(尤其是出血性休克)；②有持续性甚至进行性腹部剧烈疼痛伴恶心、呕吐等消化道症状者；③有明显腹膜刺激征者；④有气腹表现者；⑤腹部出现移动性浊音者；⑥有便血、呕血或尿血者；⑦直肠指检发现前壁有压痛或波动感，或指套染血者。

【开放性损伤的诊断】

要慎重考虑是否为穿透伤，要注意：①穿透伤的入口或出口可能不在腹部而在胸、肩、腰、臀或会阴；②有些腹壁切线伤虽未穿透腹膜，并不排除内脏损伤的可能；③穿透伤的入、出口与伤道不一定呈一直线；④伤口大小与伤情严重程度不一定成正比。

2. 主要辅助诊断方法

(1)B 超：最常选用——方便、可靠。

(2)诊断性腹腔穿刺术和腹腔灌洗术：阳性率可达 90%以上，且可在床旁进行而不必搬动伤者，故对伤情较重者尤为适用。

注意：诊断性腹腔穿刺术抽不到液体并不能完全排除内脏损伤的可能性，可行腹腔灌洗术。灌洗后取瓶中液体进行肉眼或显微镜下检查，必要时涂片、培养或测定淀粉酶含量。此法对腹内少量出血者比一般诊断性穿刺术更为可靠，有利于早期诊断并提高确诊率。

检查结果符合以下任何一项，即属阳性：①灌洗液含有肉眼可见的血液、胆汁、胃肠内容物或证明是尿液；②显微镜下红细胞计数超过 100×10^9/L 或白细胞计数超过 0.5×10^9/L；③淀粉酶超过 100 Somogyi 单位；④灌洗液中发现细菌者。

(3)X 线检查：在伤情平稳、发展缓慢时进行，处于休克状态者应限制过多搬动。胸腹部 X 线检查情况允许时应采取立位，可观察到膈下积气、腹内积液以及某些脏器的大小、形态和位置的改变。还可行选择性动脉造影或 CT 检查。

[经典例题 1]

闭合性腹部损伤，确诊有无内脏伤最可靠的诊断方法为

A. CT 检查　　B. 腹腔穿刺

C. 白细胞计数　　D. B 超检查

E. X 线片

[参考答案] 1. B

三、处理原则、急症手术探查的指征、顺序

1. 处理原则　对于已确诊或高度怀疑腹内脏器损伤者，处理原则是做好急症手术前准备，力争早期手术。

(1)如合并其他损伤，应权衡轻重缓急，首先处理对生命威胁最大的损伤。

(2)防治休克是治疗的重要措施，力争在收缩压回升至 90mmHg 以上后进行手术，对严重出血性休克应在抗休克同时，迅速手术。

(3)对疑有内脏损伤者应禁食、输液及使用抗生素，禁用吗啡类药物止痛。

2. 急症手术探查指征　①腹痛和腹膜刺激征进行性加重或范围扩大者；肠蠕动音逐渐减少、消失或出现明显腹胀者；②红细胞计数进行性下降者；血压由稳定转为不稳定甚至下降者；积极救治休克而情况不见好转或继续恶化者；③全身情况有恶化趋势，出现口渴、烦躁、脉率增快或体温及白细胞计数上升者；④膈下有游离气体表现者；腹腔穿刺吸出气体、不凝血液、胆汁或胃肠内容物者；胃肠出血者。

3. 急症手术探查的顺序

原则上是先处理出血性损伤，后处理穿破性损伤；对于穿破性损伤，应先处理污染重的损伤，后处理污染轻的损伤。探查顺序取决于：①根据术前的诊断或判断，首先探查受伤的脏器；②凝血块集中处一般即是出血部位。

诊断不明确者，探查顺序如下：

①先探查肝、脾等实质性器官，同时探查膈肌有无破损。

②接着从胃开始，逐段探查十二指肠第一段、空肠、回肠、大肠以及其系膜。

③然后探查盆腔脏器，再后则切开胃结肠韧带显露网膜囊，检查胃后壁和胰腺。

④如属必要，最后还应切开后腹膜探查十二指肠二、三、四段。

也可根据切开腹膜时所见决定探查顺序——如有气体逸出，提示胃肠道破裂，如见到食物残渣应先探查上消化道，见到粪便先探查下消化道，见到胆汁先探查肝外胆道及十二指肠等。纤维蛋白沉积最多或网膜包裹处——往往是穿孔所在部位。

有腹腔内出血时，开腹后应立即吸出积血，清除凝血块，迅速查明来源，加以控制。

关腹前视损伤和感染情况置腹腔引流管，确保术后引流通畅并防止压迫肠道。

四、非手术探查的指征、观察项目和要求

1. 非手术探查的指征　对于无法明确有无腹部内脏损伤而生命体征尚稳定的患者，应先行保守治疗而不进行手术探查。

2. 观察项目和要求

表 1-96　腹部闭合性损伤保守治疗的细节考点(TANG)

观察	生命体征	每 15~30 分钟测定一次脉率、呼吸和血压
	腹部体征	每 30 分钟检查一次，注意腹膜刺激征程度和范围的改变
	血常规	每 30~60 分钟测定一次红细胞数、血红蛋白和血细胞比容，了解是否有所下降，并复查白细胞数是否上升
	必要时，可重复进行诊断性腹腔穿刺术或灌洗术	

续表

要求	“三不”	①禁止随便搬动伤者；②不注射止痛剂；③禁饮食
观察期间的处理	抗休克——积极补充血容量，防治休克； 抗感染——注射广谱抗生素以预防或治疗可能存在的腹内感染； 胃肠减压——疑有空腔脏器破裂或有明显腹胀时进行	

第二节　常见腹部脏器损伤

一、脾、肝、胰损伤的临床特点与治疗

1. 脾破裂　腹部内脏最容易受损的器官(40%～50%)。

(1)临床特点

分为真性破裂(破损累及被膜)、中央型破裂(破在脾实质深部)和被膜下破裂(破在脾实质周边部)3种。85%为真性破裂，破裂部位多见于脾上极及膈面。有时在裂口对应部位有下位肋骨骨折的存在。出血量大，可迅速出现休克。如撕裂脾蒂，未及抢救即可死亡。中央型破裂(破在脾实质深部)和被膜下破裂因被膜完整，出血量受到限制，并无明显内出血征象。

(2)治疗：在坚持“抢救生命第一，保留脾第二”的原则下，尽量保留脾脏。

表 1-97　脾破裂的治疗(小结 TANG)

临床情况	处理
无休克或容易纠正的一过性休克，影像学检查(B 超、CT)证实脾裂伤比较局限、表浅，无其他腹腔脏器合并伤者	严密观察下行非手术治疗。观察中如发现继续出血或发现有其他脏器损伤，应立即中转手术，尽快剖腹探查
彻底查明伤情后明确可能保留脾者(主要是Ⅰ、Ⅱ级损伤)	生物胶黏合止血、物理凝固止血、单纯缝合修补、脾破裂捆扎、脾动脉结扎及部分脾切除等
在野战条件下或原先已呈病理性肿大的脾发生破裂	脾切除术
脾中心部碎裂，脾门撕裂或有大量失活组织，高龄及多发伤情况严重	迅速施行全脾切除术 【特殊】小儿——将 1/3 脾组织切成薄片或小块埋入大网膜囊内进行自体移植——避免日后发生 OPSI(脾切除后凶险性感染)。成人 OPSI 发生率甚低，多无此必要
延迟性脾破裂——发生在伤后两周至数月以后。见于脾被膜下破裂形成的血肿和少数脾真性破裂后被网膜等周围组织包裹形成的局限性血肿，因轻微外力影响或胀破被膜或血凝块而发生	切脾

2. 肝破裂　占 15%～20%。右肝多于左肝。

(1)临床特点

与脾破裂相似之处：分为真性破裂(破损累及被膜)、中央型破裂(破在肝实质深部)、被膜下破裂(破在肝实质周边部)三种。肝被膜下破裂也有转为真性破裂的可能。

与脾破裂不同之处：①肝破裂后可能有胆汁溢入腹腔，故腹痛和腹膜刺激征较为明显。②肝破裂后血液有时可能通过胆管进入十二指肠而出现黑便或呕血。③中央型肝破裂更易发展为继发性肝脓肿。

(2)治疗

1)非手术治疗：适用于血流动力学指标稳定或经补充血容量后保持稳定的伤员，须在严密观察下进行。

2)手术治疗：生命体征经补充血容量后仍不稳定或需大量输血才能维持血压者，说明有继续活动性出血，应尽早行剖腹探查手术治疗。

肝破裂手术治疗的基本要求：彻底清创、确切止血、消除胆汁溢漏和建立通畅引流。

①暂时控制出血，尽快查明伤情：开腹后发现肝破裂并有凶猛出血时，可用纱布压迫创面暂时止血，同时用手指或橡皮管阻断肝十二指肠韧带控制出血，以利探查和处理。常温下每次阻断的时间不宜超过30分钟。肝硬化等病理情况时，肝血流阻断时间每次不宜超过15分钟。若需控制更长时间，应分次进行。

②单纯缝合：损伤肝清创后对出血点和断裂的胆管逐一结扎。对于裂口不深、出血不多、创缘比较整齐的病例，在清创后可将裂口直接予以缝合，应行伤口全层缝合，不留死腔。

③肝动脉结扎术：如果裂口内有不易控制的动脉性出血，可考虑行肝动脉结扎。结扎左肝或右肝动脉效果肯定，但手术后肝功能可能波动；结扎肝总动脉最安全，但止血效果有时不满意；结扎肝固有动脉有一定危险，故应慎用。

④肝切除术：对于有大块肝组织破损，特别是粉碎性肝破裂，或肝组织挫伤严重的患者应施行肝切除术，但不宜采用创伤大的规则性肝叶切除术，而是在充分考虑肝解剖特点的基础上做清创式肝切除术，即将损伤和失活的肝组织整块切除，并应尽量多保留健康肝组织，切面的血管和胆管均应予结扎。

⑤纱布块填塞法：对于裂口较深或肝组织已有大块缺损而止血不满意、又无条件进行较大手术的患者，仍有一定应用价值。

⑥肝损伤累及肝静脉主干或肝后段下腔静脉破裂的处理：出血多较汹涌，且有并发空气栓塞的可能，死亡率高达80%，处理十分困难。通常需扩大为胸腹联合切口，采用带蒂大网膜填塞后，用粗针线将肝破裂伤缝合、靠拢。如无效，则需实行全肝血流阻断(包括腹主动脉、肝门和肝上下方的下腔静脉)后，缝补静脉破裂口。不论采用何种术式，术后应引流出渗血和胆汁。

3. 胰腺损伤　占1%~2%，因其位置深而隐蔽，故容易漏诊，死亡率高达20%左右。

(1)临床特点

①常系上腹部强力挤压所致；

②胰腺破损或断裂后，胰液可积聚于网膜囊内而表现为上腹部明显压痛和肌紧张；还可因膈肌受刺激而出现肩部疼痛。外渗的胰液经网膜孔或破裂的小网膜进入腹腔后，可很快引起弥漫性腹膜炎。如渗液局限在网膜内未及时处理，日久可形成胰腺假性囊肿；

③内出血数量一般不大，所致腹膜炎在体征方面也无特异性，故术前诊断常需凭借测定诊断性腹腔穿刺液的淀粉酶含量来确定。尿淀粉酶也可升高。

(2)治疗：手术目的——止血、清创、控制胰腺外分泌及处理合并伤。

表1-98　胰腺损伤程度治疗措施

胰腺损伤程度	治疗措施
被膜完整的胰腺挫伤	仅做局部引流
胰体部分破裂而主胰管未断	用丝线做褥式缝合修补
胰颈、体、尾部的严重挫裂伤或横断伤	胰腺近端缝合、远端切除术
胰腺头部严重挫裂或断裂	为保全胰腺功能，可结扎头端主胰管、缝闭头端腺体断端处，并行远端与空肠 Roux-en-Y 吻合术
胰头损伤合并十二指肠破裂	十二指肠憩室化手术
胰头严重毁损确实无法修复	行胰头十二指肠切除

胰腺手术后常见并发症——胰瘘。处理：腹内均应留置胶管引流维持10天以上，因为有些胰瘘要在1周以后才逐渐表现出来。多可在4~6周内自愈，亦有拖延数月之久者，但很少需要再次手术。生长抑素可用于预防和治疗外伤性胰瘘。

手术探查时发现胰腺附近后腹膜有血肿者，应将血肿切开探查。胰腺手术后，宜禁食并给予全胃肠外营养治疗。

[经典例题1]

腹部闭合性损伤中最易损伤的实质性器官是

A. 肾脏　　B. 肝脏

C. 胰腺　　D. 肾上腺

E. 脾脏

[经典例题2]

男性，35岁。发生左侧腹部及左下胸部撞击伤3小时。检查：神志清，体温37℃，血压80/60mmHg，脉率120次/分。左侧腹压痛，有轻度反跳痛及肌紧张，血白细胞20×10^9/L。尿镜检红细胞20/HP，正确的急救处理是

A. 大剂量抗菌药物治疗

B. 输血、输液

C. 密切观察

D. 纠正休克的同时，考虑立即剖腹探查

E. 应用25%甘露醇静脉注射，密切观察尿液的改变

[参考答案] 1. E；2. D

二、小肠，结、直肠损伤的临床特点与治疗

表1-99　3大空腔脏器损伤的知识点总结(TANG)

		临床特点	治疗(主要)	备注
小肠破裂		发生机会较高。可在早期即产生明显的腹膜炎，少数患者有气腹。穿孔小或穿孔被堵塞也可能无弥漫性腹膜炎的表现	立即手术——简单修补为主。 采用间断横向缝合以防修补后肠腔发生狭窄	以下情况应采用部分小肠切除吻合术：①裂口较大或裂口边缘部肠壁组织挫伤严重者；②小段肠管有多处破裂者；③肠管大部分或完全断裂者；④肠管严重挫伤、血运障碍者；⑤肠壁内或系膜缘有大血肿者；⑥肠系膜损伤影响肠壁血液循环者
结肠破裂		发病率较低。 因结肠内容物液体成分少而细菌含量多，故腹膜炎症状出现得较晚，但腹腔感染较严重。一部分结肠位于腹膜后，受伤后容易漏诊，常常导致严重的腹膜后感染	①大部分：先采用肠造口术或肠外置术处理，待3~4个月后情况好转时，再行关闭瘘口； ②裂口小、腹腔污染轻、全身情况良好一期修补或一期切除吻合(限于右半结肠)； ③比较严重：一期修复后，加做近端结肠造口术，确保肠内容物不再进入远端	一期修复手术的禁忌：①腹腔严重污染；②全身严重多发伤或腹腔内其他脏器合并伤，需尽快结束手术；③伴有重要的其他疾病如肝硬化、糖尿病等
直肠损伤	腹膜反折之上		与结肠损伤一样，腹膜炎出现得较晚，但较严重	剖腹进行修补，如属毁损性严重损伤，可切除后端端吻合，同时行乙状结肠双筒造口术，2~3个月后闭合造口
	腹膜反折之下		不表现为腹膜炎，而是引起较严重的直肠周围感染	充分引流直肠周围间隙以防感染扩散，并应施行乙状结肠造口术，使粪便改道直至直肠伤口愈合

第二篇

泌尿系统

听听老师怎么讲

考情分析

历年考情概况

常考知识点	历年常考内容	历年分值
尿液检查	血尿、蛋白尿、管型尿	2
肾小球疾病	急性肾小球肾炎、慢性肾小球肾炎、肾病综合征、急进性肾小球肾炎、IgA 肾病	8~10
尿路感染、男性生殖系统感染、结核	急慢性肾盂肾炎、前列腺炎、肾结核	2~4
尿路结石	肾和输尿管结石、膀胱结石	2~4
泌尿男性生殖系统肿瘤	肾癌、肾母细胞瘤、肾盂癌、膀胱癌、睾丸肿瘤、前列腺癌、阴茎癌	5~7
泌尿系统损伤	前后尿道损伤、肾损伤	2~3
泌尿系统梗阻	前列腺增生、尿潴留、肾积水	2~4
泌尿系统畸形	隐睾、鞘膜积液、精索静脉曲张	2~3
肾功能不全	急慢性肾功能不全	2~4

易错考点摘要

考点	考查角度
肾小球肾炎	5 大肾小球疾病，永恒的重要考点，涉及病理部分极难
尿路结石	治疗的选择
泌尿系统肿瘤	7 组肿瘤的首选影像学检查、诊断与治疗
肾功能不全	分期、透析指征

本篇学习方法或注意事项

泌尿系统确实比较难。最终拿到 60%的分数，是比较切实可行的目标。

建议各位遵循“由易到难”的原则，按“三步走”的顺序来掌握。

搞定泌尿系统“三步走”（TANG）

第 1 步——“简单点”	泌尿外科：第 6~10 章	结石、肿瘤、损伤、畸形、前列腺增生
第 2 步——“老大难”	肾内科：第 1~5 章	肾小球肾炎、尿路感染、前列腺炎、附睾炎、结核
第 3 步——“大结局”	第 11 章	急、慢性肾衰竭

Learning plan

学习时间规划表

第01天　第　章 听老师的课 □ 复习讲义 □ 做习题 □	第02天　第　章 听老师的课 □ 复习讲义 □ 做习题 □	第03天　第　章 听老师的课 □ 复习讲义 □ 做习题 □	第04天　第　章 听老师的课 □ 复习讲义 □ 做习题 □	第05天　第　章 听老师的课 □ 复习讲义 □ 做习题 □	第06天　第　章 听老师的课 □ 复习讲义 □ 做习题 □
第07天　第　章 听老师的课 □ 复习讲义 □ 做习题 □	第08天　第　章 听老师的课 □ 复习讲义 □ 做习题 □	第09天　第　章 听老师的课 □ 复习讲义 □ 做习题 □	第10天　第　章 听老师的课 □ 复习讲义 □ 做习题 □	第11天　第　章 听老师的课 □ 复习讲义 □ 做习题 □	第12天　第　章 听老师的课 □ 复习讲义 □ 做习题 □
第13天　第　章 听老师的课 □ 复习讲义 □ 做习题 □	第14天　第　章 听老师的课 □ 复习讲义 □ 做习题 □	第15天　第　章 听老师的课 □ 复习讲义 □ 做习题 □	第16天　第　章 听老师的课 □ 复习讲义 □ 做习题 □	第17天　第　章 听老师的课 □ 复习讲义 □ 做习题 □	第18天　第　章 听老师的课 □ 复习讲义 □ 做习题 □
第19天　第　章 听老师的课 □ 复习讲义 □ 做习题 □	第20天　第　章 听老师的课 □ 复习讲义 □ 做习题 □	第21天　第　章 听老师的课 □ 复习讲义 □ 做习题 □	第22天　第　章 听老师的课 □ 复习讲义 □ 做习题 □	第23天　第　章 听老师的课 □ 复习讲义 □ 做习题 □	第24天　第　章 听老师的课 □ 复习讲义 □ 做习题 □
第25天　第　章 听老师的课 □ 复习讲义 □ 做习题 □	第26天　第　章 听老师的课 □ 复习讲义 □ 做习题 □	第27天　第　章 听老师的课 □ 复习讲义 □ 做习题 □	第28天　第　章 听老师的课 □ 复习讲义 □ 做习题 □	第29天　第　章 听老师的课 □ 复习讲义 □ 做习题 □	第30天　第　章 听老师的课 □ 复习讲义 □ 做习题 □
第31天　第　章 听老师的课 □ 复习讲义 □ 做习题 □					

注意：每天的学习建议按照“听课→做题→复习讲义”三部曲来进行；另：计划一旦制订，请各位同学严格执行。

第一章 尿液检查

第一节 血 尿

一、概念

尿液离心后沉渣在显微镜下检查红细胞>3个/高倍视野。

镜下血尿——需经显微镜才能确定者。

肉眼血尿——尿液呈洗肉水样或血色者。

二、常见原因

肾小球源性血尿——各种肾小球肾炎。

非肾小球源性血尿——泌尿系统感染、结核、结石、创伤及肿瘤。

三、肾小球源性血尿与非肾小球源性血尿鉴别

表2-1 肾小球源性血尿与非肾小球源性血尿(TANG小结)

	肾小球源性血尿	非肾小球源性血尿
不同点	全程、无痛性血尿、尿中无凝血，可见红细胞管型、变形红细胞为主(>70%)。伴有其他肾小球疾病表现	尿中有凝血，红细胞大小一致，血红蛋白分布均匀

四、尿三杯试验

患者在一次排尿过程中，分别收集初、中、终各段的尿液镜检红细胞。

表2-2 尿三杯试验结果提示(TANG小结)

初段血尿	前尿道病变
终末血尿	膀胱三角区、后尿道、精囊、前列腺病变
全程血尿	膀胱、输尿管及肾脏的疾病

第二节 蛋白尿

一、概念

成人尿蛋白量>150mg/d称为蛋白尿，>3.5g/d称为大量蛋白尿。

二、分类及常见原因

1. 生理性蛋白尿。

2. 病理性蛋白尿 肾小球性、肾小管性、溢出性、分泌性及组织性蛋白尿。

根据尿蛋白的选择性分为：

(1)选择性蛋白尿：以白蛋白为主，并有少量的小分子量蛋白(如β_2-MG)，无大分子量的蛋白，见于微小病变肾病和早期糖尿病肾病。

(2)非选择性蛋白尿：尿中有大分子量的蛋白，如免疫球蛋白、补体，见于其他各种肾小球疾病。

第三节 管型尿

一、概念

管型是由蛋白在肾小管腔内凝固形成。在正常人的尿沉渣中可以偶见透明管型，若易见到透明管型（>1个/低倍视野）或见到其他管型，称为管型尿。

二、管型尿的分类

表 2-3 管型尿的分类（按考试重要性排序 TANG）

透明管型	正常人偶见，剧烈运动后、肾病时增加
红细胞管型	急性肾小球肾炎、急进性肾小球肾炎等
白细胞管型	急性肾盂肾炎、急性间质性肾炎
脂肪管型	微小病变肾病
上皮细胞管型	急性肾小管坏死
蜡样管型	慢性肾衰竭
颗粒管型	各种肾炎、肾病

[经典例题 1]

关于管型的叙述，正确的是

A. 脂肪管型，常见于急性肾衰竭

B. 白细胞管型，常见于急性肾炎

C. 红细胞管型，常见于肾盂肾炎

D. 蜡样管型，常见于慢性肾衰

E. 粗大上皮细胞管型，常见于肾病综合征

[参考答案] 1. D

第二章　肾小球疾病

第一节　概　述

一、病因分类

1. 原发性　病因不明，占肾小球疾病中的大多数，是我国引起慢性肾衰竭的主要原因。
2. 继发性　全身性疾病(如系统性红斑狼疮、糖尿病)导致的肾小球损害。
3. 遗传性　异常遗传基因所致。

二、原发性肾小球疾病的临床与病理分类

表 2-4　原发性肾小球疾病的分类(TANG)

临床分类	急性肾小球肾炎 急进性肾小球肾炎 慢性肾小球肾炎 无症状性蛋白尿和/或血尿 肾病综合征
病理分类 (WHO，1995)	轻微病变性肾小球病 局灶性节段性肾小球病 弥漫性肾小球肾炎 1)膜性肾病 2)增生性肾炎 ①系膜增生性肾小球肾炎 ②毛细血管内增生性肾小球肾炎 ③系膜毛细血管性肾小球肾炎 ④新月体性肾小球肾炎 3)硬化性肾小球肾炎 未分类的肾小球肾炎：微小病变属于轻微肾小球病变，局灶性肾小球肾炎和局灶性节段性肾小球硬化均属于局灶性节段性肾小球病变

[经典例题 1]

原发性肾小球疾病的病理分型不包括

A. 局灶性节段性病变　　B. 轻微肾小球病变

C. 肾病综合征　　D. 膜性肾病

E. 增生性肾炎

[参考答案] 1. C

三、发病机制

多数肾小球肾炎是免疫介导性炎症疾病。

在免疫反应的基础上，炎症介质(如补体、白细胞介素、活性氧等)参与，最后导致肾小球损伤和产生临床症状。

表 2-5　肾小球肾炎的发病机制(小结 TANG)

<table>
<tr><td rowspan="3">免疫反应</td><td rowspan="2">体液免疫</td><td>循环免疫复合物(CIC)沉积</td><td>外源性抗原(如致肾炎链球菌的某些成分)或内源性抗原(如天然 DNA)刺激机体产生相应抗体，在血循环中形成 CIC。CIC 沉积于肾小球，激活炎症介质后导致肾炎</td><td>肾小球系膜区和(或)内皮下 IC 沉积常为 CIC 的发病机制</td></tr>
<tr><td>原位免疫复合物(SIC)形成</td><td>血循环中游离抗体(或抗原)与肾小球固有抗原(如肾小球基底膜抗原或脏层上皮细胞糖蛋白)或已种植于肾小球的外源性抗原(或抗体)相结合，在肾脏局部形成 IC，并导致肾炎</td><td>肾小球基底膜上皮细胞侧 IC 主要与 SIC 发病机制相关</td></tr>
<tr><td>细胞免疫</td><td colspan="3">微小病变肾病患者淋巴细胞在体外培养可释放血管通透性因子
急进性肾炎早期肾小球内常可发现较多的单核细胞</td></tr>
<tr><td rowspan="2">炎症反应</td><td>炎症细胞</td><td colspan="3">包括单核-巨噬细胞、中性粒细胞、嗜酸性粒细胞及血小板等；可产生多种炎症介质和细胞外基质，造成肾小球炎症以及病变慢性进展；肾小球固有细胞(如系膜细胞、内皮细胞和上皮细胞)具有多种免疫球蛋白和炎症介质受体，能分泌多种炎症介质和细胞外基质，主动参与肾小球免疫介导性炎症</td></tr>
<tr><td>炎症介质</td><td colspan="3">补体、活性氧、细胞黏附分子、酶类(如胶原酶)、凝血及纤溶系统因子，内皮素、血管紧张素Ⅱ、多种生长因子(如血管内皮细胞生长因子)、细胞因子(如肿瘤坏死因子)、前列腺素、5-羟色胺等</td></tr>
<tr><td>非免疫机制</td><td colspan="4">病变持续、恶化的重要因素
剩余的健存肾单位产生血流动力学改变、促进肾小球硬化
大量蛋白尿可作为一个独立的致病因素参与肾脏的病变过程
高脂血症加重肾小球损伤</td></tr>
</table>

第二节　急性肾小球肾炎

急性肾小球肾炎(简称急性肾炎)是以急性肾炎综合征为主要临床表现的一组疾病。

一、病因和发病机制

常因 β 溶血性链球菌“致肾炎菌株”(A 组Ⅻ型)感染所致，常见于上呼吸道感染(常为扁桃体炎)、猩红热、皮肤感染(多见脓疱疮)等链球菌感染后。链球菌的致病抗原通过循环免疫复合物或原位免疫复合物形成，诱发免疫炎症反应导致肾脏病变。

二、临床表现

急性起病，出现血尿、蛋白尿、水肿和高血压，并可伴一过性氮质血症。多见于儿童，男多于女。通常于前驱感染后 1~3 周起病。

本病预后大多良好，常可在数月内临床自愈。

表 2-6　急性肾小球肾炎的临床表现(小结 TANG)

<table>
<tr><td rowspan="3">尿异常</td><td>血尿</td><td>几乎全部患者均有肾小球源性血尿，约 30% 的患者可有肉眼血尿</td></tr>
<tr><td>蛋白尿</td><td>可伴有轻、中度蛋白尿
少数(<20%)患者可呈肾病综合征范围的大量蛋白尿</td></tr>
<tr><td>其他</td><td>白细胞和上皮细胞稍增多，并常有颗粒管型和红细胞管型；尿量减少者常见，但无尿较少发生，若持续存在，则提示可能发生新月体性肾小球肾炎或急性肾衰竭</td></tr>
<tr><td>水肿</td><td colspan="2">常为患者就诊的首发症状；典型表现为晨起眼睑水肿或伴有下肢轻度可凹性水肿，少数严重者可波及全身；水肿的原因是水钠潴留</td></tr>
<tr><td>高血压</td><td colspan="2">一过性轻、中度高血压，常与水钠潴留有关，利尿后血压可逐渐恢复正常；少数可出现严重高血压，甚至高血压脑病</td></tr>
</table>

续表

肾功能异常	起病早期可因肾小球滤过率下降、水钠潴留而出现一过性氮质血症，多数患者经利尿消肿后恢复正常，仅有极少数患者可表现为急性肾衰竭，易与急进性肾炎相混淆
免疫学检查异常	起病初期血清补体 C3 下降，于 8 周内渐恢复正常，对提示本病意义很大；患者血清抗链球菌溶血素“O”滴度可升高，提示其近期内曾有过链球菌感染

三、诊断和鉴别诊断

链球菌感染后 1~3 周发生血尿、蛋白尿、水肿和高血压，甚至少尿及氮质血症等急性肾炎综合征表现，伴血清补体 C3 下降，病情于发病 8 周内可逐渐减轻至完全恢复正常者，即可临床诊断为急性肾炎。

临床诊断困难时，可考虑行肾活检以明确诊断、指导治疗。肾活检的临床指征：①少尿 1 周以上或进行性尿量减少伴肾功能恶化者；②病程超过 2 个月而无好转趋势者；③急性肾炎综合征伴肾病综合征者。

表 2-7　需与急性链球菌感染后肾炎鉴别的疾病

以急性肾炎综合征起病的肾小球疾病	其他病原（细菌、病毒及寄生虫）感染后急性肾炎	多种病毒感染极期或感染后 3~5 天，病毒感染后急性肾炎多数临床表现较轻，常不伴血清补体降低，肾功能一般正常
	系膜毛细血管性肾炎	除表现急性肾炎综合征外，经常伴肾病综合征，病变持续无自愈倾向；50%~70% 患者有持续性低补体血症，8 周内不恢复
	系膜增生性肾炎（IgA 及非 IgA 肾病）	患者血清 C3 正常，病情无自愈倾向；IgA 肾病患者疾病潜伏期短，可在感染后数小时至数日内出现肉眼血尿，血尿可反复发作，部分患者血清 IgA 升高
急进性肾小球肾炎		常以早期出现少尿、无尿及肾功能急剧恶化为特征； 重症急性肾炎呈现急性肾衰竭者与该病相鉴别困难时——肾活检确诊
全身系统性疾病肾脏受累		系统性红斑狼疮肾炎及过敏性紫癜肾炎等可呈现急性肾炎综合征，多伴其他系统受累的典型临床表现和实验室检查

四、治疗

本病能自愈，故以休息及对症治疗为主。

1. 对症治疗　包括利尿消肿、降血压，预防心脑并发症的发生。通常利尿治疗有效。利尿后高血压控制仍不满意时，可加用降压药。

2. 一般治疗　急性期应卧床休息，待肉眼血尿消失、水肿消退及血压恢复正常后逐步增加活动量。急性期应予低盐（每日 3g 以下）饮食。明显少尿的急性肾衰竭者需限制液体入量。氮质血症时应限制蛋白质摄入，以优质动物蛋白为主。

3. 治疗感染灶　病初注射青霉素 10~14 天（有争议）。反复发作的慢性扁桃体炎，待病情稳定后应考虑做扁桃体摘除，术前、术后两周需注射青霉素。不宜应用激素及细胞毒类药物。

少数发生急性肾衰竭而有透析指征时，应及时透析。由于本病具有自愈倾向，肾功能多可逐渐恢复，一般不需要长期维持透析。

[经典例题 1]

急性肾炎最主要的治疗方法是

A. 血肌酐、尿素氮（BUN）升高时予以透析

B. 不需要治疗，因为大部分可自愈

C. 利尿剂消除水肿

D. 激素及免疫抑制剂

E. 休息与控制病灶感染

[参考答案] 1. E

第三节 急进性肾小球肾炎

一、概念

在肾炎综合征(血尿、蛋白尿、水肿和高血压)基础上，短期内出现少尿、无尿，肾功能急骤恶化，到达尿毒症的一组临床综合征。病情危重、预后差。病理改变特征为肾小球广泛新月体形成，又名新月体性肾小球肾炎。

二、常见病因及 RPGN 分型

表 2-8 急进性肾小球肾炎的分型(小结 TANG)

	血液	免疫荧光显微镜下	光镜下	占 RPGN
Ⅰ型——抗肾小球基底膜(GBM)型	抗 GBM 抗体——原位免疫复合物	IgG 及 C3 沿肾小球毛细血管壁呈线条样沉积	肾小球内无电子致密物沉积	20%
Ⅱ型——免疫复合物型	循环免疫复合物	IgG 及 C3 呈颗粒样沉积于系膜区和毛细血管壁	肾小球内皮细胞和系膜细胞增生	40%
Ⅲ型——寡免疫复合物型	80%患者血中抗中性粒细胞胞浆抗体(ANCA)阳性	少或无免疫复合物沉积	肾小球节段性纤维素样坏死	40%，是成人，尤其是老年患者中最常见的类型

注意：RPGN Ⅰ型中约 30%可同时存在 ANCA 阳性。我国 ANCA 阳性的 RPGN 中 pANCA 多于 cANCA，其特异性靶抗原分别为髓过氧化物酶(MPO)和蛋白酶 3(PR3)，分别多见于显微镜下多血管炎和肉芽肿性血管炎。

[经典例题 1]

急进性肾小球肾炎Ⅰ型患者血液浓度常升高的抗体是

A. 抗中性粒细胞胞浆抗体

B. 抗平滑肌抗体

C. 抗肾小球基底膜抗体

D. 抗核抗体

E. 抗双链 DNA 抗体

[参考答案] 1. C

三、诊断与鉴别诊断

临床上出现急性肾炎综合征伴急性肾衰竭应怀疑到本病，确诊依靠病理诊断。

我国目前采用的新月体性肾小球肾炎的诊断标准为：肾穿刺标本中 50%以上的肾小球有大新月体(新月体占肾小囊面积 50%以上)形成。原发性急进性肾小球肾炎应与下列疾病鉴别。新月体的病理特征为肾小囊内细胞增生、纤维蛋白沉积。

表 2-9 急进性肾小球肾炎的鉴别诊断(小结 TANG)

引起急进性肾炎综合征的其他肾小球疾病	继发性急进性肾炎	肺出血-肾炎综合征、系统性红斑狼疮肾炎和过敏性紫癜肾炎均可引起新月体性肾炎
	原发性肾小球疾病急骤进展	重症毛细血管内增生性肾小球肾炎和重症系膜毛细血管性肾小球肾炎等，临床上可出现病情急速进展，呈急进性肾炎综合征表现，常需肾活检协助诊断——病理上无新月体形成

续表

引起少尿型急性肾衰竭的非肾小球病	急性肾小管坏死	常有肾缺血、肾毒性因素等诱因，临床上以肾小管功能损害为主，如尿渗透压及尿比重降低，尿钠升高，一般无急性肾炎综合征
	急性过敏性间质性肾炎	常有用药史及典型的全身过敏反应，如发热、皮疹、血嗜酸性粒细胞增高等；多有肾小管和肾间质损害的表现，如有与肾功能下降不平行的贫血(贫血相对较重)、肾性糖尿、低血钾和酸中毒；肾活检可明确诊断
	梗阻性肾病	常突发或急骤出现无尿，无急性肾炎综合征表现，B超、膀胱镜检查和逆行尿路造影可证实梗阻的存在

四、治疗　强化免疫抑制治疗为主。

表2-10　急进性肾小球肾炎的治疗小结(TANG)

	适用于	具体治疗措施
甲泼尼龙冲击疗法	所有三种类型RPGN，但对Ⅱ、Ⅲ型效果较好	甲泼尼龙静脉滴注10~15mg/(kg·次)(一般500~1000mg)，每天或隔日1次，共3~4次为一个疗程；必要时可再用1~2个疗程；接着口服泼尼松1mg/(kg·d)(40~60mg/d)并于数周后逐渐减量
细胞毒药物	对Ⅱ、Ⅲ型效果较为肯定	代表药物：环磷酰胺(CTX)2mg/(kg·d)(100~150mg/d)，总量8g左右；也可用CTX静脉冲击(0.5~1.0/m²体表面积，每月1次，连续6次)
血浆置换	①抗GBM抗体阳性：是Ⅰ型RPGN的首选治疗方法； ②肺出血； ③ANCA相关血管炎表现为依赖透析的急性肾衰竭	强化血浆置换是指每天或隔天应用新鲜血浆或5%白蛋白进行血浆置换，剂量应为人体血浆量的1~1.5倍；需持续治疗10~14天或至血清抗体转阴；同时应联合使用激素和细胞毒药物；Ⅰ型RPGN患者出现无尿，血肌酐>600μmol/L，肾活检中85%的肾小球有大新月体时，肾脏预后较差，脱离透析可能性小。 对于威胁生命的肺出血，特别是ANCA相关的RPGN Ⅲ型，血浆置换控制肺出血的作用较为肯定、迅速
免疫球蛋白	一般情况较差、有明显感染性疾病不能耐受强化免疫抑制疗法者	大剂量免疫球蛋白0.4g/(kg·d)静滴，连续应用3~5天，可短期控制免疫炎症反应

例外——Ⅰ型RPGN患者若出现无尿，血肌酐>600μmol/L，肾活检85%的肾小球有大新月体时，不再建议应用血浆置换，除非出现肺出血时用于挽救生命。

此外，晚期出现慢性肾功能不全、尿毒症的治疗：

尽力保护残余肾功能，预防感染、避免应用肾毒性药物；

必要时开始血液净化疗法；

病情平稳后半年可考虑肾移植。对于Ⅰ型RPGN应在血清抗GBM抗体转阴后半年方可进行肾移植，以避免移植后复发。

第四节　慢性肾小球肾炎

一、临床表现

临床表现多样，以蛋白尿、血尿、水肿、高血压为基本临床表现。起病方式不同，病情迁延，缓慢进展，终将发展为慢性肾衰竭，肾功能逐步恶化，导致尿毒症。

二、诊断

诊断指标：蛋白尿和(或)血尿，伴有水肿、高血压、肾功能不全至少一种情况者；若为单纯性蛋白尿，尿蛋白大于1g/d者；除外继发性肾小球肾炎和遗传性肾小球肾炎。

三、鉴别诊断

1. 继发性肾小球肾炎　狼疮性肾炎、过敏性紫癜肾炎、乙肝病毒相关性肾小球肾炎。

2. 高血压肾损害　先有多年高血压，然后出现蛋白尿(一般不是大量蛋白尿)、肾功能不全，血尿不突出，常伴有高血压其他器官损害(眼底、心脏)。

3. 其他肾小球肾炎　无症状性血尿或(和)蛋白尿、急性肾小球肾炎。

4. Alport 综合征。

5. 慢性肾盂肾炎。

四、治疗

1. 积极控制血压　首选 ACEI 或 ARB。

通常血压控制目标为 140/90mmHg；

若尿蛋白大于 1g/d，130/80mmHg 以下更为理想。

2. 饮食　限盐，肾功能不全者还应控制蛋白摄入量及限磷。

3. 避免劳累、感染、妊娠及应用肾毒性药物。

4. 大量蛋白尿且肾功能正常的患者——根据肾活检病理类型选择治疗，同肾病综合征。

[经典例题 1]

慢性肾小球肾炎患者，当尿蛋白大于 1g/d 时，血压控制的理想水平是

A. 140/90mmHg 以下　　B. 135/85mmHg 以下

C. 120/80mmHg 以下　　D. 125/75mmHg 以下

E. 130/80mmHg 以下

[参考答案] 1. E

第五节　肾病综合征

一、诊断标准——核心考点！

1. 尿蛋白定量超过 3.5g/d。

2. 血浆白蛋白低于 30g/L。

3. 水肿。

4. 高脂血症。

其中 1、2 两项为诊断所必需。

二、继发性肾病综合征的原因及主要特点

肾病综合征系由多种病因、不同发病机制致多种不同病理类型的肾小球病变引起。可分为原发性、继发性两大类。任何年龄均可发生，男多于女。不同年龄发生继发性肾病综合征的原因不完全相同。

表 2-11　继发性肾病综合征的原因及特点(小结 TANG)

年龄	原因	临床表现	肾脏病理表现
青少年	过敏性紫癜肾炎	典型的皮肤紫癜，关节痛，腹痛，黑便(消化道出血)等症状出现后四周内发现血尿，伴蛋白尿甚至表现为肾病综合征	同 IgA 肾病(免疫荧光可见 IgA 在系膜区和毛细血管袢沉积；光镜：系膜增生性肾小球肾炎)
	系统性红斑狼疮肾炎	多系统受累；肾脏受累可轻可重，轻者只表现为血尿和(或)蛋白尿，也可表现为肾病综合征，严重者可有少尿、无尿、肾功能急剧恶化表现为急进性肾炎	多种免疫复合物广泛沉积(IgG、IgM、IgA、C3、C4 和 C1q 均阳性)，肾脏免疫荧光呈“满堂亮”现象
	乙肝病毒相关肾炎	乙肝患者同时有肾炎表现，肾活检有乙肝病毒抗原沉积者可确诊	以膜性肾病最多见

续表

年龄	原因	临床表现	肾脏病理表现
中老年	糖尿病肾病	多见于病程10年以上的糖尿病患者，故多发生在中老年。最早临床表现是水肿和蛋白尿。从微量的蛋白尿逐渐发展成大量蛋白尿、肾病综合征； 糖尿病病史及特征性眼底改变可助诊断	
	肾淀粉样变	是一种全身性疾病；肾脏受累进展多缓慢，肾活检有肾内淀粉样物质沉积。多年后出现持续性蛋白尿，病变严重者尿蛋白可达20g/d，大部分表现为肾病综合征；肾外表现：原发性：巨舌、消化道及心脏受累等	肾脏大小正常或轻度增大，刚果红染色光镜下为砖红色
		继发性： 发生在慢性化脓性感染性疾病、结核、恶性肿瘤等	肾脏受累的表现常被原有疾病所掩盖，直到出现肾病综合征才能发现
	恶性肿瘤相关	淋巴瘤、骨髓瘤及恶性实体瘤可引发肾病综合征	

三、治疗

1. 糖皮质激素的应用

表2-12　肾病综合征糖皮质激素的应用细节（小结TANG）

<table>
<tr><td rowspan="3">使用原则
“始量足、时间长、慢慢减”</td><td>开始用量要足</td><td colspan="2">常用泼尼松，1mg/(kg·d)(不超过60mg/d)，常用量为每日40~60mg，清晨顿服</td></tr>
<tr><td>足量用药时间要够长</td><td colspan="2">一般为6~8周(短期治疗有效者，亦应坚持此期限)，必要时可延长到12周</td></tr>
<tr><td>治疗有效者缓慢减药</td><td colspan="2">每2周减药1次，每次减少原用药量的10%~20%；当减到每日用药量为20mg左右时应更加缓慢，每2周减量1次，每日或隔日减少半片即2.5mg；总之，每日用药量越少，减药量越少，速度越慢；病程不少于1年，甚至更长时间</td></tr>
<tr><td rowspan="3">治疗后的反应</td><td>激素敏感</td><td colspan="2">用药后病情缓解</td></tr>
<tr><td>激素依赖</td><td>用药后有效但于减药过程中经常出现病情反复</td><td rowspan="2">加用或改用其他免疫抑制药；对于肝功能异常者，应改用等量泼尼松龙；个别可静脉用药</td></tr>
<tr><td colspan="2">激素无效</td></tr>
<tr><td>机制</td><td colspan="3">通过抑制免疫反应及免疫介导的炎症反应减少渗出、细胞增生和浸润，改善肾小球基底膜的通透性，抑制醛固酮和抗利尿激素的分泌达到利尿消肿，减少、消除尿蛋白的目的</td></tr>
<tr><td>副作用</td><td colspan="3">感染(一般细菌和结核杆菌)、药物性糖尿病、消化性溃疡、消化道出血、骨质疏松(个别有股骨头坏死)、肥胖、高血压</td></tr>
</table>

2. 免疫抑制剂　细胞毒性药物　一般不单独应用。常与糖皮质激素合用以缓解患者对激素的依赖或与激素共同起治疗作用。

表2-13　肾病综合征治疗——免疫抑制剂（TANG小结）

	具体用法	用药监护及不良反应
环磷酰胺	肝功能无异常者常选用；用量为2mg/(kg·d)，每日1~2次或隔日静脉注射200mg；累积用量为6~8g	注意观察末梢血象(骨髓抑制)及肝功能(中毒性肝损害)脱发(可逆性)、性腺抑制、恶心等胃肠道反应，个别可发生出血性膀胱炎
环孢素A	选择性抑制T辅助细胞和T细胞毒效应细胞；用于激素和细胞毒药物治疗无效的难治性肾病综合征	高血压、高尿酸血症、牙龈增生、多毛症、肝肾毒性
吗替麦考酚酯	通过抑制淋巴细胞鸟嘌呤核苷酸的经典合成途径，从而抑制T、B淋巴细胞的增殖；可用于难治性肾病综合征	腹泻、恶心、呕吐等胃肠道反应，偶有骨髓抑制，严重者可发生严重贫血

3. 一般及对症治疗

严重水肿患者应卧床休息，限盐饮食(每日盐摄入量1~3g)。蛋白质摄入量1g/日·kg，蛋白为优质蛋白。适当利尿。

ACEI、ARB、钙离子通道阻滞剂等均可减少尿蛋白，延缓肾功能恶化，对有高血压的肾病综合征患者亦有效。

[经典例题 1]

男性，21 岁。诊断为原发性肾病综合征，首次治疗，每日用泼尼松 60mg，3 周后尿蛋白仍为(++++)，此时应

A. 用原量继续观察

B. 减少泼尼松量到 40mg/d，加用免疫抑制剂

C. 改为地塞米松

D. 将泼尼松加量到 80mg/d

E. 改用环磷酰胺

[参考答案] 1. A

四、并发症的防治

表 2-14　肾病综合征的并发症、原因及防治(小结 TANG)

并发症	原因	防治
感染	患者体内蛋白质从尿中丢失致免疫功能降低 糖皮质激素及免疫抑制剂的应用	防——从生活、环境各方面保护患者，并密切观察病情及时发现感染 治——应用强有力而无肾毒性的抗菌药物治疗 注意——预防性抗菌药物的应用对患者无益，且可诱发真菌二重感染，故不宜应用
血栓和栓塞并发症	大量利尿和血浆胶体渗透压降低可致血容量不足，有关凝血及纤溶因子的丢失及高脂血症	当血浆白蛋白低于 20g/L 时提示有高凝状态，易导致肾静脉血栓形成及系统性血管血栓及栓塞，应给予抗凝治疗
急性肾衰竭	极少出现，可能与有效血容量不足、肾毒性药物使用及特发性因素等有关	除一般支持疗法外，必要时可采取血液透析治疗以维持生命并有益于肾脏病变恢复
脂肪代谢紊乱致心血管并发症	高血压及脂质代谢紊乱都是促进心血管病变的危险因素	药物纠正血脂异常 但在肾病综合征未得到缓解前很难有明显效果

[经典例题 2]

肾病综合征患者发生血栓，最常见于

A. 下腔静脉　　B. 冠状血管

C. 肾静脉　　D. 肺静脉

E. 下肢静脉

[参考答案] 2. C

第六节　IgA 肾病

一、概念及诊断依据

IgA 肾病占原发性肾小球疾病的 20%～40%，是肾小球源性血尿最常见的原因。IgA 肾病并非独立疾病，而是一组肾小球疾病，以系膜区显著性 IgA 沉积为特征，病理表现多种多样，以系膜增殖为主要病理改变。

确诊强调依靠肾活检标本的免疫病理学检查，同时必须除外肝硬化、过敏性紫癜、系统性红斑狼疮等

继发性 IgA 沉积的疾病。

由于 IgA 肾病的病理表现多种多样，因此可表现出原发性肾小球疾病的各种轻重不一的临床表现：从无症状性血尿和(或)蛋白尿，到慢性肾小球肾炎、肾病综合征，甚至急进性肾小球肾炎(RPGN)。10%~20%的患者在 10 年内发展为慢性肾衰竭。

二、临床表现

典型患者有如下特点：

1. 年轻人常见，80%分布在 16~35 岁。

2. 血尿突出，发病前有上呼吸道、肠道感染，感染后数小时至 1 周内出现血尿。近 100%有镜下血尿，40%有肉眼血尿，血尿程度常与上呼吸道、肠道感染相平行。

3. 约 40%患者可有一过性血 IgA 增高。

[经典例题 1]

男性，20 岁。反复出现发作性肉眼血尿，劳累及感染后加重。发作时伴有肌肉疼痛，无高血压及肾功能减退，可考虑诊断为

A. 慢性肾炎　　B. 泌尿系感染

C. 急性肾小球肾炎　　D. 隐匿性肾炎

E. IgA 肾病

[参考答案] 1. E

第三章　尿路感染

第一节　概　述

一、病原微生物　最主要的致病菌：G^-杆菌。

表 2-15　常见病原微生物(小结 TANG)

临床情况	常见致病菌
无症状性细菌尿、非复杂性尿路感染，或首次发生的尿路感染	大肠埃希菌(最常见)
伴尿路结石者	变形杆菌
尿路器械检查后	铜绿假单胞菌
血源性尿路感染	金黄色葡萄球菌

二、发病机制

多见于育龄女性、老年人、免疫功能低下和尿路畸形者。

分为上尿路感染(主要是肾盂肾炎)和下尿路感染(主要是膀胱炎)。

1. 感染途径　上行感染约占95%以上；血行感染约占3%，多发生于患有慢性疾病或接受免疫抑制剂治疗的患者。

2. 基础疾病与易感因素　最易感因素——尿路梗阻(畸形、肿瘤、结石、膀胱输尿管反流等引起)；医疗器械操作(如导尿、膀胱镜等)可以损伤泌尿道黏膜，并直接带入病原菌而致病；合并糖尿病、长期应用免疫抑制剂、长期卧床等使机体免疫力低下，使尿路感染发生率增加，且反复发作。

第二节　急性肾盂肾炎

一、诊断与鉴别诊断

1. 诊断

表 2-16　急性肾盂肾炎的诊断依据(小结 TANG)

局部表现	突发一侧或两侧腰痛；脊柱肋脊角有触痛(压痛)
全身表现	明显，表现为高热、寒战，恶心、呕吐等，甚至伴随败血症、低血压；老年或虚弱者的尿路感染可以没有尿路刺激症状而只表现为发热甚至低血压
伴随症状	约30%合并膀胱炎，可有膀胱刺激症状
尿常规化验	显微镜检查有白(脓)细胞、红细胞、上皮细胞，可见白细胞管型，尿蛋白阴性或微量 有些患者完全没有症状而存在有意义的细菌尿

续表

尿液细菌学检查——对诊断帮助较大	尿标本收集 收集新鲜清洁中段尿标本，或经耻骨上膀胱穿刺取尿。收集完后标本应及时送检
	真性菌尿的标准： ①新鲜中段尿沉渣革兰染色油镜观察，细菌>1个/视野 ②新鲜中段尿细菌培养计数≥10^5/ml ③膀胱穿刺尿培养阳性
	假阴性见于：①近1周内使用过抗生素；②尿液在膀胱停留时间不足6小时；③饮水过多，尿液稀释；④留取标本时有消毒液混入 假阳性见于：①尿液收集不规范，标本被污染；②标本未能及时接种

2. 鉴别诊断

表2-17 上、下尿路感染的鉴别(小结TANG)

	上尿路感染(肾盂肾炎)	下尿路感染
临床表现	发热(>39℃)，或腰痛、肾区叩压痛	(-)
实验室检查	尿沉渣镜检有白细胞管型、尿NAG酶升高、尿β_2-微球蛋白升高、尿渗透压降低多提示为肾盂肾炎	
抗生素治疗效果	用单剂量抗菌药治疗无效或复发 症状消失，但不久又复发(多在停药后6周内)	
治疗后的影响	仍留有肾功能损害表现，或肾盂造影有异常改变	

二、治疗

抗生素。

1. 选用血、尿药物浓度均高的药物 喹诺酮类、头孢菌素类、氨基糖苷类及半合成青霉素类。重症患者可两类药物合用。多采用静脉给药。治疗持续两周或更长。

2. 用药前先做尿培养、菌落计数及药物敏感试验，为选用有效抗菌药做准备。未得到尿培养结果前应选用对G^-杆菌有效的药物。72小时显效者无需换药，否则按药敏结果更换。

3. 治愈标准

用药后症状消失、尿常规检查无异常、尿菌转阴、疗程结束后一周及一个月后复查尿菌阴性可视为治愈。仅仅是症状缓解不意味着细菌学治愈。

4. 对反复感染者、曾使用尿路器械或因其他疾病住院患者，需注意耐药细菌与“L”型细菌所致感染。尿培养细菌敏感试验对治疗有指导意义。

[经典例题1]

关于急性肾盂肾炎的抗菌药物治疗，下列描述正确的是

A. 接诊后立即给予抗生素治疗

B. 先作尿培养及细菌敏感试验，根据报告选用敏感抗生素

C. 留尿培养标本后，立即根据经验给予抗生素治疗

D. 做血培养，待结果报告后选用抗生素

E. 根据血白细胞计数及分类立即给予抗生素治疗

[参考答案] 1. C

第三节 慢性肾盂肾炎

一、诊断

表 2-18 诊断慢性肾盂肾炎的标准(小结 TANG)

诱因(易感因素)	尿路畸形，尿路梗阻如结石、肿瘤等，机体免疫功能降低如糖尿病患者或应用肾上腺皮质激素者，尿道口及其周围炎症患者等
症状	反复尿路感染病史>半年
辅助检查(符合三者之一)	静脉尿路造影有肾盂肾盏狭窄变形者(阳性率不高)
	肾外形表面凹凸不平、两肾大小不等
	持续性肾小管功能受损，如尿浓缩功能减退、夜尿增多、晨尿比重和渗透压降低、肾小管酸化功能减退等

长期反复发作的上尿路感染不一定就是慢性肾盂肾炎。

二、治疗

抗菌药

选两种有效药物，联合使用 2~4 周，仍有复发者换用其他两种药物继续治疗，如此轮换应用 2~4 个月。如症状已不明显，但尿菌仍阳性，可采用低剂量抗菌药物抑菌疗法，即每晚睡前排尿后服用一种抗菌药物、一次药量，连续半年到 1 年，可望消除菌尿。

单纯抗菌治疗效果不明显，必须同时除去引起反复感染的诱因。

第四节 急性膀胱炎

一、临床表现

发病突然，以膀胱刺激症状为主——尿急、尿频、排尿时烧灼样痛，甚至不敢排尿。还可有排尿时和排尿后耻骨弓上疼痛。排空后仍有尿不尽感。约 30%的患者可发生肉眼血尿。

二、治疗

80%以上为大肠埃希菌感染，绝大多数菌株对多种抗菌药物敏感。

表 2-19 急性膀胱炎的治疗(小结 TANG)

3 日疗法	推荐使用	常用药物同单剂量疗法，只是用常规剂量 如氧氟沙星 0.2g，每日 3 次连续 3 天
7 日疗法	适用于：妊娠期、男性、老年、糖尿病及机体免疫力低下患者	
单剂量疗法	复发率高	一次性服用较大剂量抗菌药物即完成疗程 常用复方磺胺甲唑 6 片(含 SMZ 2.4g、TMP 0.48g)顿服；或氧氟沙星 0.6g 顿服 并多饮水以冲洗尿路

多饮水、口服碳酸氢钠片碱化尿液，可减少膀胱刺激症状。

[经典例题 1]

急性膀胱炎的治疗正确的是

A. 用药后症状消失即停药

B. 抗菌药物疗程稍长，多采用联合用药

C. 长疗程低剂量抑菌疗法

D. 用药后 48h 无效应考虑更换抗菌药物

E. 抗菌药物治疗 3d

[参考答案] 1. E

第五节　无症状细菌尿

一、临床表现

有真性细菌尿而无任何尿路感染症状。是一种隐匿性尿路感染，常在健康人群中进行体检或因其他肾脏疾病做常规尿细菌学检查时发现。

在尿路器械检查后发生或在慢性肾脏病的基础上发生的尿路感染，常无明显症状。

二、治疗

表 2-20　无症状性菌尿的处理（小结 TANG）

应予治疗者（仍有争议）	妊娠期； 曾出现有症状尿路感染者； 学龄前儿童	妊娠期根据药敏结果给予 5~7 天抗菌药物治疗，治疗后 1~4 周再行尿培养；用药应考虑对母体和胎儿影响
无需治疗者	老年人、糖尿病、绝经前女性、非妊娠患者； 尿路有复杂情况者	因不能长久肃清菌尿，不能根治，且治疗与否与死亡率无关

[经典例题 1]

无症状细菌尿中，不需要治疗的是

A. 有尿路梗阻者　　B. 学龄儿童

C. 老年人　　D. 妊娠妇女

E. 肾移植者

[参考答案] 1. C

第四章　男性生殖系统感染

第一节　前列腺炎

前列腺受到致病菌感染和/或某些非感染因素刺激而出现的骨盆区域疼痛或不适、排尿异常、性功能障碍等临床表现。分四型：Ⅰ型，急性细菌性前列腺炎；Ⅱ型，慢性细菌性前列腺炎；Ⅲ型，慢性前列腺炎/慢性骨盆疼痛综合征；Ⅳ型，无症状性前列腺炎。多见于50岁以下成年男性。

表2-21　前列腺炎分类及区别（小结TANG）

	慢性非细菌性前列腺炎 （最多见）	慢性细菌性前列腺炎	急性细菌性前列腺炎
病原体	沙眼衣原体、支原体、滴虫、真菌、病毒	大肠埃希菌、变形杆菌、克雷伯菌属、葡萄球菌或链球菌等	多为G^-杆菌或假单胞菌，也有葡萄球菌、链球菌等
感染途径		主要经尿道逆行感染	大多——尿道上行感染； 血行感染：多来源于疖、痈、扁桃体、龋齿及呼吸道感染灶； 逆流引起——由急性膀胱炎、急性淋菌性后尿道炎等的感染尿液经前列腺管逆流
临床表现	类似慢性细菌性前列腺炎症状，不同的是没有反复尿路感染发作。盆腔、会阴部疼痛明显，称为前列腺痛	排尿改变及尿道分泌物：尿频、尿急、尿痛，排尿时尿道不适或灼热；排尿后或大便后有白色分泌物自尿道口流出——“滴白”；合并精囊炎可有血精； 疼痛：会阴部、下腹隐痛不适，有时腰骶部、耻骨上或腹股沟区酸胀感； 性功能减退； 精神神经症状：失眠、疑虑焦急等； 并发症：虹膜炎、关节炎、神经炎、不育	发病突然，寒战和高热，尿频、尿急、排尿痛。会阴部坠胀痛； 严重时排尿困难或尿潴留； 常伴发急性膀胱炎
诊断	前列腺液检查正常，培养无细菌生长	前列腺液：脓白细胞>10个/高倍视野，卵磷脂小体减少； 超声：前列腺组织界限不清，回声增强，少数可见钙化斑，即所谓“前列腺结石”	直肠指诊：前列腺肿胀、压痛，表面光滑，如已形成脓肿，则可有波动感；禁忌用力按摩前列腺，以防感染蔓延
治疗	衣原体、支原体——米诺环素、多西环素及碱性药； 其他——红霉素、甲硝唑等； α-受体拮抗剂——解痉、改善症状； 热水坐浴、前列腺按摩	首选——红霉素、复方磺胺甲噁唑、多西环素等具有较强穿透力的抗菌药物； 可联合喹诺酮类、头孢类等； 热水坐浴及理疗、前列腺按摩； 忌酒及辛辣食物，避免长时间骑、坐及生活无规律等	抗菌药——复方磺胺甲噁唑、喹诺酮类、头孢类、红霉素等；合并厌氧菌感染可用甲硝唑；每疗程7日，可延长至14日；大量饮水； 止痛、解痉、退热药——缓解症状； 导尿——如急性尿潴留，应行耻骨上膀胱造瘘引流尿液，避免经尿道导尿

［经典例题1］

男性，42岁。反复发作的尿频、尿急、尿痛3个月，伴加重1周，大便后有白色分泌物自尿道口流出。该患者最可能感染了

A. 衣原体
B. 支原体
C. 大肠埃希菌
D. 铜绿假单胞菌
E. 金黄色葡萄球菌
[参考答案] 1. C

第二节 附睾炎

表 2-22 急慢性附睾炎(小结 TANG)

	急性附睾炎	慢性附睾炎
病因	由泌尿系感染和前列腺炎、精囊炎扩散所致。感染从输精管逆行传播；血行感染少见。多见于中青年	急性附睾炎治疗不彻底而形成，部分无急性炎症过程 可伴慢性前列腺炎
临床表现	局部——阴囊明显肿胀、阴囊皮肤发红、发热、疼痛，并沿精索、下腹部以及会阴部放射。附睾睾丸及精索均有增大或增粗，肿大以附睾头、尾部为甚。有时附睾睾丸界限不清，下坠时疼痛加重； 可伴膀胱刺激症状； 全身——症状明显，畏寒、高热	局部——阴囊轻度不适，或坠胀痛，休息后好转；附睾局限性增厚或肿大，与睾丸的界限清楚，精索、输精管可增粗，前列腺质地偏硬
诊断与鉴别	附睾结核——形成寒性脓肿，合并细菌感染时往往出现急性炎症表现； 睾丸扭转——青少年，安静状态下发病，起病突然、阴囊部疼痛明显； 多普勒超声检查睾丸血流情况有助于鉴别——附睾炎可血流增加，而睾丸扭转时有缺血，血流减少； 血白细胞及中性粒细胞升高——急性炎症表现	结核性附睾炎：发生于附睾尾部，附睾质地稍硬，输精管增粗并扪及串珠状结节，前列腺小而有结节，同侧精囊多有病变。双侧附睾感染可影响生育。 尿液镜检：白细胞、红细胞； B 超、X 线及膀胱镜检查可发现肾结核证据
治疗	卧床休息，并将阴囊托起，止痛、热敷。可用 0.5% 利多卡因做精索封闭，减少疼痛； 广谱抗生素。病情较重者，宜尽早静脉用药； 脓肿形成则切开引流	托起阴囊，局部热敷、热水坐浴、理疗； 前列腺炎综合治疗； 如局部疼痛剧烈，反复发作，影响生活和工作，可考虑做附睾切除

第五章　肾结核

多继发于肺结核，少数继发于骨关节结核或消化道结核。90%为单侧。

一、临床表现

表 2-23　肾结核的临床表现(小结 TANG)

泌尿系统表现	尿频、尿急、尿痛	典型症状之一 尿频——出现最早；晚期尿频更严重，每日可达数十次，甚至呈淋沥状尿失禁	最初由于含有结核杆菌的脓尿刺激膀胱黏膜所致，以后结核病变侵入膀胱壁，发生结核性膀胱炎及溃疡，尿频加重，并伴有尿急、尿痛；晚期尿频是由于发生膀胱挛缩，容量显著缩小所致
	血尿	重要症状 多为终末血尿	可以是肉眼或镜下血尿；由于结核性膀胱炎及溃疡，在排尿终末膀胱壁收缩时出现
	脓尿	常见症状 严重者如洗米水样	内含有碎屑或絮状物，镜下可见大量脓细胞；也可见脓血尿
腰痛和肿块		当结核影响到肾包膜或继发肾周感染，输尿管被血块、干酪样物质堵塞时，可引起腰部钝痛或绞痛 较大肾积脓或对侧巨大肾积水时，腰部可触及肿块	
合并症	男性生殖系统结核	肾结核男性患者中有 50%~70%合并生殖系统结核，从前列腺、精囊开始，但临床上表现最为明显是附睾结核，附睾可触及不规则硬块 输精管结核病变时，变得粗硬呈串珠样	
全身症状		晚期——消瘦、发热、盗汗、贫血、乏力、食欲减退 双侧肾结核，或一侧肾结核合并对侧重度肾积水时——水肿、贫血、恶心、呕吐、少尿或无尿等慢性肾功能不全表现	

[经典例题 1]

肾结核最具特征性的临床表现为

A. 腰痛

B. 消瘦

C. 肉眼血尿

D. 慢性膀胱刺激症状

E. 发热伴盗汗

[参考答案] 1. D

二、诊断

表 2-24　肾结核的诊断依据(小结 TANG)

病史	慢性进行性加重的膀胱刺激症状伴有终末血尿，经抗菌药物治疗无效者；有肾外结核病灶，有附睾结核者。	
尿液检查	尿中找到结核杆菌——对诊断有决定意义	酸性脓尿，尿普通细菌培养无细菌生长；尿沉淀涂片找结核杆菌以清晨第一次尿液检查阳性率最高，至少连续检查 3 次

续表

影像学检查	超声		简单易行，对中晚期病例可初步确定病变部位、有无钙化、对侧肾积水及膀胱挛缩等
	X线	泌尿系统平片(KUB)	可见到病肾局灶性斑点状钙化影或全肾广泛钙化；局限的钙化灶应与肾结石相鉴别
		静脉尿路造影 (IVU)	了解分肾功能、病变程度与范围，全尿路形态变化；了解有无膀胱挛缩和对侧肾有无积水 早期——肾盏边缘不光滑如虫蚀状 以后——肾盏不规则扩大或模糊变形，甚至形成空洞 严重者——病肾功能丧失致IVU检查不显影
	CT和MRI	MRI水成像对诊断肾结核合并对侧肾积水有独到之处	双侧肾结核或肾结核合并对侧肾积水，静脉尿路造影显影不良时，CT、MRI可有助于确定诊断；CT对中晚期肾结核能清楚显示扩大的肾盏肾盂、皮质空洞及钙化灶，三维成像显示输尿管全长的病变
膀胱镜检查	膀胱黏膜充血、水肿、浅黄色的结核结节、溃疡及瘢痕形成等病变，以膀胱三角区和患侧输尿管口周围较为明显。可取活检。患侧输尿管口可呈洞穴状，有时可见混浊尿液喷出 禁忌证——有膀胱挛缩，容量<50ml		

误诊肾结核的原因：满足于一般膀胱炎的诊治，应用一般抗感染药物无效时，未进一步追查引起膀胱炎的原因；诊断为膀胱结核时，不知道多源于肾结核；发现附睾结核，未做泌尿系统全面检查，如尿常规、尿中找抗酸杆菌、静脉尿路造影(IVU)或CT尿路成像(CTU)检查。

三、鉴别诊断

(1)结核性膀胱炎与非特异性膀胱炎：

前者——膀胱刺激症状长期存在并进行性加重，一般抗感染治疗无效。

后者——发病突然，开始即有显著的尿频、尿急、尿痛，经抗感染治疗后症状很快缓解或消失，病程短促，但易复发。

(2)血尿：泌尿系肿瘤、结石、非特异性膀胱炎等也可引起血尿。肾结核的血尿常在膀胱刺激症状存在一段时间后出现，以终末血尿多见。最主要的是肾结核患者的尿中可以找见抗酸杆菌或尿结核杆菌培养阳性。

四、治疗

1. 药物治疗

早期：药物治疗多能治愈。严重、需行手术治疗者，术前术后均应行药物治疗。

常用：异烟肼、利福平、吡嗪酰胺、乙胺丁醇。采用三联疗法：异烟肼+利福平+吡嗪酰胺(药量要充分，疗程要足够长)。如膀胱病变广泛，膀胱刺激症状严重，前2个月可加用肌注链霉素(需做皮试)，服用吡嗪酰胺2个月后改用乙胺丁醇。应注意链霉素对听神经的损害。

2. 手术治疗　肾结核破坏严重者，应在药物治疗的配合下行手术治疗。肾切除术前抗结核治疗不应少于2周。

(1)手术原则：①手术前已使用抗结核药物足够剂量和时间(药物治疗6~9个月无效)；②无泌尿、男性生殖系统以外活动性结核病灶；③术中尽量保留正常肾组织。

(2)手术方法及适应证

1)肾结核手术

表 2-25　肾结核手术适应证及术式(小结 TANG)

<table>
<tr><th>适应证</th><th colspan="2">术式</th></tr>
<tr><td>与肾盂不相通的肾结核闭合性脓肿，抗结核药物治疗3~6个月无效者</td><td colspan="2">病灶清除术：
手术清除肾结核病变组织</td></tr>
<tr><td>与肾盂相通，但病灶局限在病肾一极的结核病灶，经抗结核治疗3~6个月后</td><td colspan="2">肾部分切除术</td></tr>
<tr><td>一侧肾脏广泛破坏，对侧肾脏功能正常者</td><td rowspan="3">肾切除术</td><td>手术切除病肾</td></tr>
<tr><td>双侧肾结核</td><td>先积极抗结核治疗
后切除无功能肾</td></tr>
<tr><td>一侧肾已无功能，对侧肾重度积水但肾功能代偿尚好者</td><td>切除无功能肾，以后再解除引起对侧肾积水的梗阻病因</td></tr>
<tr><td>晚期肾结核，膀胱挛缩合并对侧肾重度积水且有尿毒症，不能接受结核肾切除者</td><td>肾造瘘术</td><td>先做积水侧肾造瘘
待肾功能有所恢复、病情缓解后再做结核肾切除术</td></tr>
</table>

2)输尿管狭窄手术治疗：

如狭窄较局限——抗结核3~6个月后，切除狭窄段输尿管行对端吻合术；

如狭窄邻近膀胱——行输尿管膀胱吻合术，放置双J形输尿管支架引流管，术后1~2个月拔除。

3)挛缩膀胱的手术治疗：

结核性膀胱挛缩，切除病肾后，再经3~6个月抗结核治疗，待膀胱结核完全愈合后，对侧肾功能正常、无尿道狭窄的患者——行肠膀胱扩大术。

合并尿道狭窄，尤其并发对侧输尿管扩张肾积水明显者——为改善积水肾的功能，可施行：①输尿管皮肤造口术；②直肠膀胱术；③回肠膀胱术。

五、肾结核的病理

1. 病理进展

表 2-26　肾结核的病理进展(小结 TANG)

<table>
<tr><td>病理型肾结核</td><td>结核菌经血行播散，进入双肾皮质层的肾小球周围毛细血管丛，形成多发性微小结核病灶</td><td>如患者免疫状况良好，这种早期微小结核病灶可以全部自行愈合，临床上常无症状——称为病理性肾结核。但可以从尿中查到结核杆菌</td></tr>
<tr><td rowspan="2">临床型肾结核</td><td colspan="2">病理型肾结核如未能自愈，结核杆菌经肾小球滤过到肾小管，在肾髓质肾小管袢处停留，由于该处血流缓慢、血循环差——髓质结核</td></tr>
<tr><td>继而经肾小管、淋巴管或直接蔓延至肾乳头，穿破肾乳头到肾盏、肾盂形成结核性肾盂肾炎</td><td>继续向下发展到输尿管、膀胱及尿道而出现临床症状——临床型肾结核</td></tr>
</table>

2. 肾结核的病理变化

早期——肾皮质内多发性结核结节，由淋巴细胞、浆细胞、巨噬细胞和上皮样细胞形成结核性肉芽组织，中央为干酪样坏死组织，边缘为纤维组织增生。

继续发展，可形成干酪样脓肿、空洞、钙化。肾内充满干酪样、钙化物质，甚至形成肾积脓，全肾破坏。

3. 肾结核的结局

(1)肾积水　肾盂输尿管交界处结核结节、溃疡和纤维化导致狭窄，导致肾积水，加快肾功能破坏。

(2)肾自截　输尿管结核结节、溃疡及纤维化，管腔狭窄或闭塞，含结核菌的尿液不能进入膀胱，膀胱内结核病变逐渐好转或愈合，临床症状消失，尿液检查趋于正常，但患肾功能丧失，甚至全肾钙化，称为“肾自截”。但患肾病灶内仍存有结核杆菌。

(3)膀胱挛缩　膀胱结核结节、溃疡深达肌层，病变愈合使膀胱壁广泛纤维化和瘢痕收缩，膀胱失去伸张能力，膀胱容量显著缩小(不足 50ml)，称为挛缩膀胱。膀胱结核病变或挛缩膀胱使对侧输尿管口狭窄或关闭不全，膀胱内压升高，导致肾盂尿液梗阻或膀胱内尿液反流，引起对侧肾积水。痉挛膀胱和对侧肾积水都是肾结核常见的晚期并发症。

(4)尿道狭窄：尿道结核性溃疡、纤维化导致尿道狭窄，引起排尿困难，加剧肾功能损害。

第六章　尿路结石

第一节　上尿路结石

上尿路结石——肾和输尿管结石。

一、临床表现

主要症状是疼痛和血尿。

1. 疼痛　结石移动时可出现肾绞痛，向下腹、会阴和睾丸放射，常伴有出汗、恶心、呕吐。上尿路结石疼痛发作时常有肾区叩击痛。输尿管末端结石可出现膀胱刺激症状及尿道和阴茎头部放射痛。

2. 血尿　以镜下血尿为主。有时活动后出现镜下血尿是上尿路结石的唯一临床表现。

3. 其他症状　结石引起上尿路梗阻可出现少尿，双侧梗阻甚至可出现无尿。结石继发急性肾盂肾炎或肾积脓时，可有发热、畏寒、寒战等全身症状。长期梗阻或感染可出现肾积水甚至肾功能丧失，出现腰部包块或尿毒症。儿童上尿路结石以尿路感染为重要的临床表现。

二、诊断和鉴别诊断

患者出现腰腹部疼痛和血尿，尤其是有肾绞痛发作者应考虑上尿路结石。腹痛应与胆囊炎、胆石症、急性阑尾炎、卵巢囊肿蒂扭转、异位妊娠、肾盂肾炎等引起腹部疼痛的疾病相鉴别。

三、辅助检查

表 2-27　上尿路结石的辅助检查小结（TANG）

<table>
<tr><td rowspan="4">实验室检查</td><td>尿常规</td><td>多为镜下血尿</td><td>合并感染时可有脓尿
有时可发现晶体尿</td></tr>
<tr><td>尿 pH</td><td colspan="2">草酸钙结石多为中性或弱酸性；
磷酸盐多为碱性；
尿酸、胱氨酸结石为酸性</td></tr>
<tr><td colspan="3">血钙、磷、尿酸及 24 小时尿钙、磷、尿酸、枸橼酸、镁、草酸测定；肾功能检查</td></tr>
<tr><td colspan="3">结石成分分析：确定结石性质的方法，也是制订结石预防措施和选用溶石疗法的重要依据</td></tr>
<tr><td rowspan="3">影像学检查</td><td rowspan="3">X 线</td><td>泌尿系统平片
（KUB）</td><td>能发现 90% 以上的结石；
侧位片显示上尿路结石位于脊柱前缘之后，与脊柱相重叠；
X 光不能显示的原因——结石过小、含钙少、尿酸结石及基质结石</td></tr>
<tr><td>静脉尿路造影（IVU）</td><td>可显示结石具体部位及对肾脏结构、功能的影响程度</td></tr>
<tr><td>逆行肾盂造影</td><td>在上述检查仍不能确诊，或需观察结石以下尿路有无异常时采用</td></tr>
</table>

续表

影像学检查	超声检查	对腹部平片不能发现的小结石、透 X 线结石、对造影剂过敏、孕妇、无尿或肾功能不全者，不能做静脉尿路造影时可用超声作为诊断方法；结石呈强回声伴声影； 还可观察肾积水程度，和肾实质有无萎缩	
	CT 及 CTU	平扫 CT：能发现以上检查不能发现的小结石。有助于鉴别不透光的结石、肿瘤、血凝块等，以及了解有无尿路畸形； 增强 CT：能显示肾积水的程度和肾实质的厚度，反映肾功能的改变情况	
	放射性核素肾显像	用于评价治疗前患肾功能受损程度和治疗后肾功能的恢复状况，确定双侧尿路梗阻患者分肾功能	
	磁共振水成像（MRU）	能了解结石梗阻后肾、输尿管积水的情况，不需要造影剂即可获得与 IVU 相似的影像，不受肾功能改变的影响	
	内镜检查	肾镜、输尿管镜和膀胱镜	在平片未显示结石，静脉尿路造影有充盈缺损而不能确诊时，借助于内镜可以确诊和进行治疗

注：侧位 X 光片——可与腹腔内钙化点如胆囊结石、肠系膜淋巴结钙化、静脉石相鉴别。

[经典例题 1]

上尿路结石成分最常见的是

A. 胱氨酸　　B. 草酸钙

C. 黄嘌呤　　D. 磷酸钙

E. 尿酸盐

[参考答案] 1. B

四、治疗

表 2-28　上尿路结石的治疗（小结 TANG）

	适用于	具体治疗措施
非手术治疗——药物排石及溶石	结石＜0.6cm，光滑，无梗阻及感染、纯尿酸结石或胱氨酸结石	饮水：增加饮水量，保持尿液量在 2000~3000ml/d，有利于结石排出； 饮食调节：草酸钙结石限制高钙饮食（如奶类和巧克力等）和高草酸饮食（如浓茶、西红柿、菠菜和芦笋等），少食高糖、高动物蛋白及高脂肪饮食；尿酸结石应避免饮酒、禁食动物内脏和高嘌呤食物； 调节尿液 pH：口服枸橼酸钾、碳酸氢钠等碱化尿液，有利于尿酸和胱氨酸结石的溶解和消失；口服氯化铵使尿液酸化，有利于防止感染性结石的生长； 控制感染：抗生素； 纯尿酸结石的治疗：调节饮食、碱化尿液及口服别嘌呤醇； 肾绞痛治疗：解痉止痛为主，如注射阿托品、哌替啶，同时应用钙通道阻滞剂、吲哚美辛、黄体酮等； 中西医结合
体外冲击波治疗（ESWL）	肾、输尿管上段≤2cm 的结石	结石过大常需分次碎石，间隔时间必须不少于 10~14 天。推荐治疗次数不超过 3~5 次； 若击碎之结石堆积于输尿管内形成“石街”，患者会出现疼痛或不适，有时还可合并感染和肾功能受损等并发症
经皮肾镜取石或碎石术（PCNL）	≥2cm 的肾盂结石，部分肾盏结石及鹿角形结石	在超声或 X 线定位引导下，经腰背部细针穿刺直达肾盏或肾盂，扩张并建立皮肤至肾内通道，放入肾镜，直视下取石或碎石；取石后安置肾造瘘管引流尿液； 对结石远端尿路梗阻、肾内残余结石或结石质硬、复发结石、有活跃代谢性疾病及需再次手术者尤为适宜； 还可与 ESWL 联合应用治疗复杂性肾结石

续表

	适用于	具体治疗措施
输尿管镜取石或碎石术(URL)	中、下段输尿管结石、平片不显影结石、因肥胖、结石硬、停留时间长和经ESWL治疗后并发“石街”患者	经尿道置输尿管镜直达结石部位，直视下用激光、超声或气压弹道击碎结石。输尿管软镜亦用于肾结石(<2cm)的治疗
腹腔镜输尿管取石术	输尿管结石>2cm；或经ESWL、输尿管镜手术治疗失败者	手术途径有经腹腔和经后腹腔两种； 手术时需用导尿管排空膀胱及鼻胃管胃肠道减压，以利于手术；取石后要安置双“J”管于输尿管腔内引流尿液
开放手术	上述治疗失败，或无条件进行上述治疗方法时	输尿管切开取石术、肾盂或肾窦切开取石术、肾实质切开取石术、肾部分切除术或肾切除术

其他考点：

1. 体外冲击波碎石禁忌证　结石远端尿路有梗阻、妊娠、出血性疾病、严重心脑血管病、主动脉或肾动脉瘤、急性尿路感染；以下也不宜过度肥胖不能聚焦、肾位置过高、严重骨关节畸形致结石难以定位。

2. 经皮肾镜取石或碎石术(PCNL)　禁忌证：有凝血机制障碍、对造影剂过敏、过于肥胖穿刺针不能达到肾内或脊柱畸形者。并发症：肾实质撕裂或穿破、出血、漏尿、感染、动静脉瘘、损伤周围脏器。

3. 输尿管镜取石或碎石术(URL)　禁忌证：下尿路梗阻、输尿管细小、狭窄或严重扭曲。结石过大或嵌顿紧密，可造成手术困难或失败。并发症：输尿管黏膜下损伤、假道、穿孔、撕裂、感染，远期可有输尿管狭窄、闭塞或逆流。

[经典例题2]

男性，45岁。右肾区胀痛一年余，活动后加重，腹平片见右肾盂内3cm×3cm高密度影，肾图示右肾中度受损，左肾功能正常。最佳治疗方案为

A. 肾切除术　　B. 肾部分切除术

C. 药物排石　　D. 体外冲击波碎石

E. 右肾盂切开取石

[参考答案] 2. E。亦可选择“经皮肾镜取石”，无此答案，则选择手术切开取石。

五、双侧上尿路结石的治疗

原则：首先处理梗阻较重、肾功能易于恢复及结石较易处理的一侧。

表2-29　双侧上尿路结石的治疗(小结TANG)

双侧上尿路结石	处理
双侧输尿管结石	先处理梗阻严重侧；条件允许可同时取双侧
一侧肾结石，并对侧输尿管结石	先处理输尿管结石
双侧肾结石	先处理易于取出结石且安全的一侧 若肾功能极差，梗阻严重、全身情况差——先肾造瘘引流尿液，改善和恢复肾功能，待情况好转后再处理结石
双侧上尿路结石，或孤立肾上尿路结石致急性完全性梗阻无尿时	若全身情况允许——及时手术 如病情严重不能耐受手术——试行输尿管插管，通过结石部位后留置导管引流尿液；不能通过结石部位时，则改行经皮肾造瘘术；病情好转后再选择适当治疗方法

六、上尿路结石预防

尿路结石复发率高，有必要预防或延迟结石复发。

1. 草酸盐结石患者口服维生素B_6　减少草酸盐排出。

口服氧化镁：增加尿中草酸盐溶解度；

尿酸结石患者：口服别嘌呤醇和碳酸氢钠，抑制尿酸结石形成。

2. 伴有甲状旁腺功能亢进者　手术摘除腺瘤或增生组织。

3. 大量饮水　增加尿量，稀释尿液中形成结石物质的浓度，减少晶体沉淀和排出结石。调节饮食结构和尿液 pH。

4. 有尿路梗阻、异物、感染或长期卧床者　及时治疗。

第二节　下尿路结石

下尿路结石——包括膀胱结石和尿道结石。

一、临床表现

原发性膀胱结石：多发生于男孩，与营养不良和低蛋白饮食有关。

继发性膀胱结石：常见于良性前列腺增生、膀胱憩室、神经源性膀胱、膀胱异物或肾、输尿管结石排入膀胱。

1. 膀胱结石的典型症状　排尿突然中断，疼痛放射至远端尿道及阴茎头部，伴有排尿困难及膀胱刺激症状。儿童常用手搓拉阴茎，跑跳或改变排尿姿势使疼痛缓解后继续排尿。常有终末血尿，并发感染时，膀胱刺激症状加重并有脓尿。若结石位于膀胱憩室内，仅表现为尿路感染。

由于排尿费力，腹压增加，可并发脱肛。

2. 尿道结石　见于男性，典型症状为排尿困难，点滴状排尿，伴尿痛，可发生急性尿潴留及会阴部剧痛。

二、诊断

典型排尿中断症状可初步诊断。辅助诊断包括：

表 2-30　膀胱结石的辅助检查手段

膀胱区平片 X 线	能显示绝大多数结石。疑有上尿路结石时，应拍泌尿系平片及静脉尿路造影或 CTU
超声	膀胱区或后尿道可探及强光团及声影。还可同时发现膀胱憩室、良性前列腺增生等病因
膀胱尿道镜	能直接看到结石及膀胱内其他病变

三、治疗

1. 膀胱结石

(1)内镜：结石<2~3cm 者，通过膀胱镜应用碎石钳机械碎石，并取出。较大结石需采用液电、超声、激光或气压弹道碎石。

(2)耻骨上膀胱切开取石：儿童、结石过大或过硬，合并膀胱严重感染及有膀胱憩室时，应行膀胱切开取石。

(3)有排尿困难：先留置导尿管；针对病因解除成石因素膀胱感染严重时——抗生素。

2. 尿道结石　多数位于前尿道。

表 2-31　尿道结石部位及其治疗(TANG 小结)

尿道结石部位	治疗
尿道舟状窝	向尿道内注入无菌液体石蜡，然后将结石推挤出尿道口，或用血管钳经尿道口伸入将结石取出
前尿道	阴茎根阻滞麻醉下，压迫结石近端尿道，阻止结石后退，注入无菌液体石蜡，再轻轻地向尿道远端推挤，钩取或钳出
后尿道	用尿道探条将结石轻轻推入膀胱内，再按膀胱结石处理

[经典例题 1]

膀胱结石直径约 2cm，应选用

A. 体外冲击波碎石　　　　　　　　B. 经尿道碎石
C. 排石疗法　　　　　　　　　　　D. 膀胱切开排石
E. 药物溶石
[参考答案] 1. B

第三节 概 述

一、形成结石的因素

1. 流行病学因素

表 2-32 尿路结石的流行病学因素(小结 TANG)

饮食和营养	营养状况好，动物蛋白摄入过多时——容易形成肾结石，主要成分是草酸钙、磷酸钙； 营养状况差，动物蛋白摄入过少时——容易形成膀胱结石，主要成分是尿酸； 我国目前上尿路结石的发病率远高于下尿路结石，尤其小儿的膀胱结石少见
水分摄入	任何破坏水的摄入量与排出量平衡的因素如出汗过多，都会使尿液中的钙和盐的过饱度增加，有利于尿结石的形成；反之，大量饮水使尿液稀释，能减少尿中晶体形成
性别	男：女为 3∶1。女性易患感染性结石。肾结石治疗后在 5 年内约 1/3 患者会复发； 我国上尿路结石男女比例接近，下尿路结石男明显多于女； 女性有两个高峰——25~40 岁和 50~65 岁； 女性易患感染性结石
年龄	好发于 25~40 岁，20 岁之前少见； 儿童多发于 2~6 岁，常与畸形、感染、营养不良有关； 老年男性与前列腺增生引起尿路梗阻有关，可继发膀胱结石
种族	有色人种比白人患尿石症的少
职业	高温作业、飞行员、海员、外科医师、办公室工作人员等发病率较高，空军飞行员肾结石患病率高于地勤人员
地理环境和气候	山区、沙漠、热带和亚热带地域发病率较高； 我国南方，泌尿外科诊治患者中以尿石症为最常见的疾病，而在北方只占 10%~15%
疾病	先天性疾病：胱氨酸尿症、家族性黄嘌呤尿等。尿结石的形成常表现为家族性，并发现与之相关的基因突变； 先天性畸形：如多囊肾、蹄铁形肾、肾盂输尿管连接处梗阻、髓质海绵肾等，与结石形成密切相关； 代谢紊乱：如甲状旁腺功能亢进、高尿酸尿症和高草酸尿症等； 尿路梗阻和感染

2. 尿液改变

表 2-33 尿液改变与尿路结石的关系(小结 TANG)

形成尿结石的物质排出增加	尿液中钙、草酸或尿酸排出量增加 长期卧床、甲状旁腺功能亢进者尿钙增加 痛风患者尿酸排出增多 内源性合成草酸增加或肠道吸收草酸增加引起高草酸尿症等
尿 pH 改变	碱性尿——易形成磷酸镁铵及磷酸盐沉淀 酸性尿——易形成尿酸或胱氨酸结晶
尿量减少	尿液中盐类和有机物质的浓度增高
尿中抑制晶体形成和聚集的物质减少	枸橼酸、焦磷酸盐、酸性黏多糖、镁等
尿路感染	尿基质增加，使晶体黏附

3. 泌尿系解剖结构的异常

尿路任何部位的狭窄、梗阻、憩室，均可导致尿液滞留及感染，尿液中晶体或基质在该部位形成沉淀有利于结石形成。

二、尿路结石成分及性质

表 2-34 尿路结石的成分及性质（小结 TANG）

成分	特点	X平片
草酸钙结石（最常见）	棕褐色，质硬，粗糙，不规则，多为桑葚状	易显影
碳酸钙、磷酸镁胺结石（与尿路梗阻和感染有关）	易碎，表面粗糙，不规则，常呈鹿角状，灰白色、黄色或棕色	可见多层现象
尿酸结石	质硬、光滑，多呈颗粒状，黄色或红棕色	纯尿酸结石平片不显影
胱氨酸结石（罕见，家族性遗传性疾病所致）	质硬，光滑，呈蜡样，淡黄或黄棕色	不显影
通常：尿结石以多种盐类混合形成		

[经典例题 1]

腹部平片不易显影的尿结石是

A. 尿酸结石　　B. 混合结石

C. 碳酸盐结石　　D. 草酸盐结石

E. 磷酸盐结石

[参考答案] 1. A

三、病理生理

1. 尿路结石可引起泌尿道直接损伤、梗阻、感染或恶性变。
2. 较长时间急性完全性梗阻　导致肾功能完全丧失，而肾积水不明显。
3. 慢性不完全性梗阻　导致肾积水、肾皮质变薄，肾功能逐渐受损甚至丧失。
4. 局部损伤、出血、感染及炎性或瘢痕狭窄。
5. 长期尿路梗阻感染　癌变。

第七章　泌尿、男性生殖系统肿瘤

泌尿、男性生殖系统肿瘤中，我国最常见的为膀胱癌，其次是肾癌。

较常见的肾肿瘤有源自肾实质的肾细胞癌、肾母细胞瘤，以及发生于肾盏肾盂的移行细胞乳头状肿瘤。

第一节　肾细胞癌

肾癌(又称肾细胞癌、肾腺癌)，是从肾小管上皮细胞发生的实体性恶性肿瘤。占原发性肾恶性肿瘤的85%左右。多单发，常累及一侧肾脏。

一、临床表现

病变早期可无任何症状，多经体检发现。

表 2-35　肾细胞癌的临床表现

常见三大症状	血尿	肿瘤穿入肾盏肾盂会出现间歇性无痛性肉眼血尿	出现任何一项都是较晚期的表现，多数仅出现一项或两项，三项都出现者仅占10%
	疼痛	腰部钝痛或隐痛，多由于肿瘤生长牵张肾包膜或侵犯腰肌、邻近器官所致；血块通过输尿管时发生肾绞痛	
	肿块	肿瘤较大时在腹部或腰部触及包块	
副瘤综合征	低热：肾癌内致热原引起； 高血压：肿瘤压迫肾内血管产生肾素引起； 高钙血症、高血糖、红细胞增多症、肝功能异常、症状性精索静脉曲张、消瘦、贫血、体重减轻		
转移症状	病理性骨折、咯血、咳嗽、消瘦、神经麻痹及转移部位疼痛——30%的患者以上述转移症状就医		

[经典例题1]

肾癌常见的三大症状是

A. 血尿、包块、高血压

B. 消瘦、血尿、低热

C. 血尿、包块、疼痛

D. 疼痛、包块、低热

E. 血尿、疼痛、乏力

[参考答案] 1. C

二、诊断及鉴别诊断

表 2-36　肾细胞癌的诊断

		其他细节
CT	对肾癌确诊率高，能显示肿瘤部位、大小、邻近器官有无受累，是目前诊断肾癌最可靠的影像学方法； 还可鉴别肾内其他病变，如血管平滑肌脂肪瘤和肾囊肿； CT增强血管造影及三维重建可以见到增粗、增多和紊乱的肿瘤血管，可替代肾动脉造影	CT表现为肾实质内不均质肿块，平扫CT值略低于或与肾实质相仿，增强扫描后肿瘤增强明显，但不如正常肾实质

续表

		其他细节
MRI	准确性与 CT 相仿； T_1加权像：不均质的低信号或等信号；T_2 加权像：高信号改变	
超声	常用且无创伤。发现肾癌的敏感性高。可发现临床无症状、静脉尿路造影无改变的早期肿瘤	表现为不均质的中低回声实性肿块，体积小的肾癌有时表现为高回声，需结合 CT 或 MRI 检查。对于肾肿块是囊性或是实质性，是肾癌或是肾血管平滑肌脂肪瘤有较好的鉴别
X 线	泌尿系统平片：患肾外形增大，不规则，偶可见钙化； 静脉尿路造影：因肿瘤压迫或破坏致肾盂受压变形、狭窄、拉长、移位或充盈缺损； 逆行肾盂造影：破坏严重时患肾不显影，需做	

鉴别：肾母细胞瘤、肾血管平滑肌脂肪瘤、肾盂癌。

三、治疗　最关键数据：4cm。(TANG)

1. 根治性肾切除　最主要的治疗方法。适用于 T_1期及 T_2 ~ T_4期肾癌。

手术范围：患肾、肾周脂肪及肾周筋膜、区域肿大的淋巴结。肾上极肿瘤或肿瘤已累及肾上腺时，需切除同侧肾上腺组织。肾静脉或下腔静脉内癌栓应同时取出。

2. 保留肾单位的肾部分切除术　适用于：T_1期，以及对于肾上、下极或肾周边，单发，肿瘤最大径 < 4cm 的肾癌。孤立肾肾肿瘤或双侧肾肿瘤可行肿瘤切除或肾部分切除术。

近年肾癌手术已由开放手术向腹腔镜、机器人辅助腹腔镜手术转变。

肾癌已有转移并非手术禁忌证，偶可见原发肿瘤切除后转移灶自行消退。

3. 放疗与化疗　效果不佳；免疫治疗。

4. 分子靶向药物　酪氨酸激酶抑制剂(TKI)和 mTOR 抑制剂。

用于晚期肾癌(透明细胞型)，可提高生存率，但存在毒副作用。

四、病理

透明细胞癌多见(70%~80%)——细胞质在显微镜下呈透明状，故名透明细胞癌。此外还有颗粒细胞癌和梭形细胞癌。

肿瘤局限在包膜内时恶性度较小，当肿瘤增大穿透假包膜后，可侵入肾周筋膜和邻近组织器官；向内侵及肾盂肾盏引起血尿，还可直接扩展至肾静脉、下腔静脉形成癌栓，经血液和淋巴转移至肺、脑、骨、肝等。淋巴转移最先到肾蒂淋巴结。

第二节　肾母细胞瘤

又称肾胚胎瘤或 Wilms 瘤。

是儿童泌尿系统中最常见的恶性肿瘤。

表 2-37　肾母细胞瘤核心考点(小结 TANG)

病理	生长迅速，可早期侵入肾周组织，很少侵入肾盏肾盂	从胚胎性肾组织发生，由间质、上皮和胚芽三种成分组成，包括腺体、神经、胶原结缔组织、肌肉、脂肪及软骨； 转移途径：同肾癌
临床表现	特点：婴幼儿腹部包块。 少数有血尿，常有腹痛、发热、高血压及红细胞增多症。血中肾素活性和促红细胞生成素高于正常	多在 5 岁以前发病，双侧者约占 5%； 肿块位于上腹一侧季肋部，表面光滑，中等硬度，无压痛，有一定活动度。晚期出现消瘦、食欲不振、恶心、呕吐、贫血

续表

诊断与鉴别	①病史：婴幼儿发现上腹部较光滑包块； ②辅助检查：超声、X 线检查、CT 及 MRI——对诊断有决定意义； 超声：肿瘤来自肾实质性肿瘤； 静脉尿路造影：类似肾癌； CT 和 MRI：显示肿瘤范围及邻近淋巴结、器官、肾静脉和下腔静脉有无累及； ③鉴别诊断：巨大肾积水、神经母细胞瘤
治疗	早期：经腹行患肾切除术，配合放疗和化疗； 巨大：先放疗，待肿块缩小再手术； 双侧：配合放疗和化疗，行双侧肿瘤切除术； 综合治疗 2~3 年无复发应认为已治愈

第三节 肾盂癌

表 2-38 肾盂癌核心考点（小结 TANG）

病理	90%以上为尿路上皮肿瘤，多为尿路上皮细胞乳头状肿瘤	鳞状细胞癌和腺癌罕见。鳞癌多与长期尿结石、感染等刺激有关；肾盂壁肌层很薄，淋巴组织丰富，易发生早期淋巴转移
临床表现	早期：间歇性无痛性肉眼血尿，偶可出现条状血块	少数腰部钝痛，血块堵塞输尿管时可有绞痛。晚期消瘦、贫血、腹部肿块、下肢水肿
诊断与鉴别	阳性体征：不明显	TANG 补充：肾盂癌往肾盂黏膜面生长，而很少往肾实质内浸润
	CT 增强+三维重建（CTU）	诊断肾盂、输尿管癌的——首要手段
	磁共振水成像（MRU）	诊断效能与 CTU 相当
	输尿管镜检查并取活检	难以确诊时可做
	尿细胞学检查	可发现癌细胞
	超声	肾盂内低回声实性肿物
	静脉尿路造影	肾盂内充填缺损
	膀胱镜	可除外膀胱肿瘤，还可见患侧输尿管口喷血
	CT、MRI	协助诊断并确定浸润及转移程度
	取新鲜尿标本或逆行输尿管插管收集肾盂尿，行细胞学检查可提高发现癌细胞的阳性率，再行逆行肾盂造影可进一步发现肾盂内充填缺损改变	
	与肾细胞癌、肾盂内血块、结石（阴性结石）和坏死组织等鉴别	
治疗	手术切除患侧肾脏及全长输尿管，还应切除输尿管开口部位的膀胱壁 孤立肾或表浅肾盂肿瘤——可局部切除或电灼 定期随访——注意其余尿路上皮细胞发生肿瘤的可能性（尿路从肾盏、肾盂、输尿管、膀胱及后尿道均被覆移行上皮）	

第四节 膀胱肿瘤

泌尿系统中最常见的肿瘤，绝大多数为恶性。

危险因素可能与化工制剂、染料、油漆、印刷、烟草等污染、膀胱慢性感染、异物长期刺激有关。

一、临床表现及诊断

表 2-39　膀胱癌的临床表现及诊断（小结 TANG）

临床表现	血尿 常表现为——间歇性无痛性全程肉眼血尿		最常见和最早出现的症状
	尿频、尿急、尿痛		晚期表现
	位于膀胱三角区或膀胱颈部的肿瘤可造成膀胱出口梗阻，出现排尿困难，甚至尿潴留，亦可有终末血尿、尿频和尿痛		
	晚期——在耻骨上可触及包块、质硬，排尿后不消退；肿瘤阻塞输尿管可致肾积水、肾功能不全； 肿瘤广泛转移时，可出现骶腰部疼痛、下肢水肿、贫血、体重减轻		
诊断	尿液检查		血尿的初步筛选——找到脱落的肿瘤细胞，简便易行
	影像学检查	膀胱 B 超	可发现 0.5cm 以上的肿瘤，作为患者的最初筛选
		经尿道超声扫描	较准确地了解肿瘤浸润深度、范围与分期
		静脉尿路造影	了解肾盂、输尿管有无肿瘤以及膀胱肿瘤对上尿路的影响，如有肾积水或肾显影不良，常提示肿瘤已侵犯输尿管
		膀胱造影	膀胱内充填缺损
		CT 和 MRI	发现肿瘤浸润膀胱壁深度以及局部转移肿大的淋巴结以及内脏转移
	膀胱镜检查		确诊，并初步估计浸润程度
	膀胱双合诊		了解肿瘤大小、浸润范围、深度以及与盆壁关系，常用于术前对肿瘤浸润范围和深度的评估

二、病理

1. 膀胱癌的 TNM 分期标准

表 2-40　膀胱癌的 TNM 分期（小结 TANG）

原位癌	Tis	表浅膀胱癌
乳头状无浸润	Ta	
限于黏膜固有层以内	T1	
浸润浅肌层	T2	
浸润深肌层或浸润膀胱周围脂肪组织	T3	
浸润前列腺、子宫、阴道及盆腔等邻近器官	T4	

临床上习惯将 Tis、Ta 和 T1 期肿瘤称为表浅膀胱癌，即非肌层浸润性膀胱癌，而 T2 以上则称为肌层浸润性膀胱癌。原位癌一般分化不良，向肌层浸润性进展，属于高度恶性的肿瘤（此表述系官方指定教材说法，但此观点有误，实为“低度恶性”。读者可不记 TANG）。

2. 肿瘤分布、扩散及转移

（1）分布：在膀胱侧壁及后壁最多，其次为三角区和顶部。可为多中心。

（2）扩散：主要向深层浸润，直至膀胱外组织。

（3）转移

1）淋巴转移：常见，浸润浅肌层者约 50%淋巴管内有癌细胞；浸润深肌层者几乎全部淋巴管内有癌细胞；浸润至膀胱周围组织时，多数已有远处淋巴结转移。

2）血行转移：主要转移至肝、肺、肾上腺和小肠等，另外有种植转移。

3. 膀胱肿瘤的分化程度

2004年，WHO按肿瘤细胞大小、形态、染色、核仁改变、核分裂象等将尿路上皮肿瘤分化程度分为乳头状瘤、乳头状低度恶性倾向的尿路上皮肿瘤、低级别乳头状尿路上皮癌和高级别乳头状尿路上皮癌。

4. 膀胱肿瘤分类

(1)上皮性肿瘤：占95%以上，其中90%为尿路上及细胞乳头状肿瘤；鳞癌和腺癌各占2%~3%，恶性程度较高，呈浸润性生长。

(2)非上皮性肿瘤：罕见，多为肉瘤，如横纹肌肉瘤，好发于婴幼儿。

[经典例题1]

膀胱癌最常见的组织类型是

A. 绒毛膜上皮癌

B. 移行细胞癌

C. 非上皮性肿瘤

D. 鳞状细胞癌

E. 腺癌

[参考答案] 1. B

三、治疗

1. 手术治疗　为主。

表2-41　膀胱癌的手术治疗(小结TANG)

膀胱癌的浸润程度	术式选择
体积较小或浅表的非浸润性肿瘤	经尿道膀胱肿瘤电切，或激光切除术
体积较大、浸润较深但较局限的肿瘤	膀胱部分切除术
肿瘤较大、多发、反复发作及分化不良、浸润较深的肿瘤	膀胱全切术

膀胱肿瘤复发率较高(可达80%)。表浅的分化较好的膀胱肿瘤保留膀胱术后5年生存率为80%；分化较差的仅为40%。

2. 膀胱内灌注　卡介苗、丝裂霉素、阿霉素等——可预防或推迟肿瘤复发。

3. 姑息性放疗或化疗　晚期浸润性癌——减轻症状，延长生存时间。

第五节　前列腺癌

欧美国家发病率最高，在美国前列腺癌的发病率已经超过肺癌，成为第一位危害男性健康的肿瘤。我国发病率低，近年呈升高态势。

一、临床表现

多数无明显症状，血尿少见(原因：60%~70%发生在前列腺外周带，5%~10%发生在中央带)。

常在直肠指诊、前列腺B超、检测血清PSA升高或前列腺增生手术标本中偶然发现。

肿瘤较大时：膀胱颈梗阻症状，如尿频、尿急、尿流缓慢、尿流中断、排尿不尽、甚至尿潴留或尿失禁。

转移病灶：可引起骨痛、脊髓压迫神经症状及病理性骨折。

二、诊断

表 2-42　前列腺癌的诊断手段（重要小结 TANG）

三个基本诊断方法	直肠指诊	前列腺结节、质硬
	经直肠 B 超	前列腺内低回声病灶，肿瘤大小与侵及范围
	血清前列腺特异性抗原（PSA）	升高
经直肠 B 超引导下前列腺系统性穿刺活检		确诊
全身核素骨显像、MRI		可早期发现骨转移病灶
CT、MRI	显示其肿瘤侵犯范围，及盆腔肿大的淋巴结	

［经典例题 1］

男性，62 岁。体检时，直肠指诊发现前列腺Ⅱ°大小，右侧边缘触及一 1.5cm 直径的局限性结节、质硬。经直肠 B 超示前列腺右侧包膜内一 1.5cm×1.5cm 大小之低回声灶。最可能诊断为

A. 前列腺囊肿

B. 前列腺增生

C. 前列腺结石

D. 前列腺癌

E. 前列腺炎

［参考答案］1. D

三、病理

98%为腺癌，鳞癌、移行细胞癌、未分化癌少见，多数为雄激素依赖型。

病理分级——Gleason 分级应用最为普遍；Gleason 2~4 分属于分化良好；5~7 分属于中等分化；8~10 分为分化不良。

四、治疗

1. 主要治疗手段

表 2-43　前列腺癌 TNM 分期与治疗（特别易考点！重要小结 TANG）

T1 期	前列腺增生手术标本中偶然发现的小病灶，多数分化良好	T1a 癌成分占比<5%	不做进一步处理，严密观察随诊
		T1b>5%	根治性前列腺切除术或根治性放疗：最佳方法 但仅适用于年龄较轻，能耐受手术者
T2 期	局限在前列腺包膜内		
T3 期	穿破包膜，或侵犯精囊		内分泌治疗为主：雄激素去除治疗 外科去势：切除双侧睾丸 药物去势：注射促黄体释放激素激动剂（LHRH），如亮丙瑞林（抑那通）、戈舍瑞林（诺雷德） 联合非类固醇类雄激素拮抗剂如氟他胺、比卡鲁胺
T4 期	侵犯膀胱颈、尿道外括约肌、直肠、肛提肌和/或盆壁		

上述表格中的三点说明：

（1）手术方式：有开放、腹腔镜、机器人辅助腹腔镜手术。

（2）通常对 75 岁以上的高龄患者，预测寿命低于 10 年者不宜行根治性前列腺切除术。

（3）放疗：对前列腺癌的局部控制有效，适用于局部有扩散的前列腺癌，尤其适用于对内分泌治疗无效的患者。

2. 化疗、免疫治疗、靶向药物治疗　在晚期前列腺癌，尤其是去势抵抗性前列腺癌的治疗有一定价值。

第六节　睾丸肿瘤

20~40 岁青少年男性最常见的实体肿瘤，几乎均为恶性。

隐睾患者发生肿瘤的概率为健康男性的 3~14 倍。

一、病理

表 2-44　睾丸肿瘤分类（小结 TANG）

生殖细胞肿瘤	90%~95%	精原细胞瘤	
		非精原细胞瘤	胚胎癌、畸胎癌、畸胎瘤、绒毛膜上皮细胞癌和卵黄囊肿瘤
非生殖细胞肿瘤	5%~10%	间质细胞瘤 支持细胞瘤	

睾丸肿瘤早期可发生淋巴转移，首先达肾蒂、腹主动脉周围淋巴结。绒毛膜上皮癌——早期有血行转移。

精原细胞瘤在 35~39 岁发病率最高，在<10 岁和>60 岁中少见。胚胎癌、畸胎癌常见于 25~35 岁。绒毛膜上皮癌多见于 20~30 岁。卵黄囊肿瘤多见于婴幼儿。

二、临床表现

肿瘤较小时临床症状不明显。肿瘤逐渐增大，表面光滑，质硬而沉重，感轻微坠胀或钝痛。睾丸肿大、肿块质硬且有沉重感。附睾及输精管正常。

隐睾患者在腹部或腹股沟部发现肿块并逐渐增大，常是隐睾发生恶变的表现。少数分泌绒毛膜促性腺激素（hCG）的睾丸肿瘤可引起乳房肿大、疼痛。

三、诊断

表 2-45　睾丸肿瘤的诊断手段小结（TANG）

透光试验	（-）	
血清绒毛膜促性腺激素（hCG）	绒毛膜上皮癌	100%升高
	胚胎癌	40%~60%升高
	精原细胞瘤	仅 5%升高
血清甲胎蛋白（AFP）	卵黄囊肿瘤、胚胎癌	75%~90%升高
	其余	正常
超声、CT	对睾丸肿瘤的诊断，与阴囊内其他肿物的鉴别，确定腹膜后淋巴结有无转移及转移的范围非常重要。	
MRI	并不比 CT 更有优势	
胸部 X 线片或 CT	可了解肺部和纵隔有无转移病变	

四、治疗

1. 手术　根治性睾丸切除术。

2. 放疗与化疗（重要！）　精原细胞瘤对放疗比较敏感；术后可配合放疗，亦可配合以铂类为基础的化疗，5 年生存率可达 95%。

3. 胚胎癌和畸胎癌　切除患睾后，应做腹膜后淋巴结清扫术并配合化疗，5 年生存率可达30%~90%。

4. 成年人畸胎瘤　按癌治疗。

第七节　阴茎癌

绝大多数发生于40~60岁有包茎或包皮过长者。曾为亚洲、非洲、拉丁美洲等部分经济欠发达地区男性最常见的恶性肿瘤。我国阴茎癌的发病日趋下降。

一、病因

1. 包皮垢及炎症长期刺激所致。

2. 一些恶性倾向的病变　阴茎皮角、阴茎黏膜白斑、巨大尖锐湿疣等。

3. 人乳头瘤病毒（HPV）感染和吸烟。

4. 其他危险因素　阴茎损伤、紫外线照射、干燥性龟头炎。

【预防】

避免各种诱因（HPV感染、紫外线暴露及吸烟等）。有包茎或包皮过长且反复感染的病人应及早行包皮环切术，尤其是男性儿童。包皮过长且容易上翻暴露阴茎头者，应经常清洗保持局部清洁。治疗癌前病变并密切随诊。

二、病理

1. 肉眼分两种

①乳头型：较常见，以向外生长为主，可穿破包皮。常伴溃疡，有奇臭脓样分泌物，最后呈典型菜花样，瘤体虽大，但可活动；②结节型：亦称浸润型，呈结节状，质较硬，亦可有溃疡，瘤体不大，可向深部浸润至海绵体。

2. 组织学　绝大多数是鳞状细胞癌；基底细胞癌和腺癌少见。

3. 浸润和转移

(1)主要经淋巴转移，可转移至腹股沟、股部及髂淋巴结等处。

(2)血行扩散至肺、肝、骨、脑等，较罕见。

(3)直接浸润：除晚期患者外，很少浸润至尿道（因尿道海绵体周围白膜坚韧）。

三、临床表现

1. 早期不易发现。肿瘤始于阴茎头、冠状沟或包皮内板，逐步侵犯至阴茎头部、体部和海绵体，上翻包皮，早期可见类丘疹、疣状红斑或经久不愈的溃疡；包茎或包皮过紧不能显露阴茎头部者，可感觉包皮内刺痒、灼痛或包皮内硬块，并有血性分泌物或脓液自包皮口流出。

2. 病变发展，疼痛加剧，肿瘤突出包皮口或穿破包皮。

3. 晚期　呈菜花样，表面坏死形成溃疡，有恶臭渗出物。

4. 肿瘤继续发展可侵犯全部阴茎和尿道海绵体，可导致尿潴留或尿瘘。体检可触及双侧腹股沟淋巴结肿大、质地较硬，晚期除腹股沟和盆腔淋巴结外，还可远处转移至肺、肝和骨。

四、诊断与鉴别诊断

阴茎癌不易鉴别时需做活组织检查。

超声、CT和MRI有助于肿瘤临床分期及发现远隔部位的淋巴结转移。

关于腹股沟淋巴结肿大是感染还是肿瘤转移的鉴别——肿瘤转移至腹股沟淋巴结可触及肿大、质地较硬、无压痛、较固定的淋巴结；感染所致者淋巴结常有触痛。不能鉴别时可行淋巴结活检。

五、治疗

手术原则：肿瘤病灶的根治性切除与局部器官的最大程度保留。

表 2-46 阴茎癌的治疗方案(TANG)

肿瘤局限在包皮者	包皮环切术
瘤体较大者	阴茎部分切除术，或阴茎全切除
表浅的小肿瘤，及原位癌	激光治疗
年轻、小而表浅的病变	有主张先行放射治疗，失败后再行手术
大的浸润型恶性肿瘤	手术+放射治疗 单纯放疗、化疗效果不理想
有淋巴结转移	原发病灶切除后 2~6 周、感染控制后行双侧腹股沟淋巴结清除术

六、预防

有包茎或包皮过长且反复感染的病人应及早行包皮环切术，尤其是男性儿童。包皮过长且容易上翻暴露阴茎头者，应经常清洗保持局部清洁。治疗癌前病变并密切随诊。

第八章　尿路梗阻

敲黑板

本部分先复习前列腺增生、尿潴留、肾积水，最后再复习概述。

理由是：这样容易理解，最容易得分。

第一节　良性前列腺增生症

简称前列腺增生(BPH)，是引起老年男性排尿障碍原因中最为常见的一种良性疾病。

一、病因

目前一致公认老龄和有功能的睾丸是前列腺增生发病的两个重要因素，两者缺一不可。

二、病理

前列腺由移行带(围绕尿道精阜部位的腺体)、中央带和外周带组成。分别占前列腺组织的5%、25%和70%。前列腺增生起始于移行带；而前列腺癌多起发于外周带。

前列腺增生分为基质型(纤维和平滑肌)、腺泡型(腺组织)及混合型(纤维腺组织)。

三、临床表现

多在50岁以后出现症状。

表2-47　前列腺增生表现的核心考点(小结TANG)

尿频	最常见的早期症状，夜间更明显	早期因增生的前列腺充血刺激引起，随着病情的发展，梗阻加重，残余尿量增多、膀胱顺应性降低或逼尿肌不稳定，尿频更为明显，常伴有急迫性尿失禁等症状
进行性排尿困难	最重要的症状	表现为排尿迟缓、断续、尿线变细而无力、射程变短、排尿时间延长、尿后滴沥等
尿潴留	因气候变化、劳累、饮酒、便秘、久坐等因素，使前列腺突然充血、水肿导致急性尿潴留 充盈性尿失禁——梗阻进一步加重，残余尿逐渐增多，过多残余尿使膀胱逼尿肌功能受损，收缩力减弱；膀胱过度充盈使少量尿液自尿道口溢出	
并发症	继发尿路感染、膀胱结石、血尿、腹股沟疝、脱肛、内痔等 梗阻严重者，长期排尿困难使膀胱高度扩张，输尿管口括约肌功能丧失，膀胱内尿液逆流，引起肾积水、肾功能损害	
症状与前列腺体积大小不成比例，而取决于引起梗阻的程度、病变发展速度以及是否合并感染		

[经典例题1]

前列腺增生最重要的症状是

A. 尿失禁　　B. 尿频

C. 尿潴留　　D. 肾功能不全的表现

E. 进行性排尿困难

[参考答案] 1. E

四、诊断

国际前列腺症状(I-PSS)评分可判断BPH患者症状严重程度。

表2-48 前列腺增生诊断核心考点(小结TANG)

症状	50岁以上男性出现典型排尿不畅	
体检	直肠指诊	前列腺体积增大，表面光滑质韧，有弹性，边缘清楚、中央沟变浅或消失
	下腹部可扪及包块——尿潴留	

超声检查

(1)经直肠超声检查：对前列腺内部结构显示更为清晰；

(2)经腹壁超声检查：膀胱需要充盈，扫描可清晰显示前列腺大小、内部结构、是否突入膀胱；测定膀胱残余尿量(排尿后检查)。还可了解有无膀胱结石以及上尿路有无继发积水等。

表2-49 前列腺增生检查

前列腺特异抗原(PSA)	排除前列腺癌	正常值为0~4ng/ml 敏感性高但特异性有限
尿流率/尿流动力学	当排尿量在150~400ml时，如最大尿流率<15ml/s——表明排尿不畅；如<10ml/s——表明梗阻较严重	可以确定前列腺增生患者排尿的梗阻程度。如果排尿困难主要是由于逼尿肌功能失常引起，应做尿流动力学检查
放射性核素肾图	了解上尿路有无梗阻及肾功能损害	
静脉尿路造影和膀胱镜	用于有血尿的患者以除外泌尿系肿瘤	

五、鉴别诊断

1. 膀胱颈挛缩　由慢性炎症所致。发病年龄较轻，前列腺体积不大。

2. 前列腺癌　血清PSA升高明显，前列腺穿刺活检可确诊。

3. 尿道狭窄　尿道损伤或感染病史。

4. 神经源性膀胱　是一种功能障碍，有中枢或周围神经系统损害的病史和体征，同时存在下肢感觉和运动功能障碍，会阴部皮肤感觉及肛门括约肌张力减退或消失。尿流动力学检查可确诊。

六、治疗

表2-50 前列腺增生的治疗(小结TANG)

方案	适应证	具体治疗措施	
观察等待	症状较轻，不影响生活与睡眠	无须治疗可观察等待，但应密切随访	
药物	尿路梗阻症状较轻者	α受体拮抗剂：特拉唑嗪、哌唑嗪、多沙唑嗪等	机制：由于α_1受体分布在前列腺基质平滑肌中，拮抗α_1受体能有效地降低膀胱颈及前列腺平滑肌的张力，减轻尿道阻力、改善排尿功能； 副作用：头晕、鼻塞、直立性低血压
		5α还原酶抑制剂：非那雄胺和度他雄胺	机制：在前列腺内阻止睾酮转变为双氢睾酮，故可使前列腺缩小； 服用3个月之后有效，需长期服药
手术	①药物治疗无效者；②有急性尿潴留史者；③反复尿路感染合并膀胱结石者；④并发肾功能损害或并发腹股沟疝、脱肛及内痔者；⑤能耐受手术者	经尿道前列腺电切术(TURP)	效果较确切，创伤小，适用于绝大多数前列腺增生患者
		开放性前列腺切除术	常用经膀胱或耻骨后两种途径； 手术效果满意； 缺点：手术创伤大；术后恢复时间长
其他：经尿道热疗、球囊扩张、前列腺尿道网状支架——仅适用于不能耐受手术者			

第二节　尿潴留

一、病因

表 2-51　尿潴留病因（小结 TANG）

机械性梗阻	膀胱颈和尿道的梗阻性病变	良性前列腺增生、前列腺肿瘤 膀胱颈梗阻性病变如膀胱颈挛缩、膀胱颈肿瘤 先天性尿道畸形、尿道损伤、狭窄、肿瘤、异物和结石。少见：盆腔肿瘤、妊娠子宫、处女膜闭锁及阴道积血
动力性梗阻	排尿功能障碍所致，膀胱出口和尿道无器质性梗阻病变	最常见——中枢和周围神经系统病变，如脊髓或马尾损伤、糖尿病、肿瘤等；麻醉、手术后，特别是腰麻和肛管直肠手术后 松弛平滑肌的药物，如阿托品、山莨菪碱等 低血钾和醛固酮增多症、腹泻、长期应用利尿剂等可致膀胱逼尿肌收缩无力 高热及昏迷患者等

[经典例题 1]

尿潴留病因中，属于非机械性梗阻的是

A. 外伤性高位截瘫

B. 尿道断裂

C. 尿道肿瘤

D. 前列腺增生

E. 尿道结石

[参考答案] 1. A

二、临床表现

发病突然，膀胱内充满尿液不能排出，下腹胀痛难耐。体检见耻骨上膀胱呈半球形膨胀，叩诊为浊音，用手按压有明显尿意。

三、诊断

根据病史及典型的临床表现，尿潴留诊断并不困难。B 超——可确诊。

鉴别诊断——应与无尿鉴别，两者含义完全不同，无尿指肾衰竭或上尿路完全梗阻，膀胱内空虚无尿。

四、治疗

1. 导尿　解除急性尿潴留最简便常用的方法。

任何病因所致急性尿潴留均应先行导尿。

病因不明或梗阻一时难以解除时，可先引流尿液，以后再病因治疗。

如估计排尿功能一时难以恢复时，还应保留导尿管，一周左右拔除。

2. 耻骨上膀胱造瘘术

不能插入导尿管者，应做耻骨上膀胱穿刺造瘘或膀胱切开造瘘术，如梗阻病因不能解除，可永久保留造瘘管。

3. 解除病因　解除梗阻：如包皮或尿道口狭窄、尿道结石等立即手术。纠正低血钾。腰麻和肛管直肠手术后尿潴留，可用针灸或穴位注射新斯的明 0.25mg。

[经典例题2]

急性尿潴留时最常用的处理方法是

A. 针灸

B. 膀胱穿刺抽液

C. 膀胱造瘘

D. 导尿

E. 利尿

[参考答案] 2. D

第三节 肾积水

尿液从肾盂排出受阻，肾内压力增高，肾盏肾盂扩张，肾实质萎缩，功能减退。成人肾积水容量超过1000ml或儿童超过24小时尿液总量时，称为巨大肾积水。

一、病因

泌尿系梗阻引起肾积水。

二、诊断

1. 症状和体征　腰腹部包块，表面光滑且有波动感。如肾积水张力高或合并感染时，可出现患侧腰部疼痛或触压痛。双侧上尿路梗阻可有少尿或无尿。膀胱颈或尿道梗阻则出现排尿困难或尿潴留。肾积水的临床表现常不相同，甚至可全无症状。

2. 影像学检查　对肾积水诊断非常重要。

表2-52　影像学在肾积水诊断中的应用(重要小结TANG)

超声——首选——简便易行且无创伤	可明确判定增大的肾是实质性肿块还是肾积水，肾积水的程度和肾皮质萎缩的情况。须与肾盂旁囊肿和多发性肾囊肿鉴别
MRI水成像——有独到之处	对肾积水诊断，可代替逆行肾盂造影和肾穿刺造影
X线检查	对肾积水诊断有重要价值。 泌尿系统平片：可见尿路结石及积水增大的肾轮廓； 静脉尿路造影：早期可见肾盏肾盂扩张，肾盏杯口消失或呈囊状显影；当肾功能减退时，肾实质显影时间延长，显影不清楚或患侧肾不显影，此时可采用大剂量延迟造影才能显影； 逆行肾盂造影常可获得清晰的肾积水影像，分段逆行上尿路造影，还可显示梗阻的部位、范围及程度。但此法有引起严重感染的危险
超声引导下经皮肾穿刺造影	如逆行插管失败，可改做此检查
CT	清楚的显示肾积水程度和肾实质萎缩情况，对输尿管行三维成像可确定梗阻部位及病因
放射性核素肾显像	可区分肾囊肿和肾积水
肾图	可了解肾实质损害程度及分侧肾功能，尤其是利尿性肾图，可判定上尿路有无梗阻及梗阻的性质

3. 尿常规　出现血尿或脓尿提示合并尿路感染。

4. 肾功能检查　尿素氮及肌酐升高提示肾功能减退。

三、治疗

1. 引流术

下尿路梗阻所致——先行耻骨上膀胱造瘘术，待好转再行解除梗阻手术。

如病情危重、肾功能严重受损、并发感染致肾积水的病因暂时无法解除者——先行肾造瘘引流术。

2. 病因治疗　解除引起梗阻的病因并保存肾脏——最理想。

(1)肾盂输尿管连接部狭窄：肾盂成形术。

(2)肾、输尿管结石：ESWL或输尿管镜、经皮肾镜取石碎石术。

(3)良性前列腺增生：经尿道前列腺电切术或药物治疗。

(4)尿道狭窄：尿道狭窄内切开或切除尿道狭窄瘢痕行尿道对端吻合术。

3. 肾切除术

一侧重度肾积水，肾实质显著破坏、萎缩或合并严重感染，肾功能严重丧失，而对侧肾功能正常时，可切除病肾。

第四节　概　论

一、病因

泌尿系统梗阻大多数是后天性的，也可是先天性的；可以是泌尿系统本身的疾病所致，也可以是泌尿系统以外邻近病变的压迫或侵犯；医源性原因——手术和内腔镜检查、盆腔肿瘤放疗所致的损伤引起。

表2-53　不同人群尿路梗阻的不同病因(小结TANG)

	儿童	青壮年	老年男性	妇女
引起尿路梗阻的常见原因	先天性疾病，如肾盂输尿管连接处狭窄	结石、损伤、炎性狭窄	最常见——前列腺增生，肿瘤次之	盆腔疾病

表2-54　导致泌尿系梗阻的病因(小结TANG)

机械性	尿路管腔被机械性病变梗阻，如结石、肿瘤、狭窄等
动力性	中枢或周围神经疾病致部分尿路功能障碍，影响尿液排出，如神经源性膀胱功能障碍

表2-55　梗阻对机体的影响(小结TANG)

	梗阻部位	对机体的影响	常见病因
上尿路梗阻	输尿管膀胱开口以上	积水发展较快，对肾功能影响也较大，单侧多见	肾梗阻： 肾盂输尿管连接部先天性病变，如狭窄、异位血管和纤维束压迫等 后天性病变：结石、结核、肿瘤 重度肾下垂
			输尿管梗阻： 先天性病——输尿管膨出、下腔静脉后输尿管、输尿管异位开口等 后天性——结石最常见。输尿管炎症、结核、肿瘤和邻近器官病变(腹膜后纤维化、腹膜后肿瘤或盆腔肿瘤)的压迫或侵犯医源性损伤 妊娠、盆腔肿瘤压迫输尿管
下尿路梗阻	膀胱及其以下部位	由于膀胱的缓冲作用，梗阻后对肾功能影响较缓慢，但最终仍会导致双肾积水和肾功能损害	膀胱梗阻： 结石、异物、肿瘤、膀胱颈纤维化、良性前列腺增生、前列腺肿瘤及控制排尿中枢或周围神经病变所致的神经源性膀胱等
			尿道梗阻——狭窄最常见： 男性婴幼儿尿道梗阻的常见病因——先天性尿道外口及包皮口狭窄、后尿道瓣膜；尿道结石、结核、异物、损伤及肿瘤；尿道周围或阴道疾病压迫尿道

二、病理生理

1. 基本病理改变　梗阻以上压力增高，尿路扩张积水，如梗阻长时间不能解除，终将导致肾积水和肾衰竭。

2. 上尿路梗阻　肾实质逐渐萎缩变薄，肾容积增大，最后全肾成为一个无功能的巨大水囊。慢性部分梗阻可致巨大肾积水，容量超过1000ml；急性完全性梗阻，肾盂扩张常不明显，但肾实质很快萎缩，肾功能丧失。

3. 下尿路梗阻　如发生在膀胱，为克服排尿阻力，膀胱逼尿肌代偿增生，肌束纵横交叉形成小梁。长期膀胱内压增高，造成肌束间薄弱部分向壁外膨出，形成小室或假性憩室。后期膀胱失去代偿能力时，肌肉萎缩变薄，容积增大，输尿管口的括约肌功能破坏，尿液逆流到输尿管及肾盂，引起肾积水和肾功能损害。泌尿系梗阻后易发生不易被控制的尿路感染及菌血症。梗阻造成尿液停滞与感染，可促进尿路结石形成。

第九章 泌尿系统损伤

第一节 肾损伤

一、病因

1. 闭合性损伤 因直接暴力(如撞击、跌打、挤压、肋骨或脊椎横突骨折等)或间接暴力(如对冲伤、突然暴力扭转)所致肾损伤。

2. 开放性损伤 因弹片、刀刃等锐器损伤，常合并胸或腹部损伤，损伤复杂而严重。

3. 其他 肾本身病变如肾积水、肾肿瘤、肾结核或肾囊性疾病等更易损伤，有时极轻微的创伤，也可造成严重的“自发性”肾破裂。医疗操作中如肾穿刺、腔内泌尿外科检查或治疗时也可能发生肾损伤。

二、病理

表 2-56 临床上常见闭合性肾损伤(小结 TANG)

肾损伤类型	病理改变及临床表现	治疗
肾挫伤	损伤仅限于部分肾实质，形成肾瘀斑和(或)包膜下血肿，肾包膜及肾盂黏膜完整；损伤涉及肾集合系统时可有少量血尿	症状轻微，可自愈
肾部分裂伤	肾实质部分裂伤伴有包膜破裂时，可致肾周血肿；如肾盏肾盂黏膜破裂，则有明显血尿	绝对卧床，止血抗感染，观察生命体征，经积极治疗多可自行愈合，不需手术
肾全层裂伤	肾实质重度裂伤，累及肾包膜，内达肾盂肾盏黏膜，常引起广泛性的肾周血肿、血尿和尿外渗；肾横断或碎裂时，可致肾组织缺血	后果严重，均需手术
肾蒂血管损伤	可引起大出血、休克	需立即救治，否则会危及生命

晚期病理改变：

1. 肾积水 由于持久尿外渗形成尿囊肿；血肿、尿外渗引起组织纤维化，压迫肾盂输尿管交界处导致。

2. 动静脉瘘或假性动脉瘤 开放性肾损伤偶可发生。

3. 肾血管性高血压 部分肾实质缺血或肾蒂周围纤维化压迫肾动脉引起。

三、临床表现

1. 休克 见于严重肾裂伤、肾蒂裂伤或合并其他脏器损伤时。

2. 血尿 肾挫伤血尿较轻。严重肾裂伤呈大量肉眼血尿，并有血块阻塞尿路。血尿与损伤程度有时不成比例，如肾蒂血管断裂、损伤性肾动脉血栓形成、肾盂广泛撕裂、输尿管断裂或凝血块阻塞时可无明显血尿。

3. 疼痛 肾包膜下血肿、肾周软组织损伤、出血或尿外渗引起腰腹部疼痛。血液、尿液渗入腹腔或合并腹内脏器损伤时，出现全腹疼痛和腹膜刺激征。血块通过输尿管时可出现肾绞痛。

4. 腰腹部包块 肾周血肿及尿外渗使局部肿胀形成包块，有明显触痛及肌紧张。

5. 发热 血肿和尿外渗易合并感染，甚至导致肾周脓肿或化脓性腹膜炎，伴全身中毒症状。

四、诊断(辅助检查)

1. 超声 提示肾损伤的部位和程度，有无肾包膜下和肾周血肿及尿外渗。

2. CT、MRI　可显示肾实质裂伤、血肿、尿外渗范围，并可了解与周围组织和腹腔内其他脏器的关系。

3. 实验室检查　尿中含有多量红细胞。血红蛋白与血细胞比容持续降低提示有活动性出血。白细胞计数增多提示有继发感染可能。

[经典例题 1]

男性，35岁。4小时前从5m高处跌下，左腰部撞到石块上，当时无昏迷，现血压正常，感左腰部疼痛伴轻压痛，尿常规RBC(+)最可能的诊断是

A. 肾挫伤　　B. 肾蒂伤伴输尿管损伤

C. 肾蒂断裂　　D. 肾部分裂伤

E. 肾全层裂伤

[参考答案] 1. A

五、治疗

1. 紧急治疗　迅速输液、输血纠正休克，做好手术探查的准备。

2. 非手术治疗

(1)绝对卧床休息2~4周，通常肾损伤后4~6周肾挫裂伤才趋于愈合。过早过多离床活动，有可能再度出血。恢复后2~3个月不参加体力劳动。

(2)密切观察生命体征；补充血容量，维持水电解质平衡，保持足够尿量。必要时输血。早期合理应用抗生素预防感染。使用止痛、镇静和止血药物。

3. 手术治疗

(1)指征：①开放性肾损伤；②严重休克经输血、输液仍不能纠正；③血尿逐渐加重，血红蛋白及血细胞比容逐渐下降；④腰部包块逐渐增大；⑤合并腹内脏器损伤。

(2)手术方法

表 2-57　肾损伤的手术治疗适用证(小结TANG)

肾修补术	肾裂伤范围比较局限者
肾部分切除术	肾一极严重损伤和缺血者
肾血管修补术	肾血管损伤或损伤性肾血管阻塞者
肾切除术	肾广泛裂伤无法修补或肾蒂血管损伤不能缝合，而对侧肾正常者
清创引流术	开放性肾损伤、伤口漏尿并严重污染、伤后时间较久，有严重尿外渗或并发感染者

(3)并发症的治疗

1)腹膜后尿囊肿或肾周脓肿：切开引流。

2)恶性高血压：肾血管修复或患肾切除术。

3)肾积水：肾盂成形术或肾切除术。

4)持续性血尿：选择性患侧肾动脉栓塞术。

第二节　前尿道损伤

男性前尿道损伤中最常见：尿道球部损伤。

一、病因病理

骑跨伤是典型的致病因素。病理类型：

1. 尿道挫伤　仅有尿道水肿和出血，愈合后不发生尿道狭窄。

2. 尿道裂伤　可有尿道周围血肿和尿外渗，愈合后引起瘢痕性尿道狭窄。

3. 尿道完全断裂　因尿道断端退缩、分离，血肿较大，可发生尿潴留。用力排尿则发生尿外渗。

二、临床表现

1. 尿道出血　尿道外口有鲜血滴出或血尿，严重出血可发生休克。

2. 疼痛　会阴部疼痛，可放射至尿道外口。

3. 排尿困难　伤后因尿道水肿和疼痛致括约肌痉挛，发生排尿困难。尿道完全断裂时，可发生尿潴留。

4. 会阴部血肿、瘀斑　引起会阴部和阴囊肿胀及蝶形血肿。

5. 尿外渗　尿道裂伤或断裂后，尿液自裂口处渗入周围组织，形成尿外渗。如尿外渗、血肿并发感染，不及时处理或处理不当则会出现脓毒症。如开放性损伤，尿液可自皮肤、肠道或阴道创口流出，形成尿瘘。

血肿及尿外渗范围：阴茎筋膜未破时血肿及尿外渗仅限于阴茎筋膜内，表现为阴茎肿胀；阴茎筋膜破裂则血液及尿液渗入会阴浅筋膜包绕的会阴浅袋，使会阴、阴囊、阴茎肿胀，有时向上扩展至下腹壁，但尿液不会外渗到两侧股部。如延误治疗，会发生广泛皮肤及皮下组织坏死、感染及脓毒血症。如开放性损伤，尿液可自皮肤、肠道或阴道创口流出，形成尿瘘。

[经典例题 1]

球部尿道损伤后最具特征的表现是

A. 尿道溢血　　B. 会阴部肿痛

C. 初始血尿　　D. 终末血尿

E. 全程血尿

[参考答案] 1. A

三、诊断

1. 病史和体格检查。

2. 诊断性导尿　在严格无菌条件下，如能顺利插入导尿管，则说明尿道连续而完整。

一旦插入导尿管，应留置导尿 1 周以引流尿液并支撑尿道。

如一次插入困难，不应反复试插，以免加重创伤和导致感染。

3. 逆行尿道造影　尿道造影可显示尿道损伤的部位和程度。尿道断裂时则可见造影剂从断裂部位外溢。

四、治疗

表 2-58　前尿道损伤的治疗及适应证（小结 TANG）

抗休克	尿道海绵体严重出血并发休克者	立即压迫会阴部止血，紧急抗休克治疗，尽早手术
保守治疗	尿道球部挫伤或轻微裂伤而排尿通畅者	抗感染及对症治疗
保留导尿管	尿道球部裂伤后有排尿困难，但能经尿道顺利插入导尿管者	保留导尿管引流尿液 2 周；拔管后适当做尿道扩张
手术	尿道部分裂伤后，如尿道口流血较多、排尿困难、导尿失败、会阴部血肿或尿外渗均应做耻骨上膀胱造瘘 球部尿道撕裂严重或断裂，会阴及阴囊有血肿及尿外渗者——立即经会阴做尿道端端吻合术，并引流血肿及尿外渗；留置导尿 2~3 周；术后——适当做尿道扩张	
尿道狭窄	轻者行尿道扩张，严重狭窄者，可用经尿道内切开或切除狭窄部的瘢痕组织，亦可经会阴部切口行瘢痕切除加尿道吻合术	

第三节 后尿道损伤

一、病因病理

骨盆骨折是造成后尿道损伤最主要的原因。

膜部尿道穿过尿生殖膈，当骨盆骨折时，附着于耻骨下支的尿生殖膈突然移位，造成剪刀样暴力，使薄弱的膜部尿道撕裂，甚至使前列腺尖端撕断。耻骨前列腺韧带撕裂致前列腺向后上方移位。

[经典例题 1]

青年男性，自高处跌下，致骨盆骨折，发生排尿困难，尿潴留，会阴部肿胀，导尿管不能插入膀胱，损伤的部位是

A. 尿道球部　　B. 后尿道

C. 膀胱　　D. 肛门直肠

E. 阴茎部尿道

[参考答案] 1. B

二、临床表现

1. 休克　较严重，常同时合并大出血，引起创伤性、失血性休克。

2. 疼痛　下腹部痛，局部肌紧张及压痛。

3. 排尿困难　不能排尿，发生急性尿潴留。

4. 尿道出血不明显　尿道口无流血或仅少量血液流出。

5. 尿外渗及血肿　在前列腺周围形成血肿或尿外渗。

骨折及骨盆血管丛损伤引起大出血，在前列腺和膀胱周围形成大血肿。后尿道断裂后，尿液自前列腺尖端处外渗到耻骨后间隙和膀胱周围。尿生殖膈撕裂时，血肿及尿外渗可蔓延至会阴及阴囊。

三、诊断

1. 病史　骨盆挤压伤后患者出现尿潴留。

2. 体格检查　骨盆挤压及分离实验阳性；直肠指诊可触及直肠前有柔软的血肿及压痛，有时还可扪及浮动的前列腺尖端。

3. X 线　骨盆平片见骨盆骨折；尿道造影可见后尿道有造影剂外渗。

四、治疗

1. 紧急处理　取平卧位，减少搬动，以免加重损伤。积极纠正休克。

2. 一般不宜插入导尿管，避免加重局部损伤及感染。尿潴留者可行耻骨上膀胱穿刺，吸出膀胱内尿液。

3. 手术治疗

表 2-59　后尿道损伤的治疗(小结 TANG)

耻骨上膀胱造瘘	后尿道损伤排尿困难尿潴留者	行局麻下耻骨上高位膀胱造瘘。若不能恢复排尿，造瘘后 3 个月再行尿道重建术
尿道会师牵引术	目的：恢复尿道连续性，避免尿道分离形成较大的瘢痕狭窄	切开膀胱后，以金属尿道探为引导，经尿道置尿管入膀胱，并做适当牵引，缩短尿道断端的距离。术后 3 周拔除尿管
尿道狭窄的处理	轻者：定期做尿道扩张 严重狭窄或闭锁者：伤后 3 个月经尿道内切开或会阴切开行瘢痕切除及尿道端端吻合术	
并发症的治疗	直肠损伤：早期立即修补，并做暂时性结肠造瘘术 尿道直肠瘘：待 3~6 个月后再施行手术修补	

[经典例题 2]

后尿道损伤的早期处理中不正确的是

A. 高位膀胱造瘘　　B. 尿道会阴复位术

C. 抗休克　　D. 尽早应用广谱抗生素

E. 立即导尿解除潴留

[参考答案] 2. E

第十章　泌尿、男性生殖系统先天性畸形及其他疾病

第一节　隐　睾

一、诊断

1. 阴囊内无睾丸　单侧多见。

2. 体格检查　单侧者可见双侧阴囊不对称；双侧者则双侧阴囊扁平，阴囊内不能扪及睾丸。约80%在腹股沟管部位可扪到偏小而活动的睾丸。

二、病因

生理状态下，胎儿在生长过程中，睾丸自腰部腹膜后下降，于7~9个月经腹股沟管下降至阴囊。如出生时睾丸未降至阴囊内，停留在腹腔、腹股沟管或阴囊入口处称为隐睾。原因：

1. 胚胎时期牵引睾丸下降的索带异常或缺如。

2. 先天性睾丸发育不全、睾丸对性激素不敏感，失去了激素对睾丸下降的动力作用。

3. 母体缺乏促性腺激素，影响了睾丸下降的动力。

三、诊断

1. 阴囊内无睾丸单侧多见，双侧占10%~20%。

2. 体格检查　单侧者可见双侧阴囊不对称；双侧者则双侧阴囊扁平，阴囊内不能扪及睾丸。约80%在腹股沟管部位可扪到偏小而活动的睾丸。

四、治疗

1. 治疗目的

(1)使隐睾下降至阴囊内，防止睾丸萎缩和促进睾丸正常发育及生精功能。单侧隐睾引起不育者达30%以上，双侧隐睾达50%以上。

(2)降低睾丸癌变率：隐睾恶变概率较健康男性高20~35倍。

(3)患者获得心理安慰。

2. 治疗方法

表2-60　隐睾的治疗(小结TANG)

治疗手段		适宜人群	具体措施
自行下降		1岁以内	
内分泌治疗		1岁以后——绒毛膜促性腺激素(hCG)	每周肌注2次，每次500U，总剂量5000~10000U
手术	睾丸下降固定术	两岁内，内分泌治疗无效——目的：防睾丸萎缩	
	睾丸切除术	睾丸萎缩、手术不能将睾丸下降入阴囊内或已有癌变可能，对侧睾丸未见明显异常者	

第二节　鞘膜积液

一、病因病理

鞘膜囊内积聚的液体增多形成囊肿者，称为鞘膜积液。积液所致张力增加及增厚的鞘膜可影响睾丸的血供，导致睾丸发育不全或萎缩，影响生育能力。

儿童鞘膜积液主要为先天性鞘状突闭合不全所致。

成人分为原发性和继发性两种，前者病因不明，后者与炎症、外伤、肿瘤及丝虫病有关。

二、诊断与鉴别诊断

(一)临床诊断

1. 鞘膜积液的分类

表 2-61　鞘膜积液的分类(小结 TANG)

分类	临床表现	睾丸是否可触及
睾丸鞘膜积液	球形或卵圆形，表面光滑，有囊样感，无压痛	触不到
睾丸、精索鞘膜积液	阴囊呈梨形肿大	扪不清
精索鞘膜积液	位于睾丸上方	睾丸可扪及
交通型鞘膜积液	站立时阴囊肿大，平卧后因积液流入腹腔，肿块缩小或消失	站立时扪不清，平卧后可扪及

2. 透光试验阳性

在暗室内或用黑色纸筒罩于阴囊，手电筒由阴囊下方向上照射时，积液有透光性。如积液为脓性、血性或乳糜性，则透光试验阴性。

3. 阴囊超声　呈液性暗区，有助于与睾丸肿瘤和腹股沟疝相鉴别。

(二)鉴别诊断　主要是与睾丸肿瘤和腹股沟斜疝相鉴别

1. 睾丸肿瘤　实质性肿块，质地坚硬，患侧睾丸有沉重感，掂量时如秤砣，透光试验阴性。

2. 腹股沟斜疝　肿大疝囊中，有时可见肠型、闻及肠鸣音，平卧位时阴囊内容物可回纳，咳嗽时内环处有冲击感，透光试验阴性。

[经典例题 1]

男孩，3岁。右侧阴囊包块，质软，透光试验阳性，平卧后可消失，正确的诊断是

A. 右侧睾丸鞘膜积液
B. 右侧交通性鞘膜积液
C. 右侧斜疝
D. 右侧睾丸肿瘤
E. 右侧附睾结核

[参考答案] 1. B

三、治疗

表 2-62　鞘膜积液的治疗(小结 TANG)

婴儿		自行吸收消退，不需手术治疗
成人	量少，无任何症状	无需手术
	量多，体积大伴有明显症状(钝痛或牵拉感)，巨大鞘膜积液致阴茎缩于包皮内，影响排尿、行走和劳动者	行鞘膜翻转术
交通型鞘膜积液		切断通道，在内环处高位结扎鞘状突，阻断与腹腔通道
继发性睾丸鞘膜积液		病因治疗+鞘膜翻转术

第三节　精索静脉曲张

多见于青壮年，左侧为多。精索内蔓状静脉丛异常增长、迂曲和管腔扩张。

一、病因、病理及临床表现

表 2-63　原发性、继发性精索静脉曲张(小结 TANG)

	原发性精索静脉曲张	继发性精索静脉曲张
病因病理	由于左侧精索静脉呈直角进入左肾静脉，血液回流阻力较大；左侧精索静脉进入左肾静脉入口处有静脉瓣防止逆流，如静脉瓣发育不全、静脉丛壁的平滑肌和弹力纤维薄弱	继发于腹膜后肿瘤、肾肿瘤压迫精索内静脉或癌栓阻塞肾静脉，使血液回流受阻所致
临床表现	病变较轻，多无症状，病变严重时，患侧阴囊有坠胀感或隐痛，站立或行走时症状加重，平卧或休息时症状缓解或消失	症状较重，且卧位时静脉曲张仍不消失，症状减轻亦不明显

体征：

立位检查——患侧阴囊较健侧明显松弛下垂，严重者可见曲张的静脉迂曲似蚯蚓状团块。

Valsalva 试验——嘱病人站立，用力屏气增加腹压，血液回流受阻，可见静脉曲张加重且有血流反流。

二、诊断

变换平卧位后，曲张静脉随即缩小或消失。病变轻者局部体征不明显，可做 Valsalva 试验。同样 Valsalva 试验，超声检查还可发现血液回流受阻，管腔扩张，且有血液反流。静脉尿路造影、CT 或 MRI——排除腹膜后肿瘤压迫。

三、治疗

精索静脉曲张的后果：影响精子产生和精液质量，影响男性生育能力——原因：精索静脉曲张因静脉扩张、淤血，局部温度升高，睾丸组织内 CO_2 蓄积、儿茶酚胺、皮质醇、前列腺素浓度增加。

1. 无症状或症状轻微者　阴囊托带或穿紧身内裤以减轻症状。

2. 症状严重或伴有精子异常者　手术做精索静脉高位结扎术。目前推荐显微镜腹股沟外环下的精索静脉结扎术。其他还有开放性手术、腹腔镜下手术等。

第十一章 肾功能不全

第一节 急性肾损伤(急性肾衰竭)

一、病因与分类

急性肾衰竭(ARF)现称急性肾损伤(AKI)，指多种原因引起肾功能短期内迅速减退，肾小球滤过功能下降，或在原有慢性肾脏病(包括肾功能不全)基础上肾小球滤过率进一步下降的一组临床综合征。分为三大类：

表 2-64 急性肾衰竭的分类和病因(小结 TANG)

	主要原因	具体原因
肾前性氮质血症	肾血流灌注减少所致	有效血容量不足：如大量失血、胃肠道失液、过度利尿、严重低蛋白血症 心排量降低：如心源性休克、充血性心力衰竭、肺栓塞、心包压塞 全身血管扩张：如脓毒血症、过敏反应、麻醉剂、降低心脏后负荷药物、肝肾综合征 肾内血流动力学改变：ACEI、ARB、NSAIDs、环孢素、肾上腺素、去甲肾上腺素等引起
肾性 ARF	最常见的是肾缺血或肾毒性原因导致的急性肾小管坏死(ATN)	其他：肾小球、肾间质、肾血管疾病
肾后性 ARF	特征是急性尿路梗阻	前列腺肥大、神经源性膀胱、腹膜后纤维化、盆腔肿瘤压迫

二、急性肾小管坏死的病因、临床表现及鉴别诊断

(一)病因

1. 缺血性　由肾前性氮质血症持续加重进展所致。

2. 外源性毒素　①肾毒性抗微生物药物，如氨基糖苷类抗生素、多黏菌素 B、万古霉素和多种头孢菌素均可导致 ATN。②肾毒性中药，如含有关木通的制剂(龙胆泻肝丸、分清丸、耳聋丸、八正散等)，其中的成分马兜铃酸可引起肾小管间质肾病；其他肾毒性中药还有乌头、附子等。③造影剂。④环孢素 A 通过引起严重肾血管痉挛而导致远端肾小管功能异常。⑤抗肿瘤药物：如顺铂和重金属制剂如汞、镉和砷。⑥生物毒素，如鱼胆。

3. 内源性毒素　包括含有血红蛋白的产物、尿酸和免疫球蛋白轻链。

横纹肌溶解后的肌红蛋白尿可导致 ATN，脱水和酸中毒可加重肌红蛋白尿性肾功能不全。

大量的血红蛋白也可导致 ATN，大量的血管内溶血见于严重的输血反应和溶血性贫血。

高尿酸血症见于细胞更新过快和细胞溶解，生殖细胞肿瘤以及白血病和淋巴瘤的化疗是主要原因。多发性骨髓瘤时的本周蛋白可直接导致肾小管损伤和肾小管堵塞。

(二)临床表现　典型病程可分为 3 期：

1. 起始期　患者遭受已知 ATN 的病因，但尚未发生明显的肾实质损伤，此阶段是可预防的。

2. 维持期　随着肾小管上皮细胞发生明显损伤，GFR 突然下降，临床上 AKI 综合征的表现变得明显，则进入维持期。又称少尿期。典型为 7~14 天，也可短至几天，长至 4~6 周。肾小球滤过率保持在低水

平。许多患者可出现少尿(<400ml/d)，称为少尿型。

但也有些患者可没有少尿，尿量在400ml/d以上——非少尿型AKI——病情大多较轻，预后较好。

不论尿量是否减少，随着肾功能减退，临床上均可出现尿毒症一系列表现——主要是尿毒症毒素潴留和水电解质及酸碱电解质平衡紊乱所致。

3. 恢复期　肾小球滤过率逐渐回复正常或接近正常范围。少尿型患者开始出现利尿，可有多尿表现，在不使用利尿剂的情况下，每日尿量可达3000~5000ml，或更多。通常持续1~3周，继而逐渐恢复。

肾小管上皮细胞功能(溶质和水的重吸收)的恢复相对延迟，常需数月后才能恢复。少数患者可最终遗留不同程度的肾脏结构和功能缺陷。

(三)诊断和鉴别诊断

一旦发现患者尿量明显减少，肾功能急剧恶化(血肌酐每日上升≥44.2μmol/L)时，应考虑到ARF的可能(AKI的标准是48小时内血肌酐上升≥26.5μmol/L)。怀疑ATN者应追问病史，明确是否存在肾脏缺血和中毒。

表2-65　急性肾衰竭的辅助检查(小结TANG)

影像学检查	肾脏B超	判断肾脏大小及实质厚度 如肾脏缩小则可确定为CRF 如肾脏增大，则支持ARF；但某些疾病导致的CRF也可表现为肾脏增大如糖尿病肾病、肾淀粉样变性、多囊肾等
	泌尿系统B超、腹部平片、尿路造影	判断是否存在肾后梗阻
尿液诊断指标		尿比重、尿渗透压、尿钠、肾衰指数和钠排泄分数等对肾前性氮质血症和ATN的鉴别有意义 尿沉渣提示血尿，并伴有蛋白尿，多支持肾小球疾病导致的ARF
肾活检		用于肾实质ARF——确诊

三、治疗

1. 起始期

预防及治疗基础病应纠正全身血流动力学障碍，避免应用各种肾毒性物质。

小剂量多巴胺可提高肾血流量，可试用袢利尿剂。

2. 维持期的治疗

(1)营养疗法：每日热量30~45kcal/kg，蛋白质0.6~1.2g/kg。

(2)限制水钠摄入，量出为入。纠正电解质紊乱：高钾血症、水中毒、低钠血症、低钙血症和高磷血症。纠正代谢性酸中毒。

(3)控制心力衰竭、治疗贫血和出血、预防和治疗感染。

(4)透析疗法

表2-66　急性肾衰竭透析指征(小结TANG)

急性肺水肿	
尿量	无尿2天，或少尿4天
血钾	≥6.5mmol/L；每日上升1mmol/L
酸中毒	pH<7.25或二氧化碳结合力<13mmol/L
血尿素氮	≥21.4mmol/L或每日升高≥8.9mmol/L
血肌酐	≥442μmol/L或每日升高≥176.8μmol/L

3. 恢复期的治疗 维持水、电解质和酸碱平衡，同时治疗原发病和防治各种并发症。

[经典例题1]

急性肾衰多尿期的尿量一般可达每天

A. 6000~7000ml
B. >7000ml
C. 2000~3000ml
D. 3000~5000ml
E. 5000~6000ml

[经典例题2]

急性肾衰少尿或无尿期常见的致死原因是

A. 高镁血症
B. 高钾血症
C. 高磷血症与低钙
D. 低钠血症
E. 低氯血症

[参考答案] 1. D；2. B

[经典例题3]

急性肾功能衰竭时，采用透析疗法的适应证应除外

A. 呕吐、肌肉抽搐
B. 血钾 5. 5mmol/L
C. 水中毒
D. 急性肺水肿
E. 血尿素氮>35. 7mmol/L

[参考答案] 3. B

第二节 慢性肾脏病(慢性肾衰竭)

一、概念

慢性肾脏病又称慢性肾衰竭，指肾损害或 GFR<60ml/(min · 1. 73m^2)持续 3 个月以上；肾损害指肾出现病理改变或损害指标如血或尿检查异常，影像学检查异常。

二、常见病因

我国最常见——按顺序：原发性慢性肾小球肾炎、糖尿病肾病和高血压肾病。

国外——糖尿病肾病、高血压肾病更为常见。

三、慢性肾脏病临床分期

1. 国际公认的 K/DOQI 指南，其中 2~5 期为慢性肾衰竭的不同阶段

表 2-67 慢性肾脏病分期(国际公认的 K/DOQI 指南)

分期		GFR[ml/(min · 1. 73m^2)]
1 期	肾损害：GFR 正常或升高	≥90
2 期	肾损害伴 GFR 轻度下降	60~89
3 期	GFR 中度下降	30~59
4 期	GFR 重度下降	15~29
5 期	肾衰竭	<15

2. 以往根据肾功能受损的不同程度，分为以下几个阶段(了解)

表 2-68 慢性肾脏病分期(旧，小结 TANG)

	肾单位受损/正常	肌酐清除率(ml/min)	血肌酐	血尿素氮	临床症状
肾功能不全代偿期	<50%	80~50	不增高		除有夜尿增多外，无任何症状
肾功能不全失代偿期	>50%	50~20	133~442μmol/dl(1.5~5mg/dl)	超过 7.1mmol/L(20mg/dl)	无力、食欲缺乏、轻度贫血
肾衰竭期		20~10	442~707μmol/L(5~8mg/dl)	17.9~28.6mmol/L(50~80mg/dl)	贫血、水电解质酸碱平衡紊乱
尿毒症期		<10	707μmol/L(8/dl)	>28.6mmol/L(80mg/dl)	明显的酸中毒、贫血及严重的全身各系统症状

血尿素氮受诸多因素影响很大，不能单独作为衡量肾功能受损轻重的指标。血肌酐在老年人、肌肉萎缩者，其水平偏低。肌酐清除率可作为慢性肾衰竭分期的指标，近年国际上推荐使用CKD-EPI公式计算的GFR(CGFR)来进行慢性肾脏病分期。

四、肾功能恶化的诱因

最常见：血容量不足(出血或液体入量不足及丢失过多)，饮食不当，过度劳累，各种感染，血压增高，尿路梗阻及不适当药物的应用。

[经典例题 1]

慢性肾功能不全恶化的常见诱因，不包括

A. 血尿酸或血钙过低

B. 心力衰竭

C. 感染、发热

D. 外伤、失血

E. 呕吐伴腹泻

[参考答案] 1. A

五、各系统临床表现

表 2-69 慢性肾衰竭临床表现

消化系统	最早出现的症状	食欲缺乏、恶心、呕吐等。患者口中有异味，消化道出血
水、电解质酸碱平衡失调	水钠代谢紊乱	主要是水钠潴留，引起水肿 高血压。肾小管浓缩功能受损时，可有夜尿增多，排出的是低渗尿。当肾小球普遍严重受损时滤过减少、出现少尿。也有少部分患者表现为脱水
	钾：血钾增高，可出现致命的高钾血症	
	高磷、低钙	高磷、低钙刺激甲状旁腺激素(PTH)分泌增加，发生继发性甲状旁腺功能亢进
	高镁	当肾小球滤过率低于 30ml/min 时，出现高镁血症，表现为食欲缺乏、嗜睡
	酸碱平衡失调——代谢性酸中毒	呼吸深长、嗜睡甚至昏迷死亡
心血管系统	①高血压——水钠潴留引起，也可因血浆肾素增高所致； ②高血压、高血脂及尿毒症毒素等的综合作用，患者可有尿毒症性心肌病，出现心力衰竭、心律失常； ③晚期或透析患者可以有心包炎的表现和动脉粥样硬化的快速进展。患者可因冠心病而危及生命	

续表

血液系统	正细胞正色素性贫血(促红细胞生成素 EPO 减少)	血浆中存在红细胞生长抑制因子、红细胞寿命缩短、失血、营养不良等也是造成贫血的原因； 患者末梢血白细胞和血小板的数目变化不大，但其功能受损，因此易发生感染并有出血倾向(与凝血机制异常亦有关系)
神经、肌肉系统	早期乏力、失眠、记忆力减退、注意力不集中 随病情进展表现出尿毒症性脑病和周围神经病变症状，可有嗜睡、抽搐、昏迷，肢体(下肢更常见)远端对称性感觉异常，"不安腿"，肌无力	
肾性骨营养不良	纤维性骨炎、肾性骨软化症、骨质疏松症、最终肾性骨硬化。可有骨酸痛，甚至发生自发性骨折(早期靠骨活检确诊)； 与缺乏活性维生素 D_3、继发性甲状旁腺功能亢进、营养不良、铝中毒等因素有关	
呼吸系统	代谢性酸中毒时呼吸深而长，水潴留和心力衰竭可以出现肺水肿； 尿毒症肺——胸片可见肺门两侧出现对称型蝴蝶状阴影——与肺水肿、低蛋白血症、间质性肺炎等有关	
内分泌系统	肾脏本身分泌 EPO 减少致贫血、分泌活性维生素 D_3减少致肾性骨病、肾脏本身降解和排出激素的功能降低致胰岛素等激素在体内蓄积； 甲状腺及性腺功能受损——体温偏低、怕冷、闭经、不孕	
代谢紊乱	总体蛋白分解大于合成造成严重的蛋白质缺乏； 氨基酸代谢紊乱，必需氨基酸减少，非必需氨基酸相对升高； 高脂血症主要是甘油三酯增加，低及极低密度脂蛋白升高； 空腹血糖多正常但糖耐量降低——与胰岛素靶组织反应受损有关	
其他	皮肤瘙痒，面色较暗且萎黄并稍有水肿感；易发生感染并危及生命	

[经典例题 2]

典型慢性肾功能不全时最常见的水电解质紊乱是

A. 代谢性酸中毒、低血钙、低血磷、低血钠

B. 代谢性碱中毒、低血钙、高血磷、高血钾

C. 代谢性酸中毒、低血钙、高血磷、高血钾

D. 代谢性酸中毒、低血钙、低血磷、高血钾

E. 代谢性酸中毒、低血钙、低血磷、高血钠

[参考答案] 2. C

六、非透析疗法的原则和内容

目的——延缓、停止肾功能进一步恶化，亦作为维持性透析患者的辅助治疗。

内容包括：

1. 营养治疗

保证足够的热量(30~40kcal/kg·d)摄入，以保证不会出现蛋白质过多分解。蛋白质摄入应优质低量。当患者血肌酐增高达 176.8μmol/L(2mg/dl)时，蛋白质入量为 0.6g/kg·d，其中优质(动物)蛋白质入量应占 50%。血肌酐增高更多的患者，蛋白质入量应再减少。

为维持体内蛋白质不致过度分解，可加用必需氨基酸、α 酮酸和 α 羟酸。

同时补充水溶性维生素 B 族及维生素 C、活性维生素 D。

2. 维持水、电解质平衡，纠正酸中毒

每天盐入量不超过 6~8g。如有明显水肿、高血压，盐摄入量为 5~6g/d。

当血钾>5.5mmol/L 时，可用聚磺苯乙烯(降钾树脂)口服。

3. 控制高血压和(或)肾小球毛细血管内高压

一般使用 ACEI 及 ARB。但如患者血肌酐增高达 256μmol/L 时，或孤立肾、双肾动脉狭窄或老年人，

使用该类制剂可致急骤肾功能恶化，故应慎用或不用。

4. 清除体内毒性代谢产物

口服吸附剂或中药大黄(或加煅牡蛎、蒲公英煎剂保留灌肠)，通过肠道增加毒性代谢产物的排泄。

5. 贫血　促红细胞生成素。

七、肾脏替代治疗

包括血液净化(包括血液透析和腹膜透析)和肾脏移植。替代治疗时机尚无统一标准，开始过早或过晚对患者均不利。目前认为，由于尿毒症患者饮食、营养状态、肌肉含量及伴发疾病的不同，因此规定开始肾脏替代治疗的血清尿素氮、肌酐和肌酐清除率水平是不明智的，特别对老年CKD患者。

肾脏替代治疗的明确指征包括：

①限制蛋白摄入不能缓解的尿毒症症状；②难以纠正的高钾血症；③难以控制的进展性代谢性酸中毒；④难以控制的水钠潴留，合并充血性心力衰竭或急性肺水肿；⑤尿毒症性心包炎；⑥尿毒症性脑病和进展性神经病变。

第三篇

运动系统

听听老师怎么讲

考情分析

历年考情概况

常考知识点	历年常考内容	历年分值
骨折概论	骨折病因、分类、表现、影像学、治疗、愈合标准、功能复位标准	4~5
骨折各论	锁骨骨折、肱骨近端骨折、肱骨髁上骨折、肱骨干骨折、尺桡骨骨折、桡骨远端骨折、股骨颈骨折、股骨转子间骨折、胫骨平台骨折、胫腓骨骨折、踝部骨折、踝部扭伤、脊柱骨折、脊髓损伤、骨盆骨折	8~10
关节脱位和韧带损伤	肩关节脱位、桡骨小头半脱位、髋关节脱位、膝关节韧带损伤、膝关节半月板损伤	3~4
手外伤及断肢再植	手外伤、断肢再植	1~2
周围神经损伤	尺神经、桡神经、正中神经、坐骨神经、腓总神经损伤的表现	2~3
运动系统慢性损伤	肩周炎、肱骨外上髁炎、腱鞘炎、股骨头坏死、颈椎病、腰椎间盘突出症、骨关节炎	4~5
骨关节感染	化脓性骨髓炎、化脓性关节炎、骨与关节结核	4~5
骨肿瘤	骨肿瘤概论、骨软骨瘤、骨巨细胞瘤、骨囊肿、骨肉瘤的特点表现和治疗	4~5

易错考点摘要

考点	考查角度
骨折总论、各论	骨折总论大量可考点、各种骨折的治疗原则
慢性病	尤其颈椎病、腰椎间盘突出、骨关节炎是最应首先掌握的内容
肿瘤	良性、恶性、性质不明肿瘤的特点；骨肿瘤概论
周围神经损伤	本篇最难理解的部分

本篇学习方法或注意事项

运动系统就是骨外科，每年出题25道左右。主要考点清晰明了，以各种征、英文试验、特殊影像学表现、治疗方法为核心考点。属于所有专业课中，比较容易拿到80%以上分数的系统。各位，好好复习，在这样比较简单的系统，多多拿分。

复习全过程，一定首先掌握运动系统的各种征、英文——比如：Dugas 征？垂腕？Froment 征？Mills 征？Finkelstein 试验？日光射线？Codman 三角？肥皂泡样影像学表现？Colles 骨折？Smith 骨折？不能梳头、洗面？压头试验？4 字试验？直腿抬高试验？拾物试验？抽屉试验？轴移试验？研磨试验？蹲走试验？酸性磷酸酶？碱性磷酸酶？等等。

Learning plan

学习时间规划表

第01天 第 章 听老师的课 □ 复习讲义 □ 做习题 □	第02天 第 章 听老师的课 □ 复习讲义 □ 做习题 □	第03天 第 章 听老师的课 □ 复习讲义 □ 做习题 □	第04天 第 章 听老师的课 □ 复习讲义 □ 做习题 □	第05天 第 章 听老师的课 □ 复习讲义 □ 做习题 □	第06天 第 章 听老师的课 □ 复习讲义 □ 做习题 □
第07天 第 章 听老师的课 □ 复习讲义 □ 做习题 □	第08天 第 章 听老师的课 □ 复习讲义 □ 做习题 □	第09天 第 章 听老师的课 □ 复习讲义 □ 做习题 □	第10天 第 章 听老师的课 □ 复习讲义 □ 做习题 □	第11天 第 章 听老师的课 □ 复习讲义 □ 做习题 □	第12天 第 章 听老师的课 □ 复习讲义 □ 做习题 □
第13天 第 章 听老师的课 □ 复习讲义 □ 做习题 □	第14天 第 章 听老师的课 □ 复习讲义 □ 做习题 □	第15天 第 章 听老师的课 □ 复习讲义 □ 做习题 □	第16天 第 章 听老师的课 □ 复习讲义 □ 做习题 □	第17天 第 章 听老师的课 □ 复习讲义 □ 做习题 □	第18天 第 章 听老师的课 □ 复习讲义 □ 做习题 □
第19天 第 章 听老师的课 □ 复习讲义 □ 做习题 □	第20天 第 章 听老师的课 □ 复习讲义 □ 做习题 □	第21天 第 章 听老师的课 □ 复习讲义 □ 做习题 □	第22天 第 章 听老师的课 □ 复习讲义 □ 做习题 □	第23天 第 章 听老师的课 □ 复习讲义 □ 做习题 □	第24天 第 章 听老师的课 □ 复习讲义 □ 做习题 □
第25天 第 章 听老师的课 □ 复习讲义 □ 做习题 □	第26天 第 章 听老师的课 □ 复习讲义 □ 做习题 □	第27天 第 章 听老师的课 □ 复习讲义 □ 做习题 □	第28天 第 章 听老师的课 □ 复习讲义 □ 做习题 □	第29天 第 章 听老师的课 □ 复习讲义 □ 做习题 □	第30天 第 章 听老师的课 □ 复习讲义 □ 做习题 □
第31天 第 章 听老师的课 □ 复习讲义 □ 做习题 □					

注意：每天的学习建议按照“听课→做题→复习讲义”三部曲来进行；另：计划一旦制订，请各位同学严格执行。

第一章 骨折概论

一、成因与分类

1. 成因

表 3-1 骨折成因(TANG 小结)

创伤	直接暴力	暴力直接作用使受伤部位发生骨折，常伴有不同程度的软组织损伤
	间接暴力	暴力通过传导、杠杆、旋转和肌收缩使肢体远处发生骨折
	积累性劳损——疲劳性骨折	长期、反复、轻微的直接或间接损伤可致使肢体某一特定部位骨折，如远距离行军易致第 2、3 跖骨及腓骨下 1/3 骨干骨折
病理性骨折	骨骼疾病所致	如骨髓炎、骨肿瘤所致骨质破坏，受轻微外力即发生

2. 分类

表 3-2 骨折的分类(TANG 小结)

分类标准	分类	定义	典型举例
根据骨折处皮肤、黏膜的完整性	闭合性骨折	骨折处皮肤或黏膜完整，骨折端不与外界相通	
	开放性骨折	骨折处皮肤或黏膜破裂，骨折端与外界相通	耻骨骨折伴膀胱或尿道破裂、尾骨骨折致直肠破裂均属开放性骨折
根据骨折的程度和形态	不完全骨折	骨的完整性和连续性部分中断	①裂缝骨折：骨质发生裂隙，无移位，多见于颅骨、肩胛骨等
			②青枝骨折：多见于儿童，骨质和骨膜部分断裂，可有成角畸形
	完全骨折	①横形骨折；②斜形骨折；③螺旋形骨折；④粉碎性骨折：骨质碎裂成 3 块以上；⑤嵌插骨折：骨折片相互嵌插，多见于干骺端骨折；⑥压缩性骨折；⑦凹陷性骨折：骨折片局部下陷，多见于颅骨；⑧骨骺损伤	
根据骨折端稳定程度	稳定性骨折	骨折端不易移位或复位后不易再发生移位	裂缝骨折、青枝骨折、横形骨折、压缩性骨折、嵌插骨折等
	不稳定性骨折	骨折端易移位或复位后易再移位	斜形骨折、螺旋形骨折、粉碎性骨折等

二、临床表现

表 3-3 骨折的全身和局部表现(TANG 小结)

全身表现	休克	主要原因是出血，可达 2000ml 以上。特别是骨盆骨折、股骨骨折和多发性骨折，严重的开放性骨折或并发重要内脏器官损伤时亦可导致休克
	发热	一般骨折后体温正常。出血量较大的骨折，由于血肿吸收可出现低热，但一般不超过 38℃。开放性骨折出现高热时，应考虑有感染可能

续表

局部表现	一般表现	局部疼痛、肿胀和功能障碍
	特有体征	畸形：短缩、成角或旋转畸形； 异常活动：无关节的部位出现不正常活动； 骨擦音或骨擦感：骨折端互相摩擦时产生； 具有以上三个特有体征之一者，即可诊断为骨折

敲黑板

有些骨折如裂缝骨折和嵌插骨折，可不出现上述三个典型的特有体征，应常规进行X线拍片检查，以便确诊。

三、影像学检查

1. 普通X线检查　常规检查、非常必要。

即使临床上已经表现为明显骨折者，也必须进行X线拍片检查，以帮助了解骨折的类型和骨折移位情况，指导治疗。

临床表现严重但拍片未见明显骨折线者，应于伤后2周拍片复查此时，因骨折端吸收，可出现骨折线。

2. CT和MRI　骨盆及脊柱等部位骨折需结合CT和MRI检查。CT检查在复杂骨折或深在部位的损伤，如髋关节、骨盆、脊柱的骨折脱位，判断骨折破坏程度、移位状态等诊断中显示优势。MRI检查可较好地显示软组织、椎体、神经损伤情况，对明确脊柱骨折合并脊髓神经损伤情况、膝关节半月板及韧带损伤、关节软骨损伤、X线平片及CT未能发现的隐匿性骨折等具有独特的优势。

CT对髋关节、骨盆、脊柱等部位骨折的破坏程度、移位状态的判定有意义。

MRI对脊髓、神经受损伤情况及隐匿性骨折的诊断具有重要价值。

[经典例题1]

男性，18岁。右肘部摔伤2天。右肘关节肿胀，压痛明显，活动受限，内上髁处有骨擦感。对诊断有意义的首选检查是

A. CT　　B. MRI

C. 核素骨扫描　　D. B型超声

E. X线摄片

[参考答案] 1. E

四、骨折的并发症

1. 早期并发症

表3-4　骨折的并发症——早期(5个，TANG小结)

骨筋膜室综合征	最多见于前臂掌侧和小腿
脂肪栓塞综合征	发生于成人，由于骨折处髓腔内血肿张力过大，骨髓被破坏，脂肪滴进入破裂的静脉窦内，可以引起肺、脑脂肪栓塞； 表现：呼吸功能不全、发绀，胸部拍片有广泛性肺实变，动脉低血氧可致烦躁不安、嗜睡，甚至昏迷和死亡
重要内脏器官损伤	肝、脾破裂；肺损伤；膀胱、尿道损伤：由骨盆骨折所致；直肠损伤：骶尾骨骨折所致

续表

重要周围组织损伤	重要血管损伤	股骨髁上骨折的远折端可能伤及腘动脉；胫骨上段骨折可能伤及胫前或胫后动脉；伸直型肱骨髁上骨折的近折端可伤及肱动脉
	周围神经损伤	肱骨中下 1/3 交界处骨折易损伤桡神经；腓骨颈骨折易损伤腓总神经
	脊髓损伤	是脊柱骨折、脱位常见的严重并发症； 多见于脊柱颈段和胸腰段； 出现损伤平面以下的截瘫
休克		

关于骨筋膜室综合征：

(1)由骨、骨间膜、肌间隔和深筋膜形成的骨筋膜室内肌肉和神经因急性缺血而产生的一系列早期综合征。

(2)由于骨折的血肿和组织水肿，使其室内内容物体积增加或包扎过紧，局部压迫使筋膜室容积过小，而导致骨筋膜室内压力增高所致。当压力达到一定程度，可使供应肌肉的小动脉关闭，形成缺血-水肿-缺血的恶性循环。

(3)由于缺血的时间、程度不同，而表现为：①濒临缺血性肌挛缩——缺血早期，及时处理恢复血供，可不发生或仅发生极小量肌肉坏死，可不影响肢体功能。②缺血性肌挛缩——较短时间而程度较重的不完全缺血，恢复血液供应后大部分肌肉坏死，形成挛缩畸形，严重影响肢体功能。③坏疽——广泛、长时间完全缺血：大量肌肉坏死，常需截肢。如有大量毒素进入血循环，可导致休克、心律不齐、急性肾衰竭等。

2. 晚期并发症

表 3-5 骨折并发症——晚期（10 个，TANG 小结）

骨折晚期并发症	核心考点	其他细节
关节僵硬	患肢长时间固定，致使关节周围组织发生纤维粘连，关节囊和肌肉挛缩，关节活动障碍	
缺血性肌挛缩	骨折最严重并发症之一，是骨筋膜室综合征处理不当的严重后果；典型畸形是爪形手	
创伤性关节炎	关节内骨折未解剖复位，愈合后造成关节面不平整，长期磨损可引起疼痛、肿胀等症状体征	
损伤性骨化（骨化性肌炎）	多见于肘关节，如肱骨髁上骨折反复暴力复位、牵拉所致	由于关节扭伤、脱位及关节附近的骨折，骨膜剥离形成骨膜下血肿，血肿机化并在关节附近软组织内广泛骨化，造成关节功能障碍
缺血性骨坏死	常见：腕舟骨骨折后近折端缺血性坏死； 股骨颈骨折后股骨头缺血性坏死	
感染	污染重或软组织损伤重的开放性骨折，处理不当可能发生感染，可致化脓性骨髓炎	
急性骨萎缩	好发于手、足骨折后	损伤所致关节附近的痛性骨质疏松，亦称反射性交感神经性骨营养不良。典型症状是疼痛和血管舒缩紊乱
坠积性肺炎	多见于长期卧床患者，尤其年老、体弱和伴有慢性病者	
压疮	常见部位：骶骨部、髋部、足跟部	长期卧床的截瘫和严重创伤骨折患者，骨突部位长时间受压造成血液供应障碍，易形成压疮
下肢深静脉血栓形成	多见于骨盆骨折或下肢骨折，下肢长时间制动，静脉血回流缓慢，加之创伤所致血液高凝状态，易发生	

五、治疗原则

1. 治疗原则 三大原则，即复位、固定、康复治疗。

表 3-6 骨折三大治疗原则(TANG 小结)

治疗原则	定义	意义
复位	将移位的骨折段恢复正常或近乎正常的解剖关系，重建骨的支架作用	治疗骨折的首要步骤，也是骨折固定和康复治疗的基础
固定	将骨折维持于复位后的位置，待其牢固愈合	骨折愈合的关键
康复治疗	在不影响固定的前提下，尽快恢复患肢肌、肌腱、韧带、关节囊等软组织的舒缩活动。消除肿胀，减少肌萎缩，恢复肌肉力量	防止发生骨质疏松、软组织粘连、关节僵硬等并发症，促进骨折愈合，是恢复患肢功能的重要保证

2. 常用复位和固定方法

(1)复位方法

表 3-7 不同复位方法的优缺点(TANG 小结)

复位方法	优点	缺点
手法复位	创伤小，不破坏骨折部位的血液供应	不易达到骨折解剖复位
切开复位(手术)	能使骨折达到解剖复位	减少骨折部位的血液供应，可引起骨折延迟愈合或不愈合

(2)固定方法

1)外固定：小夹板、石膏绷带、持续牵引、外展架，外固定器。

2)内固定：切开(手术)内固定材料包括：接骨钢板、螺丝钉、可吸收螺丝钉、髓内钉或带锁髓内钉、加压钢板等。

3. 复位标准

(1)解剖复位：骨折段通过复位，恢复了正常的解剖关系，即骨折对位对线完全良好。

(2)功能复位：即经复位后，两骨折段虽未恢复正常解剖关系，但骨折愈合后对肢体功能无明显影响。

表 3-8 骨折功能复位的标准(TANG 小结)

旋转移位、分离移位	必须完全矫正
缩短移位	成人下肢骨折不超过 1cm 儿童无骨骺损伤者下肢短缩不超过 2cm
长骨干横形骨折	骨折端对位至少达 1/3，干骺端骨折至少应对位 3/4
成角移位	上肢肱骨干稍有畸形对功能影响不大
	前臂双骨折要求对位对线均好，否则影响旋转功能
	轻微向前或向后成角，与关节活动方向一致，日后可在骨痂改造期内自行矫正
	下肢侧方成角移位，与关节活动方向垂直，必须完全矫正，否则易引起创伤性关节炎

[经典例题 2]

骨折的治疗原则是

A. 正确搬运

B. 复位、固定、康复治疗

C. 创口包扎

D. 迅速运输

E. 积极手术

[参考答案] 2. B

六、骨折愈合分期及临床愈合标准

1. 分为一期愈合和二期愈合。临床上多为二期愈合，是膜内化骨与软骨内化骨两种成骨方式的结合，有骨痂形成。

表 3-9 骨折一、二期愈合（TANG 小结）

骨折愈合分期	组织学表现		X 线表现
一期愈合（直接愈合）	骨折复位和坚强内固定后，骨折断端可通过哈佛系统重建直接发生连接		无明显外骨痂形成，骨折线逐渐消失
二期愈合（间接愈合）	血肿炎症机化期（伤后6~8小时）	骨折导致骨髓腔、骨膜下和周围组织血管破裂出血，在骨折断端及其周围形成血肿	
	原始骨痂形成期（3~6个月）	骨内、外膜增生，新生血管长入，成骨细胞大量增生，合成并分泌骨基质，使骨折端附近内、外形成的骨样组织逐渐骨化，形成新骨-骨痂（又分为内骨痂和外骨痂）。这些骨痂不断钙化加强，当其达到足以抵抗肌收缩及剪力和旋转力时，则骨折达到临床愈合	骨折处有梭形骨痂阴影，但骨折线仍隐约可见
	骨板形成塑形期（1~2年）	原始骨痂被板层骨所替代，使骨折部位形成坚强的骨性连接，骨髓腔重新沟通，恢复正常骨结构	不留痕迹

2. 骨折临床愈合标准

临床愈合阶段病人已可拆除外固定，通过功能锻炼，逐渐恢复患肢功能。标准为：

(1)局部无压痛及纵向叩击痛。

(2)局部无异常活动。

(3)X线片显示骨折处有连续性骨痂，骨折线已模糊。

(4)此条指定教材已经删除，但极其重要，本书保留(TANG)——拆除外固定后，如为上肢能向前平举1kg重物持续达1分钟；如为下肢不扶拐能在平地连续步行3分钟，并不少于30步；连续观察2周骨折处不变形。临床愈合时间为最后一次复位之日至观察达到临床愈合之日所需的时间。检查肢体异常活动和肢体负重情况时应予慎重，不宜解除固定后立即进行。

[经典例题3]

骨折的临床愈合标准，错误的是

A. 局部无异常活动

B. X线片示骨折线消失

C. 局部无压痛及纵向叩击痛

D. 伤肢已具备规定的初步功能

E. 连续功能锻炼2周骨折处无变形

[参考答案] 3. B

七、急救处理

1. 骨折急救的目的　用最简单而有效的方法抢救生命、保护患肢、迅速转送，以便尽快得到妥善处理。具体包括：①抢救休克；②包扎伤口；③妥善固定；④迅速转运。

2. 骨折急救固定的目的　①避免骨折端在搬运过程中对周围重要组织，如血管、神经、内脏等损伤；②减少骨折端的活动，减轻患者疼痛；③便于运送。

[经典例题4]

骨折的急救不包括

A. 迅速运输

B. 开放性骨折复位

C. 一般处理

D. 创口包扎

E. 妥善固定

[参考答案] 4. B

八、开放性骨折的处理

原则：及时正确地处理创口，尽可能地防止感染，力争将开放性骨折转化为闭合性骨折。开放性骨折的最大危险是由于创口被污染，大量细菌侵入，导致骨感染。其有无感染关键在于清创处理。

1. 清创的时间 原则上，清创越早，感染机会越少，治疗效果越好。一般认为在伤后6~8小时内绝大多数能一期愈合。冬天气温低，清创时间可适当延长。

2. 清创的要点 包括清创、骨折复位和软组织修复以及伤口闭合。

(1)清创：将污染的创口，变成清洁的创口。包括以下步骤：

表3-10 开放性骨折清创环节考点小结(TANG)

清创环节	核心考点	其他细节
清洗	清洗：用无菌刷及肥皂液刷洗患肢2~3次，包括创口上、下关节；创口内部一般不刷洗，如污染严重，可用无菌纱布轻柔清洗； 冲洗：无菌生理盐水冲洗然后用0.1%活力碘(聚吡咯酮碘)冲洗创口或用纱布浸湿0.1%活力碘敷于创口，再用生理盐水冲洗； 最后常规消毒铺巾后行清创术	
切除失活组织	切除创缘失去活力的皮肤，一般不超过1~2mm； 对于肌腱、神经和血管，应在尽量切除其污染部分的情况下，保留组织的完整性，以便于修复； 关节韧带和关节囊严重挫伤者，应予切除。若仅污染，则应在彻底切除污染物的情况下，尽量予以保留重建； 骨外膜应尽量保留，以保证骨愈合	由浅至深清除异物，切除污染和失去活力的皮下组织、筋膜、肌肉
骨折端的处理	粉碎性骨折的骨片应仔细加以处理； 游离的小骨片——可以去除； 与周围组织尚有联系的小骨片——保留，并予复位； 大块骨片——即使已完全游离也不能摘除，以免造成骨缺损，导致骨不连接	大块骨片——0.1%活力碘浸泡5分钟，生理盐水冲洗后，重新放回原骨折处，保持骨完整及连续性
再次清洗	彻底清创后，用无菌生理盐水再次冲洗创口及其周围2~3次。然后用0.1%活力碘浸泡或湿敷创口3~5分钟。若创口污染较重，可加用3%过氧化氢溶液清洗，然后用生理盐水冲洗，以减少厌氧菌感染的机会。 清洗完毕后，更换手套、敷单及手术器械再继续手术	

清创过程完成后，选择适当的固定方法固定患肢。应使用抗生素预防感染，并应用破伤风抗毒素。

(2)骨折复位、固定及组织修复

1)骨折固定：以最简单、最快捷为宜。

清创后，应在直视下将骨折复位，并根据骨折的类型选择适当的内外固定方法将骨折固定。按软组织损伤的程度，开放性骨折可分为三度：

①一度：皮肤被骨折端自内向外刺破，软组织损伤轻；

②二度：皮肤破裂或压碎，皮下组织与肌肉有中等度损伤；

③三度：广泛的皮肤、皮下组织与肌肉严重损伤，常合并血管神经损伤。

第三度及第二度开放性骨折，清创时间超过伤后6~8小时者——可选用外固定器固定。不宜内固定，否则易导致感染。

2)重要软组织修复：肌腱、神经、血管等重要组织损伤，应争取在清创时予以修复。

3)创口引流：引流管置于创口内最深处，从正常皮肤处穿出体外，并接一负压引流瓶，于24~48小时后拔除。

(3)闭合创口：完全闭合创口，争取一期愈合，是将开放性骨折转化为闭合性骨折的主要目的。常用方法：①直接缝合；②减张缝合和植皮术；③延迟闭合；④皮瓣移植。

九、影响骨折愈合的因素

表 3-11　影响骨折愈合的因素（TANG 小结）

全身因素	年龄	新生儿股骨骨折：2 周可达临床愈合； 成人：需 3 个月或更长时间愈合
	健康情况	患有慢性消耗性疾病，如糖尿病、营养不良、钙磷代谢紊乱、恶性肿瘤等，骨折愈合时间明显延长
局部因素	骨折部的血液供应（重要因素）	干骺端骨折，因血运丰富，愈合快； 胫骨中下 1/3 骨折，因一侧骨折端血供差，故愈合慢； 胫骨中上 1/3 骨折和中下 1/3 两处骨折，因两端血供均差，下骨折处愈合更慢； 股骨颈囊内骨折，血供几乎完全中断，易发生股骨头缺血性坏死
	骨折的类型和数量	
	软组织损伤程度	严重软组织损伤，特别是开放伤，直接破坏血供，影响骨折愈合
	软组织嵌入	肌肉、肌腱等嵌入断端间，影响骨折端的对合、接触，使骨折难以愈合
	感染	开放性骨折感染可导致骨髓炎，软组织坏死和死骨形成，严重影响骨折愈合
	不当治疗方法的影响	①反复多次手法复位； ②切开复位时软组织和骨膜剥离过多； ③开放性骨折清创时过多摘除碎骨片导致骨缺损； ④持续性骨牵引，牵引力过大导致骨折端分离； ⑤骨折固定不牢固； ⑥过早和不恰当的功能锻炼

第二章　上肢骨折

第一节　锁骨骨折

一、临床表现及诊断

1. 患肩下沉，患者常用健侧手托患肢肘部，同时头部向患侧偏斜。骨折局部肿胀、畸形、瘀斑和疼痛。

2. 查体　局限性压痛和骨擦感。可合并神经、血管损伤。

3. 辅助检查　上胸部正位X线——确诊。

二、治疗

表3-12　锁骨骨折的治疗

锁骨骨折	处理
儿童青枝骨折及成人无移位骨折	可不做特殊治疗，仅用三角巾悬吊患肢3~6周即可开始活动
80%~90%的中段骨折	手法复位，横"8"字绷带固定
手术指征： ①患者不能忍受8字绷带固定的痛苦； ②复位后再移位，影响外观； ③合并神经、血管损伤； ④开放性骨折； ⑤陈旧骨折不愈合； ⑥锁骨外端骨折，合并喙锁韧带断裂。 切开复位时，应根据骨折部位、骨折类型及移位情况选择内固定材料	切开复位内固定

第二节　肱骨近端骨折

肱骨近端(外科颈)包括肱骨大结节、小结节和肱骨外科颈三个重要的解剖部位。肱骨外科颈为肱骨大结节、小结节移行为肱骨干的交界部位，该部位是松质骨和密质骨的交接处，易发生骨折。在解剖颈下2~3cm，有臂丛神经、腋血管通过，有发生骨折合并血管神经损伤的可能。

一、分型　Neer分型(指定教材已删，但跟治疗有关，本书保留TANG)

表3-13　肱骨近端骨折——Neer分型(TANG小结)

一部分骨折	未达到移位标准，有一定的稳定性——无移位或轻微移位骨折
两部分骨折	肱骨近端4个解剖部位中，仅一个部位发生骨折或移位。有4种形式，即解剖颈骨折、大结节骨折、小结节骨折或外科颈骨折
三部分骨折	有2个部位骨折并且移位。有2种形式：常见的是大结节、外科颈骨折；另一种是小结节、外科颈骨折

续表

四部分骨折	肱骨近端4个部位都发生骨折移位时，形成4个分离的骨块。肱骨头向外侧脱位，成游离状态；血液供应破坏严重，极易发生缺血坏死

注：移位标准：移位>1cm或成角畸形>45°

二、诊断 根据病史（间接暴力）、X线和CT检查（包括CT三维重建），可确诊。

三、治疗

表3-14 肱骨近端骨折的治疗（小结TANG）

临床情况	治疗手段
无移位的肱骨近端骨折	上肢三角巾悬吊3~4周，复查X线平片后，逐步行肩部功能锻炼
有轻度移位的二部分骨折	
明显移位的二部分、三部分、四部分骨折	手术切开复位钢板内固定
特别复杂的老年人四部分骨折	人工肱骨头置换术

［经典例题1］

女性，82岁。摔伤致右肱骨外科颈粉碎骨折，伴有高血压、肺心病。其最佳治疗措施是

A. 三角巾悬吊

B. 肩关节融合手术

C. 手法复位外固定术

D. 切开复位髓内针固定术

E. 切开复位钢板内固定术

［参考答案］1. A

第三节 肱骨干骨折

一、临床表现及诊断 上臂疼痛、肿胀、畸形，皮下瘀斑，上肢活动障碍。查体：假关节活动，骨摩擦感，骨传导音减弱或消失。

二、并发症 肱骨干中下1/3段后侧有桡神经沟，此处骨折——桡神经损伤——表现为：垂腕、各掌指关节不能伸直，拇指不能伸直，前臂旋后障碍以及手背桡侧皮肤有感觉减退或消失。

三、治疗

1. 手法复位外固定（小夹板或石膏）。

2. 切开复位内固定（钢板、螺钉或带锁髓内钉），指征：①反复手法复位失败者；②骨折端有分离移位或有软组织嵌入者；③合并神经、血管损伤者；④陈旧骨折不愈合者；⑤影响功能的畸形愈合；⑥同一肢体有多发骨折者；⑦8~12小时以内的污染不重的开放性骨折。

3. 康复 复位后抬高患肢，主动练习手指屈伸活动。2~3周后，开始主动腕肘屈伸活动和肩关节的外展、内收活动。6~8周后加大活动量，并做肩关节旋转活动。

第四节 肱骨髁上骨折

一、解剖概要

肱骨髁上骨折是指肱骨干与肱骨髁的交界处发生的骨折。肱骨髁上骨折多发生于10岁以下儿童。儿

童期，肱骨下端有骨骺，若骨折线穿过骺板，有可能影响骨骺的发育，因而常出现肘内翻或外翻畸形。

肱骨干轴线与肱骨髁轴线之间有30°~50°的前倾角，这是容易发生肱骨髁上骨折的解剖因素。

二、分型、临床表现及诊断

表3-15　肱骨髁上骨折的分型及临床表现(TANG小结)

骨折分型	局部畸形	扪到骨折断端的部位	肘后三角关系	移位方向
伸直型	肘部向后突出并处于半屈位	肘前	正常	近折端向前下移位，远折端向上移位
屈曲型	肘后凸起，肘上方压痛，后方可扪到骨折端	肘后	正常	近折端向后下移位，远折端向前移位，骨折线呈由前上斜向后下的斜形骨折

[经典例题1]

伸直型肱骨髁上骨折的特点是

A. 骨折线由前下斜向后上

B. 患肘向前突出呈后伸位

C. 肘后三角关系异常改变

D. 骨折线由前上斜向后下

E. 常伴有正中神经损伤

[参考答案] 1. A

三、并发症(伸直型)

伸直型应注意有无神经、血管损伤，特别注意观察前臂肿胀程度，腕部有无桡动脉搏动，手的感觉及运动功能等。

1. 血管损伤　伸直型肱骨髁上骨折由于近折端向前下移位，极易压迫肱动脉或刺破肱动脉，加上损伤后的组织反应，局部肿胀严重，均会影响远端肢体血循环，导致前臂骨筋膜室综合征。如早期未能及时诊治，晚期可导致缺血性肌挛缩，严重影响手的功能及肢体发育。

2. 神经损伤　桡神经、尺神经、正中神经损伤。

四、治疗

表3-16　肱骨髁上骨折的治疗(TANG小结)

临床情况	治疗
受伤时间短，局部肿胀轻，没有血循环障碍者	手法复位外固定 复位后用后侧石膏托在屈肘位固定4~5周，X线拍片证实骨折愈合良好，即可拆除石膏，开始功能锻炼
伤后时间较长，局部组织损伤严重，出现骨折部严重肿胀	不能立即进行手法复位 应卧床休息，抬高患肢，或用尺骨鹰嘴悬吊牵引，同时加强手指活动，待肿胀消退后进行手法复位
手法复位失败；开放性骨折；有神经血管损伤	手术

康复：术后严密观察肢体血循环及手的感觉、运动功能。抬高患肢，早期进行手指及腕关节屈伸活动。骨折稳定可进行肘关节屈伸活动。

第五节　前臂双骨折

一、临床表现及诊断

受伤后，前臂疼痛、肿胀、畸形及功能障碍。查体：骨摩擦音及假关节活动。骨传导音减弱或消失。X线可确诊，并判断是否合并有桡骨头脱位或尺骨小头脱位。

孟氏(Monteggia)骨折：尺骨上1/3骨干骨折可合并桡骨小头脱位。

盖氏(Galeazzi)骨折：桡骨干下1/3骨折合并尺骨小头脱位。

二、治疗

1. 手法复位外固定

尺、桡骨骨干双骨折可发生多种移位，如重叠、成角、旋转及侧方移位。若治疗不当可发生尺、桡骨交叉愈合，影响旋转功能。因此治疗的目标除了良好的对位、对线以外，特别注意防止畸形和旋转。

手法复位成功后可采用小夹板或上肢前、后石膏夹板固定，待肿胀消退后改为上肢管型石膏固定，8~12周可达到骨性愈合。

2. 手术指征

(1)手法复位失败。

(2)开放性骨折。

(3)合并神经、血管、肌腱损伤。

(4)同侧肢体有多发性损伤。

(5)陈旧骨折畸形愈合或畸形愈合。

3. 康复

警惕骨筋膜室综合征——术后抬高患肢，严密观察肢体肿胀程度、感觉、运动功能及血循环情况。

术后2周即开始练习手指屈伸活动和腕关节活动。4周以后开始练习肘、肩关节活动。

8~10周后拍片证实骨折已愈合，才可进行前臂旋转活动。

第六节　桡骨远端骨折

一、分型、临床表现及诊断

表3-17　桡骨远端骨折小结(TANG)

桡骨远端骨折	病史	典型畸形	X线表现
伸直型骨折 (Colles骨折)	腕关节处于背伸位、手掌着地、前臂旋前时受伤	侧面看呈“银叉”畸形，正面看呈“枪刺样”畸形	骨折远端向桡、背侧移位，近端向掌侧移位
屈曲型骨折 (Smith骨折， 反Colles骨折)	跌倒时，腕关节屈曲、手背着地受伤引起。也可由腕背部受到直接暴力打击发生	腕部下垂	近折端向背侧移位，远折端向掌侧、桡侧移位
Barton骨折	桡骨远端关节面骨折伴腕关节脱位——特殊类型。发生机制、临床表现与Colles骨折相似		

[经典例题1]

伸直型桡骨远端骨折的畸形是

A. 爪型　　B. 银叉型

C. 尺偏型　　D. 僵硬型

E. 垂腕型

[参考答案] 1. B

二、治疗

1. 手法复位　外固定治疗为主。

2. 手术指征　①严重粉碎骨折移位明显，桡骨下端关节面破坏；②手法复位失败或复位成功，但外固定不能维持复位。

无论手法复位或切开复位，术后均应早期进行手指屈伸活动。4~6 周后可去除外固定，逐渐开始腕关节活动。

第三章 下肢骨折

第一节 股骨颈骨折

一、股骨颈骨折的分类

表 3-18 股骨颈骨折的分类

分型依据	具体分型	定义	临床考点(TANG 整理)
按骨折线部位	股骨头下骨折	骨折线位于股骨头下	股骨头严重缺血，发生缺血坏死机会很大
	经股骨颈骨折	骨折线位于股骨颈中部，常呈斜形	股骨头也有明显供血不足，易发生股骨头缺血坏死或骨折不愈合
	股骨颈基底骨折	骨折线位于股骨大、小转子间连线处	骨折部位对血供干扰较小，容易愈合，股骨头坏死率低
按 X 线表现分类	内收骨折	Pauwels 角(远端骨折线与两侧髂嵴连线所成的夹角)大于 50°	由于骨折面接触较少，容易再移位，属于不稳定性骨折 Pauwels 角越大，骨折端所受的剪切力越大，骨折越不稳定
	外展骨折	Pauwels 角小于 30°	由于骨折面接触多，剪力小，不容易再移位，属于稳定性骨折 但如果处理不当，如过度牵引，外旋，内收，或过早负重，也会移位，变为不稳定骨折
按移位程度	Garden 分型：不完全骨折：仅有部分出现裂纹 完全骨折但无移位 完全骨折，部分移位且股骨头与股骨颈有接触 完全移位的骨折		

[经典例题 1]

稳定性股骨颈骨折是

A. 内收骨折　　B. 经颈骨折

C. 外展骨折　　D. 基底骨折

E. 头下骨折

[参考答案] 1. C

二、临床表现及诊断

1. 中老年人有摔倒受伤史，伤后感髋部疼痛，下肢活动受限，多数不能站立和行走。

少数伤后并不立即出现活动障碍，仍能行走，但数天后髋部逐渐疼痛加重，甚至不能行走，说明受伤时可能为稳定性骨折，以后发展为不稳定性骨折。

2. 患肢外旋畸形，45°~60°之间。

3. 髋部肿胀及瘀斑，有压痛、下肢轴向叩击痛。

4. 患肢缩短　Bryant 三角底边较健侧缩短；股骨大转子上移在 Nelaton 线之上。

髋部正位+侧位 X 线片——确诊。

[经典例题 2]

女性，65 岁。不慎摔倒，左髋部着地，当即左髋剧痛，不能站立，急诊来院，检查见左下肢缩短，外旋畸形。其最可能的诊断是

A. 左股骨干骨折
B. 左股骨颈骨折
C. 左髋关节前脱位
D. 左髋关节后脱位
E. 左髋关节中心脱位

[参考答案] 2. B

三、治疗

表 3-19 股骨颈骨折的治疗

股骨颈骨折的治疗(TANG 小结)		适用于
手术治疗——为主	闭合复位内固定术	首选
	切开复位内固定术	手法复位失败或固定不可靠，或青壮年陈旧骨折不愈合者
	人工关节置换术	全身状况尚好，Garden Ⅲ、Ⅳ型股骨颈骨折的老年患者
非手术治疗	挽救生命、治疗并发症为主；骨折可不进行特殊治疗	年龄过大，全身状况差或合并有严重心、肺、肾、肝等功能障碍，不能耐受手术者

四、解剖概要 搞清楚两个问题(TANG)。

1. 为什么有的股骨颈骨折容易发生股骨头坏死？

答：旋股内侧动脉损伤是导致股骨头缺血坏死的主要原因。

成人股骨头的血供：①旋股内、外侧动脉的分支，是股骨头、颈的重要营养动脉。其中旋股内侧动脉分为骺外侧动脉(供应股骨头 2/3～4/5 区域的血液循环，是股骨头最主要的供血来源)、干骺端上侧动脉和干骺端下侧动脉。旋股外侧动脉也发自股深动脉，其分支供应股骨头小部分血循环。②股骨干滋养动脉升支；③小凹动脉。

2. 为什么股骨颈容易骨折？

答：颈干角的存在——股骨颈的长轴线与股骨干纵轴线之间形成颈干角，为 110°～140°，平均 127°。儿童颈干角大于成年人。若颈干角变大，为髋外翻，变小为髋内翻。

股骨颈有向前的 12°～15°角，称为前倾角，儿童前倾角较成人稍大——复位时注意。

[经典例题 3]

股骨头的主要血液供应来源是

A. 圆韧带内的小凹动脉
B. 阴部内、外动
C. 股骨干的滋养动脉升支
D. 闭孔动脉
E. 旋股内、外侧动脉的分支

[参考答案] 3. E

第二节 股骨转子间骨折

为什么转子间容易骨折？——股骨上端外侧为大转子，内下为小转子，大、小转子之间为转子间，三

者均为松质骨；转子间处于股骨颈、干交界处，剪切应力最大。

一、分型——Tronzo 和 Evans 的分类方法

表 3-20　股骨转子间骨折分型(TANG 小结)

分型	骨折线	移位	股骨矩	合并其他骨折
Ⅰ型：单纯转子间骨折	外上斜向下内	无	完整	无
Ⅱ型	外上斜向下内	有	完整	合并小转子撕脱骨折
Ⅲ型	外上斜向下内	有	累及股骨矩	合并小转子骨折，常伴转子间后部骨折
Ⅳ型	股骨颈和大转子冠状面爆裂骨折			伴大、小转子粉碎骨折
Ⅴ型：反转子间骨折	内上斜向下外		股骨矩破坏	伴有小转子骨折

敲黑板

何为股骨距？

答：股骨颈、股骨干内后形成致密的骨板，称为股骨距。股骨距的存在决定转子间骨折的稳定性。

二、临床表现

受伤后，转子区出现疼痛，肿胀，瘀斑，下肢不能活动。检查发现转子间压痛，下肢外旋畸形明显，可达 90°，有轴向叩击痛。测量可发现下肢短缩。

三、诊断及鉴别诊断

表 3-21　股骨颈骨折与股骨转子间骨折的鉴别(小结 TANG)

操作	股骨颈骨折	股骨转子间骨折
查体	髋部肿胀及瘀斑，有压痛	转子区疼痛、肿胀、瘀斑
外旋	45°～60°	可达 90°
移位	Bryant 三角底边较健侧缩短，股骨大转子上移在 Nelaton 线之上	

四、治疗

1. 非手术治疗

(1)有手术禁忌证者：胫骨结节或股骨髁上外展位骨牵引，6~8 周后逐渐扶拐下地活动。

(2)不稳定性骨折：骨牵引下试行手法复位，用牵引力矫正短缩畸形，侧方挤压矫正侧方移位，外展位维持牵引避免发生髋内翻。

非手术疗法缺点：较长时间卧床，并发症多，死亡率高，更多主张早期手术治疗。

2. 手术治疗　切开复位内固定。

手术目的：尽可能达到解剖复位，恢复股骨矩的连续性，矫正髋内翻畸形，坚强内固定，早期活动，避免并发症。

第三节　股骨干骨折

一、临床表现与诊断

表 3-22　股骨干骨折的表现（小结 TANG）

骨折部位	移位方向	其他细节
下 1/3	远折端向后移位	有可能损伤腘动脉、静脉和胫神经、腓总神经，应仔细检查远端肢体血循环及感觉、运动功能

敲黑板

若合并多处骨折，或双侧股骨干骨折，发生休克的可能性很大。

二、治疗

表 3-23　股骨干骨折的治疗（小结 TANG）

<table>
<tr><th></th><th>适用于</th><th colspan="2">具体治疗手段</th></tr>
<tr><td rowspan="3">非手术方法</td><td rowspan="3">稳定性骨折，软组织条件差者</td><td>成人</td><td>胫骨结节或股骨干髁上持续骨牵引 8~10 周</td></tr>
<tr><td>儿童</td><td>手法复位，小夹板固定，皮肤牵引维持</td></tr>
<tr><td>3 岁以下儿童</td><td>垂直悬吊皮肤牵引</td></tr>
<tr><td>手术疗法</td><td>成人及 3 岁以上儿童——多采用手术治疗。手术指征：
1）非手术治疗失败；
2）多处骨折；
3）伴血管神经损伤；
4）老年人骨折不宜长期卧床者；
5）陈旧性骨折不愈合或有功能障碍的畸形愈合；
6）无污染或污染很轻的开放性骨折</td><td colspan="2">切开复位，钢板螺钉内固定；
切开复位，带锁髓内钉内固定；
弹性钉内固定；
外固定架外固定</td></tr>
</table>

第四节　胫骨平台骨折

一、临床表现

主要表现为疼痛、膝关节肿胀和下肢不能负重。膝关节主动、被动活动受限，胫骨近端和膝关节局部触痛。尽早发现腘动脉的合并损伤极为重要。对于高能量所致的胫骨平台骨折，应仔细检查患肢有否出现静息痛、被动牵拉相关肌肉诱发剧痛、小腿骨筋膜室紧张及足部感觉减弱等体征，预防或及时发现骨筋膜室综合征。

二、治疗

目的：恢复关节面的平整、平台宽度、韧带的完整性及膝关节活动范围。

1. 单纯劈裂骨折无明显移位　则采用下肢石膏托固定 4~6 周。

2. 不稳定的骨折　切开复位内固定。必须坚持解剖复位、坚强固定，有骨缺损时应植骨填充。

3. 胫骨平台骨折属关节内骨折，术后遵循早锻炼，晚负重的原则，防止后期遗留骨关节炎或关节不稳。

第五节 胫腓骨骨折

一、解剖概要及并发症

表 3-24 胫腓骨解剖

胫腓骨解剖概要	骨折相关临床联系及并发症(小结 TANG)
胫骨中上段的横切面是三棱形，至中下 1/3 交界处变成四方形	两者移行交界处——骨折好发部位(骨形态发生改变)
胫骨的前内侧位于皮下，又有棱角	骨折端极易穿破皮肤而形成——开放性骨折
胫骨上端与下端关节面相互平行	若骨折对位对线不良，使关节面失去平行——创伤性关节炎
腘动脉在分出胫后动脉后，穿过比目鱼肌腱向下走行。此处血管固定	胫骨上 1/3 骨折——下骨折段向上移位，可致胫后动脉损伤——小腿下段严重缺血或坏死
小腿肌筋膜与胫骨、腓骨和胫腓骨间膜一起构成四个筋膜室	由于骨折后骨髓腔出血，或肌肉损伤出血，或因血管损伤出血，均可引起骨筋膜室综合征，导致肌肉缺血坏死，后期成纤维化，将严重影响下肢功能
胫骨的营养血管从胫骨上、中 1/3 交界处入骨内	在中、下 1/3 处的骨折营养动脉损伤，供应下 1/3 的血循环明显减少；同时胫骨下 1/3 几乎无肌肉附着，由远端获得的血液供应很少——胫骨下 1/3 骨折愈合较慢，容易发生骨折延迟愈合或不愈合
在腓骨颈，有腓总神经由腘窝后、外侧斜向下外方，经腓骨颈进入腓骨长、短肌及小腿前方肌群	腓骨颈有移位的骨折——腓总神经损伤

二、治疗

治疗目的：矫正成角、旋转畸形，恢复胫骨上端及下端、下关节面的平行关系，恢复肢体长度。

表 3-25 胫腓骨骨折治疗方案

胫腓骨骨折的类型	治疗方案(TANG)
无移位	小夹板或石膏固定
有移位的横形或短斜形骨折	手法复位，小夹板或石膏固定
不稳定的胫腓骨干双骨折	跟骨结节牵引，克服短缩畸形后手法复位，小夹板固定
手法复位失败；严重粉碎性骨折或双段骨折；污染不重，受伤时间较短的开放性骨折	切开复位内固定

第六节 踝部骨折

一、临床表现和诊断

踝关节在跖屈位容易发生损伤。骨折后表现为踝部肿胀明显，瘀斑，内翻或外翻畸形，活动障碍。检查可在骨折处扪到局限性压痛。X 线用于确诊。

二、治疗

一般原则：先手法复位外固定，失败后则采用切开复位内固定的方式治疗。治疗原则：以恢复踝关节的结构及稳定性为原则。

表 3-26 踝部骨折治疗方案

踝部骨折类型	治疗(TANG)
无移位的和无下胫腓联合分离的单纯内踝或外踝骨折	在踝关节内翻(内踝骨折时)或外翻(外踝骨折时)位石膏固定6~8周。固定期间可进行邻近关节功能锻炼
有移位的内踝或外踝单纯骨折	切开复位，松质骨螺钉内固定(手法复位难以成功)
下胫腓联合分离	常在内、外踝损伤时出现，应首先复位、固定骨折，才能使下胫腓联合复位。为防止术后不稳定，在固定骨折、进行韧带修复的同时，用螺钉固定或高强度线进行下胫腓联合的仿生固定，石膏固定4~6周。螺钉应于术后10~12周下地部分负重前取出

三、解剖概要

踝关节由胫骨远端、腓骨远端和距骨体构成。胫骨远端内侧突出部分为内踝，腓骨远端突出部分为外踝，后缘呈唇状突起为后踝。

1. 踝关节在跖屈位容易发生损伤的解剖因素 外踝与内踝不在同一冠状面上，较内踝略偏后，外踝远端较内踝远端低1cm，偏后1cm。由内踝、外踝和胫骨下端关节面构成踝穴，包容距骨体。距骨体前方较宽，后方略窄，使踝关节背屈时，距骨体与踝穴适应性好，踝关节较稳定；在跖屈时，距骨体与踝穴的间隙增大，因而活动度增大，使踝关节相对不稳定。

2. 踝关节易发生退变性关节炎的主要原因 与踝穴共同构成关节的距骨滑车，其关节面约有2/3与胫骨下端关节面接触，是人体负重的主要关节之一。在负重中期，关节面承受的压力约为体重的2倍；在负重后期则可达5倍，这是踝关节容易受伤、发生退变性关节炎的原因之一。

第七节 踝部扭伤

一、解剖概要

踝关节关节囊纤维层增厚形成韧带，主要有3组：

表 3-27 踝关节韧带

踝关节韧带	核心考点	其他细节(TANG)
内侧副韧带(三角韧带)	踝关节最坚强的韧带	主要功能是防止踝关节外翻
外侧副韧带	踝部最薄弱的韧带	起自外踝，分三束分别止于距骨前外侧、跟骨外侧和跟骨后方
下胫腓韧带(胫腓横韧带)	若内侧副韧带损伤，将出现踝关节侧方不稳定；若外侧副韧带损伤，将出现踝关节各方向不稳定	有两条，分别于胫腓骨下端的前方和后方将胫骨、腓骨紧紧地连接在一起，加深踝穴的前、后方，稳定踝关节

二、临床表现与诊断

踝部扭伤后出现疼痛、肿胀、皮下瘀斑，活动踝关节疼痛加重。检查可以发现伤处有局限性压痛点，踝关节跖屈位加压，使足内翻或外翻时疼痛加重，即应诊断为踝部韧带损伤。

在加压情况下的极度内翻位行踝关节正位X线摄片，可发现外侧关节间隙显著增宽，或在侧位片上发现距骨向前半脱位，多为外侧副韧带完全损伤。踝关节正、侧位摄片可发现撕脱骨折。

三、治疗

急性损伤应立即冷敷，以减少局部出血及肿胀程度。48小时后可局部理疗，促进组织愈合。

表 3-28 不同程度踝关节损伤的处理(TANG小结)

韧带部分损伤或松弛者	在踝关节背屈90°位，极度内翻位(内侧副韧带损伤时)或外翻位(外侧副韧带损伤时)石膏固定，或用宽胶布、绷带固定2~3周

续表

韧带完全断裂合并踝关节不稳定者，或有小的撕脱骨折片	石膏固定 4~6 周 若有骨折片进入关节，可切开复位、固定骨折片或直接修复断裂的韧带。术后用石膏固定3~4周
反复损伤韧带松弛、踝关节不稳定者	自体肌腱转移或异体肌腱移植修复重建踝稳定性，以保护踝关节。后期由于慢性不稳定，可致踝关节脱位，关节软骨退变致骨关节炎。患者持续疼痛，可在关节内注射药物(如玻璃酸钠等)。保守治疗无效可行手术治疗——关节融合术或关节置换术

第四章　脊柱、脊髓损伤和骨盆骨折

第一节　脊柱骨折

一、分类

1. 颈椎骨折分类

按照病人受伤时颈椎所处的位置(前屈、直立和后伸)分为以下四种类型:

表 3-29　颈椎骨折分类(TANG 小结)

屈曲型损伤	1)压缩型骨折	多见于骨质疏松者
	2)骨折-脱位	因过度屈曲导致后纵韧带断裂,暴力使脱位椎体的下关节突移行于下位椎体上关节突的前方,称之为关节突交锁
垂直压缩型损伤	1)Jefferson 骨折	寰椎的前、后弓双侧骨折 X 线片上很难发现骨折线;CT 检查可以清晰地显示骨折部位、数量及移位情况
	2)爆裂型骨折	下颈椎($C_3 \sim C_7$)椎体粉碎性骨折,一般多见于 C_5、C_6椎体,破碎的骨折片不同程度突向椎管内,因此四肢瘫痪发生率可高达 80%
过伸损伤	1)无骨折-脱位的过伸损伤	常因病人外伤时颈部过伸所致,其特征性体征是额面部有外伤痕迹,这部分病人常有颈椎椎管狭窄,因而在过伸时常造成脊髓受压("挥鞭损伤",即 whiplash 损伤)
	2)枢椎椎弓骨折	以往多见于被缢死者,故又名缢死者骨折(Hangman fracture)
齿状突骨折	分成三型	

2. 胸腰椎骨折分类

表 3-30　胸腰椎骨折分类(TANG 小结)

Denis 依据骨折的稳定性分类	1)稳定性骨折	轻度和中度的压缩骨折(后柱完整) 单纯横突、棘突和椎板的骨折
	2)不稳定性骨折	①三柱中有两柱骨折 ②爆裂骨折:中柱骨折后,椎体后部骨折块突入椎管,有神经损伤的可能性 ③累及前、中、后三柱的骨折-脱位,常伴有神经损伤症状
依据骨折形态分类	1)压缩骨折	椎体前方受压缩楔形变。压缩程度以 X 线侧位片上椎体前缘高度占后缘高度的比值计算 Ⅰ度为 1/3,Ⅱ度为 1/2,Ⅲ度为 2/3
	2)爆裂骨折	椎体呈粉碎骨折,骨折块向四周移位,向后移位可压迫脊髓、神经。X 线片和 CT 片上表现为椎体前后径和横径均增加,两侧椎弓根距离加宽,椎体高度减小
	3)Chance 骨折	经椎体、椎弓及棘突的横向骨折。也可以是前后纵韧带-椎间盘-后柱韧带部分的损伤
	4)骨折-脱位	脊柱骨折并脱位可能是椎体向前或向后的移位,可伴有关节突关节脱位或骨折

二、临床表现

1. 外伤史 有严重外伤史，如交通事故、高空坠落、重物撞击腰背部、塌方事件等。

2. 主要临床症状 ①局部疼痛；②站立及翻身困难；③腹膜后血肿刺激腹腔神经节，使肠蠕动减慢，常出现腹痛、腹胀，甚至肠麻痹症状；④如有瘫痪，则表现为双下肢感觉、运动障碍。

3. 并发症 可能合并有颅脑、胸、腹和盆腔脏器的损伤表现。

4. 体征 检查时脊柱和四肢必须充分暴露，但要注意保暖。

(1)体位：能否站立行走，是否为强迫体位。

(2)压痛：从上至下逐个按压或叩击棘突，如发现位于中线部位的局部肿胀和明显的局部压痛，提示后柱已有损伤。

(3)畸形：胸腰段脊柱骨折常可见或扪及后凸畸形。

(4)感觉：检查躯干和四肢的痛觉、触觉、温度觉，并注明是“正常、减退、消失或过敏”。注意检查会阴部感觉。

(5)肌力：常分为6级，即0~5级。

(6)反射：肱二、三头肌腱反射，膝、踝反射，病理反射，肛门反射和球海绵体反射。

三、影像学检查

1. X线 首选。

2. CT 凡有脊柱中柱损伤或有神经症状者均需做CT检查。可显示椎体的骨折情况，有无碎骨片突出于椎管内，并可计算出椎管的前后径与横径损失了多少。

3. MRI CT片不能显示出脊髓神经受损情况，为此必要时应作MRI检查，可看到因脊髓神经损伤所表现出的异常信号，以及椎体骨折出血所致的信号改变和前方的血肿。

四、急救搬运

脊柱骨折者从受伤现场运输至医院内的急救搬运方式至关重要。一人抬头、一人抬脚或用搂抱的搬运方法十分危险，因这些方法会增加脊柱的弯屈，可以将碎骨片向后挤入椎管内，加重了脊髓的损伤。

正确——采用担架、木板或门板运送，先使伤员双下肢伸直，担架放在伤员一侧，搬运人员用手将伤员平托至担架上；或采用滚动法，使伤员保持平直状态，成一整体滚动至担架上。无论采用何种搬运方法，都应该注意保持伤员颈部固定，以免加重颈髓损伤。

五、治疗

1. 有严重多发伤者，应优先抢救生命。有脊髓压迫者，应及早手术解除压迫，把保证脊髓功能恢复作为首要问题。

2. 有骨折脱位的应尽快复位固定，以恢复脊椎的原状。

3. 积极防治并发症。

4. 手术指征 ①颈、胸、腰椎骨折脱位有关节突交锁；②影像学检查显示有骨折碎片进入椎管内压迫脊髓；③截瘫平面不断上升，提示椎管内有活动性出血者；④非手术治疗效果不佳。

第二节 脊髓损伤

一、病理生理

1. 脊髓震荡 脊髓受到强烈震荡后而发生超限抑制，脊髓功能处于生理停滞状态。脊髓神经细胞结构正常，无形态学改变。

2. 不完全性脊髓损伤 伤后3小时灰质内出血较少，白质无改变；伤后6~10小时，出血灶扩大，神经组织水肿，24~48小时以后逐渐消退。损伤程度有轻、重差别，轻者仅有中心小坏死灶，保留大部分神经纤维；重者脊髓中心可出现坏死软化灶，并由胶质或瘢痕代替，只保留小部分神经纤维。

3. 完全性脊髓损伤　脊髓内病变呈进行性加重，从中心出血至全脊髓出血水肿，从中心坏死到大范围脊髓坏死，可长达2～3cm。晚期脊髓为胶质组织代替。

[经典例题1]

某建筑工人，40岁。从高处坠落，腰背挫伤，双下肢弛缓瘫痪，来院急诊。检查见腰部不能活动，双侧腹股沟以下感觉、运动及反射消失。X线显示T_{12}椎体压缩性骨折。入院后2小时其双下肢功能逐渐恢复。该患者的脊髓伤可能是

A. 脊髓震荡　　B. 脊髓出血

C. 脊髓水肿　　D. 脊髓受压

E. 马尾损伤

[参考答案] 1. A

二、临床表现及诊断

1. 脊髓震荡　临床上表现为损伤平面以下感觉、运动及反射完全消失或大部分消失。经过数小时至数天，感觉和运动开始恢复，不留任何神经系统后遗症。

2. 不完全性脊髓损伤　损伤平面以下保留某些感觉和运动功能，为不完全性脊髓损伤，包括4种类型：

表3-31　不完全性脊髓损伤临床表现

不完全性脊髓损伤	核心考点		其他细节(TANG)
前脊髓综合征	预后为不完全性损伤中最差者	四肢瘫痪，下肢瘫痪重于上肢瘫痪，但下肢和会阴部仍保持位置觉和深感觉。有时甚至还保留有浅感觉	颈脊髓前方受压严重，有时可引起脊髓前中央动脉闭塞
后脊髓综合征	脊髓受损平面以下运动功能和痛温觉、触觉存在，但深感觉全部或部分消失		
脊髓中央管周围综合征	发生于颈椎过伸性损伤；损伤平面以下的四肢瘫，上肢重于下肢，没有感觉分离		颈椎管因颈椎过伸而发生急剧性容积减小，脊髓受黄韧带皱褶、椎间盘或骨刺的前后挤压，使脊髓中央管周围的传导束受到损伤
脊髓半切综合征（Brown-Séquard综合征）	损伤平面以下同侧肢体的运动及深感觉消失，对侧肢体痛觉和温觉消失		

3. 完全性脊髓损伤　脊髓实质完全性横贯性损害，损伤平面以下的低位脊髓感觉、运动功能完全丧失，包括肛门周围的感觉和肛门括约肌的收缩运动。球海绵体反射消失。2～4周后逐渐演变成痉挛性瘫痪，表现为肌张力增高，腱反射亢进，并出现病理性锥体束征。

胸段脊髓损伤表现为截瘫，颈段脊髓损伤则表现为四肢瘫。上颈椎损伤的四肢瘫均为痉挛性瘫痪，下颈椎损伤的四肢瘫由于脊髓颈膨大部位和神经根的毁损，上肢表现为弛缓性瘫痪，下肢仍为痉挛性瘫痪。

4. 脊髓圆锥损伤　正常人脊髓终止于第1腰椎体的下缘，因此，第12胸椎和第1腰椎骨折可发生脊髓圆锥损伤，表现为会阴部(鞍区)皮肤感觉缺失，括约肌功能丧失致大小便不能控制和性功能障碍，双下肢的感觉和运动仍保留正常。

5. 马尾神经损伤　腰2椎体以下为马尾神经，其损伤很少为完全性的。表现为损伤平面以下弛缓性瘫痪，有感觉及运动功能障碍及括约肌功能丧失，肌张力降低，腱反射消失，没有病理反射。

三、并发症

1. 呼吸衰竭与呼吸道感染。2. 泌尿系统感染和结石。3. 压疮。4. 体温失调。

四、治疗

1. 非手术治疗　须抓紧时机，尽早治疗。伤后6小时内是关键时期，24小时内为急性期。

(1)药物治疗：甲泼尼龙冲击疗法，只适用于受伤后8小时以内者。

机制：大剂量甲泼尼龙能减轻外伤后神经细胞的变性，降低组织水肿，改善脊髓血流量，预防损伤后

脊髓缺血进一步加重，促进新陈代谢和预防神经纤维变性。

(2)高压氧治疗：动物实验伤后2小时内进行高压氧治疗效果最好，但显然不适合于临床病例。临床经验伤后4~6小时内应用也可收到良好效果。

(3)其他：自由基清除剂、改善微循环药物、兴奋性氨基酸受体阻断剂等。

2. 手术治疗　只能解除对脊髓的压迫和恢复脊柱的稳定性，无法使损伤的脊髓恢复功能。

手术指征：①脊柱骨折-脱位有关节突交锁者；②脊柱骨折复位不满意或仍有脊柱不稳定因素存在者；③影像学显示有碎骨片突入椎管内压迫脊髓者；④截瘫平面不断上升，提示椎管内有活动性出血者。

3. 康复治疗　尽早使瘫痪患者用拐、支具或轮椅下地活动，减少常见并发症，重建重要肢体功能。

第三节　骨盆骨折

一、临床表现与诊断

1. 病史　强大外伤史。如车祸、高空坠落等(骨盆边缘撕脱骨折和骶尾骨骨折除外)。

2. 体征　①骨盆分离和挤压试验阳性；②肢体长度不对称；③会阴部瘀斑是耻骨和坐骨骨折的特有体征。

3. 全身表现　因有严重多发伤，常见低血压、休克。

4. X线+常规CT检查　确诊。

5. 其他合并伤　血尿考虑有尿道、膀胱或肾的损伤；诊断性腹腔穿刺吸出不凝血液可考虑有内脏损伤。

二、常见的并发症

常伴有严重合并症，而且常较骨折本身更为严重。

1. 腹膜后血肿　骨盆各骨主要为松质骨，邻近又有许多动脉、静脉丛，血供丰富。骨折可引起广泛出血，巨大血肿可沿腹膜后疏松结缔组织间隙蔓延至肠系膜根部、肾区与膈下，还可向前至侧腹壁。如为腹膜后主要大动、静脉断裂，可迅速导致死亡。

2. 盆腔内脏器损伤　包括膀胱、后尿道与直肠损伤或阴道壁撕裂，尿道的损伤远比膀胱损伤多见。耻骨支骨折移位容易引起尿道损伤、会阴部撕裂。

3. 神经损伤　腰骶神经丛与坐骨神经损伤。

4. 脂肪栓塞与静脉栓塞　盆腔内静脉丛破裂可引起脂肪栓塞，其发生率可以高达35%~50%，有症状性肺栓塞率为2%~10%，甚至可导致致死性肺栓塞。

[经典例题1]

骨盆骨折的并发症不包括下列哪项

A. 坐骨神经损伤　　B. 腹膜后血肿

C. 直肠损伤　　D. 脊髓损伤

E. 尿道损伤

[参考答案] 1. D

三、急救处理

1. 监测血压和脉搏　脉搏变化比血压变化更敏感、更快。

2. 快速建立输血补液途径，输液途径应建立于上肢或颈部，不宜建立于下肢。

3. 及早完成X线和CT检查。

4. 嘱病人排尿，不能自主排尿，应导尿，以判定有无尿道损伤。

5. 诊断性腹腔穿刺　适用于有腹痛、腹胀及腹肌紧张等腹膜刺激症状者。

6. 超声检查　作为腹、盆腔脏器损伤的筛查方法。

四、治疗

在进行腹腔手术时，应注意切勿打开腹膜后血肿。

骨盆骨折本身的处理如下表：

表 3-32　骨盆骨折的治疗(TANG 小结)

骨盆边缘性骨折	无移位者不必特殊处理
骶尾骨骨折	骶骨有明显移位者需手术治疗；无移位者可采用非手术治疗，以卧床休息为主，骶部垫气圈或软垫
单纯性耻骨联合分离且较轻者	可用骨盆兜悬吊固定
耻骨联合分离>2. 5cm 者	手术
骨盆环双处骨折伴骨盆环断裂	手术复位及内固定，必要时辅以外固定支架固定

第五章　关节脱位与损伤

第一节　肩关节脱位

一、临床表现及诊断

1. 病史　上肢外展外旋或后伸手掌着地外伤史。

2. 症状　特殊姿势：以健手托住患侧前臂，头部向患侧倾斜。

特殊畸形：方肩畸形——肩部失去圆浑的轮廓，用手触摸肩部，原肩胛盂处有空虚感，并有弹性固定。患肩疼痛、肿胀，不敢活动，功能障碍。

3. 特殊体征　Dugas 征阳性肩关节脱位时，将患侧肘紧贴胸壁时，手掌搭不到健侧肩部；或手掌搭在健侧肩部时，肘部无法贴近胸壁，称为 Dugas 征(杜加氏征，搭肩试验)阳性。

4. 肩关节前脱位可合并神经、血管损伤，应注意检查上肢的感觉及运动功能。

5. X 线确诊。

二、治疗

1. 手法复位　局部浸润麻醉，Hippocrates 法(足蹬法)复位。

2. 固定　三角巾悬吊上肢，肘关节屈曲 90°，腋窝处垫棉垫固定 3 周，合并大结节骨折者应固定 4~6周。

3. 康复　固定期间需活动腕部与手指，解除固定后，主动锻炼肩关节向各个方向活动。

[经典例题 1]

肩关节前脱位患者，首选的治疗方法是

A. 手术切开复位内固定

B. 骨牵引

C. 皮肤牵引

D. 悬吊牵引

E. 手法复位外固定

[参考答案] 1. E

第二节　桡骨头半脱位

一、临床表现及诊断

多见于 5 岁以下的小儿，有腕、手被向上牵拉旋转史。小儿肘部疼痛，活动受限，前臂处于半屈位及旋前位。肘部外侧有压痛。X 线——不能发现桡骨头脱位(对诊断无帮助)。

二、治疗

手法复位，不必任何麻醉。复位后不必固定，但不可再暴力牵拉。

[经典例题 1]

3 岁男童，母亲为之穿衣牵拉右手臂后突然哭闹，不敢屈肘持物，其诊断应首先考虑

A. 右腕关节脱位

B. 右肱骨髁上骨折

C. 右肘关节脱位

D. 右肩关节脱位

E. 右桡骨头半脱位

[参考答案] 1. E

第三节 髋关节脱位

一、临床表现及诊断

明显外伤史，通常暴力很大(比如，车祸追尾事故TANG)。有明显疼痛，髋关节不能活动。髋关节后脱位的典型表现——患肢缩短，髋关节呈屈曲，内收、内旋。臀部可摸到脱出的股骨头，大粗隆上移明显。

部分有坐骨神经损伤表现，大都为挫伤，表现为膝关节的屈肌，小腿和足部全部肌肉均瘫痪，大腿后侧、小腿后外侧和足部感觉消失。2~3个月后会自行恢复。神经损伤原因为股骨头或移位的骨折块压迫，如持续压迫得不到缓解，可出现不可逆病理变化。

影像学：X线+CT(了解合并髋臼骨折部位、程度及移位情况)。

二、后脱位治疗

1. 复位　手法复位——Allis法，即提拉法。

复位宜早，最初24~48小时是复位的黄金时期，最好尽可能在24小时内复位完毕，48~72小时后再行复位十分困难，并发症增多，影响关节功能。

2. 固定　复位后患肢做皮肤牵引或穿丁字鞋2~3周。不必石膏固定。

3. 功能锻炼　需卧床休息4周。卧床期间做股四头肌收缩动作。2~3周后开始活动关节。4周后扶双拐下地活动。3个月后可完全承重。

敲黑板

复杂性后脱位病例，如合并有关节内骨折，日后产生创伤性骨关节炎的机会明显增多——主张早期切开复位内固定。

[经典例题1]

髋关节后脱位的典型畸形是髋关节

A. 屈曲、外展、外旋

B. 屈曲、外旋

C. 屈曲、内收、外旋

D. 屈曲、内收、内旋

E. 屈曲、外展、内旋

[参考答案] 1. D

三、髋关节脱位的分类

1. 按股骨头脱位后的方向　前脱位、后脱位和中心脱位，以后脱位最多见。

2. 临床上多采用Epstein分类法，共分为5型：

Ⅰ型　单纯脱位或只有髋臼后壁小骨折片。

Ⅱ型　股骨头脱位，合并髋臼后壁一大块骨折。

Ⅲ型　股骨头脱位，合并髋臼后壁粉碎骨折，有或无一个主要骨折块。

Ⅳ型　股骨头脱位，合并髋臼后壁和髋臼底部骨折。

Ⅴ型　股骨头脱位，合并股骨头骨折。

第四节　膝关节韧带损伤

一、临床表现

外伤病史。以青少年多见，男多于女；以运动员最为多见。

受伤时可听到韧带断裂的响声，很快便因剧烈疼痛而不能再继续运动或工作。膝关节处肿胀、压痛与积液(血)，膝部肌痉挛，患者不敢活动膝部，膝关节处于强迫体位，或伸直，或屈曲。膝关节侧副韧带的断裂处有明显的压痛点，有时还会摸到蜷缩的韧带断端。

表 3-33　膝关节韧带损伤的 4 个重要试验(TANG 小结)

试验名称	具体试验方法	提示
侧方应力试验	在急性期做侧方应力试验会引起疼痛，最好于痛点局部麻醉后进行操作。在膝关节完全伸直位与屈曲 20°~30°位置下作被动膝内翻与膝外翻动作，并与对侧做比较。如有疼痛或发现内翻外翻角度超出正常范围并有弹跳感	侧副韧带扭伤或断裂
抽屉试验	麻醉下进行操作。膝关节屈曲 90°，小腿垂下，检查者用双手握住胫骨上段作拉前和推后动作，并注意胫骨结节前后移动的幅度	前移增加——前交叉韧带断裂； 后移增加——后交叉韧带断裂； 单独前交叉韧带断裂时，胫骨前移幅度仅略大于正常，若前移明显增加，说明可能还合并有内侧副韧带损伤
轴移试验	患者侧卧，检查者站在一侧，一手握住踝部，屈曲膝关节到 90°，另一手在膝外侧施力，使膝处于外翻位置，然后缓慢伸直膝关节，至屈曲 30°位时觉疼痛与弹跳，是为阳性结果。这主要是在屈膝外翻姿势下，胫骨外侧平台向前错位，股骨外髁滑向胫骨平台的后方。在伸直过程中股骨外髁突然复位而产生疼痛	检查前交叉韧带断裂后出现的膝关节不稳定
Lachman 试验	(TANG 补充)也叫拉赫曼试验——相当于屈膝 30°的前抽屉实验	陈旧、急性损伤都可以进行检查；阳性率明显提高；可以准确检查到韧带的终止点； 阴性伴有硬性终止点——前交叉韧带正常； 阳性伴有软性终止点——前交叉韧带完全断裂； 阳性并伴有硬性终止点——前交叉韧带部分损伤，或者单关节囊韧带松弛

二、诊断

各种试验检查结合进一步的 X 线、MRI 及关节镜检查对明确诊断具有价值。

1. 应力位平片　普通 X 线平片检查只能显示撕脱的骨折块。为显示有无内、外侧副韧带损伤，可摄应力位平片，即在局部麻醉后，膝内翻和膝外翻位置下摄片。在 X 线片上比较内、外侧间隙张开情况。两侧间隙相差 4mm 以下为轻度扭伤，4~12mm 为部分断裂，12mm 以上为完全性断裂，可能还合并有前交叉韧带损伤。

2. MRI　显示前、后交叉韧带的情况，还可发现韧带结构损伤与隐匿的骨折线。

3. 关节镜检查　诊断交叉韧带损伤。

第五节　膝关节半月板损伤

多见于运动员与体力劳动者，男多于女。部分急性损伤病例有外伤病史，慢性损伤病例无明确外伤病史。

一、临床表现及诊断

1. 急性期　受伤后膝关节剧痛，不能伸直，并迅速出现肿胀，有时有关节内积血。

2. 慢性阶段

(1)症状：肿胀已不明显，关节功能亦已恢复，但总感到关节疼痛，活动时有弹响。有时可出现关节交锁现象，即在活动时突然听到“咔嗒”一声，关节便不能伸直，忍痛活动几下小腿，再听到“咔嗒”声，关节又可伸直。交锁可以偶尔发生，也可以频繁发生。频繁发生交锁影响日常生活与运动。

(2)体征：关节间隙压痛、弹跳、膝关节屈曲挛缩与股内侧肌的萎缩。沿着关节间隙扪摸，可以检查出压痛点，根据压痛点部位，可以大致判断出是前角、体部或后角撕裂。前角的水平撕裂在屈伸膝关节时可以看到“膝眼”处在弹跳。膝关节屈曲挛缩则提示撕裂的半月板嵌于股骨髁下长期难以解锁。股内侧肌的萎缩为失用性，该体征提示膝关节内部结构紊乱。

3. 几种特殊试验极具可考性TANG

表3-34　膝关节半月板损伤的5个试验(小结TANG)

过伸试验	膝关节完全伸直并轻度过伸时，半月板破裂处受牵拉或挤压而产生剧痛
过屈试验	将膝关节极度屈曲，破裂的后角被卡住而产生剧痛
半月板旋转挤压试验(McMurray试验)	
研磨试验(Apley试验)	检查髋关节强直病人的半月板时有一定实用意义
蹲走试验	检查半月板后角有无损伤

注意——没有一个试验是诊断膝关节半月板损伤的唯一依据，应综合临床症状、压痛点以及各种阳性结果试验，才能作出最后诊断。

二、影像学与关节镜检查

1. 关节镜检查　不仅可用于诊断，还可以进行手术治疗。不仅可以发现影像学检查难以察觉的半月板损伤，还可以同时发现有无交叉韧带、关节软骨和滑膜病变。

2. MRI片　可清晰地显示出半月板有无变性、撕裂，还可察觉有无关节积液与韧带的损伤。但其准确性不及关节镜检查。

3. X线平片　不能显示半月板形态，主要是用来除外膝关节其他病变与损伤。

第六章　手外伤及断肢(指)再植

第一节　手外伤

一、现场急救

1. 止血　最简便而有效的止血方法：局部加压包扎。即使尺、桡动脉损伤，加压包扎一般也能达到止血目的。

以下两种方法是错误的：

(1)腕部压迫或橡皮管捆扎止血：阻断了手部静脉回流，不能完全阻断动脉血流，出血会更严重。

(2)橡皮管止血带：缚于上臂易引起桡神经损伤，不宜采用。大血管损伤所致大出血才采用止血带止血。

2. 创口包扎　用无菌敷料或清洁布类包扎伤口，防止创口进一步被污染。

创口内不要涂药水或撒敷消炎药物。

3. 局部固定　固定范围应达腕关节以上。减轻疼痛，避免进一步加重组织损伤。

二、治疗

1. 早期彻底清创

(1)清创越早，感染机会就越少，疗效越好。应争取在伤后6~8小时内清创。

(2)应在良好麻醉和止血带控制下进行。

(3)从浅层到深层，顺序进行。

2. 正确处理深部组织损伤　尽可能一期修复肌腱、神经、血管、骨，以尽早恢复功能。

(1)创口污染严重，组织损伤广泛，应在6~8小时之内进行，如超过12小时以上，或缺乏必要条件，可仅做清创和闭合伤口，待创口愈合后，再做二期修复。

(2)有骨折和脱位者必须立即复位固定。

(3)影响手部血液循环的血管损伤应立即修复。

3. 一期闭合创口

表3-35　闭合创口方法(TANG小结)

伤口情况	方法
创口整齐，无皮肤缺损	直接缝合
创口纵行越过关节，或与指蹼边缘平行，或与皮纹垂直	“Z”字成形术
张力过大的创口或有皮肤缺损	自体游离皮肤移植修复
皮肤缺损伴有重要深部组织如肌腱、神经、骨关节外露者	局部转移皮瓣 不适于游离植皮
污染严重，受伤时间较长，感染可能性大的创口	清除异物和明显坏死组织后用生理盐水纱布湿敷，观察3~5天，再次清创延期缝合或植皮

4. 正确的术后处理

(1)包扎伤口时用柔软敷料垫于指蹼间，以免汗液浸泡皮肤而发生糜烂，游离植皮处应适当加压。同时露出指尖，以便观察指端血循环。

(2)神经、肌腱、血管修复后要固定于无张力的状态。手部各关节固定于功能位。抬高患肢，防止肿胀。

(3)肌肉注射破伤风抗毒血清，并应用抗生素。

(4)需二期修复的深部组织，根据创口愈合和局部情况，在1~3个月内进行修复。

[经典例题1]

手部创口清创处理，一般不迟于

A. 11h
B. 12h
C. 10h
D. 9h
E. 6~8h

[参考答案] 1. E

第二节 断肢(指)再植

断肢(指)的急救处理

现场急救包括：止血，包扎，保存断肢及迅速转送。注意：

1. 完全性断肢(指)创面可用无菌或清洁敷料压迫包扎，若有大血管出血，可考虑用止血带止血。

2. 不完全性断肢(指)用夹板确实固定，迅速转送。

3. 保存断肢(指)，近距离可用无菌敷料或清洁布类包扎直接送医院，远距离用干燥冷藏的方法保存。错误的做法——让断肢(指)与冰块直接接触(会冻伤)；用任何液体浸泡断肢(指)都是错误的。

4. 到达医院后，立即用无菌敷料包好，放在无菌盘上，置入4℃冰箱内。

5. 若为多个手指，应分别予以标记，按手术程序逐个取出，以缩短热缺血时间。

[经典例题1]

木工，男性，42岁。工作中右手食指被电锯切割离断。立即将病人送到医院行断指再植。其断指的保存方法应该是用无菌纱布包好放在

A. 与冰块直接接触的冰箱中
B. 酒精中
C. 生理盐水中
D. 干燥冷藏容器中
E. 苯扎溴铵(新洁尔灭)中

[参考答案] 1. D

第七章　周围神经损伤

表 3-36　上肢三大神经损伤（TANG 小结）

神经损伤		运动异常	感觉异常
正中神经	低位损伤（腕部）	鱼际肌和蚓状肌麻痹；拇指对掌功能障碍	手部感觉障碍：手的桡侧半感觉障碍，特别是示、中指远节感觉消失
	高位损伤（肘上）	前臂肌亦麻痹；拇指和示、中指屈曲功能障碍	
尺神经损伤	腕部损伤	骨间肌、蚓状肌、拇收肌麻痹所致环、小指爪形手畸形 手指内收、外展障碍和 Froment 征	手部尺侧半和尺侧一个半手指感觉障碍，特别是小指感觉消失
	肘上损伤	另有环、小指末节屈曲功能障碍	
桡神经损伤	桡骨小头脱位或前臂背侧近端所致骨间背侧神经损伤	桡侧腕长伸肌功能完好，伸腕功能基本正常，而仅有伸拇、伸指障碍	无手部感觉障碍
	肱骨中下 1/3 骨折所致桡神经损伤——最为常见	伸腕、伸拇、伸指、前臂旋后障碍；典型的畸形是垂腕	手背桡侧和桡侧 3 个半手指背面皮肤，主要是手背虎口处皮肤麻木区

表 3-37　下肢三大神经损伤（TANG 小结）

神经损伤		运动异常	感觉异常
坐骨神经损伤	高位损伤——髋关节后脱位、臀部刀伤、臀肌挛缩手术伤以及臀部肌注药物等引起	足下垂——股后部肌肉及小腿和足部所有肌肉全部瘫痪，导致膝关节不能屈、踝关节与足趾运动功能完全丧失，呈足下垂 跨越步态——由于股四头肌健全，膝关节呈伸直状态，行走时呈跨越步态	小腿后外侧和足部感觉丧失，足部出现神经营养性改变
	股后中、下部损伤	腘绳肌正常，膝关节屈曲功能保存	
腓总神经损伤		小腿前外侧伸肌麻痹，出现足背屈、外翻功能障碍，呈内翻下垂畸形以及伸趾功能丧失，呈屈曲状态	小腿前外侧和足背前内侧感觉障碍

[经典例题 1]

左腕掌侧切割伤小指和环指尺侧半感觉消失，Froment 征阳性，可能损伤的神经是

A. 正中神经

B. 尺神经

C. 桡神经

D. 前臂内侧皮神经

E. 前臂骨间背神经

[经典例题 2]

女性，66 岁。人工膝关节置换术后膝关节周围加压包扎。1 天后发现右足不能背屈，跖屈正常，足背动脉搏动正常。最可能的原因是

A. 腓总神经损伤

B. 骨筋膜室综合征

C. 坐骨神经损伤

D. 胫神经损伤

E. 深静脉血栓

[参考答案] 1. B；2. A

第八章 运动系统慢性损伤

第一节 概 论

一、病因

1. 局部原因

(1)局部组织反复被使用，造成组织损伤，并得不到及时修复。长期、反复、持续的重复同一个姿势，工作、学习和职业动作，超越了人体局部的代偿能力。操作中技术不熟练、注意力不集中、姿势不正确，使局部产生异常应力。

(2)身体生理结构或姿态性异常，应力分布不均。

(3)急性损伤后未得到正确的康复，转为慢性损伤。

(4)由于环境温度变化引起局部血管痉挛；循环系统的养分供给下降，局部代谢产物积聚。

2. 全身疾病造成的局部组织异常紧张、痉挛。

二、临床特点——共性：

1. 局部长期慢性疼痛，但无明确外伤史。

2. 特定部位有一压痛点或肿块，常伴有某种特殊的体征。

3. 局部炎症，无明显急性炎症表现。

4. 近期有与疼痛部位相关的过度活动史。

5. 部分病人有过可导致运动系统慢性损伤的姿势、工作习惯或职业史。

三、治疗原则 可以预防，应防治结合，祛除病因，以防为主。

1. 限制致伤动作、纠正不良姿势、增强肌力、维持关节的非负重活动和适时改变姿势使应力分散，从而减少损伤性因素而增加保护性因素是治疗的关键，否则容易复发。

2. 理疗、按摩等物理治疗，局部可使用膏药，还可涂抹外用非甾体抗炎药或中药制剂。

3. 非甾体抗炎药——明显减轻或消除局部炎症。使用需要考虑其不良反应(以胃肠道黏膜损害最多见，其次为肝肾损害)，因此需注意合理应用：

①短期用药；②不能多种合用，否则抗炎镇痛效果不增而副反应增加；③病灶局限且较表浅者使用外用剂型；④对肾功能不全者可选用短半衰期、对肾血流量影响较小的药物；⑤为减少对肝功能的影响可选用结构简单、不含氮的药物，避免使用吲哚美辛和阿司匹林；⑥为减少对胃肠道损害可用选择性环氧化酶2(COX-2)抑制剂、前体药物及各种缓释剂、肠溶片、栓剂等，也可同时加用胃黏膜保护剂。

4. 肾上腺糖皮质激素 局部注射有助于抑制损伤性炎症，减轻粘连，是临床上常用的行之有效的方法。激素使用有明确的适应证——多在表浅部位进行，且不能反复多次使用，否则局部过量激素会引起肌腱、韧带等组织的退行性变加重。

5. 手术 适用于某些非手术治疗无效的慢性损伤，如狭窄性腱鞘炎、神经卡压综合征及腱鞘囊肿。

第二节　粘连性肩关节囊炎

一、临床表现

中老年患者，女性多于男性，左侧多于右侧，亦可两侧先后发病。有自限性，病程6~24个月，部分不能恢复到正常功能。

1. 症状　肩部某一处疼痛，与动作、姿势有明显关系。严重时患肢不能梳头、洗面和扣腰带。夜间因翻身移动肩部而痛醒。初期尚能指出疼痛点，后期范围扩大。

2. 体检　肩关节各方向主动、被动活动均不同程度受限。

3. 影像学　MRI见关节囊增厚，肩部滑囊可有渗出，对鉴别诊断意义较大；X线平片可见肩部结构正常，可有骨质疏松。

二、诊断及鉴别诊断

肩袖损伤；肩峰撞击综合征；肩关节不稳；神经根型颈椎病；其他。

三、治疗

目的：缓解疼痛，恢复功能，避免肌肉萎缩。

1. 每日进行肩关节的主动活动锻炼，活动时以不引起剧痛为限。早期给予理疗、针灸、适度的推拿按摩。

2. 痛点局限时　局部注射醋酸泼尼松龙或得宝松，明显缓解疼痛。

3. 疼痛严重者——短期服用非甾体类抗炎镇痛药+肌松弛剂。

4. 对症状持续且重者，以上治疗无效时——麻醉下手法复位或关节镜松解粘连。

[经典例题1]

肩周炎不正确的治疗方法是

A. 服用非类固醇消炎药物　　B. 按摩

C. 封闭　　D. 理疗

E. 限制肩关节活动

[参考答案] 1. E

第三节　肱骨外上髁炎

一、临床表现及诊断

1. 特殊征　伸肌腱牵拉试验(Mills征)：伸肘握拳、屈腕、前臂旋前，肘部外侧出现疼痛为阳性。有时疼痛可牵涉前臂伸肌中上部。

2. 其他症状　患者逐渐出现肘关节外侧痛，用力握拳、屈腕时加重，以致不能持物。肱骨外上髁、桡骨头及二者间有局限性、极敏锐的压痛。

二、治疗

治疗和预防复发的基本原则　限制腕关节活动，尤其限制握拳伸腕动作。

1. 封闭疗法　压痛点采用局部药物(醋酸泼尼松龙或得宝松与2%利多卡因混合液)封闭疗法。

2. 桡骨头下方伸肌上捆扎弹性保护带，以减少肌腱起点处的牵张应力。

3. 对非手术治疗效果不佳，病程长、症状顽固者，施行伸肌总腱起点剥离松解术或卡压神经血管束切除结扎术。

第四节 狭窄性腱鞘炎

中、环指最多见，示、拇指次之。

一、临床表现及诊断

1. 弹响指或弹响拇

(1)病程缓慢，早期仅为晨起患指僵硬、疼痛，缓慢活动后症状可消失。疼痛常在近侧指间关节，而不在掌指关节。

(2)随病程延长逐渐出现弹响伴明显疼痛，严重者患指屈曲，不敢活动。

(3)体检

远侧掌横纹处扪及黄豆大小的痛性结节，屈伸患指，该结节随屈肌腱上、下移动，或出现弹拨现象，并感到弹响即发生于此处。

小儿拇长屈肌腱鞘炎常为双侧性，可在出生后数月内或3~4岁才注意到。表现为拇指屈伸时发生弹响，或指间关节交锁于屈曲位，掌指关节皮下可触及痛性结节。

2. 桡骨茎突狭窄性腱鞘炎

(1)腕关节桡侧疼痛，逐渐加重，无力提物。

(2)Finkelstein 试验阳性：握拳尺偏腕关节时，桡骨茎突处出现疼痛。

(3)检查时在桡骨茎突表面或其远侧有局限性压痛，有时可触及痛性结节。皮肤无炎症表现。

二、治疗

1. 局部制动。

2. 腱鞘内局部药物封闭(注射醋酸泼尼松龙或得宝松)。

3. 如非手术治疗无效，可考虑行狭窄的腱鞘切开减压术。小儿先天性狭窄性腱鞘炎应手术(保守治疗通常无效)。

[经典例题1]

57岁女性，右手拇指晨起僵硬伴疼痛半年，近2周出现该处的肿胀及活动受限，被动活动患指可出现伴疼痛的弹响。临床诊断最可能是

A. 风湿性关节炎

B. 类风湿性关节炎

C. 狭窄性腱鞘炎

D. 关节内游离体

E. 骨关节炎

[参考答案] 1. C

第五节 股骨头坏死

一、病因

1. 创伤性因素　为常见原因。股骨颈骨折、髋关节外伤性脱位及股骨头骨折均可引起股骨头坏死。

2. 非创伤性因素　①肾上腺糖皮质激素；②乙醇中毒；③减压病；④镰状细胞贫血；⑤特发性股骨头坏死，病因尚不清楚。

二、临床表现及诊断

根据临床表现及各种影像学检查结果可明确诊断。对临床可疑病例应采取可早期发现早期诊断的检查方法如 MRI 等。

1. 临床表现　早期可无症状，最先出现的症状为髋关节或膝关节疼痛。疼痛可呈持续性或间歇性。可有跛行、行走困难，甚至扶拐行走。

体检：典型体征为腹股沟区深部压痛，可放射至臀或膝部，“4”字试验(Patrick sign)阳性。可有内收肌压痛，髋关节活动受限，其中以内旋及外展活动受限最为明显。

2. 影像学检查

(1)X 线：在 X 线片上看到股骨头密度改变，至少需 2 个月或更长时间。但普通 X 线为常规检查手段。X 线表现分四期：Ⅰ期(软骨下溶解期)；Ⅱ期(股骨头修复期)；Ⅲ期(股骨头塌陷期)；Ⅳ期(股骨头脱位期)。

(2)其他影像学检查

表 3-38　股骨头坏死的其他影像学检查(TANG 小结)

影像学检查	核心考点	其他考点
磁共振成像(MRI)	是有效的非创伤性的早期诊断方法，大多表现为股骨头前上部异常信号	T_1WI 为条带状低信号；T_2WI 为低信号或内高外低两条并行信号影，即双线征(double line sign)
CT	两个目的：一是早期发现微小的病灶；二是鉴别是否有骨塌陷存在及其延伸的范围，为选择手术或治疗方案提供信息	CT 较 X 线平片显示股骨头坏死更为敏感，但不如核素扫描机 MRI 敏感。CT 三维重建图像可以更好地评价股骨头的变形和塌陷程度
放射性核素扫描	对早期诊断具有很大价值	可提前预报股骨头缺血性坏死
组织学检查	有创检查，但可靠	

三、治疗

1. 非手术疗法　适用于非负重面坏死且病灶范围小，头外形基本正常且广泛硬化的病例。包括密切观察，避免负重、药物治疗、物理治疗及康复锻炼。

(1)单侧病变：严格避免持重，可扶拐、戴坐骨支架、用助行器行走。

(2)双髋同时受累：卧床或坐轮椅。

(3)髋部疼痛严重：卧床，同时行下肢牵引，常可缓解症状。

非甾体抗炎药、抗凝药、血管扩张药、双磷酸盐可能有一定疗效。定期 X 线检查。

2. 手术治疗

(1)人工关节置换术：对于髋臼和股骨头均受累、出现骨关节炎的表现、明显影响病人生活质量者，可考虑行全髋关节置换术。

(2)髓芯减压术：可降低骨内压，疼痛减轻，改善静脉回流，有助于血管长入。

(3)带血管蒂骨移植常用带血管蒂髂骨移植，结合显微手术操作。适用于股骨头无塌陷或轻度塌陷者。

(4)截骨术：经转子间旋转截骨术及其改良术式。

(5)髋关节融合术：已较少使用。

第六节　颈椎病

一、颈椎病的分型及临床表现

表 3-39　颈椎病的分型及临床表现（TANG 小结）

分型	发病率	临床表现	查体	影像学表现
神经根型	最高（50%~60%）	开始多为颈肩痛，短期内加重，并向上肢放射。放射痛表现在相应皮节。皮肤麻木、过敏。上肢肌力下降、手指动作不灵活	上肢牵拉试验阳性；压头试验阳性。患侧颈部肌痉挛，故头喜偏向患侧，且肩部上耸。病程长者上肢肌可有萎缩。局部有压痛。患肢上举、外展和后伸有不同程度受限。神经系统检查有较明确的定位体征	X线：颈椎生理前凸消失，椎间隙变窄，椎体前、后缘骨质增生，钩椎关节、关节突关节增生及椎间孔狭窄等退行性改变征象。CT 或 MRI：椎间盘突出、椎管及神经根管狭窄及脊神经受压
脊髓型	10%~15%	脊髓受压早期，由于压迫物多来自脊髓前方，故临床上以侧束、锥体束损害表现突出。此时颈痛不明显，而以四肢乏力，行走、持物不稳为最先出现的症状	随病情加重，发生自下而上的上运动神经元性瘫痪	X线平片表现与神经根型相似。脊髓造影、CT、MRI 可显示脊髓受压情况
交感神经型		颈椎各种结构病变的刺激通过脊髓反射或脑-脊髓反射而发生一系列交感神经症状： ①交感神经兴奋症状：如头痛、头晕；视力下降，瞳孔扩大或缩小，眼后部胀痛；心跳加速、心律不齐，心前区痛和血压升高；出汗异常以及耳鸣、听力下降，发音障碍等； ②交感神经抑制症状：主要表现为头昏，眼花，流泪，鼻塞，心动过缓，血压下降及胃肠胀气等		X线、CT、MRI 结果与神经根型相似
椎动脉型		1）眩晕：主要症状，表现为旋转性、浮动性或摇晃性眩晕； 2）头痛：枕部、顶枕部痛，也可放射到颞部； 3）视觉障碍：为突发性弱视或失明、复视，短期内自动恢复； 4）猝倒：是椎动脉受到刺激突然痉挛引起； 5）心脏症状：心悸、心律失常； 6）其他：不同程度的运动及感觉障碍，以及精神症状		

“复合型”——两种或多种类型的症状同时出现。

二、治疗

1. 非手术治疗　适用于脊髓型以外的各型颈椎病。

（1）颈椎牵引：颌枕带牵引。

（2）颈椎制动：颈托或围领：颈椎制动、牵张及缓解肌痉挛。

（3）物理治疗：理疗；自我保健：定时改变姿势，做颈部轻柔活动及上肢运动；睡眠时用平板床，枕头高度适宜，不让头部过伸或过屈。

（4）药物治疗：对症治疗——症状严重者可用非甾体抗炎药、肌松弛剂及镇静剂。

2. 手术治疗

（1）手术适应证：神经根性疼痛剧烈，保守治疗无效；脊髓或神经根明显受压，伴有神经功能障碍；症状虽然不甚严重但保守治疗半年无效，或影响正常生活和工作者。

（2）常用术式

1）颈椎前路减压融合术：最常用的术式是颈椎前路椎间盘切除或椎体次全切、神经减压、椎间植骨融合术。必要时还可以切除钩椎关节行椎间孔扩大减压。

2)后路减压术：通过脊髓后移而完成“间接减压”。常用椎板单(双)开门椎管扩大成形术。

三、诊断及鉴别诊断(内容过于繁冗，可考性不强，建议从简了解 TANG)

1. 神经根型颈椎病的鉴别诊断

(1)粘连性肩关节囊炎：50 岁左右多发，疼痛主要在肩部，没有麻木，肌力无减退。

(2)胸廓出口综合征：X 线片可发现颈肋、锁骨与第 1 肋骨间隙狭窄等。锁骨下血管造影有助于诊断。

2. 脊髓型颈椎病的鉴别诊断

(1)肌萎缩型侧索硬化症：①对称性发病；②感觉正常，感觉神经传导速度亦正常；③无神经根性疼痛；④肌电图(EMG)示胸锁乳突肌和舌肌出现自发电位。

(2)脊髓空洞症：青壮年，患者常有感觉分离现象——痛、温觉消失，触觉及深感觉存在。因关节神经营养障碍，无疼痛感觉，出现关节骨质破坏，称为 Charot 关节(神经、创伤性关节炎)。MRI 示脊髓内有与脑脊液相同之异常信号区。

3. 椎动脉型和交感神经型颈椎病的鉴别诊断　与各类眩晕鉴别。

(1)颈椎病所致眩晕属脑源性。常见耳源性眩晕有：①梅尼埃病(Meniere disease)；②链霉素致内耳前庭损害；③头部外伤所致眩晕；④神经官能症性眩晕。

(2)冠状动脉供血不足：与交感神经型颈椎病有相同的心前区痛、心律紊乱等表现，但前者没有上肢节段性疼痛和感觉异常。心电图有病理性改变，用血管扩张剂可缓解症状。

第七节　腰椎间盘突出症

一、临床表现　20~50 岁患者常见，男女之比约为(4~6)∶1。

1. 腰痛　绝大部分有腰痛。可出现在腿痛之前，亦可在腿痛同时或之后出现。

2. 坐骨神经痛　由于 95%左右的椎间盘突出发生在腰 4、5 及腰 5、骶 1 间隙，故多伴有坐骨神经痛。为放射性，由臀部、大腿后外侧、小腿外侧至足跟部或足背。疼痛逐渐发生，可因打喷嚏或咳嗽时腹压增加而疼痛加剧。有的病人为了减轻疼痛，松弛坐骨神经，行走时取前倾位，卧床时取弯腰侧卧屈髋屈膝位。

在高位椎间盘突出时(腰 2、3，腰 3、4)，可压迫相应的上腰段神经根而出现大腿前内侧或腹股沟区疼痛。

3. 马尾神经受压　向正后方突出的髓核或脱垂、游离椎间盘组织可压迫马尾神经，出现大、小便障碍，鞍区感觉异常。

4. 腰椎侧凸　是一种为减轻疼痛的姿势性代偿畸形，具有辅助诊断价值。如髓核突出在神经根的肩部，上身向健侧弯曲，腰椎凸向患侧可松弛受压的神经根；当突出髓核在神经根腋部时，上身向患侧弯曲，腰椎凸向健侧可缓解疼痛。

5. 腰部活动受限　几乎全部患者都有，其中以前屈受限最为明显。

6. 压痛及骶棘肌痉挛　病变间隙的棘突间有压痛，其旁侧 1cm 处压之有沿坐骨神经的放射痛。约 1/3 患者有腰部骶棘肌痉挛，使腰部处于强迫体位。

7. 直腿抬高试验及加强试验阳性。

8. 神经系统表现

表 3-40　腰椎间盘突出症神经系统表现小结(TANG)

神经系统表现	$L_{4\sim5}$(腰 5 神经根受累)	$L_5\sim S_1$(骶 1 神经根受压)	$S_1\sim S_5$(马尾神经受压)
感觉异常	小腿外侧和足内侧的痛、触觉减退	外踝附近及足外侧痛、触觉减退	
肌力下降	踝及趾背屈力下降	趾及足跖屈力减弱	肛门括约肌张力下降
反射异常		踝反射减弱或消失	肛门反射减弱或消失

9. 特殊检查

(1) CT：CT 可显示骨性椎管形态，黄韧带是否增厚及椎间盘突出的大小、方向等，对本病有较大诊断价值，目前已普遍采用。

(2) MRI：可全面观察各腰椎间盘是否病变，也可在矢状面上了解髓核突出的程度和位置，并鉴别是否存在椎管内其他占位性病变。

(3) X 线平片：常作为常规检查。一般摄腰椎正、侧位片。腰椎间盘突出症病人腰椎平片表现可完全正常，但很多病人也会有一些阳性发现。在正位片上可见腰椎侧弯，在侧位片上可见生理前凸减少或消失，椎间隙狭窄。在平片上还可看到纤维环钙化、骨质增生、关节突肥大、硬化等退变表现。

(4) 造影检查：脊髓造影、硬膜外造影、椎间盘造影等方法都可间接显示有无椎间盘突出及突出程度。

(5) 其他电生理检查（肌电图、神经传导速度及诱发电位）：可协助确定神经损害的范围及程度，观察治疗效果。

[经典例题 1]

腰椎间盘突出症最常见的部位是

A. $L_{3\sim4}$

B. $L_{4\sim5}$

C. $T_{12}\sim L_1$

D. $L_{1\sim2}$

E. $L_{2\sim3}$

[参考答案] 1. B

二、诊断及鉴别诊断

1. 诊断　病史、症状、体征，以及 X 线平片上相应神经节段有椎间盘退行性表现者即可作出初步诊断。结合 X 线造影、CT、MRI 等，能确诊。

如仅有 CT、MRI 表现而无临床表现，不能诊断。

2. 鉴别诊断　①腰肌劳损；②第 3 腰椎横突综合征；③梨状肌综合征；④腰椎管狭窄症；⑤腰椎滑脱与椎弓根峡部不连；⑥腰椎结核；⑦脊柱肿瘤；⑧椎管内肿瘤；⑨盆腔疾病，如盆腔后壁的炎症、肿瘤等；⑩下肢血管病变。

[经典例题 2]

男性，67 岁。因右上肢放射痛伴手指麻木、动作不灵活 2 年就诊。检查发现颈肩部压痛，神经牵拉试验及压头试验阳性，右上肢桡侧皮肤感觉减退，握力减弱，肌张力减低。最可能的诊断是

A. 神经根型颈椎病

B. 混合型颈椎病

C. 交感神经型颈椎病

D. 脊髓型颈椎病

E. 椎动脉型颈椎病

[参考答案] 2. A

三、治疗

1. 非手术治疗

(1) 适应证：①初次发病，病程较短的病人；②休息以后症状可以自行缓解者；③由于全身疾病或有局部皮肤疾病，不能实行手术者；④不同意手术者。

(2) 治疗方法：①卧床休息，严格卧床 3 周，戴腰围逐步下地活动；②非甾体抗炎药物；③牵引疗法，骨盆牵引最常用；④理疗。

2. 手术治疗

(1) 适应证：①腰腿痛症状严重，反复发作，经半年以上非手术治疗无效，且病情逐渐加重，影响工

作和生活者；②中央型突出有马尾神经综合征、括约肌功能障碍者，应按急诊进行手术；③有明显的神经根受累表现者。

(2)手术方法：①全椎板切除髓核摘除术：适合椎间盘突出合并有椎管狭窄、椎间盘向两侧突出、中央型巨大突出以及游离椎间盘突出。②半椎板切除髓核摘除术：适合于单纯椎间盘向一侧突出者。③显微外科腰椎间盘摘除术：适合于单纯腰椎间盘突出。禁忌证——椎间盘突出合并椎管狭窄、椎间孔狭窄及后纵韧带骨化者。④经皮内镜下腰椎间盘切除术：适用于单纯腰椎间盘突出。⑤人工椎间盘置换术。

第九章 非化脓性关节炎

骨关节炎

骨关节炎易累及负重关节，好发于膝关节、髋关节、腰椎、颈椎、手远端指间关节、第一腕掌关节、第一跖趾关节等部位。起病隐匿，进展缓慢。

一、临床表现

1. 症状

(1)疼痛：是主要症状，也是导致功能障碍的主要原因。特点为隐匿发作，多于活动后发生，休息可以缓解。严重者疼痛为持续性。

(2)晨僵：指关节静止一段时间后，开始活动时出现僵硬感，活动一段时间后缓解的感觉。晨僵时间比较短，不超过30分钟(对比：类风湿关节炎患者晨僵时间一般≥1小时)。

(3)其他症状：关节肿大、活动受限、休息痛、活动时疼痛加重。

2. 体征

(1)压痛和被动痛(被动运动时疼痛)。

(2)关节肿胀：多因局部骨质增生引起，有时为积液和滑膜肥厚所致，可伴局部温度增高，严重者可发生关节畸形和半脱位。如远端指间关节的Heberden(赫伯登)结节、近端指间关节的Bouchard(布夏氏)结节、第一腕掌关节因骨质增生所致的“方形手”、膝内翻、膝外翻、第一跖趾关节的拇外翻等。

(3)骨摩擦音：关节活动时出现弹响，以膝关节多见。

(4)活动受限：由于软骨丧失、骨赘形成、关节周围肌肉痉挛所致。

二、实验室和影像学检查(诊断)

1. 影像学检查　X线检查对诊断十分重要。典型表现：受累关节间隙狭窄，边缘骨赘形成，软骨下骨质硬化、囊性变，关节半脱位及关节游离体等。

2. 实验室检查　不特异。血沉和C反应蛋白正常，类风湿因子阴性。伴有滑膜炎可出现C反应蛋白和红细胞沉降率轻度升高。

三、治疗

目的是缓解症状，改善关节功能，减少致残。首选药物治疗，内科治疗无效者手术。

表3-41　骨关节炎的治疗小结(TANG)

	适应证	骨关节炎的具体治疗措施(TANG小结)
非药物治疗	初次就诊且症状不重者，非药物治疗——首选。 目的是减轻疼痛、改善功能，认识疾病的性质和预后	(1)患者教育：减少不合理运动，使膝关节在非负重位下屈伸活动，以保持关节最大活动度，同时进行肌力训练； (2)物理治疗：增加局部血液循环、减轻炎症反应，包括热疗、水疗、超声波、针灸、按摩、牵引、经皮神经电刺激(TENS)； (3)行动支持：手杖、拐杖、助行器——减少受累关节负重； (4)改变负重力线：根据骨关节炎所伴发的内翻或外翻畸形情况，采用相应的矫形支具或矫形鞋以平衡各关节面的负荷
药物治疗	非药物治疗无效	(1)局部药物治疗：首先可选择非甾体抗炎药(NSAIDs)的乳胶剂、膏剂、贴剂和擦剂等局部外用药； (2)全身用药：NSAIDs——缓解疼痛；软骨保护剂——延缓病程、改善患者症状； (3)关节腔药物注射：①注射透明质酸钠——润滑关节、保护关节软骨和缓解疼痛。②糖皮质激素——对NSAIDs治疗4~6周无效的严重骨关节炎或不能耐受NSAIDs治疗、持续疼痛、炎症明显者，可行关节腔内注射糖皮质激素。不主张随意选用关节腔内注射糖皮质激素，更反对多次反复使用，每年最多不超过3~4次

续表

适应证	骨关节炎的具体治疗措施（TANG小结）
手术	①游离体摘除术；②关节镜下关节清理术；③截骨术；④关节融合术和关节成形术；⑤晚期可行人工关节置换术

[经典例题1]

男性，68岁。双膝关节疼痛1个月，活动后加重，休息后缓解，不伴发热。X线示关节有骨赘形成，骨缘唇样增生。

(1)该患者诊断是

A. 类风湿性关节炎
B. 骨关节炎
C. 强直性脊柱炎
D. 风湿性关节炎
E. 痛风

(2)该患者治疗首选

A. 前列腺素
B. 免疫抑制剂
C. 透明质酸
D. 糖皮质激素
E. 对乙酰氨基酚

[参考答案] 1. B、E

第十章　骨与关节感染

第一节　急性血源性骨髓炎

一、病因、病理

1. 病因　最常见的致病菌是金黄色葡萄球菌，其次是乙型溶血性链球菌、大肠杆菌、流感嗜血杆菌和产气荚膜杆菌、肺炎球菌和白色葡萄球菌。致病菌系经过血源性播散，先有身体其他部位的感染性病灶，一般位于皮肤或黏膜处，如疖、痈、扁桃体炎和中耳炎。原发病灶处理不当或机体抵抗力下降时，细菌进入血液循环发生菌血症或诱发脓毒症。菌栓进入骨营养动脉后往往受阻于长骨干骺端的毛细血管内，原因是该处血流缓慢，容易使细菌停滞。儿童长骨干骺端为好发部位。为什么？——儿童骨骺板附近的微小终末动脉与毛细血管往往更为弯曲而成为血管袢，该处血流丰富而流动缓慢，使细菌更易沉积。

2. 病理　骨质破坏与死骨形成，后期有新生骨，成为骨性包壳。脓肿依局部阻力大小而向不同方向蔓延：①脓肿向骨干髓腔蔓延；②脓液突破干骺端的皮质骨，穿入骨膜下形成骨膜下脓肿，或穿破骨膜、软组织、皮肤，排出体外成为窦道；③穿入关节。

二、临床表现

儿童多见，多发于长骨干骺端，以胫骨上段和股骨下段最多见，其次为肱骨与髂骨。发病前常有外伤史。

1. 全身症状

起病急骤，有寒战，高热。儿童烦躁不安、呕吐与惊厥，严重者可发生昏迷或感染性休克。

2. 局部表现　早期患区剧痛，肢体半屈曲状，周围肌肉痉挛，因疼痛抗拒做主动与被动活动，局部皮温高，有局限性压痛，肿胀并不明显。

数天后可出现局部水肿，压痛更加明显，说明已形成骨膜下脓肿。

脓肿穿破后成为软组织深部脓肿，此时疼痛反可减轻，但局部红、肿、热、压痛却更为明显，严重时可发生病理性骨折。

自然病程 3~4 周，脓肿穿破后疼痛即刻缓解，体温逐渐下降，脓肿可穿破皮肤形成窦道，病变转入慢性阶段。

部分病例致病菌毒性较低，特别是白色葡萄球菌所致的骨髓炎，临床表现不典型，缺乏高热和中毒性症状，体征也较轻，诊断比较困难。

三、早期诊断

(1)全身中毒症状，高热寒战，局部持续性剧痛，长骨干骺端疼痛剧烈而不愿活动肢体，局部深压痛。

(2)白细胞总数增高，中性粒细胞增高，血培养阳性。

(3)分层穿刺见脓液和炎性分泌物。

(4)X 线片征象，两周左右方有变化。

(5)MRI 检查具有早期诊断价值。

四、鉴别诊断

表 3-42　急性骨髓炎的鉴别诊断(TANG 小结)

疾病	症状	进一步辅助检查
蜂窝织炎和深部脓肿	①全身症状不一样：急性骨髓炎毒血症症状重； ②部位不一样：急性骨髓炎好发于干骺端，而蜂窝织炎与脓肿则不常见于此处； ③体征不一样：急性骨髓炎疼痛剧烈，但压痛部位深，表面红肿不明显，出现症状与体征分离现象。而软组织感染则局部炎性表现明显	MRI
风湿病与化脓性关节炎	儿童类风湿关节炎发热常与一过性斑丘疹和多形红斑同时发生和消退，且肝、脾、淋巴结多肿大	局部穿刺
骨肉瘤和尤因肉瘤	也可有肿瘤性发热。但起病不急骤，部位以骨干居多，特别是尤因肉瘤，早期不会妨碍邻近关节活动，表面有曲张的血管并可摸到肿块	活组织检查

五、治疗方法

1. 药物治疗　抗生素。

早期联合应用大剂量有效抗生素治疗，以后依据细菌培养和药敏试验的结果及治疗效果进行调整。有效抗生素包括：一种针对革兰阳性球菌(溶血性金黄色葡萄球菌)，另一种为广谱抗生素。治疗后可出现四种结果：

表 3-43　急性骨髓炎抗生素治疗后的反应及处理(小结 TANG)

治疗后反应	说明	下一步处理
在 X 线片改变出现前，全身及局部症状消失	最好的结果	抗生素应连续使用 3～6 周。不需手术治疗
出现 X 线片改变后，全身及局部症状消失	脓肿已被控制，有被吸收的可能	
全身症状消退，但局部症状加剧	抗生素不能消灭脓肿	需要手术引流
全身症状和局部症状均不消退	致病菌对所用抗生素具有耐药性、有骨脓肿形成或产生迁徙性脓肿	手术切开引流

2. 手术治疗

(1)目的：引流脓液，减少毒血症；阻止急性骨髓炎转变为慢性骨髓炎。

(2)时机：宜早，最好在抗生素治疗后 48～72 小时仍不能控制症状时进行手术。也有主张提前为 36 小时的。

(3)方法：在压痛最明显处行骨皮质钻孔引流或开窗减压冲洗。

3. 全身辅助治疗　给予易消化，高蛋白和维生素饮食，物理或药物降温，补液、补充热量，同时间断补给少量新鲜血液以增加患者抵抗力。

4. 局部辅助治疗　患肢皮肤牵引或石膏托固定，可以起到止痛、防止关节挛缩畸形、防止病理性骨折的作用。

[经典例题 1]

急性化脓性骨髓炎最常见的致病菌是

A. 肺炎双球菌　　B. 乙型链球菌

C. 金黄色葡萄球菌　　D. 铜绿假单胞菌

E. 大肠埃希菌

[经典例题 2]

急性化脓性骨髓炎行局部引流的原则是

A. 在软组织内可触及脓肿时方可施行

B. 待全身中毒症状改善后再施行

C. 应尽量避免切开以免形成窦道

D. 应待X线片显示骨质破坏时进行

E. 临床诊断一经明确，抗生素治疗数日无效即行引流手术

［参考答案］1. C；2. E

第二节 化脓性关节炎

多见于儿童，好发于髋、膝关节。有外伤史。

一、病因

1. 感染途径 ①血源性传播；②直接蔓延——邻近关节附近的化脓性病灶直接蔓延至关节腔内；③创伤性——开放性关节损伤发生感染；④医源性：关节手术后感染和关节内注射皮质类固醇后发生感染。

2. 致病菌 最常见(85%)金黄色葡萄球菌；其次为白色葡萄球菌，淋病双球菌、肺炎球菌和肠道杆菌等。

二、临床表现、诊断与鉴别诊断

1. 局部症状

病变关节迅速出现疼痛与功能障碍。浅表关节，局部红、肿、热、痛明显，关节常处于半屈曲位；深部关节如髋关节，局部红、肿、热都不明显。关节往往处于屈曲、外旋、外展位。

关节腔内积液——膝部最明显。可见髌上囊明显隆起，浮髌试验可阳性。

深部脓肿穿破皮肤后会成为瘘管，此时全身与局部的炎症表现都会迅速缓解，病变转入慢性阶段。

2. 全身表现 发热——起病急骤，有寒战高热，体温可达39℃以上，甚至出现谵妄与昏迷，小儿惊厥多见。

3. 实验室检查

(1)血常规：白细胞计数增高，多量中性多核白细胞。血沉增快。

(2)血培养：寒战期抽血培养可检出病原菌。

(3)关节液：外观可为浆液性(清的)，纤维蛋白性(混的)或脓性(黄白色)。镜检可见多量脓细胞，或涂片做革兰染色，可见成堆阳性球菌。根据穿刺和关节液检查对早期诊断很有价值。

(4)X线：表现出现较迟，不能作为诊断依据。

4. 鉴别诊断

表3-44 化脓性关节炎的鉴别诊断

疾病	起病	发热	关节发病数	好发部位	局部症状和体征	周围血象	血沉	X线表现	穿刺液检查
化脓性关节炎	急骤	高	单发多，很少3个以上	膝、髋	急性炎症明显	高	高	早期无变化	清→混→脓性，多量脓细胞，可找到革兰阳性球菌
关节结核	缓慢	低热	单发多	膝、髋	急性炎症不明显	正常	高	早期无变化	清→混，可找到抗酸杆菌
风湿性关节炎	急	高	多发性、对称性、游走性	全身大关节	有急性炎症，伴有心脏病	高	高	无变化	清，少量白细胞

续表

疾病	起病	发热	关节发病数	好发部位	局部症状和体征	周围血象	血沉	X线表现	穿刺液检查
类风湿关节炎	一般不急	偶有高热	多发性(超过3个)、对称性	全身大、小关节	有急性炎症,伴有小关节病变	可增高	高	早期无变化	清→草绿色,浑浊,中等量白细胞,类风湿因子阳性
创伤性关节炎	缓慢	无	单发性	膝、踝、髋	无炎症表现	不高	正常	关节间隙窄,骨硬化	清,少量白细胞
痛风	急,夜间发作	可有中、低热	多发,一般2个	跖趾跖趾关节	红肿显著	高,血尿酸增高	增高	早期无变化	清→混,内有尿酸盐结晶

[经典例题1]

男孩,9岁。左膝肿痛,急骤加剧,活动剧痛,伴有高热。检查左膝关节明显红、肿、热及压痛。X线片示关节间隙增宽,其诊断首先考虑

A. 化脓性关节炎　　B. 痛风性关节炎

C. 膝关节结核　　D. 风湿性关节

E. 类风湿膝关节炎

[参考答案] 1. A

三、治疗

表3-45　急性化脓性关节炎的治疗(小结TANG)

项目	方法	内容
抗生素	全身使用——早期足量(同急性骨髓炎)	
	关节腔内注射	每天做一次关节穿刺,抽出关节液后,注入抗生素。直至关节积液消失,体温正常 如果抽出液变得更为混浊,甚至成为脓性,说明治疗无效,应采用灌洗疗法或切开引流
经关节镜治疗	优势——创伤小、术后关节粘连少、可多次手术	在关节镜直视下反复冲洗关节腔,清除脓性渗液、脓苔与组织碎屑,彻底切除病变滑膜,完成后在关节腔内留置敏感的抗生素,必要时置管持续灌洗
关节腔灌洗	适用于表浅大关节,如膝关节	先在膝关节两侧穿刺,经穿刺套管放入两根管子,一根为灌注管,另一根为引流管
关节切开引流	适用较深大关节,如髋关节——穿刺插管难以成功	
手术	择期手术矫形	晚期,关节强直于非功能位或陈旧性病理性脱位者——手术矫形或人工关节置换术(感染率高,术前、术中和术后都须使用抗生素)

术后功能锻炼:3周后即鼓励患者做主动运动,可将患肢用皮牵引或石膏托固定,以防止或纠正关节挛缩。

[经典例题2]

化脓性关节炎后期关节已有破坏与增生,强直已不可避免时,最恰当的治疗方法是

A. 避免负重　　B. 物理疗法

C. 行关节融合术　　D. 加强活动

E. 固定于功能位

[参考答案] 2. C

第三节　骨与关节结核

是一种最常见的肺外继发性结核病，原发病灶为肺结核或消化道结核。好发部位：好发于负重大、活动多、易于发生创伤的部位，如脊柱(50%)，其次是膝关节、髋关节与肘关节。大多单发性，对称性十分罕见。高危人群：曾感染肺结核者、高发区移民、糖尿病或慢性肾功不全者、营养不良者、长期使用免疫抑制剂者、艾滋病(AIDS)病人。

一、临床表现

1. 局部症状

(1)疼痛：活动后加剧。儿童常有“夜啼”。部分患者因病灶内脓液突然破向关节腔而产生急性症状，此时疼痛剧烈。髋关节与膝关节的关节神经支配有重叠现象，因此髋关节结核患儿可以指认膝关节部位有疼痛，易误诊。

(2)关节肿胀、积液：浅表关节肿胀与积液，并有压痛，关节常处于半屈状态以缓解疼痛；至后期，肌萎缩，关节呈梭形肿胀(TANG 补充——呈“鹤膝”状)。

(3)可发生病理性脱位与病理性骨折。

(4)“冷脓肿”或“寒性脓肿”：全关节结核发展的结果是在病灶部位积聚了多量脓液、结核性肉芽组织、死骨和干酪样坏死物质。因为缺乏红、热等急性炎性反应，称之为“冷脓肿”或“寒性脓肿”。脓肿可向体表溃破成窦道。脊柱结核的冷脓肿会压迫脊髓而导致肢体瘫痪。

2. 全身症状

起病缓慢，低热、乏力、盗汗、消瘦、食欲缺乏及贫血；儿童也可起病急骤，有高热及毒血症状。冷脓肿溃破后必然会有混合性感染，引流不畅时会有高热，局部急性炎症反应也加重。重度混合感染的结果是慢性消耗、贫血、中毒症状明显，甚至因肝、肾衰竭而致死。

3. 病变静止后遗症

(1)关节腔纤维性粘连成纤维性强直而导致关节功能障碍。

(2)关节挛缩于非功能位，最常见的畸形为屈曲挛缩与椎体破坏形成脊柱后凸畸形(驼背)。

(3)儿童骨骼破坏导致肢体长度不等。

二、辅助检查及诊断

表 3-46　影像学检查对骨关节结核诊断的意义

辅助检查		在骨关节结核诊断中的意义(小结 TANG)	
影像学	X 线	对诊断骨与关节结核十分重要，但一般在起病 6~8 周后方有 X 线片改变，故不能作出早期诊断	特征性表现为区域性骨质疏松和周围少量钙化的骨质破坏病灶，周围可见软组织肿胀影。随之病变发展，可出现边界清楚地囊性变，并伴有明显硬化反应和骨膜反应。可出现死骨和病理性骨折
	CT	可发现普通 X 线片不能发现的问题，清晰确定病灶位置、死骨的情况、软组织病变的程度，特别是对显示病灶周围的寒性脓肿有独特的优点。还可在 CT 导引下穿刺抽脓和活检	
	MRI	有助于早期诊断	可在结核炎症浸润阶段即显示异常信号，更为敏感，还可观察脊柱结核有无脊髓受压和变形，对与脊柱肿瘤、骨折、退变等的鉴别诊断有重要价值
	B 超	可探查深部寒性脓肿的位置和大小； 可定位下穿刺抽脓进行涂片和细菌培养	
	关节镜检查及滑膜活检	对诊断滑膜结核很有价值	

续表

辅助检查		在骨关节结核诊断中的意义(小结TANG)
病理检查		病变部位穿刺活检以及手术后病理组织学和微生物学检查——确诊; 结核细菌学检查和病理组织学检查同时进行,互为补充,可提高确诊率。病理学检查可见典型结核性肉芽肿,且通过抗酸染色或其他细菌学检查证据证明为结核杆菌感染是确诊的依据。在结核病灶清除术中,细菌学标本的提取与送检是必要的
分子生物学检查		结核分枝杆菌基因检测技术——直接对结核分枝杆菌的种系进行分类鉴定和药敏检测。操作简便、反应快速、敏感度高、特异度高 (1)Xpert-MTB/RIF技术——WHO推荐的快速诊断结核病的方法,比痰涂片镜检更准确; (2)PCR(聚合酶链式反应)——已广泛应用,有假阳性和假阴性
实验室检查	血沉(ESR)	病变活动期明显增快,静止期一般正常,是用来检测病变是否静止和有无复发的重要指标
实验室检查	C-反应蛋白(CRP)	高低与疾病的炎症反应程度关系密切,故CRP亦可用于诊断结核活动性及临床治疗效果的判断
实验室检查	免疫学检查	监测血清中的结核抗体或抗原——速度快、操作简单、敏感性特异性均较好。 (1)结核菌素试验(PPD)对儿童特别是1岁以下儿童,可作为诊断依据; (2)γ-干扰素释放实验——监测患者体内特异的效应T淋巴细胞。其中T细胞斑点试验(T-SPOT)最常用,灵敏度高,诊断快而准。有假阳性
实验室检查	血常规	轻度贫血,血细胞计数一般正常,仅约10%病人升高,有混合感染时增高明显

三、治疗

抗结核药物治疗占主导地位,贯穿于整个治疗过程。综合治疗包括休息、疗养、营养卫生疗法、标准化疗药物和手术治疗等。

1. 全身治疗

(1)支持治疗:休息、加强营养、纠正贫血。

(2)抗结核药物治疗原则:①早期;②联合;③适量;④规律;⑤全程。

一线抗结核药物:异烟肼(INH)、利福平(RFP)、吡嗪酰胺(PZA)、乙胺丁醇(EMB)、链霉素(SM)。异烟肼与利福平为首选药物。目前推荐的药物组合是INH+RFP+PZA+EMB。

判断骨关节结核是否痊愈的标准:①全身情况良好,体温正常,食欲良好;②局部症状消失,无疼痛,窦道闭合;③3次血沉都正常;④影像学表现脓肿缩小乃至消失,或已经钙化;无死骨,病灶边缘轮廓清晰;⑤起床活动已1年,仍能保持上述4项指标。符合标准的可停止药物治疗,但仍需定期复查。

2. 局部治疗

(1)局部制动:石膏固定、支具固定与牵引。

(2)局部注射:最适用于早期单纯型滑膜结核病例。

3. 手术治疗

(1)脓肿切开引流。

(2)病灶清除术。

(3)其他:①关节融合术:用于关节不稳定者;②截骨术:用以矫正畸形;③关节成形术或人工关节置换术:可以改善关节功能,但要严格把握适应证;④植骨融合内固定术;⑤脊椎畸形矫正术等。

[经典例题1]

骨与关节结核的手术适应证为

A. 全身中毒症状严重,抗结核药物效果不佳

B. 有其他脏器活动性结核病变

C. 抗结核治疗在2周之内

D. 窦道流脓经久不愈

E. 年龄过大或过小

[参考答案] 1. D

第四节　脊柱结核

一、临床表现

1. 疼痛　最先出现，休息后减轻，劳累后加重。

2. 病变部位压痛及叩痛。

3. 活动受限和畸形

(1)颈椎结核：除有颈部疼痛外，还有上肢麻等神经根受刺激的表现；

(2)胸椎结核：后凸畸形；

(3)腰椎病变：拾物试验阳性(由于肌痉挛，腰部保持僵直，生理前凸消失所引起)。

4. 寒性脓肿　少数患者就医的最早体征，后期有腰大肌脓肿形成，可在腰三角、髂窝或腹股沟处看到或摸到脓肿。

5. 全身中毒症状(同前一节)。

[经典例题1]

关于脊柱结核，正确的描述是

A. 寒性脓肿是少数患者就医的最早体征

B. 骨与关节结核中发病率最低

C. 一般没有低热、盗汗等全身症状

D. 一般无脊柱畸形

E. 疼痛是最先出现的症状，以夜间痛显著

[参考答案] 1. A

二、影像学检查

表3-47　脊柱结核的影像学表现(小结TANG)

X线	以骨质破坏和椎间隙狭窄为主。 中心型：骨质破坏集中在椎体中央，在侧位片比较清楚。很快出现椎体压缩成楔状，前窄后宽； 边缘型：骨质破坏集中在椎体的上缘或下缘，很快侵犯至椎间盘，表现为椎体终板的破坏和进行性椎间隙狭窄，并累及邻近两个椎体	寒性脓肿表现：在颈椎侧位片上表现为椎前软组织影增宽，气管前移；胸椎正位片上可见椎旁增宽软组织影，可为球状、梭状或筒状，一般并不对称。在腰椎正位片上，腰大肌脓肿表现为一侧腰大肌阴影模糊，或腰大肌阴影增宽，饱满或局限性隆起。慢性病例可见多量钙化阴影
CT	可以清晰地显示病灶部位、骨质破坏程度、有无空洞和死骨形成，对腰大肌脓肿有独特的价值	
MRI	具有早期诊断价值 主要用于观察脊髓有无受压和变性	在炎性浸润阶段即可显示异常信号

三、诊断及鉴别诊断

表3-48　脊柱结核的鉴别诊断(小结TANG)

	临床特征	X线及其他影像学表现
强直性脊柱炎	骶髂关节炎症，没有全身中毒症状；胸椎受累后会出现胸廓扩张受限。血清HLA-B27多数为阳性	看不到骨破坏与死骨

续表

	临床特征	X线及其他影像学表现
化脓性脊柱炎	发病急，有高热及明显疼痛，进展很快，早期血培养可检出致病菌	进展快，有特征性表现
腰椎间盘突出症	无全身症状，有下肢神经根受压症状，血沉不快	无骨质破坏，CT可发现突出的髓核
脊柱肿瘤	多见于老人，疼痛逐日加重	骨破坏累及椎弓根，椎间隙高度正常，没有椎旁软组织块影
嗜酸性肉芽肿	多见于胸椎，患者年龄通常不满12岁。没有发热等全身症状	整个椎体均匀性压扁成线条状，上下椎间隙完全正常
退行性脊椎骨关节病	老年性疾病，没有全身症状	普遍性椎间隙变窄，邻近椎体上、下缘硬化发白，有骨桥形成，没有骨质破坏

四、治疗

治疗目的：彻底清除病灶、解除神经压迫、重建脊柱稳定性、矫正脊柱畸形。

1. 非手术疗法　①全身支持疗法；②应用抗结核药物；③局部制动——长期卧硬板床休息，或用石膏背心或支具固定3个月以上，定时起床活动。

2. 手术

(1)适应证：①经保守治疗效果不佳，病变仍有进展；②病灶内有较大的死骨及寒性脓肿存在；③窦道经久不愈；④骨质破坏严重，脊柱不稳定；⑤出现脊髓和马尾神经受压迫症状或截瘫；⑥严重后凸畸形。

(2)原则：①术前4~6周规范抗结核化疗，控制混合感染；②术中彻底清除病灶，解除神经及脊髓压迫，重建脊柱稳定性；③术后继续完成规范化疗全疗程。

第五节　髋关节结核

占全身骨与关节结核发病率的第3位。儿童多见，单侧性居多。

一、临床表现

1. 局部表现

(1)疼痛及跛行：早期为疼痛，在小儿则表现为夜啼。儿童患者常诉膝部疼痛，易误诊。随着疼痛加剧，出现跛行。

(2)寒性脓肿：后期可在腹股沟内侧与臀部出现寒性脓肿，破溃后成为慢性窦道。

(3)髋关节病理性后脱位：股骨头破坏明显时会形成病理性脱位，通常为后脱位。愈合后会遗留各种畸形，以髋关节屈曲内收内旋畸形、髋关节强直与下肢不等长最为常见。

2. 特殊查体

表3-49　髋关节结核的特殊查体

髋关节结核的特殊体征	具体检查方法
"4"字试验阳性	包含髋关节的屈曲、外展和外旋三种运动，应两侧对比
托马斯(Thomas)征阳性	用以检查髋关节有无屈曲畸形
髋关节过伸试验	用来检查儿童早期髋关节结核 也应两侧对比，通常正常侧可有10°后伸

3. 全身表现，同前述。

二、影像学检查

1. X线　对诊断十分重要，必须两侧对比。

早期可见局限性骨质疏松及肿胀的关节囊。进行性关节间隙狭窄及边缘性骨破坏病灶为早期X线征象。以后逐渐出现空洞和死骨，严重者股骨头可几乎消失。后期病理性后脱位。当骨轮廓边缘转为清晰时提示经治疗后病变趋于静止。

2. CT与MRI　可获早期诊断。能显示髋关节内积液多少，揭示普通X线片不能显示的微小骨破坏病灶。MRI还能显示骨内的炎性浸润。

三、治疗

1. 非手术治疗

(1)全身支持疗法，增强机体抵抗力。

(2)按疗程进行抗结核药物治疗。

(3)有屈曲畸形者应做皮肤牵引。

(4)单纯性滑膜结核可行关节腔内注射抗结核药物。

2. 手术治疗

(1)髋关节滑膜切除术：可减少炎性反应，保全股骨头。

(2)病灶清除术：可清除骨性病灶、寒性脓肿及慢性窦道。

(3)人工全髋关节置换术：若结核病灶已经完全控制，为了恢复关节功能，可以选择关节成形术(人工髋关节置换术)。需在抗结核药物严格控制下进行(原因：关节置换术后会诱发结核病灶活动)。

(4)髋关节融合术：可控制混合感染和病变静止后髋关节出现纤维性强直的微动疼痛。

第十一章 骨肿瘤

第一节 骨肿瘤概论

一、临床表现

表 3-50 骨肿瘤的临床表现(TANG 小结)

	良性骨肿瘤	恶性骨肿瘤
疼痛与压痛	多无疼痛；但骨样骨瘤可因反应骨的生长而产生剧痛	几乎均有局部疼痛，开始时为间歇性、轻度疼痛，以后发展为持续性剧痛、夜间痛，并可有压痛。疼痛是生长迅速的肿瘤最显著的症状。良性肿瘤恶变或合并病理骨折，疼痛可突然加重
局部肿块和肿胀	质硬而无压痛的肿块，生长缓慢，通常被偶然发现	局部肿胀和肿块发展迅速。局部血管怒张反映肿瘤的血运丰富
功能障碍和压迫症状	邻近关节的肿瘤，由于疼痛和肿胀可使关节活动功能障碍； 脊髓肿瘤不论是良、恶性都可引起压迫症状，甚至出现截瘫； 位于骨盆的肿瘤可引起消化道和泌尿道机械性梗阻症状	
病理性骨折	轻微外伤引起病理性骨折是某些骨肿瘤的首发症状，也是恶性骨肿瘤和骨转移癌的常见并发症	
晚期		贫血、消瘦、食欲不振、体重下降、低热等全身症状。远处转移多为血行转移，偶见淋巴转移

二、诊断

临床、影像学和病理学三结合+生化测定。

1. 影像学检查

(1)X线检查：能反映骨与软组织的基本病变。骨内的肿瘤性破坏表现为溶骨型、成骨型和混合型。有些骨肿瘤的反应骨可表现为骨的沉积。

表 3-51 良恶性骨肿瘤的 X 线表现

良性骨肿瘤	恶性骨肿瘤
界限清楚、密度均匀 多为膨胀性病损或者外生性生长 病灶骨质破坏呈单房性或多房性，内有点状、环状、片状骨化影，周围可有硬化反应骨，通常无骨膜反应	病灶多不规则，呈虫蛀样或筛孔样，密度不均，界限不清，可有骨膜反应，如 Codman 三角和“日光射线”形态——骨肉瘤；“葱皮”现象——尤因肉瘤。某些生长迅速的恶性肿瘤很少有反应骨，X 线片表现为溶骨性缺损、骨质破坏。而有些肿瘤如前列腺癌骨转移，可激发骨的成骨反应

(2)其他影像学检查在骨肿瘤中的应用

表 3-52 其他影像学检查在骨肿瘤中的应用(TANG 小结)

CT 和 MRI	为骨肿瘤的存在及确定骨肿瘤的性质提供依据，也可更清楚地显示肿瘤的范围，识别肿瘤侵袭的程度以及与邻近组织的关系，帮助制订手术方案和评估治疗效果
ECT	可以明确病损范围，先于其他影像学检查几周或几个月显示骨转移瘤的发生，能早期发现可疑的骨转移灶，防止漏诊，但特异性不高，不能单独作为诊断依据，须经 X 线片或 CT 的证实。也可帮助了解异体骨、灭活骨的骨愈合情况
DSA	可显示肿瘤血供情况，如肿瘤的主干血管、新生的肿瘤性血管，以利于做选择性血管栓塞和注入化疗药物。化疗前后对比检查可了解新生血管的改变，监测化疗的效果
超声	可描绘软组织肿瘤和突出骨外的肿瘤情况，对骨转移癌寻找原发灶有很大帮助

2. 病理检查 确诊的唯一可靠检查。分为穿刺活检和切开活检两种。

3. 生化测定 大多数病人化验检查正常。

表 3-53 生化检查在骨肿瘤诊断中的价值(TANG 小结)

血钙升高	骨质有迅速破坏时，如广泛溶骨性病变
血清碱性磷酸酶升高	骨肉瘤(成骨性肿瘤)
男性酸性磷酸酶升高	骨转移瘤(原发灶来自前列腺癌)
尿 Bence-Jones 蛋白阳性	骨髓瘤

4. 现代生物技术检测 分子生物学和细胞生物学、遗传学研究能帮助诊断和进行肿瘤分类，并更精确地预测肿瘤行为。

三、治疗原则

手术治疗应按外科分期来选择手术界限和方法，尽量达到既切除肿瘤，又可保全肢体的目的。

1. 良性骨肿瘤的外科治疗

(1)刮除植骨术：适用于良性骨肿瘤及瘤样病变。术中彻底刮除病灶至正常骨组织，药物或理化方法杀死残留瘤细胞后置入充填物。

(2)外生性骨肿瘤的切除：如骨软骨瘤切除术，手术的关键是完整切除肿瘤骨质、软骨帽及软骨外膜，防止复发。

表 3-54 良性骨肿瘤的治疗依据

分期	分级	部位	转移	治疗要求(TANG 简化)
1	G_0	T_0	M_0	囊内手术
2		T_1		边缘或囊内手术+有效辅助治疗
3		T_2		广泛或边缘手术+有效辅助治疗

表 3-55 恶性骨肿瘤的治疗依据

分期	分级	部位	转移	治疗要求(TANG 简化)
I_A	G_1	T_1	M_0	广泛手术：广泛局部切除
I_B		T_2		广泛手术：截肢
II_A	G_2	T_1		根治手术：根治性整块切除+其他治疗
II_B		T_2		根治手术：根治性截肢+其他治疗
III_A	G_{1-2}	T_1	M_1	肺转移灶切除，根治性解脱或姑息手术+其他治疗
III_B		T_2		

表 3-56 手术界限

类型	切除范围	镜下所见达到要求	手术方法	
			保肢	截肢
囊内手术	在病损内	肿瘤限于边缘	囊内刮除	囊内截肢
边缘手术	在反应区-囊外	反应组织±微卫星肿瘤	边缘整块切除	边缘截肢
广泛手术	超越反应区，经正常组织	正常组织±"跳跃病损"	广泛整块切除	广泛经骨截肢
根治手术	正常组织-间室外	正常组织	根治整块切除	根治解脱

2. 恶性骨肿瘤的外科治疗

(1)保肢治疗：化疗促进和发展了保肢技术。保肢治疗与截肢治疗的生存率和复发率相同，局部复发率为5%~10%。

手术的关键——采用合理外科边界完整切除肿瘤，广泛切除的范围应包括：瘤体、包膜、反应区及其周围的部分正常组织，即在正常组织中完整切除肿瘤，截骨平面应在肿瘤边缘3~5cm，软组织切除范围为反应区外1~5cm。

适应证：①肢体发育成熟；②$Ⅱ_A$期或化疗敏感的$Ⅱ_B$期肿瘤；③血管神经束未受累，肿瘤能够完整切除；④术后局部复发率和转移率不高于截肢，术后肢体功能优于义肢；⑤病人要求保肢。

禁忌证：①肿瘤周围主要神经、血管受侵犯；②在根治术前或术前化疗期间发生病理性骨折，瘤组织和细胞突破间室屏障，随血肿广泛污染邻近正常组织；③肿瘤周围软组织条件不好，如主要动力肌群被切除，或因放疗、反复手术而瘢痕化，或皮肤软组织有感染者；④不正确的切开活检，污染周围正常组织或使切口周围皮肤瘢痕化，弹性差，血运不好。

(2)截肢术：适用于就诊较晚、破坏广泛和对其他辅助治疗无效的恶性骨肿瘤（$Ⅱ_B$期）。须严格掌握手术适应证，同时也应考虑术后假肢的制作与安装。

3. 化疗　新辅助化疗大大提高了恶性骨肿瘤病人的生存率和保肢率。病理检查时评估术前化疗疗效，可指导术后化疗和判断预后。化疗敏感者表现为：临床疼痛症状减轻或消失，肿物体积变小，关节活动改善或恢复正常，升高的碱性磷酸酶下降或降至正常；影像学上瘤体变小，肿瘤轮廓边界变清晰，病灶钙化或骨化增加，肿瘤性新生血管减少或消失。

4. 放疗　尤因肉瘤对放疗敏感，能有效控制局部病灶，可在化疗后或与化疗同时进行。骨肉瘤对放疗不敏感。对于某些肿瘤术前术后配合放疗可控制病变和缓解疼痛，减少局部复发率，病变广泛不能手术者可单独放疗。

第二节　五种骨肿瘤的总结

表3-57　五种骨肿瘤的考点总结

骨肿瘤	性质	好发人群	好发部位	临床症状	X线或其他影像学表现	治疗
骨软骨瘤	单发性——外生骨疣；多发性——骨软骨瘤病，多数有家族遗传史，有恶变倾向	青少年	长骨干骺端，如股骨远端、胫骨近端和肱骨近端	可长期无症状，因无意中发现骨性包块而就诊；若肿瘤压迫周围组织或其表面的滑囊发生炎症，则可疼痛；随人体发育增大，骨骺线闭合后，生长也停止	干骺端从皮质突向软组织的骨性突起，以窄小或宽广的蒂与正常骨相连，突起表面为软骨帽，不显影，可呈不规则钙化影	若肿瘤生长过快，有疼痛或影响关节活动功能者；影响邻骨或发生关节畸形者；压迫神经、血管以及肿瘤自身发生骨折时；肿瘤表面滑囊反复感染者；或病变活跃有恶变可能者，应行切除术。切除应从肿瘤基底四周部分正常骨组织开始，包括纤维膜或滑囊、软骨帽等，以免复发
骨囊肿	瘤样病损	儿童和青少年	长管状骨的干骺端，依次为肱骨上段、股骨上段、胫骨上端和桡骨下端	多数无明显症状，有时局部有隐痛或肢体局部肿胀；绝大多数在发生病理性骨折后就诊；囊腔内有浆液或血清样液体	干骺端圆形或椭圆形边界清楚的溶骨性病灶，骨皮质有不同程度的膨胀变薄，无硬化性边缘，单房或多房性	单纯性骨囊肿的标准治疗为病灶刮除，自体或异体骨移植填充缺损。有些骨囊肿骨折后可以自愈。对患儿年龄小（<14岁）、病灶紧邻骨骺、术中可能损伤骨骺且术后局部复发率高者，应慎选手术。用甲泼尼龙注入囊腔有一定疗效

续表

骨肿瘤	性质	好发人群	好发部位	临床症状	X线或其他影像学表现	治疗
骨巨细胞瘤	交界性或行为不确定	20~40岁，女多于男	股骨下端和胫骨上端	疼痛和肿胀；局部包块压之有乒乓球样感觉和压痛；若侵及关节软骨，可影响关节功能；侵袭性强者——病理性骨折	骨端偏心位、溶骨性、囊性破坏而无骨膜反应，病灶膨胀性生长，骨皮质变薄，呈肥皂泡样改变	见表格下附1
骨肉瘤	最常见的恶性	青少年	股骨远端、胫骨近端和肱骨近端的干骺端	局部疼痛，多为持续性，逐渐加剧，夜间尤重；肿瘤表面皮温增高，静脉怒张；溶骨性骨肉瘤因侵蚀皮质骨而导致病理性骨折；附近关节活动受限；伴全身恶病质	密质骨和髓腔有成骨性、溶骨性或混合性骨质破坏，骨膜反应明显，呈侵袭性发展，可见Codman三角或呈“日光射线”形态。MRI对明确肿瘤边界和侵袭范围有意义	见表格下附2
转移性骨肿瘤	恶性	中老年（40~60岁）	躯干骨。常发生骨转移的肿瘤依次为乳腺癌、前列腺癌、肺癌和肾癌。儿童多来自成神经细胞瘤	①疼痛——最常见；②病理性骨折；③脊髓压迫	X线：溶骨性（如甲状腺癌和肾癌）、成骨性（如前列腺癌）和混合性的骨质破坏，以溶骨性为多见，病理骨折多见。检测转移性骨肿瘤的敏感方法——核素骨扫描	姑息性治疗。采取积极态度，以延长寿命、解除症状、改善生活质量为目的。需针对原发癌和转移瘤进行治疗，采用化疗、放疗和内分泌治疗

附1：骨巨细胞瘤的治疗

1. 属$G_0T_0M_{0-1}$者，以手术为主，采用切除术加灭活处理，再植入自体或异体骨或骨水泥，但易复发。对于复发者，应做切除或节段切除术或假体植入术。

2. 属$G_{1-2}T_{1-2}M_0$者，采用广泛或根治切除，化疗无效。

3. 对发生于手术困难部位如脊椎者可采用放化疗，但放疗后易肉瘤变。

4. 靶向药物 可控制难治性骨巨细胞瘤进展和复发。

附2：骨肉瘤的治疗

属$G_2T_{1-2}M_0$者，采取综合治疗。术前大剂量化疗，然后根据肿瘤浸润范围做根治性切除瘤段、灭活再植或置入假体的保肢手术或截肢术，术后继续大剂量化疗。骨肉瘤肺转移的发生率极高，属$G_2T_{1-2}M_1$者，除上述治疗外，可行手术切除转移灶再行化疗。近年来由于早期诊断和化疗迅速发展，骨肉瘤的5年存活率提高至50%以上。

[经典例题1]

恶性肿瘤的X线表现主要为

A. 边缘不清楚，骨质增生，无骨膜反应

B. 边缘不清楚，骨质破坏，骨膜反应明显

C. 边缘清楚，骨质破坏，骨膜反应明显

D. 边缘清楚，骨质增生，无骨膜反应

E. 边缘不清楚，骨质破坏，无骨膜反应

[经典例题 2]

男性，14 岁。左膝内下方可扪及一硬性肿块，轻度压痛；X 线片示病损自干骺端突出的骨性突起，较触之略小。其诊断最大可能是

A. 骨瘤　　B. 骨巨细胞瘤

C. 骨肉瘤　　D. 内生软骨瘤

E. 骨软骨瘤

[经典例题 3]

骨软骨瘤多见于

A. 长管骨骨骺　　B. 扁骨骨端

C. 长管骨骨干　　D. 长管骨骨端

E. 长管骨干骺端

[参考答案] 1. B；2. E；3. E

第四篇

风湿免疫性疾病

听听老师怎么讲

考情分析

历年考情概况

常考知识点	历年常考内容	历年分值
总论	风湿免疫疾病的分类、诊断、治疗	1~2
系统性红斑狼疮	诊断、治疗	2~3
类风关	诊断、治疗	2
强直性脊柱炎	诊断、治疗	2
痛风	诊断、治疗	1~2

易错考点摘要

考点	考查角度
系统性红斑狼疮	一大组抗体、诊断标准
类风关	诊断标准、治疗
强直性脊柱炎	诊断、治疗
痛风	诊断标准，不同阶段的治疗

本篇学习方法或注意事项

风湿免疫系统是所有临床专业课中，病种最少的一个单元。一共就4个病：系统性红斑狼疮、类风湿关节炎、强直性脊柱炎、痛风。核心考点明确，每年命题点也集中。认真复习，全部得分点都可以搞定。

Learning plan

学习时间规划表

第01天　第　章 听老师的课 □ 复习讲义 □ 做习题 □	第02天　第　章 听老师的课 □ 复习讲义 □ 做习题 □	第03天　第　章 听老师的课 □ 复习讲义 □ 做习题 □	第04天　第　章 听老师的课 □ 复习讲义 □ 做习题 □	第05天　第　章 听老师的课 □ 复习讲义 □ 做习题 □	第06天　第　章 听老师的课 □ 复习讲义 □ 做习题 □
第07天　第　章 听老师的课 □ 复习讲义 □ 做习题 □	第08天　第　章 听老师的课 □ 复习讲义 □ 做习题 □	第09天　第　章 听老师的课 □ 复习讲义 □ 做习题 □	第10天　第　章 听老师的课 □ 复习讲义 □ 做习题 □	第11天　第　章 听老师的课 □ 复习讲义 □ 做习题 □	第12天　第　章 听老师的课 □ 复习讲义 □ 做习题 □
第13天　第　章 听老师的课 □ 复习讲义 □ 做习题 □	第14天　第　章 听老师的课 □ 复习讲义 □ 做习题 □	第15天　第　章 听老师的课 □ 复习讲义 □ 做习题 □	第16天　第　章 听老师的课 □ 复习讲义 □ 做习题 □	第17天　第　章 听老师的课 □ 复习讲义 □ 做习题 □	第18天　第　章 听老师的课 □ 复习讲义 □ 做习题 □
第19天　第　章 听老师的课 □ 复习讲义 □ 做习题 □	第20天　第　章 听老师的课 □ 复习讲义 □ 做习题 □	第21天　第　章 听老师的课 □ 复习讲义 □ 做习题 □	第22天　第　章 听老师的课 □ 复习讲义 □ 做习题 □	第23天　第　章 听老师的课 □ 复习讲义 □ 做习题 □	第24天　第　章 听老师的课 □ 复习讲义 □ 做习题 □
第25天　第　章 听老师的课 □ 复习讲义 □ 做习题 □	第26天　第　章 听老师的课 □ 复习讲义 □ 做习题 □	第27天　第　章 听老师的课 □ 复习讲义 □ 做习题 □	第28天　第　章 听老师的课 □ 复习讲义 □ 做习题 □	第29天　第　章 听老师的课 □ 复习讲义 □ 做习题 □	第30天　第　章 听老师的课 □ 复习讲义 □ 做习题 □
第31天　第　章 听老师的课 □ 复习讲义 □ 做习题 □					

注意：每天的学习建议按照“听课→做题→复习讲义”三部曲来进行；另：计划一旦制订，请各位同学严格执行。

第一章　风湿性疾病总论

一、概念

泛指影响骨、关节及其周围软组织(如肌肉、滑囊、肌腱、筋膜、韧带等)的一组疾病。风湿性疾病可分为系统性、局限性；也可分为器质性、功能性。

二、分类　风湿性疾病有几百种，部分代表性的疾病详见下表：

表 4-1　风湿性疾病分类(TANG 整理)

	代表性疾病
弥漫性结缔组织病	类风湿关节炎、系统性红斑狼疮、干燥综合征、多发性肌炎/皮肌炎、系统性硬化病、系统性血管炎
脊柱关节炎	强直性脊柱炎、银屑病关节炎、炎性肠病关节炎、反应性关节炎
退行性变	骨关节炎
晶体相关性关节炎	痛风、焦磷酸钙沉积症
感染相关性风湿病	风湿热
肿瘤相关性风湿病	原发性(滑膜瘤、滑膜肉瘤等)； 继发性(多发性骨髓瘤、转移瘤等)
其他	周期性风湿症、骨质疏松、纤维肌痛症等

其中，弥漫性结缔组织病简称结缔组织病(connective tissue disease，CTD)是风湿性疾病中的一大类，但风湿性疾病不只限于弥漫性结缔组织病。CTD 具有 5 个主要特点：

1. 属自身免疫性疾病，免疫功能紊乱是其发病基础。
2. 病理基础是血管和结缔组织的慢性炎症。
3. 多系统损害：病变常累及多个器官系统。
4. 血清中存在多种自身抗体。
5. 对糖皮质激素和(或)免疫抑制剂治疗有较好的反应。

[经典例题 1]

不属于弥漫性结缔组织病的是

A. 系统性红斑狼疮　　B. 类风湿关节炎

C. 干燥综合征　　D. Reiter 综合征

E. 硬皮病

[参考答案] 1. D

三、病理特点

表 4-2　常见风湿性疾病的主要病理特点(TANG 小结)

疾病	类风湿关节炎	强直性脊柱炎	系统性红斑狼疮	干燥综合征	多发性肌炎/皮肌炎	血管炎	骨关节炎	系统性硬化病	微血管病
主要病理实质	滑膜炎	附着点炎	小血管炎	外分泌腺体炎症	肌炎	大、中、小及动、静脉炎	关节软骨变性	皮下纤维组织增生	微血管病变

风湿病性疾病最常见的病理改变——血管炎症——导致管壁增厚、管腔狭窄、局部组织缺血，因此出现相应的临床表现。

痛风是由于尿酸盐结晶沉积在关节所导致的炎症性表现。

其余大部分疾病是因免疫反应所致，表现为局部组织中大量淋巴细胞、巨噬细胞、浆细胞的浸润和聚集。

四、辅助检查 包括自身抗体、补体、滑膜组织和滑液等特异性检查。

1. 自身抗体的检测

表 4-3 自身抗体对于风湿性疾病诊断的意义（小结 TANG）

<table>
<tr><th colspan="2">自身抗体</th><th>相关疾病</th><th>其他</th></tr>
<tr><td rowspan="4">抗核抗体（ANA）谱</td><td>抗 Sm 抗体
抗双链 DNA 抗体</td><td>系统性红斑狼疮</td><td rowspan="4">是结缔组织病的筛查抗体，主要包括抗 DNA、抗组蛋白、抗非组蛋白和抗核仁抗体四大类</td></tr>
<tr><td>抗 SSA 和抗 SSB 抗体</td><td>干燥综合征</td></tr>
<tr><td>抗 Jo-1 抗体</td><td>肌炎/皮肌炎</td></tr>
<tr><td>抗 Scl-70 抗体</td><td>系统性硬化病</td></tr>
<tr><td colspan="2">抗环瓜氨酸肽抗体（抗 CCP）</td><td colspan="2">对类风湿关节炎的诊断，尤其对早期类风湿关节炎的诊断有重要意义，至少 3 倍以上正常值上限的高滴度阳性诊断价值更高。敏感性为 66%，特异性约为 95%</td></tr>
<tr><td colspan="2">类风湿因子（RF）</td><td colspan="2">见于近 80%类风湿关节炎患者</td></tr>
<tr><td colspan="2">抗中性粒细胞胞浆抗体（ANCA）</td><td>血管炎，尤其是肉芽肿性多血管炎、显微镜下多动脉炎</td><td>其中丝氨酸蛋白酶-3 和髓过氧化物酶抗原成分与血管炎关系最为密切</td></tr>
<tr><td>抗磷脂抗体</td><td>抗心磷脂抗体、狼疮抗凝物、抗 β_2-糖蛋白 I，梅毒血清试验假阳性</td><td colspan="2">与动静脉血栓或栓塞、病态妊娠、血小板减少等临床表现有关</td></tr>
</table>

2. 补体 血清总补体以及补体 C3、C4 成分降低对系统性红斑狼疮的诊断和判断疾病活动性有一定意义。

3. 关节滑膜组织和滑液检查 通过关节镜可以直视关节结构的变化，配合滑膜组织活检，用于各种关节炎的临床诊断和科研。关节腔穿刺及关节液检查对鉴别化脓性关节炎、晶体相关性关节炎至关重要。

4. 影像学检查 X 线、超声、CT 与磁共振技术，用于风湿性疾病诊断和随访评价。

五、治疗 主要依赖于药物治疗，包括三大类：

1. 非甾体抗炎药（NSAID） 机制是抑制环氧化酶（COX）的活性，使炎症介质前列腺素的产生减少，具有抗炎、镇痛作用。

用药原则：能用短时间不用长时间，能小剂量不大剂量，不联合用药，用药过程中严密监测和随访。原因是此类药物不良反应较多。NSAID 可能会增加患者发生心血管事件、间质性肾炎、肝功能损伤、过敏反应等危险。代表性药物包括：双氯芬酸、依托考昔、塞来昔布等。其中依托考昔、塞来昔布为 COX-2 的选择性抑制剂，因此在胃肠道不良反应较轻。

NSAID 可以减轻炎症、改善症状，但是不能控制原发病的进展，因此需要与糖皮质激素或改变病情抗风湿药联合使用。

2. 糖皮质激素抗炎、免疫抑制作用，是治疗以慢性炎症为特征的结缔组织病的一线药物。

表 4-4 糖皮质激素在风湿性疾病治疗中的选择（TANG）

泼尼松	使用广泛
泼尼松龙	有肝损害的患者选用（由于不能将泼尼松有效地转化）
甲泼尼龙	大剂量激素冲击治疗的首选药（具有更强的抗炎活性）

续表

泼尼松	使用广泛
曲安西龙	抗炎作用强，但是氟化糖皮质激素的结构导致患者发生类固醇肌病的较多，一般用于泼尼松或泼尼松龙疗效不佳的患者
地塞米松	半衰期长，对下丘脑-垂体-肾上腺轴的抑制强，不良反应大，应用有限

给药方式：全身用药最常见，一般口服给药，每晨8时顿服，待病情平稳后可逐渐过渡为隔日给药。危急状态患者可静脉给药。也可采用关节腔内注射、鞘内注射。对于用药超过10天的患者必须逐渐减量至停药。

3. 改变病情抗风湿药(DMARDs)　抑制免疫反应，减缓或者阻止关节破坏以及疾病的进展，预防残疾的发生。

表4-5　改变病情抗风湿药(DMARDs)在风湿免疫疾病中的应用小结(TANG)

	代表药物	细节考点
传统合成DMARDs	甲氨蝶呤、环磷酰胺、吗替麦考酚酯、硫唑嘌呤、来氟米特、羟氯喹、柳氮磺吡啶、环孢素	这些药物作用机制不同，因此联合使用是普遍现象； 一种DMARDs治疗不同CTD的疗效不完全相同，在治疗过程中需因人而异，给予足够时间的治疗仍然无效者需及时更换药物
生物制剂DMARDs	肿瘤坏死因子拮抗剂(英利西单抗、阿达木单抗、依那西普以及国产益赛普)； 白细胞介素-6受体单克隆抗体(雅美罗)； 抗CD20单克隆抗体(美罗华)	有确定疗效和较好安全性。机制：选择性抑制炎症过程中的一些细胞因子或者免疫活性细胞，不仅可以减轻体内的炎症、控制骨质破坏，而且可以阻止疾病的进展

第二章　系统性红斑狼疮

以青年女性多见。是一种系统性自身免疫性疾病，以多系统损害和多种自身抗体阳性为主要特点，在慢性病程中病情缓解和急性发作常交替发生。SLE 目前尚不能根治，早期诊断和早期治疗可避免或延缓组织脏器的损害。恰当的治疗可使疾病得到长期缓解。

一、临床表现

表 4-6　SLE 临床表现小结(TANG)

	核心考点	其他考点
皮肤与黏膜	最具特征性——蝶形红斑和盘状红斑； 其他：光过敏、口腔溃疡	80%有皮肤损害。还有：脱发、雷诺现象、网状青斑
肾脏	由于肾脏损伤造成尿毒症是 SLE 的常见死亡原因之一	几乎所有患者肾组织都有病理变化，约 60%有临床表现
心血管	Libman-Sack 心内膜炎——出现瓣膜赘生物	心包炎常见，但不发生心脏压塞。可有心肌损害或冠状动脉受累，严重者可发生心律失常、心肌梗死、心力衰竭，甚至死亡
肺	胸腔积液、肺动脉高压、肺实质炎症、间质性肺炎、弥漫性肺泡出血——后者病情凶险，病死率高	
神经系统	又称神经精神狼疮	头痛、癫痫、性格改变、记忆力减退、认知障碍；重者可导致脑血管意外、昏迷
浆膜炎	胸膜炎、心包炎、腹膜炎	急性期，半数以上患者出现
关节和肌肉	关节痛和肌痛——常见症状，关节痛多出现在手指、腕、膝、踝等关节，部分伴有肿胀，骨破坏少见	10%的患者——Jaccoud 关节病——关节周围肌腱受损所导致——特点：可复性非侵蚀性关节半脱位 小部分患者——出现股骨头坏死
全身症状	乏力、体重下降等，约 90%患者发热	
血液系统	血红蛋白下降、白细胞和/或血小板减少	10%为溶血性贫血
抗磷脂抗体综合征	静脉和/或动脉血栓形成或栓塞、习惯性流产、血小板减少	
干燥综合征	约 30%SLE 患者继发	
其他	无痛性淋巴结肿大、脾大、自身免疫性肝炎；累及平滑肌可出现呕吐、腹泻、尿潴留症状；累及视神经或导致视网膜血管炎	

[经典例题 1]

系统性红斑狼疮的主要临床表现是

A. 育龄女性多发

B. 皮肤黏膜与关节表现

C. 肾炎

D. 贫血

E. 浆膜炎

[参考答案] 1. B

二、免疫学检查

1. 自身抗体

表 4-7 系统性红斑狼疮 7 大抗体(小结 TANG)

抗 Sm 抗体	SLE 的标记性抗体，特异性 99%，敏感性 30%。与疾病活动性无关
抗核抗体(ANA)	几乎见于所有 SLE 患者中，但特异性低
抗双链 DNA(dsDNA)抗体	诊断 SLE 的重要抗体，与疾病活动性密切相关； 与狼疮性肾炎有关
抗 RNP 抗体	阳性率 40%，与雷诺现象有关
抗 SSA 抗体	与皮肤病变和光过敏现象有关； 抗 SSA 阳性的母亲所产婴儿易患新生儿红斑狼疮； 经胎盘进入胎儿引起新生儿心脏传导阻滞
抗磷脂抗体	包括：抗心磷脂抗体、狼疮抗凝物、抗 β_2-糖蛋白Ⅰ。对于诊断 SLE 和抗磷脂抗体综合征有意义。抗心磷脂抗体引起血栓形成、习惯性流产、血小板减少
抗血小板抗体及抗红细胞抗体	导致血小板和红细胞破坏，临床出现血小板减少和溶血性贫血

2. 补体

补体低下不仅有助于 SLE 诊断，而且提示疾病活动。包括总补体以及补体 C3、C4 成分。

[经典例题 2]

下列在系统性红斑狼疮中最具有标记性意义的抗体是

A. 抗 RNP

B. 抗 Jo-1

C. 抗 Scl-70

D. 抗 Sm

E. 抗双链 DNA

[参考答案] 2. D

三、诊断(标准)和鉴别诊断

1. 诊断美国风湿病学会 1997 年推荐的 SLE 分类标准。共 11 项，符合 4 项或以上者，在除外感染、肿瘤和其他结缔组织病后，可诊断 SLE。

表 4-8 美国风湿病学会 1997 年推荐的 SLE 分类标准

1. 颊部红斑　两颧部位的固定红斑
2. 盘状红斑　片状，周边高起于皮肤，可有脱屑、色素脱失和萎缩
3. 光过敏　日光照射后出现皮疹，或原有皮疹加重
4. 口腔溃疡　口腔或鼻咽部溃疡，一般为无痛性
5. 关节炎　关节疼痛或伴肿胀，但极少出现骨质破坏
6. 浆膜炎　胸膜炎或心包炎
7. 肾脏病变　尿蛋白(+++)或>0.5g/24h，或出现管型尿
8. 神经病变　癫痫发作或精神病样表现，除外药物或代谢紊乱
9. 血液系统受累　溶血性贫血，或白细胞减少，或血小板减少
10. 免疫学异常　抗 dsDNA 抗体阳性，或抗 Sm 抗体阳性，或抗磷脂抗体阳性(包括抗心磷脂抗体、狼疮抗凝物、梅毒血清试验假阳性中一项阳性)
11. 抗核抗体阳性

上述诊断标准的敏感性和特异性分别为95%和85%。其中免疫学异常和高滴度抗核抗体阳性对诊断非常有意义。如出现异常，即使临床特征不够诊断条件，也应密切随访，以尽早诊断、及时治疗。

2. 鉴别诊断　类风湿关节炎、各种皮炎、癫痫病、精神病、特发性血小板减少原发性肾小球肾炎、其他结缔组织病(如原发性干燥综合征等)。

[经典例题3]

女性，20岁。发热2个月，近一周来两面颊出现对称性红斑、手指关节红肿，化验：血红蛋白90g/L，白细胞3.0×10^9/L，尿蛋白(+++)，抗dsDNA抗体阳性，首先考虑的诊断是

A. 风湿热

B. 慢性肾炎

C. 类风湿性关节炎

D. 系统性红斑狼疮

E. 缺铁性贫血

[参考答案] 3. D

四、治疗

表4-9　SLE治疗小结(TANG)

<table>
<tr><th colspan="4">治疗</th><th>不良反应</th></tr>
<tr><td colspan="2">一般治疗</td><td colspan="2">避免阳光直接照射
急性期应休息，积极控制感染，治疗并发症</td><td>—</td></tr>
<tr><td rowspan="2">糖皮质激素——主要药物</td><td>常规：泼尼松</td><td colspan="2">起始剂量0.5~1mg/(kg·d)，晨起顿服，通常服药3~4周病情逐渐稳定，之后以每1~2周减10%的速度缓慢减量，减至小于0.5mg/(kg·d)后，减药速度宜进一步减慢；如果病情允许，维持治疗的剂量尽量小于10mg/d</td><td rowspan="2">向心性肥胖、血糖升高、高血压、诱发感染、股骨头无菌性坏死和骨质疏松</td></tr>
<tr><td>冲击疗法：甲泼尼龙</td><td colspan="2">500~1000mg静滴每天一次，连用3~5天为一疗程，用于急性重症SLE，如急性肾功能不全、重症神经精神狼疮、严重溶血性贫血等</td></tr>
<tr><td rowspan="5">免疫抑制剂</td><td>环磷酰胺</td><td colspan="2">口服剂量为1~2mg/(kg·d)。严重病例可以用静脉冲击疗法，每次剂量0.5~1g/m²体表面积，通常每4周冲击1次，6~8次诱导缓解后，换用吗替麦考酚酯或硫唑嘌呤维持治疗</td><td>胃肠道不适、脱发、肝损害、骨髓抑制、性腺抑制、出血性膀胱炎</td></tr>
<tr><td>抗疟药</td><td>基础用药——对皮疹、关节痛等轻型患者有效</td><td>硫酸羟氯喹0.2~0.4g/d，分2次口服</td><td>皮疹和眼部损伤，发生率较低</td></tr>
<tr><td>吗替麦考酚酯</td><td>狼疮肾炎维持治疗阶段的首选药
安全性较环磷酰胺更好</td><td>1~3g/d，分2~3次口服</td><td>胃肠道不适、感染、骨髓抑制、肝肾损害</td></tr>
<tr><td>硫唑嘌呤</td><td colspan="2">2~3mg/(kg·d)口服，适用于中等度严重病例或维持治疗</td><td>骨髓抑制、肝损害、胃肠道反应</td></tr>
<tr><td>环孢素</td><td colspan="2">3~5 mg/(kg·d)，分2次口服</td><td>高血压、肾损害、多毛、齿龈增生</td></tr>
<tr><td>生物制剂</td><td>美罗华——新型药物</td><td colspan="3">抗CD20单克隆抗体。它可以直接清除外周血中的B淋巴细胞，减少抗体的产生</td></tr>
<tr><td>其他</td><td colspan="4">静脉注射大剂量免疫球蛋白(IVIG)、血浆置换、人造血干细胞移植等</td></tr>
</table>

病情严重的SLE通常需要激素和免疫抑制剂的联合治疗。加用免疫抑制剂有利于更好的控制SLE活动，帮助激素减量并减少SLE复发。

五、病因和发病机制

与遗传、雌激素、环境等多种因素有关。机体在内外因素的作用下，丧失了正常的免疫耐受，不能正确地识别自身组织与外来抗原(如病原体、药物等)，从而产生自身免疫反应。免疫反应过程包括：吞噬细胞吞噬模拟外来抗原的自身抗原，将抗原呈递给T淋巴细胞并使之活化，在T淋巴细胞的刺激下，B淋巴细胞活化并产生大量自身抗体，造成自身组织损伤，如细胞核成分、细胞膜、细胞质等，其中许多自身抗体都有明确致病作用(见前述)。

第三章 类风湿关节炎

本病是以对称性多关节炎和骨质破坏为主要特征的系统性自身免疫性疾病。

一、临床表现

RA具有慢性、进行性、侵蚀性的特点，最多见于35~50岁，女性多于男性。病情逐渐加重，导致劳动力丧失和致残。

1. 关节表现　分为滑膜炎(可逆)和关节结构破坏(很难逆转)两方面。

表4-10　RA的关节表现

	核心考点	其他考点
晨僵	持续≥1小时以上	受累关节静止一段时间后(尤其是晨起后)，开始活动时出现僵硬感，活动一段时间后缓解的现象
疼痛与压痛	往往是RA的首发症状。 最常受累的部位：腕关节、掌指关节、近端指间关节。多呈对称性、持续性，但时轻时重	跖趾关节以及膝、踝、肘、肩等关节；颞下颌关节、髋关节、颈椎也可以受累
关节肿	病程较长者可关节肿胀	多因关节腔内积液或关节周围软组织炎症所致
关节畸形	最常见的畸形是腕关节强直、肘关节完全伸直受限、掌指关节半脱位、手指尺侧偏斜、手指“天鹅颈”或“纽扣花”畸形 重症患者关节呈纤维强直或骨性强直，可能完全丧失关节功能，生活不能自理	见于晚期患者，由于滑膜炎破坏软骨和软骨下骨所致，而关节周围肌肉的萎缩可使畸形更为加重

2. 关节外表现

表4-11　RA的关节外表现

	核心考点	其他细节
类风湿结节	最常见的关节外表现，位于关节隆突部位及受压部位的皮下，如前臂伸面肘鹰嘴突附近、枕骨、跟腱等部位	多对称性分布 结节不仅是RA的特异性皮肤表现，也是疾病活动的表现
类风湿血管炎	皮肤缺血溃疡、眼巩膜炎	
肺	最常见的并发症：肺间质病变	影像学检查(特别是高分辨CT)有助于早期诊断。还可并发肺内结节、胸膜炎、肺动脉高压等
血液系统	常见：贫血和血小板增多	
干燥综合征	口干、眼干症状	
其他	如心包炎、腕管综合征等，但肾脏受累少见	

二、实验室检查及影像学检查

1. 实验室检查

表4-12　RA诊断中的价值小结(TANG)

	诊断价值	其他
抗环瓜氨酸肽(抗CCP)抗体	对于RA诊断，尤其早期RA诊断非常重要 在RA诊断中的敏感性为66%，但特异性约95%以上 抗CCP高滴度阳性不仅是RA诊断的重要依据，也是RA患者预后不良的指征	

续表

	诊断价值	其他
类风湿因子(RF)	见于70%~80%RA患者，高滴度RF阳性(3倍或以上正常值高限)对诊断RA有意义； RF滴度多与疾病活动性和严重性相关； RF阳性患者不一定是类风湿关节炎，RF阴性也不一定不是类风湿关节炎	RF特异性较差，多种结缔组织病(如干燥综合征等)、某些感染性疾病、肿瘤性疾病以及5%的正常人群血清中也可以检测到RF
血沉和C反应蛋白	增高有助于RA诊断和判断疾病为活动性期	
血常规	轻中度贫血、血小板增高	

2. 影像学检查

表4-13　RA的影像学检查(小结，TANG)

关节X线片	尤其以手指及腕关节X线价值——最高	早期改变：骨质疏松、软组织肿胀 长期慢性RA患者：典型的骨侵蚀、关节间隙狭窄及畸形
肌肉骨骼超声技术	特征改变——滑膜炎症和骨侵蚀	安全、便捷 可发现滑膜炎症、关节腔积液、腱鞘炎和骨侵蚀等多种病理改变
磁共振	T_1加权像和T_2加权压脂像——滑膜炎、骨髓水肿以及骨侵蚀； 增强磁共振检查——发现滑膜炎，鉴别骨髓水肿和骨侵蚀，为RA早期诊断、判断活动性、预测疾病进展、指导治疗方面提供重要信息	
关节穿刺及关节镜检查	有助于RA的诊断与鉴别诊断	

三、诊断和鉴别诊断

1. 诊断　欧洲及美国风湿病学会2010年制定的分类标准。

在至少有一个关节肿痛，传统X线没有发现典型骨侵蚀病变的前提下，满足以下各项总分至少6分者可诊断为RA：

表4-14　欧洲及美国风湿病学会2010年制定的RA分类标准

受累关节数	得分
1　中大关节	0
2~10　中大关节	1
1~3　小关节	2
4~10　小关节	3
>10　至少一个为小关节	5
血清学抗体检测	
类风湿因子或抗环瓜氨酸肽抗体均阴性	0
类风湿因子或抗环瓜氨酸肽抗体至少一项低滴度阳性	2
类风湿因子或抗环瓜氨酸肽抗体至少一项高滴度阳性	3
滑膜炎持续时间	
<6周	0
≥6周	1
急性期反应物	
CRP或ESR均正常	0
CRP或ESR增高	1

2. 鉴别诊断

表 4-15　RA 的鉴别诊断(小结 TANG)

	核心鉴别点	其他鉴别点
骨关节炎累及手指关节	血沉正常、RF 阴性、抗 CCP 抗体阴性； X 线示关节间隙狭窄、边缘骨质增生	50 岁以上人群，受累关节为骨性膨大
强直性脊柱炎	骶髂关节和脊柱常有典型的影像学改变。可有家族史，RF 阴性，90%以上患者 HLA-B27 阳性	青年男性，外周关节受累以非对称性的下肢大关节为主，极少累及手指关节
银屑病关节炎	皮肤银屑病史，手指受累以远端指间关节最常见。血清 RF 和抗 CCP 抗体阴性	常伴该关节的附着点炎，可同时有指(趾)炎、骶髂关节炎
系统性红斑狼疮	关节病变较轻，为非侵蚀性关节炎； 常伴有关节外症状，如皮疹、脱发、蛋白尿、血液系统受累等，血抗核抗体、抗 dsDNA 等多种自身抗体阳性，补体下降	

四、治疗

早期诊断、早期治疗至关重要。目的：减轻症状、延缓病情进展、防止和减少关节破坏、保护关节功能、提高患者的生活质量。

表 4-16　RA 的治疗小结(TANG)

		核心考点	其他考点
非甾体抗炎药		起效快，抗炎、镇痛 不能控制病情进展，必须与改变病情抗风湿药联合应用	
糖皮质激素		有强大的抗炎作用，可迅速缓解关节肿痛症状，抑制骨质破坏。用于：改变病情抗风湿药起效前的"桥接治疗"；活动性 RA；伴有重要并发症者(如肺间质性病变、皮肤血管炎)	口服：泼尼松<10mg/d。 关节腔内注射激素：适于单关节炎症突出或寡关节受累的 RA 患者，但一年内注射不宜超过 4 次。通常不建议糖皮质激素单药治疗；另外，在疾病活动得到控制后也应尽早减停药
改变病情抗风湿药(DMARDs)	传统合成的 DMARDs	延缓疾病进展。首选：甲氨蝶呤，并将它作为联合治疗的基本药物	其他：来氟米特、柳氮磺吡啶、硫酸羟氯喹
	生物制剂 DMARD	肿瘤坏死因子-α 拮抗剂、白细胞介素-6 受体单克隆抗体、CD20 单克隆抗体	不仅可减轻炎症，而且可更好地抑制骨质破坏和疾病进展，成为重要药物
手术治疗(少见)		关节镜下行关节清理术或滑膜切除术； 晚期——关节成形术，或人工关节置换术	

五、病因和发病机制

1. 免疫紊乱主要发病机制。

(1)RA 发病的最初免疫反应：关节滑膜组织的某些特殊成分或其他不明成分的抗原被巨噬细胞吞噬后，与细胞膜上的 HLA-DR 分子结合成复合物，被 T 细胞受体识别，使 $CD4^+$T 淋巴细胞活化并启动特异性免疫应答。

(2)细胞免疫：不同 T 细胞克隆因受到体内外不同抗原的刺激而活化增殖，滑膜巨噬细胞也随之活化，产生大量致炎性细胞因子，如 TNF-α、IL-1、IL-6、IL-8 等，使滑膜发生慢性炎症，进一步导致关节软骨和骨质破坏，甚至关节畸形。

(3)体液免疫：B 淋巴细胞激活后分化为浆细胞，产生大量免疫球蛋白和抗体(RF、抗 CCP)。抗体与抗原结合形成的免疫复合物可激活补体，诱发炎症。RA 患者中过量的 Fas 或 Fas 和其配体比值的失调都会影响滑膜组织细胞的正常凋亡，使 RA 滑膜炎症处于持续状态，导致关节炎。

2. 遗传易感性　有一定的家族聚集倾向。HLA- DR4 基因与 RA 发病相关。

3. 环境因素　吸烟和牙龈炎是 RA 发病的易感因素。

第四章　脊柱关节炎

一、代表性疾病——强直性脊柱炎(ankylosing spondylitis，AS)

以中轴关节慢性炎症、骨质破坏及骨质增生为主要特点的风湿性疾病，也可累及外周关节和内脏器官。缓慢隐匿起病，青年男性多见，男性病情通常较女性严重。

(一)病因和发病机制

HLA-B27基因与本病发病高度相关，约90%患者HLA-B27阳性。

某些肠道病原菌，如沙门氏菌、志贺氏菌以及泌尿生殖道沙眼衣原体感染与发病有关。

(二)临床表现

1. 症状

(1)疼痛：早期常表现：下腰部疼痛、不适、晨僵等。疼痛的特点是：静止痛、休息痛，活动后减轻，严重者可在睡眠中痛醒，需下床活动后方能重新入睡。

部分臀区或腹股沟区酸痛，少数以颈痛、胸痛为首发表现。约半数患者以下肢大关节肿痛为首发症状，如髋、膝、踝关节等，常为非对称性关节炎。

肌腱、韧带、关节囊附着于骨的部位发生炎症可以引起疼痛，表现为胸肋连接、脊椎骨突、髂嵴、大转子、坐骨结节以及足跟等疼痛。

(2)强直：随病情进展，腰椎各个方向活动受限，整个脊柱可自下而上发生强直。先是腰椎前凸消失，进而呈驼背畸形、颈椎活动受限，胸廓呼吸运动范围可缩小。晚期常伴骨折。

(3)关节外症状：眼葡萄膜炎、结膜炎、肺上叶纤维化、升主动脉根部和主动脉瓣病变以及心脏传导系统失常等。

2. 体征　特别重要考点!(TANG)

骶髂关节压痛，脊柱前屈、后伸、侧弯和转动受限，胸廓活动度减低(<2.5cm)，枕墙距异常(>0cm)等，Schober试验阳性(<4cm)。"4"字试验阳性提示骶髂关节病变。

(三)影像学和实验室检查

1. 影像学检查

典型改变：骶髂关节骨质破坏以及晚期脊柱"竹节样"改变。

影像学上发现骶髂关节炎是诊断的关键。

(1)X线：应用广泛，但敏感性较差。

骶髂关节X线分级：0级-正常；Ⅰ级-可疑；Ⅱ级-轻度异常，可见局限性侵蚀、硬化，但关节间隙正常；Ⅲ级-明显异常，存在侵蚀、硬化，同时关节间隙增宽或狭窄；Ⅳ级-严重异常，表现为完全性关节强直。

(2)骶髂关节磁共振检查：磁共振检查能够发现骶髂关节的骨髓水肿、脂肪沉积和骨破坏，尤其是在T_2加权压脂像上发现的骨髓水肿是骶髂关节炎的重要线索，是AS早期的重要依据。

(3)骶髂关节CT检查：可发现骶髂关节骨侵蚀改变，但是不能显示骨髓水肿病变，因此主要用于长病程患者。近期有妊娠准备的年轻患者应尽量避免CT检查(有放射性)。

2. 实验室检查

RF阴性，90%患者HLA-B27(+)。活动期血沉、C-反应蛋白、免疫球蛋白升高。

(四)诊断

表 4-17 AS 纽约分类标准(1984 年修订)

临床标准	腰痛、晨僵 3 个月以上，活动后改善，休息无改善 腰椎额状面和矢状面活动受限 胸廓活动度低于相应年龄、性别正常人
放射学标准	双侧≥Ⅱ级或单侧Ⅲ~Ⅳ级骶髂关节炎 肯定的 AS：符合放射学标准和 1 项(及以上)临床标准者 可能的 AS：符合 3 项临床标准，或符合放射学标准而不具备任何临床标准者

[经典例题 1]

男性，30 岁。主因右膝关节肿痛 2 周就诊，腰痛 3 年，查体，右膝关节肿胀，有压痛，左侧骶髂关节压痛阳性，左侧"4"字征阳性。

(1)首先应选择的检查是

A. 骶髂关节 X 线片　　B. 血沉

C. 类风湿因子　　D. 抗"O"

E. HLA-B27

(2)检查类风湿因子、抗"O"均阴性，血沉 30mm/h，HLA-B27(+)，骶髂关节 X 线片提示：左侧间隙狭窄，边缘不整，可见骨破坏，最可能诊断是

A. 强直性脊柱炎　　B. 骨关节炎

C. 风湿性多肌炎　　D. 化脓性关节炎

E. 类风湿关节炎

[参考答案] 1. A、A

(五)治疗　目的——缓解症状、控制病情进展。

1. 非药物治疗　鼓励坚持活动，选择恰当的锻炼方式，注意立、坐、卧的正确姿势，睡硬板床、低枕等。

2. 药物治疗

表 4-18 强直性脊柱炎药物治疗(TANG 小结)

治疗药	代表药	核心考点
非甾体抗炎药		治疗反应良好，是缓解关节疼痛和晨僵的一线药物
改变病情抗风湿药	甲氨蝶呤、柳氮磺吡啶、来氟米特	能够降低血沉、C-反应蛋白等炎性指标，改善活动性外周关节炎的肿胀和疼痛，但对仅有中轴受累的患者无效
糖皮质激素		对于急性葡萄膜炎、重症或顽固性关节炎患者可局部或全身应用
肿瘤坏死因子拮抗剂		治疗强直性脊柱炎的有效药物，不仅可以减轻炎症，而且可以控制疾病进展，在疾病早期使用疗效更佳

3. 手术治疗　人工关节置换术或畸形矫正术适用于髋关节僵直和严重脊柱后凸畸形的晚期患者。

二、【总论性质的内容，了解 TANG】脊柱关节炎概况

一组以脊柱、关节和韧带炎症为主要特征的疾病的总称，包括：强直性脊柱炎、银屑病关节炎、反应性关节炎、炎性肠病关节炎、孤立性急性前葡萄膜炎以及未分化脊柱关节炎。

这些疾病的共同特点包括：与 HLA-B27 相关、RF(-)、骶髂关节炎和脊柱炎、寡关节炎(非对称性表现)、附着点炎、家族聚集性、有关节外表现(如眼、皮肤、泌尿生殖系统受累)。

SpA 患者最常见的临床表现是炎性腰背痛。具有以下 5 个特点中至少 4 点的腰背痛称为炎性腰背痛，包括：年龄<40 岁、隐袭起病、夜间重、休息后无减轻、但活动后好转。

表 4-19　脊柱关节炎概况

	分类标准	治疗
中轴型 SpA	起病年龄<45 岁，表现为至少 3 个月的腰背痛，同时影像学提示骶髂关节炎，且具备 1 条或以上 SpA 的特征，或 HLA-B27 阳性，且具备 2 条或以上 SpA 的特征。SpA 特征包括：①炎性腰背痛；②关节炎；③附着点炎；④眼葡萄膜炎；⑤指(趾)炎；⑥银屑病；⑦克罗恩病/溃疡性结肠炎；⑧对非甾体抗炎药治疗反应良好；⑨SpA 家族史；⑩HLA-B27 阳性；⑪CRP 升高	首选——非甾体抗炎药，无效者直接使用肿瘤坏死因子拮抗剂(快速控制炎症)
外周型 SpA	关节炎，或附着点炎，或指/趾炎，同时具备下列至少一项 SpA 特征(葡萄膜炎、银屑病、克罗恩病/溃疡性结肠炎、前驱感染、HLA-B27(+)、骶髂关节影像学改变)或同时具备下列至少两项(其他的)SpA 特征(关节炎、附着点炎、指(趾)炎、既往炎性背痛病史、脊柱关节炎家族史)	与 RA 相似——甲氨蝶呤、柳氮磺胺吡啶、来氟米特

第五章 痛 风

痛风多见于30岁以上的男性，常表现为急慢性关节炎、痛风石、间质性肾炎等，是由于嘌呤代谢障碍所导致的代谢性疾病。

一、临床表现——四个时期：

1. 无症状高尿酸血症期

高尿酸血症（血尿酸>420μmol/L）可为间歇性或持续性，从血尿酸增高至症状出现的时间可长达数年至数十年，有些可终生不出现症状。但血尿酸水平越高，发生关节炎的可能性越大。

2. 急性关节炎期，特点：

（1）多在午夜或凌晨突然起病，数小时内受累关节出现红、肿、热、痛和功能障碍，疼痛剧烈，单侧第一跖趾关节最常见。其余依次为足背、踝、膝、腕、手指、肘关节。急性关节炎发作可能的诱因包括：受寒、劳累、饮酒、高嘌呤饮食以及外伤、手术、感染、运动等。

（2）秋水仙碱治疗后，关节症状可以迅速缓解。

（3）初次发作常呈自限性，数日内可自行缓解，为本病特有的表现。

（4）常伴高尿酸血症，但部分患者急性发作时血尿酸水平正常。

（5）确诊本病的最确切依据：在偏振光显微镜下，关节滑液内发现呈双折光的针形尿酸盐结晶。

3. 慢性期　主要表现为痛风石及慢性关节炎。

痛风石是痛风的特征性表现，常见于耳郭、关节周围，破溃则有豆渣样的白色物质排出。

4. 肾脏并发症

（1）痛风性肾病：起病隐匿，早期仅有间歇性蛋白尿，随着病情发展而呈持续性蛋白尿，肾浓缩功能受损时可出现夜尿增多，晚期可发生肾功能不全，表现为水肿、高血压等，少数患者表现为急性肾功能衰竭。

（2）尿酸性肾病：少数患者可发生肾结石，尿酸结石呈泥沙样，常无症状，较大者可发生肾绞痛、血尿。当结石引起梗阻时导致肾积水、肾盂肾炎、肾积脓或肾周围炎，感染可加速结石的增长和肾实质的损害。

二、诊断与鉴别诊断

1. 诊断

（1）痛风诊断金标准：关节腔穿刺获得的滑液或关节镜下获得的滑膜组织或痛风石标本，经偏振光显微镜发现呈针形的尿酸盐结晶。

（2）血尿酸>420μmol/L可诊断为高尿酸血症。当同时存在特征性的关节炎表现时应考虑痛风性关节炎。

（3）超声检查：发现尿酸盐沉积导致的“双轨征”或痛风石。

（4）双能CT：特异性识别尿酸盐结石。

2. 鉴别诊断

（1）类风湿关节炎：中年女性多见，典型表现为四肢小关节的持续性、对称性梭形肿胀，晨僵明显，晚期可以出现畸形。血尿酸不高，RF或抗CCP抗体阳性。

（2）化脓性关节炎：起病急，可伴发热，未经治疗很少自发缓解，关节滑液可培养出细菌。

（3）创伤性关节炎：有外伤史，关节炎自发缓解需要较长时间，血尿酸正常。

三、预防和治疗

控制高尿酸血症、预防尿酸盐沉积、迅速终止急性关节炎的发作、防止尿酸结石形成和肾功能损害是预防和治疗的目的。措施包括：

1. 预防和一般性干预手段　控制饮食总热量；限制饮酒和高嘌呤食物（如海鲜、动物内脏等）；每天饮水至少2000ml以增加尿酸的排泄；慎用抑制尿酸排泄的药物如噻嗪类利尿药；避免诱发因素；积极治疗相关疾病。

2. 急性痛风性关节炎的治疗

（1）非甾体抗炎药：具有抗炎镇痛作用，起效快，但可能有不良反应，症状缓解应减量至停用。

（2）糖皮质激素：起效快、缓解率高。关节炎急性发作期可以关节腔内注射或肌注长效激素；也可口服或静脉用激素，如泼尼松30~40mg/d，5~7天递减并停用。

（3）秋水仙碱：治疗急性痛风性关节炎的有效药物，小剂量（1.5mg/d）有效且不良反应少。

3. 高尿酸血症的降尿酸治疗——使血尿酸维持正常水平。

（1）促尿酸排泄药：苯溴马隆。

机制——抑制近端肾小管对尿酸盐的重吸收，从而增加尿酸的排泄，主要适于肾功能良好的患者。有尿酸性结石者，不宜使用。用药期间应多饮水，并服用碳酸氢钠3~6g/d。急性发作期应避免使用。

（2）抑制尿酸生成药物：别嘌呤醇和非布司他。

表4-20　抑制尿酸生成药物

	机制	适用于	不良反应
别嘌呤醇	抑制黄嘌呤氧化酶，使尿酸的生成减少	尿酸生成过多，或不适合使用促尿酸排泄药物者	胃肠道不适、过敏性皮疹、肝损害、骨髓抑制。亚裔人群用药前可行HLA-B5801检测
非布司他	不完全依赖肾脏排泄	轻-中度肾损害患者	肝功能异常和腹泻

（3）碱性药物：碳酸氢钠。

可碱化尿液，使尿酸不易在尿中形成结晶，增加尿酸由尿液中排出。

4. 发作间歇期和慢性期的处理

发作间歇期仍需持续使用降尿酸药物以维持满意的血尿酸正常水平。痛风石较大或已经破溃者可手术剔除。

5. 其他综合治疗

对痛风患者伴有的高血压、高血脂、肥胖及胰岛素抵抗等进行相应治疗。

第五篇

其他

听听老师怎么讲

考情分析

历年考情概况

常考知识点	历年常考内容	历年分值
围术期处理	术前准备、术后处理、术后并发症	2~3
营养	肠外营养、肠内营养	1~2
感染	软组织急性化脓性感染、全身化脓性感染、破伤风、气性坏疽	2~4
创伤和火器伤	火器伤	1
烧伤	热烧伤、电烧伤	2~3
乳房疾病	急性乳腺炎、乳腺囊性增生病、乳腺纤维腺瘤、乳腺癌	1~2
急性中毒	急性有机磷农药中毒、急性一氧化碳中毒、亚硝酸盐中毒	3~4
中暑	中暑	1~2

易错考点摘要

考点	考查角度
拆线时间	头、面、颈部4~5天；下腹、会阴部6~7天；胸、上腹、背部和臀部7~9天；四肢10~12天(近关节处适当延长)；减张缝线14天
外科感染	疖：单个毛囊化脓性炎症+红肿热痛； 痈：多个毛囊化脓性炎症+红肿热痛； 丹毒：病灶边界清楚+红肿热痛； 急性蜂窝织炎：病灶边界不清楚+红肿热痛
有机磷毒蕈碱样症状(M样症状)	腹痛、腹泻、平滑肌痉挛； 流涎、流泪、肺部湿啰音，腺体分泌增多； 交感神经腺体分泌增多引起瞳孔缩小； 毒蕈碱样症状：阿托品对抗
烟碱样症状(N样症状)	肌束震颤、心律失常、血压升高； 烟碱样症状：解磷定对抗

本篇学习方法或注意事项

其他这个部分内容比较杂，但考题不难，核心考点比较明确。最容易命题、最该重点掌握的得分点包括——乳腺疾病、烧伤、外科感染、中毒、围术期处理。

Learning plan

学习时间规划表

第01天 第 章 听老师的课 □ 复习讲义 □ 做习题 □	第02天 第 章 听老师的课 □ 复习讲义 □ 做习题 □	第03天 第 章 听老师的课 □ 复习讲义 □ 做习题 □	第04天 第 章 听老师的课 □ 复习讲义 □ 做习题 □	第05天 第 章 听老师的课 □ 复习讲义 □ 做习题 □	第06天 第 章 听老师的课 □ 复习讲义 □ 做习题 □
第07天 第 章 听老师的课 □ 复习讲义 □ 做习题 □	第08天 第 章 听老师的课 □ 复习讲义 □ 做习题 □	第09天 第 章 听老师的课 □ 复习讲义 □ 做习题 □	第10天 第 章 听老师的课 □ 复习讲义 □ 做习题 □	第11天 第 章 听老师的课 □ 复习讲义 □ 做习题 □	第12天 第 章 听老师的课 □ 复习讲义 □ 做习题 □
第13天 第 章 听老师的课 □ 复习讲义 □ 做习题 □	第14天 第 章 听老师的课 □ 复习讲义 □ 做习题 □	第15天 第 章 听老师的课 □ 复习讲义 □ 做习题 □	第16天 第 章 听老师的课 □ 复习讲义 □ 做习题 □	第17天 第 章 听老师的课 □ 复习讲义 □ 做习题 □	第18天 第 章 听老师的课 □ 复习讲义 □ 做习题 □
第19天 第 章 听老师的课 □ 复习讲义 □ 做习题 □	第20天 第 章 听老师的课 □ 复习讲义 □ 做习题 □	第21天 第 章 听老师的课 □ 复习讲义 □ 做习题 □	第22天 第 章 听老师的课 □ 复习讲义 □ 做习题 □	第23天 第 章 听老师的课 □ 复习讲义 □ 做习题 □	第24天 第 章 听老师的课 □ 复习讲义 □ 做习题 □
第25天 第 章 听老师的课 □ 复习讲义 □ 做习题 □	第26天 第 章 听老师的课 □ 复习讲义 □ 做习题 □	第27天 第 章 听老师的课 □ 复习讲义 □ 做习题 □	第28天 第 章 听老师的课 □ 复习讲义 □ 做习题 □	第29天 第 章 听老师的课 □ 复习讲义 □ 做习题 □	第30天 第 章 听老师的课 □ 复习讲义 □ 做习题 □
第31天 第 章 听老师的课 □ 复习讲义 □ 做习题 □					

注意：每天的学习建议按照“听课→做题→复习讲义”三部曲来进行；另：计划一旦制订，请各位同学严格执行。

第一章　围术期处理

第一节　术前准备

一、手术时限分类

表 5-1　外科手术时限分类(TANG 小结)

外科手术分类		举例(常考点)
急症手术	需在最短时间内进行必要的准备，即迅速实施手术	外伤性肠破裂
限期手术	手术时间有一定限度，不宜延迟过久，而应在尽可能短的时间内做好术前准备	各种恶性肿瘤根除术
择期手术	可在充分的术前准备后选择合适时机进行手术	良性肿瘤切除术及腹股沟疝修补术等

二、一般准备　心理+生理准备。

1. 高频考点

表 5-2　术前一般准备可考点小结(11 个，TANG)

术前多久应停止吸烟	2 周
术前多久开始禁止饮水	4 小时
术前多久开始禁食	12 小时
术前禁食禁水的目的	防止因麻醉或手术过程中的呕吐而引起窒息或吸入性肺炎
胃肠道手术者，术前多久开始进流质饮食	1~2 日
结肠或直肠手术，应在何时行清洁灌肠或结肠灌洗	术前 1 日及手术当天
结肠或直肠手术，应在何时开始口服肠道制菌药物，以减少术后并发感染的机会	术前 2~3 日
一般性手术，肥皂水灌肠的时间	术前 1 日
择期或限期手术的患者，最好多久开始通过口服或静脉途径，提供热量、蛋白质和维生素	术前 1 周左右
需要延迟手术日期的情况	与疾病无关的体温升高； 妇女月经来潮；哮喘正在发作者
术前预防性应用抗生素的情况： ①涉及感染病灶或切口接近感染区域的手术；②肠道手术；③操作时间长、创伤大的手术；④开放性创伤，创面已污染或有广泛软组织损伤，创伤至实施清创的间隔时间较长，或清创所需时间较长以及难以彻底清创者；⑤癌肿手术；⑥涉及大血管的手术；⑦需要植入人工制品的手术；⑧脏器移植术	

2. 其他细节

(1)所有手术(无论手术大小、轻重、缓急)：均应履行书面知情同意手续，包括手术志愿书、麻醉志愿书等，由患者本人或委托的家属签署。

(2)为手术后变化做适应性锻炼：术前练习在床上大小便，教会正确的咳嗽和咳痰的方法。

(3)预防感染：术中严格遵循无菌技术原则，手术操作轻柔，减少组织损伤等，是防止感染的重要环节。

(4)胃肠道准备：必要时可胃肠减压。有幽门梗阻的患者，需在术前洗胃。

(5)输血和补液：施行大、中手术者，术前应做血型和交叉配合试验，备好全血或成分血。术前纠正水、电解质及酸碱平衡失调和贫血。

(6)其他：手术前夜，可给予镇静剂，以保证良好睡眠。进手术室前，应排尽尿液；估计手术时间长的，或者施行盆腔手术者应留置导尿管，使膀胱处于空虚状态。术前应取下可活动义齿，以免麻醉或手术过程中脱落或造成误咽或误吸。

三、特殊准备

1. 高频考点

表 5-3　术前特殊准备最可考点小结(TANG 小结)

血浆白蛋白：30~35g/L		补充富含蛋白质饮食予以纠正
血浆白蛋白：<30g/L 或转铁蛋白：<0.15g/L		输入血浆、人体白蛋白制剂或行术前肠内、肠外营养支持
近期有脑卒中史者，择期手术应至少推迟多久		2 周
近期有脑卒中史者，择期手术最好推迟多久		6 周
高血压患者术前血压控制标准		160/100mmHg 以下，可不必做特殊准备；选用降压药，使血压平稳在接近正常水平，但不要求降至正常
心肌梗死者多长时间内不施行择期手术		6 个月内
急性呼吸系统感染者，择期手术应推迟至		治愈后 1~2 周
需要肾透析的患者，何时进行		计划手术 24 小时以内
糖尿病患者围手术期并发症发生率和死亡率较无糖尿病者上升		50%
糖尿病患者特殊准备	仅以饮食控制病情者	术前不需特殊准备
	口服降糖药的患者	继续服用至手术的前一天晚上。如服用长效降糖药，应在术前 2~3 日停服，改用常规胰岛素控制血糖
	禁食患者	静脉输注葡萄糖加胰岛素维持血糖轻度升高状态(5.6~11.2mmol/L)
	平时用胰岛素者	术前应以葡萄糖和胰岛素维持正常糖代谢。在手术日晨停用胰岛素
	伴有酮症酸中毒的患者，需要接受急症手术	尽可能纠正酸中毒、血容量不足、电解质失衡(特别是低血钾)
	术中	根据血糖监测结果，静脉滴注胰岛素控制血糖

2. 其他细节

(1)因病导致低蛋白血症：营养不良患者，体重下降>20%，术后感染率会增加 3 倍。

(2)脑血管病：80%的脑血管病都发生在术后，由手术创伤、低血压、心房纤颤的心源性栓塞所致。

(3)心血管病患者术前需注意：①治疗严重贫血；②纠正心律失常，尤其老年人。常用 Goldman 指数评估患者的风险。

(4)肺功能障碍：高危患者，术前肺功能检查第 1 秒钟最大呼气量(FEV_1)<2L 时可能发生呼吸困难，FEV_1%<50%，提示重度肺功能不全，应予适当治疗。戒烟 1~2 周，黏膜纤毛功能可恢复，痰量减少，戒烟 6 周，可改善肺活量。

(5)凝血障碍：服用阿司匹林，非甾体抗炎药物或降血脂药(可能导致维生素 K 缺乏)，抗凝治疗(如心房纤颤、静脉血栓栓塞、机械心瓣膜时服华法林)等。如果临床确定有凝血障碍，择期手术前应做相应的治疗处理。急症手术时，由于术前没有足够的时间纠正凝血障碍，必须输血浆制品。为预防下肢深静脉血栓形成——使用低分子量肝素，间断气袋加压下肢和口服华法林(近期曾接受神经外科手术或有胃肠道出血的患者慎用)，术后尽可能早下床活动，尽早多饮温开水。

第二节 术后处理

一、术后处理的最可考点

1. 高频考点 引流管拔除时间。

表 5-4 引流管拔除时间

	拔除引流管的时间
乳胶片引流	术后 1~2 日
烟卷式引流	72 小时内

[经典例题 1]

手术后乳胶片引流拔除时间一般在术后

A. 1~2 天　　B. 3 天

C. 4 天　　D. 5 天

E. 5 天以后

[参考答案] 1. A

2. 高频考点 术后卧位的选择。

表 5-5 术后卧位的选择(1)(TANG 小结)

状态	术后卧位
全身麻醉尚未清醒	平卧，头转向一侧——目的：使口腔内分泌物或呕吐物易于流出，避免吸入气管
蛛网膜下腔阻滞麻醉	平卧或头低卧位 12 小时——目的：防止因脑脊液外渗致头痛

以下为全身麻醉清醒后、蛛网膜下腔阻滞 12 小时后，以及硬脊膜外腔阻滞、局部麻醉患者，术后的体位。

表 5-6 术后卧位的选择(2)

颅脑手术后，无休克或昏迷	15°~30°头高脚低斜坡卧位
颈、胸手术后	高半坐位卧式——目的：便于呼吸及有效引流
腹部手术后	低半坐位卧式或斜坡卧位——目的：减少腹壁张力； 腹腔内有污染的患者——尽早改为半坐位或头高脚低位
脊柱或臀部手术后	俯卧或仰卧位
休克患者	下肢抬高 15°~20°，头部和躯干抬高 20°~30°的特殊体位
肥胖患者	侧卧位——目的：有利于呼吸和静脉回流

3. 高频考点 缝线拆除时间。

表 5-7 术后拆线时间(TANG 小结)

手术部位	术后拆线时间
头、面、颈部	4~5 日
下腹部、会阴部	6~7 日
胸部、上腹部、背部、臀部	7~9 日
四肢	10~12 日(近关节处可延长)

续表

手术部位	术后拆线时间
减张缝线	14 日

注——青少年患者可适当缩短拆线时间，年老、营养不良患者可延迟拆线时间，也可根据患者的实际情况采用间隔拆线。

4. 高频考点　切口分类及愈合评判。

表 5-8　切口分类

切口分类	定义	举例(TANG 小结)
清洁切口(Ⅰ类切口)	缝合的无菌切口	甲状腺大部切除术
可能污染切口(Ⅱ类切口)	手术时可能带有污染的缝合切口	胃大部切除术、皮肤不容易彻底消毒的部位、6 小时内的伤口经过清创术缝合、新缝合的切口再度切开者
污染切口(Ⅲ类切口)	邻近感染区或组织直接暴露于污染或感染物的切口	阑尾穿孔的阑尾切除术、肠梗阻手术、各部位脓肿引流的手术等

表 5-9　切口的愈合评判

切口的愈合	记录为	表现(TANG 小结)
甲级愈合	“甲”	愈合优良，无不良反应
乙级愈合	“乙”	愈合处有炎症反应，如红肿、硬结、血肿、积液等，但未化脓
丙级愈合	“丙”	切口化脓，需要做切开引流等处理

应用上述分类分级方法，观察切口愈合情况并做记录。如甲状腺大部分切除术后愈合优良，则记以“Ⅰ/甲”；胃大部分切除术切口血肿，则记以“Ⅱ/乙”。

5. 高频考点　术后各种不适的处理。

表 5-10　术后不适小结

术后不适	原因	处理(TANG 小结)
疼痛	镇痛药有吗啡、哌替啶和芬太尼。在达到有效镇痛作用的前提下，药物剂量宜小，用药间隔时间应逐渐延长。及早停用镇痛剂有利于胃肠动力恢复。硬膜外阻滞可留置导管数日，连接镇痛泵以缓解疼痛，特别适合于下腹部手术和下肢手术患者	
恶心、呕吐	麻醉反应； 腹部手术后胃扩张或肠梗阻	针对病因治疗
腹胀	早期腹胀——由于胃肠道蠕动受抑制，肠腔内积气不能排出所致； 术后数日仍未排气，兼有腹胀——腹膜炎或其他原因所致肠麻痹	持续胃肠减压、放置肛管。如非胃肠道手术，可应用促进肠蠕动的药物。因腹腔感染引起的肠麻痹或已确定为机械性肠梗阻，经非手术治疗不能好转者，尚需再次手术
呃逆	暂时性，多为神经中枢或膈肌直接刺激引起	术后早期发生者可采用压迫眶上缘，短时间吸入二氧化碳，抽吸胃内积气、积液，给予镇静或解痉药物等措施。若为顽固性呃逆应做膈下 B 超或 CT 检查，如有膈下感染，应及时处理
尿潴留	全身麻醉或蛛网膜下腔麻醉后排尿反射受抑制；切口疼痛；病人不习惯床上排尿	协助患者坐于床沿或立起排尿。下腹部热敷，按摩，用止痛镇静药物解除切口疼痛等将有利于患者自行排尿。如上述措施无效，可在无菌条件下进行导尿

6. 高频考点　术后进食时间。

表 5-11 术后进食时间小结

不同的手术		术后进食时间(TANG 小结)
非腹部手术	局部麻醉下实施的手术，体表或肢体手术，全身反应轻者	术后即可进饮食
	手术范围较大，全身反应较明显的	术后 2~3 日后方可进食
	蛛网膜下腔阻滞和硬脊膜外腔阻滞者	术后 3~6 小时才可进食
	全身麻醉者	待麻醉清醒，恶性、呕吐反应消失后，方可进食
腹部手术	择期胃肠道手术	待肠道蠕动恢复，可以开始饮水，进少量流质饮食，逐步增加到全量流质饮食、半流质饮食，普通饮食

禁食及少食期间，应静脉输液补充水、电解质和营养。

二、术后处理的其他考点

1. 静脉输液　术后应接受足够量的静脉输液直至恢复进食。

肠梗阻、小肠坏死、肠穿孔患者，术后 24 小时内需补给较多的晶体。但输液过量又可以导致肺水肿和充血性心力衰竭；休克和脓毒症患者由于液体自血管外渗至组织间隙，会出现全身水肿，此时应估计恰当的输液量。

2. 活动

(1)原则：早期床上活动，争取在短期内起床活动——有利于增加肺活量，减少肺部并发症，改善全身血液循环，促进切口愈合，减少因静脉血流缓慢并发深静脉血栓形成的发生率。有利于肠道蠕动和膀胱收缩功能的恢复，从而减少腹胀和尿潴留的发生。

(2)例外情况：有休克、心力衰竭、严重感染、出血、极度衰弱等情况，以及施行过有特殊固定、制动要求的手术患者，则不宜早期活动。痰多者，应定时咳痰，患者可坐在床沿上，做深呼吸和咳嗽。

第三节　术后主要并发症

一、术后出血

1. 疑有手术切口出血的情况　覆盖切口的敷料被血渗湿、创口部位明显肿胀。

2. 提示有术后内出血的情况　胸腔手术后从胸腔引流管内每小时引流出血液量持续>100ml；体腔手术后 24 小时内出现烦躁，心率持续增快，往往先于血压下降之前出现；中心静脉压<$5cmH_2O$(0.49kPa)；每小时尿量<25ml；在输给足够的血液和液体后，休克征象和监测指标均无好转，或继续加重，或一度好转后又恶化。

二、术后发热与低体温

1. 发热　术后最常见的症状。

术后发热一般不一定表示伴发感染。非感染性发热通常比感染性发热来得早。术后第一个 24 小时出现高热(>39℃)，如果能排除输血反应，多考虑链球菌或梭菌感染、吸入性肺炎或原已存在的感染。

(1)体温不超过 38℃：可不予处理。

(2)高于 38.5℃：患者感到不适时，可予以物理降温，对症处理，严密观察。

2. 低体温

多因麻醉药阻断体温调节过程、开腹或开胸手术热量散失、输注冷液体、库存血液造成。大量输注冷的液体和库存血液时，应通过加温装置，术后注意保暖。

三、术后感染

1. 伤口感染　处理原则：在伤口红肿处拆除伤口缝线，使脓液流出，同时行细菌培养；或急诊切开清创，使用广谱抗生素。

2. 肺不张、肺炎

（1）肺不张

1）表现：术后早期发热、呼吸频率和心率增快。颈部气管可能向患侧偏移。胸部叩诊时在肺底部可以发现浊音或实音区，听诊时有局限性湿性啰音，呼吸音减弱、消失或为管性呼吸音。血气分析 PaO_2 下降和 $PaCO_2$ 升高。胸部 X 线检查，出现典型肺不张征象，可确诊。

2）预防与治疗：保持顺畅的呼吸活动。术后鼓励病人深呼吸，帮助病人多翻身，解除支气管阻塞，使不张的部分肺重新膨胀。可口服痰液稀释剂、使用超声雾化器等使痰液易于咳出，必要时可用支气管镜吸痰或做气管切开术，同时给予抗生素。

（2）肺炎：患者出现发热、咳嗽和咳痰，白细胞增加，胸部 X 线检查有渗出性病变，可确诊肺炎。应做痰培养，同时应用抗生素。

3. 腹腔脓肿和腹膜炎

（1）表现：发热、腹痛、腹部触痛及白细胞增加。如为弥漫性腹膜炎，应急诊剖腹探查。如感染局限，行腹部和盆腔 B 超或 CT 扫描常能明确诊断。

（2）治疗：腹腔脓肿定位后可在 B 超引导下做穿刺置管引流，必要时需开腹引流。选用抗生素应针对肠道菌丛和厌氧菌丛。

4. 尿路感染

基本原因——尿潴留。感染可起自膀胱炎，上行感染引起肾盂肾炎。

（1）急性膀胱炎：尿频、尿急、尿痛，排尿困难。无全身症状。尿液检查：有较多的红细胞和脓细胞。

（2）急性肾盂肾炎：多见于女性，表现为发冷、发热，肾区疼痛，白细胞计数增高，中段尿做镜检可见大量白细胞和细菌。尿液培养可明确菌种（大多数是 G^- 菌），为选择有效抗生素提供依据。治疗——抗生素，维持充分的尿量及保持排尿畅通。

5. 真菌感染

见于长期用广谱抗生素者，多为假丝酵母菌所致。行血培养，拔除全部静脉插管，检查视网膜是否有假丝酵母菌眼内炎。治疗——两性霉素 B 或氟康唑。

四、切口裂开

1. 表现　术后 1 周内，患者一次腹部突然用力时，自觉切口疼痛和突然松开，有淡红色液体自切口溢出。除皮肤缝线完整而未裂开外，深层组织全部裂开，称部分裂开；切口全层裂开，有肠或网膜脱出者为完全裂开。

2. 原因　①营养不良，组织愈合能力差；②切口缝合技术有缺陷；③腹腔内压力突然增高的动作，如剧烈咳嗽，或严重腹胀。

3. 预防　①在逐层缝合腹壁切口的基础上，加用全层腹壁减张缝线；②应在良好麻醉、腹壁松弛条件下缝合切口，避免强行缝合造成腹膜等组织撕裂；③及时处理腹胀；④患者咳嗽时，最好平卧，以减轻咳嗽时横膈突然大幅度下降，腹压骤然增加；⑤腹部适当加压包扎。

4. 治疗　立刻用无菌敷料覆盖切口，在良好的麻醉条件下再次缝合，同时加用减张缝线。

第二章　外科患者的营养代谢

第一节　外科患者的营养需求

一、人体基本的能量储备与需要

表 5-12　机体的能量贮备（TANG 小结）

糖原	供能仅约 900kcal（3765kJ），只占一天正常需要量的 1/2 左右
蛋白质	不能被作为能源来考虑，原因是体内无储备的蛋白质，是各器官、组织的组成成分，若蛋白质作为能源被消耗（饥饿或应激状态下），必然会使器官功能受损
脂肪	体脂是体内最大的能源仓库，储量约 15kg。饥饿时消耗脂肪以供能，对组织器官的功能影响不大。但在消耗脂肪的同时，也有一定量的蛋白质被氧化供能

机体的能量需要，可按 Harris-Benedict 公式计算出基础能量消耗（BEE）。按 Harris-Benedict 公式计算机体的能量需要，即基础能量消耗（BEE）。患者实际静息能量消耗（REE）值比 H-B 公式的 BEE 值低 10%左右。

简易的估计热量需要的方法是：机体每天所需热量为 1800～2000kcal（7531～8368kJ）。20～25kcal/kg。机体的热量来源：15%来自氨基酸，85%来自碳水化合物及脂肪。在营养支持时，所供氨基酸作为蛋白质合成原料，此时氨基酸不计算热量。非蛋白质热量（kcal）与氮量（g）之比为（100～150）：1（1kcal = 4.1868kJ）。

二、创伤与感染后的代谢变化与营养需求

1. 神经、内分泌反应

创伤与感染后交感神经系统兴奋——患者处于高代谢和物质分解增加的状态——胰岛素分泌减少（只此一种激素减少 TANG），肾上腺素、去甲肾上腺素、胰高糖素、促肾上腺皮质激素、肾上腺皮质激素及抗利尿激素分泌均增加。

2. 机体代谢变化与营养需求

在抗利尿激素及醛固酮的作用下，水钠潴留，以保存血容量。创伤、感染可致水、电解质及酸碱平衡失调。交感神经所致的高代谢状态，使机体的静息能量消耗（REE）增加。

表 5-13　静息能量消耗（REE）（TANG 小结）

正常成人	25kcal（104.6kJ）/（kg・d）
创伤、感染时	增加 20%～30%
大面积烧伤	增加 50%～100%
择期性手术	增加 10%

表 5-14　创伤时机体三大营养物质的变化（TANG 小结）

糖	对糖的利用率下降——高血糖、糖尿
蛋白质	分解增加，尿氮排出增加，出现负氮平衡，糖异生过程活跃
脂肪	分解明显增加

三、患者营养状况的评估

常用指标：①人体测量，如体重、皮褶厚度等；②血浆蛋白测定，如白蛋白、前白蛋白、转铁蛋白；③淋巴细胞测定；④氮平衡试验，其中以非尿素氮形式排出的氮为2~3g/d。

第二节　患者的营养补充

有肠内营养和肠外营养两种。其中肠内营养符合生理状况，远比肠外营养简便安全，只要胃肠道允许，应尽量采用肠内营养。因此，我们先学肠内营养。

一、肠内营养

1. 适应证

(1)胃肠功能正常、但营养物质摄入不足或不能摄入者：如昏迷(脑外伤等)、大面积烧伤、复杂大手术后及危重病症(非胃肠道疾病)患者等。这类患者胃肠道功能基本正常，应尽量采用EN支持。

(2)胃肠道功能不良者：消化道瘘、短肠综合征。消化道瘘者所用的EN制剂以肽类为主。可减轻对消化液分泌的刺激作用。营养液最好能输至瘘口的远端肠道，或采取措施将肠外瘘的瘘口暂时封住，以减少EN溶液输入后从瘘口中大量流失。

(3)胃肠功能基本正常但伴其他脏器功能不良者：如糖尿病、肝肾衰竭或急性胰腺炎者。原则上，只要胃肠功能“基本”正常，仍可行EN。

2. 肠内营养制剂

(1)成分：包括碳水化合物、蛋白质、脂肪或其分解产物，也含有生理需要量的电解质、维生素和微量元素。

(2)制剂分粉剂及溶液两种，前者需加水后使用。两种溶液的最终浓度为24%，可供能量1kcal(4.18kJ)/ml。

表5-15　两种肠内营养制剂的成分对比

两种肠内营养制剂的成分(TANG小结)		渗透压	适用于
以整蛋白为主的制剂	蛋白质源：酪蛋白或大豆蛋白； 碳水化合物源：麦芽糖、糊精； 脂肪源：玉米油或大豆油。不含乳糖	较低 (约320mmol/L)	胃肠道功能正常者
以蛋白水解产物(或氨基酸)为主的制剂	蛋白质源：乳白蛋白水解产物、肽类或结晶氨基酸； 碳水化合物源：低聚糖、糊精； 脂肪源：大豆油及中链甘油三酯。也不含乳糖	较高 (470~850mmol/L)	胃肠道消化、吸收功能不良者

(3)给药方式：导管输入为主。

由于EN制剂均有特殊气味，患者常不愿口服，或口服量不能达到治疗剂量，因此EN的实施基本上均需经导管输入。最常用的是鼻胃管，也有鼻十二指肠管和鼻空肠管，营养液可直接进入肠道。胃或空肠造瘘管也常用。

(4)输入速度及浓度

缓慢、匀速，常需用输液泵控制输注速度。为使肠道适应，初用时可稀释成12%浓度，以50ml/h速度输入，每8~12小时后逐次增加浓度及加快速度，约3~4天后达到全量，即24% 100ml/h，一天总液体量约2000ml。

3. 并发症的防治　EN的并发症不多，也不严重。

表 5-16　肠内营养的并发症及预防

肠内营养(EN)的并发症		预防措施(TANG 小结)
误吸	由于患者年老体弱、昏迷或存在胃潴留，当通过鼻胃管输入营养液时，可因呃逆后误吸而导致吸入性肺炎。这是较严重的并发症	取30°半卧位，输营养液后停输30分钟，若回抽液量>150ml，则考虑有胃潴留存在，应暂停鼻胃管灌注，改用鼻空肠管输入
腹胀、腹泻	与输入速度及溶液浓度有关，与溶液的渗透压也有关，输注太快是引起症状的主要原因。发生率3%~5%	强调缓慢输入。因渗透压过高所致的症状，可酌情给予阿片酊等药物以减慢肠蠕动

二、肠外营养(PN)

1. 肠外营养的适应证

(1)凡不能或不宜经口摄食超过5~7天的患者。

(2)营养不良者的术前应用。

(3)消化道瘘、急性重症胰腺炎、肠道炎性疾病、短肠综合征。应用PN有利于病情缓解。

(4)严重感染、脓毒症、大面积烧伤以及肝肾衰竭者。

(5)复杂手术后，应用PN有利于患者康复，特别是腹部大手术之后。

(6)恶性肿瘤患者在营养支持后会使肿瘤细胞增殖、发展，因此需在营养支持的同时加用化疗药物。化疗期或放疗期应用PN可补充摄食之不足。

2. 肠外营养方法

表 5-17　肠外营养(PN)常用制剂(TANG 小结)

葡萄糖	PN的主要能源物质	机体所有器官、组织都能利用葡萄糖能量，补充葡萄糖100g/24h就有显著的节省蛋白质的作用。但目前PN时已不用单一的葡萄糖能源
脂肪乳剂	以大豆油或红花油为原料，磷脂为乳化剂。10%溶液含热量1kcal(4.18kJ)/ml，为等渗，可经周围静脉输入。脂肪乳剂最大用量是2g/(kg·d)	
复方氨基酸溶液	PN的唯一氮源。按合理模式配制的结晶、左旋氨基酸溶液。其配方符合人体合成代谢的需要	平衡氨基酸溶液：含必需氨基酸(EAA)8种，非必需氨基酸(NEAA)8~12种，其组成符合正常机体代谢的需要——适用于大多数患者
		特殊氨基酸溶液：配方做了调整，专用于不同疾病。 肝病：含支链氨基酸(BCAA)较多，而含芳香氨基酸较少； 肾病：含8种必需氨基酸，仅含少数非必需氨基酸(精氨酸、组氨酸等)。 严重创伤或危重患者：含更多的BCAA，或含谷氨酰胺二肽等。 谷氨酰胺制剂应用谷氨酰胺二肽(如甘氨酰-谷氨酰胺、丙氨酰-谷氨酰胺)。此二肽物质的水溶性好、稳定，进入体内后可很快被分解成谷氨酰胺而被组织利用
电解质	补充钾、钠、氯、钙、镁及磷	10%或15%氯化钾、10%氯化钠、10%葡萄糖酸钙及25%硫酸镁等。 磷在合成代谢及能量代谢中发挥重要作用，主要用有机磷制剂——甘油磷酸钠
维生素	复方制剂。水溶性及脂溶性两种	
微量元素	复方注射液，含锌、铜、锰、铁、铬、碘	
全营养混合液	将各种营养素在体外先混合在3L塑料袋内(称全营养混合液)再输入的方法最合理。常规加适量胰岛素	

3. 肠外营养的输入途径

用量小、PN支持不超过2周者——经周围静脉输注。

长期PN支持者——经中心静脉导管输入。常经颈内静脉或锁骨下静脉穿刺置入上腔静脉。全营养混合液常需12~16小时输完，或24小时连续输注。

4. 肠外营养的并发症 分三类：

表 5-18 肠外营养(PN)并发症(TANG 小结)

技术性并发症	与中心静脉导管的放置或留置有关	空气栓塞：最严重的并发症，一旦发生，后果严重，甚至导致死亡。 穿刺致气胸、血管损伤，神经或胸导管损伤等
代谢性并发症（3 方面）	补充不足所致	血清电解质紊乱，低钾血症及低磷血症在临床上很常见； 微量元素缺乏：较多见的是锌缺乏。表现：口周及肢体皮疹、皮肤皱痕及神经炎等。铬缺乏可致难以控制的高血糖； 必需脂肪酸缺乏：皮肤干燥、鳞状脱屑、脱发及伤口愈合迟缓等——预防：每周补充脂肪乳剂一次
	糖代谢紊乱所致	(1)高血糖及低血糖： ①高血糖：更常见，是由于葡萄糖溶液输注速度太快或机体的糖利用率下降所致。严重的高血糖(血糖>40mmol/L)可导致高渗性非酮性昏迷，有生命危险。对高糖血症者，应在肠外营养液中增加胰岛素补充(1U：1~4g 不等)。重症者应立即停用含糖溶液，用低渗盐水(0.45%)以 250ml/h 速度输入，降低血渗透压。同时输入胰岛素(10~20U/h)，促使糖进入细胞内，降低血糖。需纠正同时存在的低钾血症； ②低血糖：由于外源性胰岛素用量过大或突然停止输注葡萄糖溶液(内含胰岛素)所致； (2)肝功能损害：最主要的原因——葡萄糖超负荷引起肝脂肪变性。表现——血胆红素浓度升高及转氨酶升高。为减少这种并发症，应采用双能源，以脂肪乳剂替代部分能源，减少葡萄糖用量
	肠外营养本身引起	胆囊内胆泥和结石形成：最有效的预防措施——尽早改用 EN； 胆汁淤积及肝酶谱升高：血清胆红素、ALT、AKP 及 γ-GT 值升高。通常可逆，TPN 减量或停用(改用 EN)可使肝功能恢复； 肠屏障功能减退：原因——肠道缺少食物刺激和体内谷氨酰胺缺乏使肠屏障功能减退。预防——尽早改用 EN，补充谷氨酰胺
感染性并发症	导管性脓毒症	原因：与置管技术、导管使用及导管护理有密切关系
		表现：突发的寒战、高热，重者可致感染性休克。在找不到其他感染灶可解释其寒战、高热时应考虑
		处理：先做输液袋内液体的细菌培养及血培养，丢弃输液袋及输液管，更换新的输液。观察 8 小时，若发热仍不退，则需拔除中心静脉导管，并做导管头培养。一般拔管后不必用药，发热可自退。若 24 小时后发热仍不退，则应选用抗生素
		预防：严格遵守无菌技术；避免中心静脉导管多用途使用，不应用于输注血制品、抽血及测压；应用全营养混合液的全封闭输液系统；定期导管护理

第三章 感染

注意——本节我们学习的顺序，与指定教材不同。由于疖、痈、丹毒、破伤风、气性坏疽等各论比概论更具有可考性，因此，我们调整学习顺序——先学习各论，最后学习概论，且具体先后顺序也做了调整(TANG)。

第一节 软组织急性化脓性感染

一、5种软组织化脓性感染核心考点

(本部分在指定教材范围之外，做了少量补充TANG)

表5-19 5种软组织化脓性感染核心考点小结TANG

	致病菌	好发部位	最可考点	定义
疖	金黄色葡萄球菌、表皮葡萄球菌引起	颈项、头面、背部毛囊与皮脂腺丰富的部位	面疖，特别是上唇周围和鼻部(危险三角区)的疖，若被挤压——致病菌进入颅内——化脓性海绵窦静脉炎——眼部及周围组织出现进行性红肿的大片硬结、结膜充血、眼球外突、头痛、呕吐、寒战、高热甚至昏迷	单个毛囊及其所属皮脂腺的急性化脓性感染，常扩展累及皮下组织
痈	金黄色葡萄球菌	颈项、背等皮肤厚韧处	多个脓头、火山口状；唇痈禁忌手术，可夹去脓栓，切忌挤压	邻近多个毛囊及其所属皮脂腺、汗腺的急性化脓性感染，或由多个疖融合而成
急性蜂窝织炎	溶血性链球菌，其次为金黄色葡萄球菌或厌氧菌	由于受侵组织质地较疏松，病菌释放毒性强的溶血素、链激酶、透明质酸酶等，可使病变扩展较快。 皮下蜂窝织炎，患处肿胀疼痛，表皮发红、指压后可稍褪色，红肿边缘界限不清楚。邻近病变部位的淋巴结常有肿痛。病变加重时，皮肤部分变成褐色，可起水疱，或破溃出脓。患者常有畏寒、发热和全身不适；严重时患者体温增高明显或过低，甚至有意识改变等表现。血常规检查白细胞计数增多； 口底、颌下、颈部感染可使喉头水肿，压迫气管，出现呼吸困难，甚至窒息； 胃肠道或泌尿道内容物污染的会阴部、腹部伤口，多混有厌氧菌感染，全身症状重，局部产气有捻发音，有蜂窝组织和筋膜坏死，且伴进行性皮肤坏死，脓液恶臭		皮下、筋膜下、肌间隙或深部蜂窝组织的急性弥漫性化脓性感染

续表

	致病菌	好发部位	最可考点	定义
丹毒	乙型溶血性链球菌	下肢及面部	病变多见于下肢，表现为片状皮肤红疹、微隆起、色鲜红、中间稍淡、境界较清楚；下肢丹毒反复发作导致淋巴水肿，在含高蛋白淋巴液刺激下局部皮肤粗厚，肢体肿胀，甚至发展成“象皮肿”	由乙型溶血性链球菌从皮肤、黏膜的细小破损入侵皮肤及其网状淋巴管的急性炎症
甲沟炎、脓性指头炎	金黄色葡萄球菌	给予青霉素等抗菌药物。若患指剧烈疼痛、肿胀明显、伴有全身症状，应当及时切开引流，以免感染侵入指骨。选用末节指侧面做纵切口，远侧不超过甲沟，近侧不超过指节横纹；脓腔较大则宜做对口引流，放置橡皮片		手指末节掌侧皮下组织的急性化脓性感染。多由刺伤引起

[经典例题 1]

男性，30 岁。右小腿疼痛 2 天伴发热。查体：右小腿皮肤片状红疹，颜色鲜红，中间较淡，边界清楚，隆起，皮温增高。最可能的诊断是

A. 疖　　B. 痈

C. 急性蜂窝织炎　　D. 丹毒

E. 急性淋巴结炎

[参考答案] 1. D

二、其他细节

1. 疖　病初局部出现红、肿、痛、热的小结节，逐渐肿大呈锥形隆起。数日后中央因组织坏死，液化成脓，在中心处形成黄白色脓栓，再数日后，脓栓脱落，排出脓液后炎症消退而愈。无明显全身症状。

不同部位同时发生几处疖，或者在一段时间内反复发生疖，称为疖病。常见于营养不良、糖尿病、免疫缺陷等患者。

【治疗】

(1)早期促使炎症消退：红肿阶段可选用热敷、红外线等理疗措施。

(2)局部化脓时及早排脓：疖顶见脓点或有波动感时用针头、刀尖将脓栓剔出，禁忌挤压。出脓后敷以呋喃西林湿纱条等。

(3)青霉素抗菌治疗，适用于——有全身症状，面部疖或并发急性淋巴结炎、淋巴管炎时。

2. 痈　多见于糖尿病等免疫力低下的成年患者。感染常从一个毛囊底部开始，沿阻力小的脂肪柱蔓延至深筋膜，并向四周扩散，波及邻近脂肪柱，再向上侵及毛囊群，故病灶为多个脓头隆起的浸润区，质地坚韧，界限不清，在中央部有多个脓栓，破溃后呈蜂窝状，以后中央坏死、溶解、塌陷，形成“火山口”状，而周围呈浸润性水肿。局部剧痛或区域性淋巴结肿大疼痛，伴明显全身症状，如寒战、高热、头痛、厌食、白细胞计数及嗜中性粒细胞数增加等。唇痈容易引起颅内化脓性海绵状静脉窦炎，危险性更大。易并发全身性化脓性感染。

【治疗】联用有效抗菌药物，可先选用青霉素，以后根据细菌培养和药物敏感试验结果选药，或者使用一周后更换品种。控制糖尿病。初期仅有红肿时，可用 50% 硫酸镁湿敷，鱼石脂软膏、金黄散等敷贴，使病变范围缩小。已出现多个脓点、表面紫褐色或已破溃流脓时，需及时切开引流(静脉麻醉下做“+”或“++”形切口切开引流)，切口线应超出病变边缘皮肤深达筋膜，清除已化脓和尚未成脓、但已失活的组织然后填塞生理盐水纱条，外加干纱布绷带包扎。较大的创面在肉芽组织长出后，可行植皮术。

3. 急性蜂窝织炎　浅表感染：患处明显红肿、剧痛，并向四周迅速扩大，病变中央部位因缺血常有组

织坏死。深层感染：患处红肿不明显，只有局部水肿和深部压痛，全身感染中毒症状较重，有高热、寒战、头痛、全身无力、白细胞计数及嗜中性粒细胞增加等。

【治疗】发病后一般先用青霉素等抗生素治疗，疑有厌氧菌感染时加用甲硝唑。根据临床治疗效果或细菌培养与药敏报告调整用药。

局部处理：早期一般性蜂窝织炎，可药膏敷贴等，若病变进展，形成脓肿应切开引流；口底及颌下急性蜂窝织炎应及早切开减压，以防喉头水肿、压迫气管。

4. 丹毒　皮肤淋巴管网的急性炎症感染

起病急，开始即可有畏寒、发热、头痛、全身不适等。局部有烧灼样疼痛，病变范围向外周扩展时，中央红肿消退而转变为棕黄。有的可起水疱，附近淋巴结常肿大、有触痛，但皮肤和淋巴结少见化脓破溃。病情加重时全身性脓毒症加重。

【治疗】抬高患肢。局部用50%硫酸镁溶液湿热敷。全身用大剂量青霉素静滴，治疗并存的足癣。

5. 甲沟炎和脓性指头炎

甲沟炎表现为甲沟处红肿、疼痛，加重时可有波动感或出脓。

甲沟炎加重或是指尖、手指末节皮肤受伤后均可引起末节手指的皮下化脓感染，即指头炎。初起阶段，指头有针刺样痛，轻度肿胀。继而指头肿胀加重、有剧烈跳痛，并有畏寒发热、全身不适、白细胞增高等。感染更加重时，神经末梢因受压和营养障碍而麻痹，指头疼痛反而减轻；皮色由红转白，反映局部组织趋于坏死；因末节指骨常发生骨髓炎，手指皮肤破溃溢脓后，因指骨坏死或骨髓炎致创口愈合迟缓。

【治疗】甲沟炎已化脓时可甲沟切开引流或拔甲，服抗菌药。脓性指头炎初发时，应悬吊前臂平置患手，避免下垂以减轻疼痛。

第二节　有芽孢厌氧菌感染

一、破伤风

病原菌是破伤风梭菌，有芽孢，为专性厌氧菌，G^+。发病必须具有缺氧环境。破伤风梭菌的芽孢发育为增殖体，迅速繁殖并产生大量外毒素，主要是痉挛毒素，吸收后引致患者一系列临床症状和体征。痉挛毒素吸收至脊髓、脑干等处，与联络神经细胞的突触相结合，抑制突触释放抑制性传递介质。运动神经元因失去中枢抑制而兴奋性增强，致使随意肌紧张与痉挛。

1. 临床表现

(1)潜伏期：6~12日，个别可在伤后1~2日；潜伏期越短者，预后越差。

(2)前驱症状：全身乏力、头晕、头痛、咀嚼无力、局部肌肉发紧、扯痛、反射亢进等。

(3)典型症状：在肌紧张性收缩(肌强直、发硬)的基础上阵发性强烈痉挛。

表5-20　破伤风患者发作期累及肌群及表现(TANG小结)

破伤风患者发作期累及肌群(按顺序)	表现
咀嚼肌(最早)	咀嚼不便，张口困难，牙关紧闭
面部表情肌	蹙眉、口角下缩、咧嘴“苦笑”、苦笑面容
颈项肌	颈部强直、头后仰
背腹肌、四肢肌群	当背、腹肌同时收缩，因背部肌群较为有力，躯干因而扭曲成弓状，结合颈、四肢的屈膝、弯肘、半握拳等痉挛姿态，形成“角弓反张”或“侧弓反张”
膈肌	面唇青紫，通气困难，可出现呼吸暂停

上述发作可因轻微的刺激，如光、声、接触、饮水等而诱发。间隙期长短不一，发作频繁者，常示病情严重。强烈的肌痉挛，可使肌断裂，甚至发生骨折。膀胱括约肌痉挛可引起尿潴留。死因——窒息、心力衰竭或肺部并发症。

2. 预防　破伤风是可以预防的。创伤后早期彻底清创，改善局部循环是预防破伤风发生的关键；此外，还可通过人工免疫，产生稳定免疫力。人工免疫有被动和自动两种方法。常用被动免疫。

被动免疫法：对伤前未接受自动免疫的伤员，尽早皮下注射破伤风抗毒素(TAT)1500~3000U。但其作用短暂，有效期为10日左右，因此，对深部创伤，潜在厌氧菌感染可能的患者，可在1周后追加注射一次量。

3. 治疗

(1)伤口处理：在控制痉挛下进行伤口处理、充分引流，局部可用3%过氧化氢溶液冲洗。

(2)抗毒素：目的是中和游离的毒素，只在早期有效。

用量：TAT 1万~6万U、稀释于5%葡萄糖溶液中，缓慢静脉滴入。用药前应做皮内过敏试验。连续应用或加大剂量并无意义，且易致过敏反应和血清病。破伤风人体免疫球蛋白在早期应用有效，剂量为3000~6000U，只用一次。

(3)防治痉挛：①患者入院后，应住隔离病室，避免光、声等刺激；②避免骚扰患者；③据病情可交替使用镇静、解痉药物，以减少患者的痉挛和痛苦。病情轻者用安定5mg口服或10mg静脉滴注。病情较重者，可用冬眠1号合剂(氯丙嗪、异丙嗪各50mg，哌替啶10mg及5%葡萄糖250ml)静脉缓慢滴入；④痉挛发作频繁不易控制者，可用2.5%硫喷妥钠缓慢静注，每次0.25~0.5g，但要警惕发生喉头痉挛和呼吸抑制；⑤痰多、抽搐频繁，用强力镇静药者应做气管切开。

(4)注意防治并发症：主要并发症在呼吸道，如窒息、肺不张、肺部感染；防止发作时掉下床、骨折、咬伤舌等。对抽搐频繁、药物又不易控制的严重患者，应尽早进行气管切开，以便改善通气，清除呼吸道分泌物，必要时可进行人工辅助呼吸。还可利用高压氧舱辅助治疗。气管切开患者应注意做好呼吸道管理，包括气道雾化、湿化、冲洗等。要定时翻身、拍背，以利排痰，并预防压疮。专人护理，防止意外。

(5)补充水与电解质平衡——由于患者不断阵发痉挛，出大汗等，故每日消耗热量和水分丢失较多。必要时可采用中心静脉肠外营养。另青霉素80万~100万U，静脉滴注。

二、气性坏疽的诊断与治疗

梭状芽孢杆菌所致的肌坏死或肌炎，厌氧菌感染。

梭状芽孢杆菌包括——产气荚膜梭菌、水肿杆菌、腐败杆菌、溶组织杆菌等，同时作用所致。

1. 临床表现

伤肢沉重或疼痛，持续加重，有如胀裂，程度常超过创伤伤口所能引起者，止痛剂不能奏效；局部肿胀与创伤所能引起的程度不成比例，并迅速向上下蔓延，每小时都可见到加重。皮下如有积气，可触及捻发音。

由于局部张力，皮肤受压而发白，浅部静脉回流发生障碍，故皮肤表面可出现如大理石样斑纹。

因组织分解、液化、腐败和大量产气(硫化氢等)，伤口可有恶臭。

病情急剧恶化，烦躁不安，恐惧或欣快感；皮肤、口唇变白，大量出汗、脉搏快速、体温逐步上升。随着病情的发展，可发生溶血性贫血、黄疸、血红蛋白尿、酸中毒，全身情况可在12~24小时内全面迅速恶化。

2. 诊断　全身+局部表现，伤口内分泌物涂片检查有G^+粗大杆菌，和X线检查显示患处软组织间积气——有助于确诊。

3. 预防　关键：尽早彻底清创，包括清除失活、缺血的组织、去除异物特别是非金属性异物、对深而不规则的伤口充分敞开引流(避免死腔存在)；筋膜下张力增加者，应早期进行筋膜切开减张。

4. 治疗

(1)急症清创：术前准备应包括静脉滴注大剂量青霉素、输血等。准备时间应尽量缩短。深部病变往往超过表面显示的范围，故病变区应做广泛、多处切开，包括伤口周围水肿或皮下气肿区，术中应充分显露探查，彻底清除变色、不收缩、不出血的肌肉。因细菌扩散的范围常超过肉眼病变的范围，所以应整块切除肌肉，包括肌肉的起止点。如感染限于某一筋膜腔，应切除该筋膜腔的肌群。如整个肢体已广泛感染，应果断进行截肢以挽救生命。

(2)抗生素：首选青霉素，剂量需大，每天应在1000万U以上。大环内酯类(如琥乙红霉素、麦迪霉素等)和硝咪唑类(如甲硝唑、替硝唑)也有一定疗效。

(3)高压氧。

(4)全身支持疗法：输血、纠正水与电解质失调、营养支持与对症处理。

第三节　全身化脓性感染

主要是脓毒症，是指因致病细菌在血中大量繁殖、释放毒素引起的全身性炎症反应，同时有脓肿形成或全身播散，体温、循环、呼吸有明显的改变者。多见于G^-杆菌感染，继发于腹腔内各种化脓性炎症。G^+球菌感染相对少见。常见致病菌：

表5-21　全身化脓性感染常见致病菌分类及表现

	革兰染色阴性杆菌	革兰染色阳性球菌	无芽孢厌氧菌	真菌
具体包括	大肠埃希菌、变形杆菌、铜绿假单胞菌、肠杆菌、克雷伯菌、鲍曼不动杆菌	金黄色葡萄球菌、表皮葡萄球菌和肠球菌	拟杆菌、梭形杆菌	白色念珠菌、曲霉菌、毛霉菌，属条件性感染
表现	产生内毒素及炎性介质，所致脓毒症一般比较严重，可发生“三低”现象(低温、低白细胞、低血压)和感染性休克	金黄色葡萄球菌倾向于血液播散，多见高温，多有局部脓肿。易在体内形成转移性脓肿和发生休克	腹腔脓肿、脓胸、脑脓肿、吸入性肺炎、口腔颌面部坏死性炎症等多含有无芽孢厌氧菌，常与其他厌氧菌协同作用，形成脓肿，脓液有粪臭样恶臭	可经血行传播，在内脏形成肉芽肿或坏死灶。易漏诊

一、诊断

1. 脓毒症的临床表现

典型表现：①骤起寒战，继以高热可达40~41℃，早期多为稽留热型，后期多为弛张热型，或低温；起病急，病情重，发展迅速；②头痛、头晕、恶心、呕吐、腹胀，面色苍白或潮红、出冷汗，神志淡漠或烦躁、谵妄和昏迷；③心率加快、脉搏细速，少尿，呼吸急促或困难；④肝脾可肿大，严重者出现黄疸或皮下出血瘀斑等；⑤在体内形成转移性脓肿，厌氧菌感染的脓液有恶臭；⑥如病情发展，感染未能控制，可引起重要器官血灌注不足、出现脓毒性休克，急剧发展为多器官功能不全乃至衰竭。

实验室检查：①白细胞计数明显增高，可达$(20\sim30)\times10^9/L$，或降低、核左移、幼稚型增多，出现毒性颗粒；②寒战发热时抽血进行细菌培养，较易发现细菌；③可有酸中毒、血乳酸浓度升高、氮质血症、溶血、尿中出现蛋白、血细胞、酮体等，代谢失衡和肝、肾受损征象。

2. 确定致病菌

应做血和脓液的细菌培养，应多次、最好在发生寒战、发热时抽血做细菌培养。对多次血液细菌培养阴性者，应考虑厌氧菌或真菌性脓毒症，可抽血做厌氧性培养，或做尿和血液真菌检查和培养。

二、治疗

1. 原发感染灶的处理　清除坏死组织和异物、消灭死腔、脓肿引流等，还要解除相关的病因，如血流障碍、梗阻。

2. 抗菌药　不要等待培养结果，可先根据原发感染灶的性质及早联合应用估计有效的两种抗生素，并应用足够剂量。根据细菌培养及抗生素敏感试验结果，及时调整抗菌药物。对真菌性脓毒症，应尽量停用广谱抗生素，或改用必需的窄谱抗生素，并全身应用抗真菌药。

3. 支持疗法　补充血容量、输注新鲜血、纠正低蛋白血症等。

4. 对症治疗　控制高热、纠正电解质紊乱和维持酸碱平衡和处理重要脏器功能不全。如伴有感染性休克，可适当应用激素。

第四节　概　论

一、分类

表 5-22　感染的分类(TANG 小结)

非特异性(化脓性)感染	由单一或几种病菌感染引起
特异性感染	由破伤风杆菌、产气荚膜杆菌、结核杆菌、炭疽杆菌引起相应的感染

二、感染发生的原因

1. 病菌的致病因素

(1)病菌有黏附因子、荚膜或微荚膜(抗拒吞噬细胞的作用而在组织内生存繁殖)。

(2)健康个体伤口污染的细菌数>10^5常引起感染。

(3)致病菌的作用：多种病菌可释出蛋白酶、磷脂酶、胶原酶等胞外酶，侵蚀组织细胞；玻璃质酸酶可分解组织，使感染更容易扩散。脓液的臭味、脓栓、气泡等，常与病菌胞外酶的作用相关。致病菌的胞外酶、外毒素、内毒素等可分解组织、使细菌扩散等，常通称为病菌毒素。

外毒素：在菌体内产生后释出或菌体崩解后生成的外毒素有很强的毒性作用，如破伤风毒素、溶血毒素等。

内毒素：是G^-菌细胞壁的脂多糖成分。

2. 人体抗感染免疫　天然免疫与获得性免疫共同参与。

3. 人体易感染的因素

(1)局部情况(略)。

(2)全身性抗感染能力降低(略)。

(3)条件性(机会性)感染：在人体局部或(和)全身的抗感染能力降低的条件下，本来栖居于人体但未致病的菌群可以变成致病微生物，所引起的感染。

二重感染或菌群交替症——在使用广谱抗生素或联合使用抗菌药物治疗感染过程中，原来的致病菌被抑制，但耐药菌株如金黄色葡萄球菌或白色念珠菌等大量繁殖，致使病情加重。

三、病理

1. 非特异性感染　局部出现红、肿、热、痛等炎症的特征性表现。

结果：

(1)炎症好转。

(2)局部化脓。

(3)炎症扩展：病菌可定植于血液出现菌血症；机体对于感染的过度反应还可引起全身炎症反应综合征(SIRS)成为脓毒症。

(4)转为慢性炎症。

2. 特异性感染　结核病多见，破伤风和气性坏疽已相对少见。

(1)结核病：引起局部组织比较独特的浸润性结节、肉芽肿、干酪样坏死等。结核菌素可诱发变态反应。部分病变液化后可形成无局部疼痛和发热表现的冷脓肿。

(2)破伤风和气性坏疽：由各自致病菌产生的毒素引起全身的严重中毒反应。

(3)真菌感染：发生在患者抵抗力低下时，常为二重感染，真菌侵及黏膜和深部组织。有局部炎症，可形成肉芽肿、溃疡、脓肿或空洞。

3. 器官功能障碍 重度感染时，细菌毒素、炎症介质大量产生可伤害人体脏器，发展成为多器官功能不全综合征(MODS)。

四、诊断和鉴别诊断 依据下列几点：

1. 局部症状 急性炎症有红、肿、热、痛和功能障碍的典型表现。慢性感染也有局部肿胀或硬结肿块，但疼痛大多不明显；体表病变脓肿形成时，触诊可有波动感。

2. 全身状态 感染重时常有发热、呼吸心跳加快，头疼乏力、全身不适、食欲减退。严重脓毒症时可有尿少、神志不清、乳酸血症等器官灌注不足的表现，甚至出现休克和多器官功能障碍。某些感染如破伤风、气性坏疽可有特殊的临床表现。

3. 临床检查 波动感是诊断脓肿的主要依据。

4. 实验室检查 ①白细胞计数增加，总数$>12\times10^9/L$或$<4\times10^9/L$，提示重症感染；②病原菌的鉴定；③取脓液、血、尿、痰或穿刺液做细菌培养(包括需氧菌、厌氧菌和真菌)以及药物敏感试验，必要时重复培养。

5. 影像学检查 常用B超、X线、CT、MRI检查，必要时可在B超下局部穿刺抽液检查。

五、预防

1. 防止病原微生物入侵。

2. 增加抵抗力

(1)纠正贫血与低蛋白血症。

(2)积极治疗糖尿病、尿毒症。使用皮质激素类应严格掌握指征，尽量缩短疗程，必要时加用抗菌药物或改用其他药物。在恶性肿瘤的化疗、放疗期间，辅用免疫增强剂，白细胞数过少时应暂停化、放疗，或输注白细胞。

(3)及时使用有效的特异性免疫疗法。如破伤风类毒素和抗毒素，狂犬疫苗等。

3. 切断病原菌传播环节 预防医院内感染。

六、治疗 原则是消除感染病因和毒性物质(及时排脓、引流)，制止病菌生长，增强人体抗感染能力，促使组织修复。

具体治疗因不同疾病而异(略)。对于感染引起过度炎症反应的重症患者，可考虑短程使用肾上腺皮质激素或干扰素、胸腺肽等。

第五节 抗菌药物合理应用原则

建议参考我国原卫生部(现卫计委)等于2011年9月联合发布的《抗菌药物临床应用指导原则》。

一、正确认识抗菌药物的作用

不滥用抗菌药。抗菌药物不能取代外科处理，更不能依赖药物而忽视无菌操作，这是必须重视的一条外科原则。

二、从严掌握应用的适应证 不是所有的感染都需应用抗菌药物。

1. 严格掌握指征

表5-23 外科感染抗菌药的用药指征(TANG小结)

应用抗菌药的指征	较严重的急性病变	急性蜂窝织炎、丹毒、急性手部感染、急性骨髓炎、急性腹膜炎、急性胆道感染、肺炎、全身化脓性感染
不需应用	表浅、局限的感染	毛囊炎、疖、伤口表面感染

2. 手术的预防性抗菌药是否应用，应根据手术野的局部感染或污染的程度而定。需要预防性用药者——包括：潜在继发感染率高者，如严重污染的软组织创伤、开放性骨折、火器伤、腹腔脏器破裂、结肠手术、或一旦继发感染后果严重者，如风湿病或先天性心脏病手术前后、人工材料体内移植术等。

预防性抗菌药只需在麻醉开始时自静脉滴入；如自肌内注射，则始自术前2小时。如手术时间较长，术中还可追加一次剂量，一般均在术后24小时内停药。

3. 两点特别强调

(1)借应用抗菌药以增强临床的“安全感”——不可取，反将导致医院感染中耐药菌的滋生和患者体内菌群失调(二重感染)。

(2)术前、术后漫长用药——没有意义。

三、做好药物的合理选择

1. 根据细菌的检查和药物敏感性测试结果选择。

2. 正确“经验性用药”。药物的最佳疗效在感染的早期，而微生物检查需要一定的时间。为此常需要根据经验性用药，特别对一些急诊和危重患者。

表5-24 外科感染的抗生素“经验性”用药小结

外科感染的抗生素选择 ——“经验性”用药小结(TANG)		常见致病菌
结合感染部位	皮肤、皮下组织感染	革兰阳性球菌居多，如链球菌、葡萄球菌等
	腹腔、会阴、大腿根部感染	肠道菌群，包括厌氧菌
局部情况	链球菌感染：炎症反应较明显，炎症扩散块，易形成创周蜂窝织炎、淋巴管炎等	
	葡萄球菌感染：化脓性反应较明显；脓液稠厚，易有灶性破坏	
	绿脓杆菌感染：敷料易见绿染，与坏死组织共存时有霉腥味	
	厌氧菌感染：常有硫化氢、氨等特殊粪臭味，有些出现表皮下气肿	
结合病情	病情急剧，较快发展为低温，低白细胞、低血压、休克者	G^-杆菌感染
	病情发展相对较缓，以高热为主、有转移性脓肿者	金黄色葡萄球菌
	病程迁延，持续发热，口腔黏膜出现霉斑，对一般抗生素治疗反应差	真菌

3. 根据药物在体内组织的分布能力进行选择

抗菌药物穿透“血脑屏障”的能力：

庆大霉素、卡那霉素、多黏菌素B——基本不能穿透至脑脊液中。

氯霉素、四环素、磺胺嘧啶、氨苄西林、头孢菌素——可以。

4. 抗菌药物的剂量

(1)一般按体重计算。

(2)年龄和肾功能：未满月的婴儿，肾小管功能发育未臻完善；老年人肾功能趋向衰退——上述两类人群使用一般药物量，都有过量的危险。对有肾功能障碍的患者，更要注意延长两次用药的间隔时间。

(3)部位：尿路感染，因多数抗菌药物均自肾脏排泄，在尿液中的浓度常数倍于血中的浓度，以较小剂量就可满足需要，只在透析疗法期间，用药剂量可予加大。

5. 对危重、爆发的全身性感染，给药途径应选静脉。因外科感染常为多数菌感染，危重情况下可联合用药——较好的组合：第三代头孢菌素加氨基糖苷抗生素，必要时加用抗厌氧菌的甲硝唑。

基本原则：一般情况下，可单用者不联合；可用窄谱者不用广谱。

一经使用，就应注意其毒副作用，如过敏性休克等，特别应注意长期应用抗生素可引起的菌群失调。

6. 用药前注意肝、肾功能。

第四章　烧　伤

指定教材接下来的顺序是——创伤及火器伤、烧伤。从考试的角度而言，绝大多数考题集中在烧伤部分。因此，本着“哪里重要先学哪里”的原则，我们先复习烧伤(TANG)。

第一节　热烧伤

一、面积计算与深度判定　伤情判断最基本的要求是烧伤面积和深度及呼吸道损伤的程度。

1. 烧伤面积的估算

(1)九分法：按体表面积划分为11个9%的等份，另加1%，构成100%的体表面积。

表5-25　烧伤面积九分法

部位		占成人体表%		占儿童体表%
头颈	发部	3	9	9+(12-年龄)
	面部	3		
	颈部	3		
双上肢	双上臂	7	9×2	9×2
	双前臂	6		
	双手	5		
躯干	躯干前	13	9×3	9×3
	躯干后	13		
	会阴	1		
双下肢	双臀	5*	9×5+1	9×5+1-(12-年龄)
	双大腿	21		
	双小腿	13		
	双足	7*		

注：* 成年女性的臀部和双足各占6%

(2)手掌法：不论性别、年龄，患者并指的掌面约占体表面积1%，如医者的手掌大小与患者相近，可用医者手掌估算，此法可辅助九分法，也可用于测算小面积烧伤。

2. 烧伤深度的识别　三度四分法。

表5-26　烧伤深度的识别(TANG小结)

	浅度烧伤		深度烧伤	
	Ⅰ度	浅Ⅱ度	深Ⅱ度	Ⅲ度
伤及层次	仅表皮浅层，生发层健在，再生能力强	表皮的生发层、真皮乳头层	伤及皮肤的真皮层	全皮层烧伤甚至达到皮下、肌肉或骨骼

续表

	浅度烧伤		深度烧伤	
	Ⅰ度	浅Ⅱ度	深Ⅱ度	Ⅲ度
有无水疱	无	大小不一水疱形成，内含淡黄色澄清液体	可有水疱	无
痛觉	烧灼感	疼痛明显	痛觉较迟钝	痛觉消失
表面	红斑状、干燥	局部红肿明显，水疱皮如剥脱，创面红润、潮湿	去疱皮后，创面微湿，红白相间	蜡白或焦黄色甚至炭化。局部温度低，皮层凝固性坏死后形成焦痂，触之如皮革，痂下可显树枝状栓塞的血管
痊愈	3~7日脱屑痊愈	1~2周内	3~4周。由于真皮层内有残存的皮肤附件，可赖其上皮增殖形成上皮小岛	因皮肤及其附件已全部烧毁，无上皮再生的来源，必须靠植皮而愈合
是否留瘢痕	短期内有色素沉着	不留瘢痕，多数有色素沉着	常有瘢痕增生	

3. 烧伤严重性分度

表5-27 烧伤严重性分度(TANG小结)

Ⅱ度	Ⅲ度	合并症	判定结果
<10%	/	/	轻度烧伤
10%~30%	<10%	/	中度烧伤
总面积30%~50%	10%~20%	或已发生休克等并发症、呼吸道烧伤和较重的复合伤	重度烧伤
总面积>50%	>20%以上	或已有严重并发症	特重烧伤

二、现场急救与治疗

表5-28 烧伤现场急救与治疗

烧伤的现场急救	正确做法(TANG小结)	错误做法
迅速脱离热源		奔跑呼叫，双手扑打火焰
	热液浸渍的衣裤，可以冷水冲淋后剪开取下	强力剥脱
	小面积烧伤立即用清水连续冲洗或浸泡	
保护受伤部位	在现场附近，创面只求不再污染、不再损伤，可用干净敷料或布类保护，或行简单包扎后送医院处理	用有色药物涂抹——增加随后深度判定的困难
维护呼吸道通畅	有的要及时气管插管，给予氧气。合并CO中毒者应移至通风处，必要时应吸入氧气	
其他	①大面积严重烧伤休克期最好就近输液抗休克或加做气管切开，必须转送者应建立静脉输液通道，途中继续输液，保证呼吸道通畅。高度口渴、烦躁不安者常示休克严重，应加快输液，只可少量口服盐水。转送路程较远者，应留置导尿管，观察尿量。②安慰和鼓励受伤者，使其情绪稳定。疼痛剧烈可酌情使用哌替啶(度冷丁)等，已有休克者，需经静脉滴注，但应注意避免抑制呼吸中枢	长途转送
注意有无复合伤——先处理大出血、开放性气胸、骨折		

三、初期处理与补液方法

1. 入院后的初期处理

表 5-29 烧伤患者入院后的初期处理(TANG 小结)

<table>
<tr><td>Ⅰ°</td><td colspan="2">创面只需保持清洁和防止再损伤</td></tr>
<tr><td rowspan="3">Ⅱ°以上</td><td rowspan="3">需做创面清创术。小面积烧伤可在处置室施行，大面积烧伤应在手术室内施行。清创前可注射镇痛镇静剂</td><td>轻度烧伤——创面处理，包括剃净创周毛发，清洁健康皮肤，创面可用 1∶1000 苯扎溴铵或 1∶2000 氯己定清洗、移除异物，浅Ⅱ°水疱皮应予保留，水疱大者，可用消毒空针抽去水疱液。深度烧伤的水疱皮应予清除。如果用包扎疗法，内层用油质纱布，外层用吸水敷料均匀包扎，包扎范围应超过创周 5cm。面、颈与会阴部烧伤不适合包扎处，则予暴露。可不用抗生素</td></tr>
<tr><td>中、重度烧伤：①严重呼吸道烧伤需及早行气管切开；②立即建立静脉输液通道，开始输液；③留置导尿管，观察每小时尿量、比重、pH，并注意有无血红蛋白尿；④清创，估算烧伤面积、深度(应绘图示意)，特别应注意有无Ⅲ°环状焦痂的压迫，其在肢体部位可影响血液循环，躯干部可影响呼吸，应切开焦痂减压；⑤广泛大面积烧伤——采用暴露疗法；⑥按烧伤面积、深度制定第一个 24 小时的输液计划</td></tr>
<tr><td>创面污染重或有深度烧伤者，均应注射破伤风抗毒素，并用抗生素治疗</td></tr>
</table>

2. 补液 有一定面积的Ⅱ°、Ⅲ°烧伤。

(1)早期补液方案

表 5-30 烧伤补液计算方法(TANG 小结)

<table>
<tr><td colspan="2"></td><td>特殊情况</td><td>输入方法</td></tr>
<tr><td rowspan="3">伤后第一个 24 小时</td><td>体重(kg)×烧伤面积(Ⅱ度、Ⅲ度)×1.5ml</td><td>小儿：将 1.5，变成 2</td><td rowspan="3">伤后 8 小时内=总量的一半。先快后慢。电解质液、胶体和水分应交叉输入</td></tr>
<tr><td>其中，胶体(血浆)∶电解质液(平衡盐液)=0.5∶1</td><td>广泛深度烧伤者与小儿烧伤其比例可改为 0.75∶0.75</td></tr>
<tr><td>另加 5%葡萄糖溶液 2000ml，补充水分</td><td>儿童另按年龄、体重计算</td></tr>
<tr><td>伤后第二个 24 小时</td><td colspan="3">胶体和电解质液=第一个 24 小时×1/2；
水分(5%葡萄糖溶液)=2000ml</td></tr>
</table>

紧急抢救一时无法获得血浆时，可以使用右旋糖酐和羟乙基淀粉等低分子量的血浆代用品，利用其暂时扩张血容量和溶质性利尿，但用量不宜超过 1000ml，并尽快以血浆取代。

举例：一烧伤面积 60%、体重 50kg 患者，第一个 24 小时补液总量为 60×50×1.5+2000=6500ml，其中胶体为 60×50×0.5=1500ml，电解质液为 60×50×1=3000ml，水分为 2000ml。第二个 24 小时，胶体减半为 750ml，电解质液减半为 1500ml，水分仍为 2000ml。

广泛深度烧伤者，常伴有较严重的酸中毒和血红蛋白尿，为纠正酸中毒和避免血红蛋白降解产物在肾小管的沉积，在输液成分中可增配 1.25%碳酸氢钠。

(2)抗休克期：严密观察患者的反应，随时调整输液的速度和成分。

①成人每小时尿量不低于 20ml，以 30~50ml 为宜，小儿每千克体重每小时不低于 1ml；

②患者安静，无烦躁不安；

③无明显口渴；

④脉搏、心跳有力，脉率在 120 次/分以下；

⑤收缩压维持在 90mmHg、脉压在 20mmHg 以上；

⑥呼吸平稳。

如出现血压低、尿量少、烦躁不安等现象，则应加快输液速度。

四、烧伤全身性感染 主要致病菌是 G^- 杆菌。常由于肠源性感染继发肺部感染引起。静脉导管感染——最常见的医源性感染。

表现：性格改变，体温骤然变化，心率加快，呼吸急促，烧伤创面骤变，白细胞变化。

第二节 电烧伤

一、特点

表 5-31 电烧伤的特点（TANG 小结）

局部	电流通过人体有"入口"和"出口"，入口处较出口处重。入口处常炭化，形成裂口或洞穴，烧伤常深达肌肉、肌腱、骨周，损伤范围常外小内大；浅层组织尚可，但深部组织可夹心坏死，没有明显的坏死层面
	局部渗出：较一般烧伤重，包括筋膜腔内水肿
	进行性坏死：伤后坏死范围可扩大数倍
	"跳跃式"伤口：在电流通过的途径中，肘、腋或膝、股等屈面可出现
	易并发感染：发生湿性或气性坏疽，或脓毒症
全身	轻者：恶心、心悸、头晕或短暂的意识障碍； 重者：昏迷，呼吸、心搏骤停，但如及时抢救多可恢复

二、急救

表 5-32 电烧伤患者的急救（TANG 小结）

现场急救	立即切断电源，或用不导电的物体拨离电源。呼吸心搏骤停者，立即进行心肺脑复苏；复苏后还应注意心电监护
液体复苏	补液量不能根据其表面烧伤面积计算，对深部组织损伤应充分估计。补液量要高于一般烧伤，充分碱化尿液，用甘露醇利尿。每小时尿量应高于一般烧伤的标准
清创	特别应注意切开减张，包括筋膜切开减压。当组织缺损多，肌腱、神经、血管、骨骼已暴露者，在彻底清创后，应用皮瓣修复
抗生素	早期全身应用较大剂量； 因深部组织坏死，局部供血、供氧障碍，应特别警惕厌氧菌感染，局部应暴露，用过氧化氢溶液冲洗、湿敷
破伤风抗毒素——及时注射	

第五章 创伤和火器伤

第一节 概 论

一、分类

表 5-33 创伤的分类(TANG 小结)

按致伤原因	烧伤、冷伤、挤压伤、刃器伤、火器伤、冲击伤、爆震伤、毒剂伤、核放射伤及多种因素合并所致的复合伤
按受伤部位	颅脑伤、颌面部伤、颈部伤、胸(背)部伤、腹(腰)部伤、骨盆伤、脊柱脊髓伤和四肢伤等
按伤后皮肤完整性	开放伤：如擦伤、撕裂伤、切割伤、砍伤和刺伤等。在开放伤中，又可再分为：贯通伤(既有入口又有出口者)、非贯通伤(只有入口没有出口者)、切线伤(致伤物沿体表切线方向擦过所致的沟槽状损伤)、反跳伤(入口和出口在同一点)。 闭合伤：皮肤保持完整无开放性伤口。如挫伤、挤压伤、扭伤、震荡伤、关节脱位和半脱位、闭合性骨折和闭合性内脏伤
按伤情轻重	轻伤：局部软组织伤，暂时失去作业能力，但仍可坚持工作，无生命危险，或只需小手术者； 中等伤：广泛软组织伤、上下肢开放骨折、肢体挤压伤、机械性呼吸道阻塞、创伤性截肢及一般的腹腔脏器伤等，丧失作业能力和生活能力，需手术，但一般无生命危险； 重伤：危及生命或治愈后有严重残疾者
战伤分类——与上述基本一致，分别称为伤类、伤部、伤型和伤势，增加了一种分类——伤式：大出血、窒息、休克、昏迷、骨折、气胸、截肢、抽搐及其他，以便根据不同伤情采取针对性救治措施	

二、创伤的诊断、创口的判断(大幅删减，只保留最可考点 TANG)

1. 受伤史

(1)伤后使用止血带者，应计算使用时间。

(2)伤前情况：是否饮酒。若患者原有糖尿病、肝硬化、慢性尿毒症、血液病等，或长期使用皮质激素类、细胞毒性类药物等，伤后就较易并发感染或延迟愈合。

2. 投射物所致的损伤，有时伤道复杂，入口和出口不在一条线上；或无出口时，应注意内脏多处损伤的可能。

3. 辅助检查

(1)实验室检查：首先是常规检查。血常规和血细胞比容、尿常规、血生化及肝、肾功能等。

(2)穿刺和导管检查：诊断性穿刺——简单、安全——能迅速确诊。

表 5-34 诊断性穿刺在创伤诊治中的价值(TANG 小结)

胸腔穿刺	可明确血胸或气胸
腹腔穿刺或灌洗	证实内脏破裂、出血
放置导尿管或灌洗	诊断尿道或膀胱的损伤，留置导尿管可观察每小时尿量，以做补充液体、观察休克变化的参考
监测中心静脉压	辅助判断血容量和心功能
心包穿刺	证实心包积液和积血

(3)影像学检查：X 线平片和 B 超检查，重症伤员可在床旁进行。必要时做 CT 检查。

4. 注意 接收批量伤员时，不可忽视异常安静的患者，因为有窒息、深度休克或昏迷者已不可能呼唤呻吟。

三、清创术 目的是将污染伤口变成清洁伤口。时间越早越好，伤后6~8小时内清创可达一期愈合。步骤详见技能考试。笔试可考细节。

沿原伤口切除创缘皮肤1~2mm，必要时可扩大伤口，全肢体部位应沿纵轴切开，经关节的切口应做“S”形切开。

关于伤口是否缝合的问题：彻底清伤后，伤后时间短和污染轻的伤口——可予缝合，但缝合不宜过密、过紧，以伤口边缘对合为度，视伤口状况置必要的引流物，缝合后消毒皮肤，外加包扎，必要时固定制动。

伤口污染较多，或处理时间已超过伤后8~12小时，但尚未发生明显的感染，或在头面部、颈部虽有轻度感染——仍可一期缝合，伤口内留置盐水纱条引流。

可能感染者——延期缝合。

四、急救及治疗

1. 急救 必须优先抢救的急症包括心跳、呼吸骤停，窒息、大出血、张力性气胸和休克等。常用的急救技术——复苏、通气、止血、包扎、固定和后送等。

(1)复苏：心跳、呼吸骤停时，应立即采取心、肺、脑复苏措施，迅速行初步生命支持。均应规范操作，快而准。

(2)通气：争分夺秒解除各种阻塞病因。

表5-35 创伤通气方法的应用

通气方法	适用于(TANG小结)
手指掏出	颌面部伤所致的口腔内呼吸道阻塞
抬起下颌	颅脑伤舌根后坠及伤员深度昏迷而窒息者
环甲膜穿刺或切开	可用粗针头做环甲膜穿刺，对不能满足通气需要者，可用尖刀做环甲膜切开
气管插管、气管切开	

(3)止血：动脉出血呈鲜红色，速度快，呈间歇性喷射状；静脉出血多为暗红色，持续涌出；毛细血管损伤多为渗血，呈鲜红色，自伤口缓慢流出。

表5-36 常见的四种止血方法(TANG小结)

加压包扎法	最常用。小动脉和静脉损伤出血均可用	先将灭菌纱布或敷料填塞或置于伤口，外加纱布垫压，再以绷带加压包扎。包扎的压力要均匀，范围应够大。包扎后将伤肢抬高，以增加静脉回流和减少出血
指压法	头颈部大出血——压迫一侧颈总动脉、颞动脉或颌动脉； 上臂出血——压迫腋动脉或肱动脉 下肢出血——压迫股动脉	用手指压迫动脉经过骨骼表面的部位，达到止血目的
填塞法	肌肉、骨端等渗血	先用1~2层大的无菌纱布铺盖伤口，以纱布条或绷带充填其中，再加压包扎。此法止血不够彻底，且可能增加感染机会。另外，在清创去除填塞物时，可能由于凝血块随同填塞物同时被取出，又可出现较大出血
止血带法	四肢伤大出血，加压包扎止血无效者。 注意——每隔1小时放松1~2分钟，且使用时间不应超过4小时	使用止血带时，接触面积应较大，以免造成神经损伤。止血带的位置应靠近伤口的最近端。紧急情况也可使用橡皮管、三角巾或绷带等代替，但应在止血带下放好衬垫物。禁用细绳索或电线等充当止血带

使用止血带注意事项：①不必缚扎过紧，以能止住出血为度；②上止血带的伤员必须有显著标志，并注明启用时间，优先后送；③松解止血带之前，应先输液或输血，补充血容量，打开伤口，准备好止血用器材，然后再松止血带；④因止血带使用时间过长，远端肢体已发生坏死者，应在原止血带的近端加上新

止血带，然后再行截肢术。

(4)包扎：目的：保护伤口、减少污染、压迫止血、固定骨折、关节和敷料并止痛。遇到外露污染的骨折断端或腹内脏器，不可轻易还纳。若系腹腔组织脱出，应先用干净器皿保护后再包扎，不要将敷料直接包扎在脱出的组织上面。

(5)固定：骨关节损伤时必须固定制动，以减轻疼痛，避免骨折端损伤血管和神经，并有利于防治休克和搬运后送。固定范围一般应包括骨折处远和近端的两个关节。伤口出血者，应先止血并包扎，然后再固定。外露的骨折端不要还纳伤口内，固定的夹板不可与皮肤直接接触，须垫衬物。

(6)搬运：对骨折伤员，特别是脊柱损伤的伤员，搬运时必须保持伤处稳定，以免加重损伤。

2. 进一步救治

(1)判断伤情

表 5-37　创伤伤情判断及处理(TANG 小结)

第一类	致命性创伤	做短时的紧急复苏，就应手术治疗
第二类	生命体征尚属平稳	观察或复苏 1~2 小时，做好交叉配血及必要的检查，做好手术准备
第三类	潜在性创伤	可能需要手术，应继续密切观察，并做进一步检查

(2)呼吸支持：必要时行气管插管或气管切开。

(3)循环支持：主要是积极抗休克。

对心搏骤停者，应立即胸外心脏按压，药物或电除颤起搏。心包压塞者应立即行心包穿刺抽血。对循环不稳定或休克伤员应建立一条以上静脉输液通道，必要时可考虑做锁骨下静脉或颈内静脉穿刺，或周围静脉切开插管。在扩充血容量的基础上，可酌情使用血管活性药物。髂静脉或下腔静脉损伤以及腹膜后血肿者，禁止经下肢静脉输血或输液，以免伤处出血增加。

(4)镇静止痛和心理治疗。

(5)防治感染：遵循无菌术操作原则，使用抗菌药物。开放性创伤需加用破伤风抗毒素。

(6)密切观察病情变化，及时处理。

(7)支持治疗：维持水、电解质和酸碱平衡，保护重要脏器功能。

3. 闭合性创伤的治疗　浅部软组织挫伤、扭伤。

浅部软组织挫伤——表现为局部疼痛、肿胀、触痛，或有皮肤发红，继而转为皮下青紫瘀斑。常用：物理疗法或包扎制动。

闭合性骨折和脱位——先予以复位，然后选用各种外固定或内固定的方法制动。

4. 开放性创伤的处理擦伤、表浅的小刺伤和小切割伤——非手术疗法。

其他——均需手术修复断裂的组织，根据具体伤情选择方式方法。

表 5-38　开放性创伤的处理

清洁伤口	伤后 8 小时内清创后可以直接缝合。 开放性创伤早期为污染伤口可行清创术，直接缝合或者延期缝合
感染伤口	先引流，然后再做其他处理。伤口或组织内存有异物，应尽量取出；但如果异物数量多，或者摘取可能造成严重的再次损伤，处理时必须权衡利弊

另，开放性创伤者应注射破伤风抗毒素，在伤后 12 小时内应用可起到预防破伤风的作用。污染和感染伤口还要考虑使用抗菌药。

五、影响伤口愈合的因素

1. 愈合类型

表 5-39 伤口愈合的类型

伤口愈合的类型(TANG 小结)		多见于
一期愈合	以原来细胞为主，仅含少量纤维组织，局部无感染、血肿或坏死组织，结构和功能修复良好	损伤程度轻、范围小、无感染的伤口或创面
二期愈合	以纤维组织修复为主，不同程度地影响结构和功能恢复	损伤程度重、范围大、坏死组织多，感染而未经合理处理的伤口

2. 影响创伤愈合的因素

(1)局部因素：伤口感染和创伤范围，局部血液循环障碍和处理失当；

(2)全身因素：营养不良、大量使用细胞增生抑制剂、免疫功能低下和全身并发症。

第二节 火器伤

以火(炸)药为动力发射的武器所造成的机体组织损伤。

一、特点

组织损伤重、范围大、多部位多器官受伤，并可形成复杂的伤道，易感染。致伤来源于两种作用力：

1. 前冲力　造成贯通伤或盲管伤，是组织撕裂性损伤的主要致伤因素。

2. 侧冲力　与伤道垂直，并主要以压力波的形式向四周扩散，使组织形成比原发伤道直径大数倍甚至数十倍的瞬时空腔，可造成四周软组织和骨损伤。

二、初期外科处理原则

表 5-40 火气伤初期外科处理

火气伤初期外科处理——最可考点(TANG 小结)		其他细节
全面了解伤情，分清轻重缓急	优先处理呼吸、循环不稳定、出血不止和已上止血带的伤员	积极抗休克，为尽早手术创造条件
早期清创	应争取在伤后 6~8 小时内实施清创术。战时火器伤常因不能及时得到处理而发生感染，一般不再做彻底清创，可切开深筋膜减压，以保持引流通畅	
充分显露伤道	避免漏诊、误诊	
严禁初期缝合	初期清创时，挫伤区和震荡区参差交错，不易判断。因此，只能在开放伤口引流 3~5 天后，再根据情况进行延期缝合	
防治感染	早期彻底清创是防治感染的最好方法	同时还应尽早给予抗生素和破伤风抗毒素
保守治疗	小而浅的伤口或表浅多发的低速小破片伤可不必手术，只需清洗、消毒，然后包扎即可	
注意隐匿损伤——钢珠弹、橘子弹、蜘蛛弹爆炸时，可产生大量高速小弹片，伤者的伤口可达数百个之多。因伤口小，出血少，容易漏诊		

第六章 乳房疾病

第一节 乳房解剖、生理和检查

一、乳房的解剖

成年女性乳房位于胸大肌浅面第 2 和第 6 肋水平的浅筋膜浅层与深层之间。外上方伸向腋窝称为腋尾部。

乳腺的基本单位为腺小叶，由小乳管和腺泡构成，若干腺小叶组成腺叶，乳腺有 15~20 个腺叶。各腺叶有其单独的乳管，腺叶和乳管均以乳头为中心放射状排列。乳管开口于乳头，近开口的 1/3 段略膨大称壶腹部，为导管内乳头状瘤的好发部位。腺叶、腺小叶和腺泡间有结缔组织间隔，腺叶间连接浅筋膜浅、深层与皮肤垂直的纤维束称为乳房悬韧带（Cooper 韧带）。

腋窝淋巴结以胸小肌为标志分为Ⅰ组腋下组、Ⅱ组腋中组、Ⅲ组腋上组。

二、乳房的生理

乳腺受脑腺垂体、卵巢及肾上腺皮质等激素影响。妊娠、哺乳期乳腺明显增生，腺泡分泌乳汁，哺乳期后乳腺处于相对静止状态。育龄妇女的乳腺受激素作用呈现与月经相关的周期性变化。绝经后腺体萎缩，由脂肪组织替代。

三、乳房的检查

1. 视诊、触诊 实践技能考试时已详细要求（略）。

2. 常用的乳房特殊检查方法

表 5-41 常用的乳房特殊检查方法（TANG 小结）

<table>
<tr><th>乳房辅助检查</th><th>主要用于</th><th>特点</th></tr>
<tr><td>X 线检查——钼靶 X 线摄片</td><td>乳腺癌筛查</td><td>可清楚分辨包块的状况和位置，可反映有无钙化灶及其状况</td></tr>
<tr><td>乳腺 B 型超声</td><td>最常与钼靶照相联合应用</td><td>无损伤、可重复、经济，可鉴别肿块的囊、实性，其特点是可了解肿块周边血流状况，对判断性质有帮助</td></tr>
<tr><td colspan="2">乳管造影、乳头溢液脱落细胞学、乳管内视镜</td><td>常用于存在乳头溢液的患者，对于定位定性均有重要意义</td></tr>
<tr><td>MRI、CT</td><td colspan="2">MRI 具有较高敏感度，可以发现乳腺内较小的病变，对包块定性检查，对新辅化疗后疗效评价，对术式选择均可提供重要参考价值；
CT 主要用于腋窝、颈部、纵隔淋巴结的评估及脑、肺、肝等部位有无转移</td></tr>
<tr><td rowspan="5">核心针穿刺活检、麦默通旋切术、切除活检</td><td rowspan="5">临床诊断最主要的方法</td><td>核心针穿刺和麦默通旋切术活检——
多用于术前和化疗前的病理确诊，也可做免疫组织化学检测</td></tr>
<tr><td>切除活检——用于术中快速病理检查。
应注意完整切除肿块，不应做切取活检</td></tr>
<tr><td>细针穿刺细胞学检查——用于术前定性</td></tr>
<tr><td>乳头溢液应做溢液细胞学检查、乳管镜检查</td></tr>
<tr><td>刮片细胞学检查——乳头糜烂疑 Paget 病时可做</td></tr>
</table>

第二节　急性乳腺炎

一、病因

感染最常发生在初产妇，可见于哺乳的最初3~4周或断奶期间，婴儿长牙时易损伤乳头，发生感染。

1. 乳汁淤积　最常见的病因和病理基础，是预防的基础。

2. 细菌侵入　主要致病菌是金黄色葡萄球菌，其次为链球菌。乳头皮肤破损使细菌沿着淋巴管或输乳管入侵是感染的主要途径。

【预防】关键是定时哺乳，每次哺乳应乳汁吸空从而避免乳汁淤积，防止乳头损伤，保持乳头、乳晕清洁。

二、临床表现

1. 早期　局部红、肿、热、痛，伴发热、乏力等全身症状。

2. 进展期　全身炎症表现加重，寒战、高热、心率加快，可有患侧腋窝淋巴结肿大、压痛，白细胞计数明显升高。

3. 后期　脓肿形成，可向外破溃，或向乳房和胸肌间破溃形成乳房后脓肿，严重者可并发脓毒症。

三、诊断

1. 乳房局部表现。

2. 血常规　白细胞数及中性粒细胞比例升高。

3. 炎症早期乳汁细菌培养或脓肿形成后穿刺抽出脓液，行细菌培养(+)和药敏试验。

四、治疗

原则：消除感染、排空乳汁。一般不停止哺乳，应用健侧哺乳，避免再发生淤乳，但患侧应停止哺乳而以吸乳器及时排空乳汁，避免乳汁淤积。若感染严重或并发乳瘘则需要停止泌乳(常用：口服溴隐亭，肌注苯甲酸雌二醇，以及中草药)。

表5-42　急性乳腺炎的治疗(小结TANG)

脓肿形成前(蜂窝织炎期)	以抗生素治疗为主，因致病菌较明确可直接应用抗葡萄球菌或链球菌药物——青霉素、头孢菌素治疗，不必等待细菌培养结果	不宜应用四环素、氨基糖苷类、喹诺酮类、甲硝唑、磺胺类(可分泌至乳汁而影响婴儿)。如药物治疗效果不明显应反复穿刺以明确有无脓肿形成并依据细菌培养结果用药
脓肿形成后	及时脓肿切开引流。注意： ①良好麻醉；②触诊不清时于压痛明显处穿刺定位；③依脓肿部位选择放射状切口或乳晕边缘弧形切口，避免损伤乳管，深部或乳房后脓肿选择乳房下缘弧形切口及对口引流；④切开后以手指打通各脓腔以保证充分引流；⑤脓腔较大时于最低处做对口引流	

第三节　乳腺囊性增生病

一、临床特点和诊断

常见于25~40岁女性，病程长，发展和康复缓慢，症状波动变化大。主要为乳房胀痛和肿块。

1. 疼痛　特点是具有周期性，与月经周期常相关，典型表现是月经前疼痛加重，月经来潮后症状减轻或消失。部分患者可因劳累、情绪剧烈波动后诱发疼痛或疼痛加重表现。

2. 肿块　扪诊时可见乳腺不同程度增厚，肿块大小不一，呈颗粒状、条索状、结节状或片状，质韧而不硬，与周围分界不明显，腋淋巴结无肿大，少数患者可有乳头多孔浆液性溢液。包块大小常随月经周期而变化。

二、治疗

一般不需治疗。疼痛症状重者及与情绪心理有关者，可对症治疗，主要用中医药调理。对局限性增生有明显肿块者和有乳腺癌高危因素者，应定期复查，一般在月经结束5~7天复查，如肿块变软消退则可继续观察。如肿块局限，药物治疗后无明显消退，疑乳腺癌时可做穿刺活检，若存在重度不典型增生，或患者有乳腺癌高危因素时，则可考虑行手术切除。

三、病因与病理

1. 病因　女性体内激素代谢障碍，尤其是雌、孕激素比例失调，或腺体中激素受体的质和量异常而导致乳腺实质增生过度和修复不全。

2. 病理　基本病理改变是乳腺实质良性增生，也可为腺管内上皮的乳头样增生，伴乳管囊性扩张或腺管周围囊肿形成。

第四节　乳腺纤维腺瘤

一、临床特点及诊断

多发生于20~40岁女性(卵巢功能期，雌激素为刺激因子)。好发于乳房的外上象限，可为单发或多发，患者常无明显自觉症状，肿块多为圆形，增大缓慢、质韧、边界清楚、表面光滑、易活动、有弹性，与皮肤或胸壁无粘连；月经周期对肿块大小无影响。

病因——乳腺小叶内纤维细胞对雌激素的敏感性异常增高所致。

二、辅助检查

1. 乳腺B型超声检查　肿块形态规整，边界清晰，边缘光滑整齐，内部回声均质，如有钙化斑多为较大颗粒状或弧形，血流信号检出率低。

2. 穿刺活检或切除活检　确诊。

三、治疗　手术切除——唯一的治疗方法。

将肿块连同其包膜和周围少量正常腺体组织一并切除，切除组织需做病理检查。切除时机——妊娠前(因妊娠可使肿块增大)。

第五节　乳腺癌

一、高危因素

表5-43　乳腺癌的高危因素(TANG小结)

激素水平	与雌激素水平关系密切，高水平的生长激素亦是乳腺癌的促发因素，外源性雌激素的补充也可能增加乳腺癌发病风险。目前认为雌二醇和孕酮与乳腺癌的发生有直接关系
月经状况	月经初潮早于12岁、绝经年龄晚于50岁、经期长于35年，均为公认的危险因素
婚育状况	第一胎足月产在35岁以上或40岁以上未孕女性、反复的人工流产
哺乳史	产后未哺乳者
乳腺疾病史	乳腺的不典型增生可能会进展为乳腺癌；一侧乳腺癌病史可使对侧发病率较常人高出2~5倍
遗传和家族史	
饮食	高脂肪、高蛋白、高热量饮食
环境因素	电离辐射、低剂量诊断用射线、主动或被动吸烟
其他	生活精神刺激、忧郁、肥胖、病毒感染、糖尿病

二、常见组织学类型及转移途径

1. 病理类型

表 5-44 乳腺癌病理分型(TANG 小结)

乳腺癌病理分型		病期及预后
非浸润性癌	导管内癌、小叶原位癌及乳头湿疹样乳腺癌	早期，预后较好
浸润性非特殊癌	浸润性小叶癌、浸润性导管癌、硬癌、单纯癌	最常见的类型。分化一般较低，预后差
浸润性特殊癌	乳头状癌、髓样癌(伴大量淋巴细胞浸润)、小管癌、腺样囊性癌、黏液腺癌、大汗腺样癌、鳞状细胞癌	分化较高，预后尚好

2. 转移途径

表 5-45 乳腺癌的转移途径(TANG 小结)

局部扩展	癌细胞沿导管或筋膜间隙蔓延，继而侵及 Cooper 韧带和皮肤
淋巴转移	肿瘤周边引流的第一组淋巴结称为前哨淋巴结，多是最早转移的部位 ①癌细胞经胸大肌外侧缘淋巴管侵入同侧腋窝淋巴结，然后侵入锁骨下淋巴结以至锁骨上淋巴结，进而可经胸导管(左)或右淋巴管侵入静脉血流而向远处转移； ②癌细胞向内侧淋巴管，沿着乳内血管的肋间穿支引流到胸骨旁淋巴结，继而达到锁骨上淋巴结，并可通过同样途径侵入血流。癌细胞也可转移到对侧腋窝淋巴结
血行转移	最常见的远处转移依次为——骨、肺、肝。早期乳腺癌可能已有血行转移，发生远处转移是危害健康和生命的主要问题。癌细胞可经淋巴途径进入静脉，也可直接侵入血循环而致远处转移

三、临床表现和临床分期

1. 临床表现

乳腺癌的特点——局部表现明显，全身表现很少、较晚。

包块最多见于外上象限，其次是乳头乳晕区、内上象限。患侧无痛单发的小肿块，肿块多质硬不光滑，分界不清，活动度差，同侧腋窝可触及异常肿大的淋巴结。临床上最常见的主动就诊是局部疼痛症状，提示发生骨转移。

表 5-46 乳腺癌的几个特殊体征(常考)

乳腺癌的几个特殊体征	机制(小结 TANG)
乳房表面“酒窝征”	累及 Cooper 韧带
乳房皮肤“橘皮样变”	癌细胞堵塞皮下淋巴管，淋巴回流障碍，导致真皮水肿
“铠甲胸”	癌细胞侵入大片皮肤形成结节
乳头回缩、凹陷	邻近乳头乳晕的癌肿侵入乳管可使乳头偏向肿块一侧，进而导致
肿块不易推动	后期癌肿侵入胸肌筋膜、胸肌

皮肤破溃后形成伴恶臭、出血的溃疡。腋淋巴结转移后出现数目增多、增大、融合。

【两种特殊类型乳腺癌】

表 5-47 特殊类型乳腺癌的对比

特殊类型乳腺癌	病程及预后	表现(小结 TANG)	鉴别诊断
炎性乳腺癌	发展迅速、恶性程度高、预后差	早期皮肤炎症样改变，迅速扩展至乳房大部，整个乳房增大、皮肤红、充血、水肿、橘皮样变，一般无疼痛，乳房内无明显肿块，而同侧腋窝淋巴结肿大，常累及对侧	急性乳腺炎

续表

特殊类型乳腺癌	病程及预后	表现(小结 TANG)	鉴别诊断
乳头湿疹样乳腺癌(Paget 病)	恶性程度低，进展缓慢	初为乳头瘙痒、烧灼感，有脱屑，之后乳头乳晕皮肤粗糙糜烂如湿疹样，进而形成溃疡，上覆黄褐色鳞屑样痂皮，部分患者乳晕后方可触诊到肿块。单侧发病为最常见	皮肤湿疹或接触性皮炎

2. 临床分期 ——TNM 分期法

表 5-48　乳腺癌 TNM 分期重要考点

乳腺癌 TNM 分期(重要考点，TANG 小结)		
T	原发肿瘤未查出	T0
	原位癌(非浸润性癌及未查见肿块的乳头湿疹样癌)	Tis
	肿瘤最大直径≤2cm	T1
	>2cm，≤5cm	T2
	>5cm	T3
	癌瘤大小不计，凡侵及皮肤或胸壁，包括炎性乳腺癌	T4
N	同侧腋窝淋巴结无转移	N0
	同侧腋窝淋巴结转移，可推动	N1
	同侧腋窝淋巴结转移融合，或与周围组织粘连	N2
	同侧锁骨上淋巴结及同侧胸骨旁淋巴结转移	N3
M	无远处转移	M0
	有远处转移	M1

根据以上情况进行组合，可把乳腺癌分为以下各期：

表 5-49　乳腺癌临床分期(TANG 小结)

TisN0M0	0 期
T1N0M0	Ⅰ期
T0～1N1M0、T2N0～1M0、T3N0M0	Ⅱ期
T0～2N2M0、T3N1～2M0、T4 任何 NM0、任何 TN3M0	Ⅲ期
包括 M1 的任何 TN	Ⅳ期

四、诊断

1. 诊断　病史、临床表现+辅助检查。

表 5-50　乳腺癌相关辅助检查(TANG 小结)

B 超	边界不清的低回声团块，后方回声衰减，周边可见明显血流信号
X 线(钼靶)	边界不规则或呈毛刺状的高密度影，或细小密集成簇的钙化点，其形态不一，成行排列
MRI	有助于明确诊断
核心针穿刺、麦默通旋切术和切除活检——明确诊断最主要的方法	
乳腺钼靶 X 线摄片联合 B 型超声检查——目前认为最有效的乳腺癌筛查手段	

2. 鉴别诊断

表 5-51　乳腺癌的鉴别诊断

乳腺癌鉴别诊断	鉴别点
纤维腺瘤	常见于青年女性，肿块性质与恶性肿瘤差别较明显，易于诊断。40 岁以后女性，不应轻易诊断为纤维腺瘤
乳腺囊性增生病	乳房周期性的胀痛和肿块，增厚腺体无明显边界，可定期复查，如有局限性肿块无消退则可行病理检查
乳腺导管扩张症	旧称浆细胞性乳腺炎、又称非哺乳期急性乳腺炎、肉芽肿性乳腺炎，是乳腺组织的无菌性炎症，可继发感染

五、手术治疗方式、适应证

适用于 TNM 分期 0、Ⅰ、Ⅱ期以及部分Ⅲ期而无手术禁忌证的患者。

手术方式(常考点)：

表 5-52　乳腺癌手术方法

乳腺癌术式	具体手术方法(TANG 小结)	适应证
乳腺癌改良根治术	有两种术式： 一是保留胸大肌，切除胸小肌； 二是保留胸大、小肌	目前最常用。Ⅰ、Ⅱ期乳腺癌应用根治术及改良根治术的生存率无明显差异，且该术式保留了胸肌，术后外观及上肢功能效果较好
单纯乳房切除术	切除整个乳房包括腋尾部及胸大肌筋膜	适用于：原位癌、微小癌及年老体弱者
保留乳房的乳腺癌切除术	完整切除肿块及腋淋巴结清扫，切除肿块周围 1~2cm 的组织及胸大肌筋膜，确保切缘阴性；术后必须辅以放疗等	适于Ⅰ、Ⅱ期患者，单发病灶，无乳头溢液且有一定体积者
乳腺癌根治术	切除整个乳房、胸大肌、胸小肌及腋窝淋巴结、锁骨下淋巴结	已较少应用
乳腺癌扩大根治术	在根治术基础上同时清除胸骨旁淋巴结	很少用

手术禁忌证：远处转移、一般情况差、恶病质、重要脏器的严重疾病，不能耐受手术；年老体弱不宜手术者。

前哨淋巴结活检：前哨淋巴结的状况对决定是否行腋窝淋巴结清扫有一定指导意义。前哨淋巴结阴性的患者可不进行腋窝淋巴结清扫。前哨淋巴结阳性或术前证实腋窝淋巴结阳性的患者应行腋窝淋巴结清扫。

六、综合治疗和预防

1. 综合治疗　目前公认的治疗模式是以手术为主的合理、个体化综合治疗。

(1)化疗：乳腺癌是术后化疗最有效的肿瘤之一，应于术后早期使用(不超过 1 个月)，化疗指征——浸润性肿瘤直径>2cm，淋巴结转移。

术后化疗——最有效的方案之一，应于术后早期应用(不超过 1 个月)。治疗期以 6 个周期为宜，较轻者 4 个周期。

术前化疗——称为新辅助化疗。多用于Ⅲ期病例。目的——消灭、控制可能已经转移的微小病灶；探测肿瘤对药物的敏感性；使瘤体缩小，可调整手术方案。

目前常采用 CAF(环磷酰胺、阿霉素、氟尿嘧啶)方案、AT(蒽环类、紫杉醇类)方案。经典化疗方案为：CMF(环磷酰胺、甲氨蝶呤、氟尿嘧啶)方案。

化疗的常见不良反应：骨髓抑制、肝脏毒性、消化道反应、肾脏毒性、脱发以及局部刺激症状。

(2)内分泌治疗：乳腺癌激素受体(ER、PR)检测阳性是内分泌治疗的一个最重要的依据。分为药物治疗和非药物治疗。

表 5-53 乳腺癌的内分泌治疗(重要考点，TANG 小结)

	药物种类	机制	适用人群
药物治疗	他莫昔芬(三苯氧胺)或妥瑞米酚	与雌激素争夺 ER，从而抑制肿瘤生长。用药期限原则为 5 年	用于绝经前和绝经后的患者
	抑制性治疗——第三代芳香化酶抑制剂：类固醇类的依西美坦；非类固醇类的来曲唑和阿那曲唑	与芳香化酶结合，使它失去酶的活性，使雄激素再也无法转化为雌激素，起到治疗作用。主要用于抑制雌激素产生，降低体内雌激素水平	用于绝经后患者，切断老年妇女雌激素的来源
	添加性治疗：孕激素类	负反馈抑制下丘脑-垂体-肾上腺轴，使激素分泌减少	绝经前
非药物内分泌治疗——卵巢去势			

(3)放疗：可减少局部区域复发，提高生存率，缩小手术范围，提高生存质量。对局部晚期患者可改善症状甚至增加手术机会。

(4)靶向治疗：曲妥珠单抗赫赛汀(Heceptin)对 HER2 过度表达的患者有一定效果，可降低乳腺癌复发率。

2. 预防 目前深入研究、探索、试用确切的病因预防(一级预防)。早期发现乳腺癌(二级预防)，早期治疗将有利于提高乳腺癌的生存率。

第七章 中 毒

第一节 总 论

表 5-54 急性中毒和慢性中毒的特点

分类	接触毒物的剂量和时间	临床特点
急性中毒	短时间或一次性接触	发病急骤，症状多较严重，变化快，如不及时治疗，可危及生命
慢性中毒	小剂量、长时间反复接触	起病较缓慢，病程较长，易误诊、漏诊

一、病因和中毒机制

1. 中毒原因 ①职业性中毒：在生产、保管、运输、使用过程中，毒物进入人体；②生活中毒：误食或生活中意外使过量的毒物进入体内。

2. 中毒机制

(1)局部刺激、腐蚀作用。

(2)妨碍氧的摄取、运输和利用，造成组织细胞缺氧。

(3)麻醉作用。

(4)抑制酶的活性。

(5)干扰细胞或细胞器的生理功能。

(6)受体的竞争。

3. 影响毒物作用的因素 毒物的化学结构、物理性质、量、接触时间、进入人体的途径、个体易感性、其他化学物质的联合作用。

二、临床表现

1. 急性中毒

表 5-55 急性中毒的临床表现

急性中毒的表现(TANG 小结)		见于
皮肤黏膜	灼伤	强酸、强碱、煤酚皂液(来苏)等腐蚀性毒物中毒
	皮肤黏膜发红	酒精、阿托品等抗胆碱药及抗组胺药中毒
	口唇黏膜呈樱桃红色	一氧化碳中毒
	发绀	亚硝酸盐(引起血红蛋白氧合不足或产生高铁血红蛋白)，苯胺、硝基苯类和各种抑制呼吸及引起肺水肿的毒物
	黄疸	导致肝损害(如毒蕈、蛇毒、鱼胆)或急性溶血(如砷化氢中毒)的毒物
眼部	瞳孔扩大	阿托品、莨菪碱类中毒
	瞳孔缩小	有机磷杀虫药、吗啡、氯丙嗪中毒

续表

急性中毒的表现(TANG小结)		见于
神经系统	谵妄	阿托品、酒精中毒、抗组胺药中毒
	肌纤维颤动	胆碱酯酶抑制剂(有机磷杀虫药、毒扁豆碱)等中毒
	昏迷	常见：吗啡、安眠药、酒精及镇静麻醉药物。急性中毒的常见表现，由毒物引起中毒性脑病所致
呼吸系统	呼出气有酒味	乙醇中毒
	苦杏仁味	氰化物中毒
	蒜味	有机磷、砷、硒中毒
	呼吸加快	呼吸中枢兴奋剂、甲醇及水杨酸类中毒
	呼吸减慢	镇静安眠药、吗啡中毒
	肺水肿	刺激性气体、磷化锌、有机磷杀虫药中毒
循环系统	心律失常、心脏骤停、休克	洋地黄、三环类抗抑郁药、氨茶碱
	严重低钾血症	排钾型利尿剂
消化系统	呕吐、腹泻、腹痛、肝损害	
泌尿系统	急性肾衰竭	汞、铊、毒蕈等毒物以及氨基糖苷类、头孢菌素类等抗菌药
血液系统	溶血性贫血	砷化氢、伯氨喹啉、毒蕈等中毒
	白细胞减少和再生障碍性贫血	氯霉素、抗癌药、苯中毒等
	凝血障碍而导致出血	药物(如阿司匹林、氯霉素、抗癌药)或毒物(如敌鼠、蛇毒等)

2. 慢性中毒

表5-56 慢性中毒的临床表现(TANG小结)

慢性中毒的表现		见于
神经系统	痴呆	四乙铅、一氧化碳中毒
	震颤麻痹综合征	锰、一氧化碳、吩噻嗪中毒
	周围神经病	铅、砷、铊、有机磷中毒
消化系统	中毒性肝病	砷、四氯化碳、氯丙烯中毒
泌尿系统	中毒性肾病	镉、汞、铅中毒
血液系统	白细胞减少和再生障碍性贫血	苯中毒
骨骼系统	氟骨症	氟
	下颌骨坏死	黄磷

三、诊断

主要诊断依据：

1. 确切的毒物接触史　例如考虑一氧化碳中毒可能性时，应了解室内炉火、煤气。

2. 中毒所造成的临床表现。

3. 可疑病原和毒物检测　常规留取残余的毒物或可能含毒的标本，呕吐物、胃内容物、尿、粪便、血标本等。必要时进行毒物分析或细菌培养，并对中毒现场和环境进行调查、取证，也可用相应的特效解毒剂试验治疗。

四、治疗和预防

1. 急性中毒的治疗原则　急性中毒病情大多凶险，变化迅速，应在诊断的同时，依病情有序地抢救。

(1)立即终止接触毒物。

(2)迅速清除进入体内已被吸收或尚未吸收的毒物。

(3)及时使用特效解毒剂或拮抗剂。

(4)积极复苏、对症治疗，预防并发症。

2. 慢性中毒的治疗原则

(1)解毒疗法：慢性铅、汞、砷、锰等中毒可采用金属解毒药。

(2)对症疗法：请参见相关章节。

表 5-57 金属中毒常用的解毒药

毒物种类	特效解毒剂
铅、锰	依地酸二钠钙、促排灵
砷、汞、锑	二巯丙醇、二巯基丁二酸及其钠盐、二巯丙磺钠铁
镍、铊	二乙基二硫化氨基甲酸钠、去铁胺

3. 预防要点 加强防毒宣传教育；加强毒物管理；预防化学性食物中毒；防止误食毒物或用药过量。

第二节 急性农药中毒

急性有机磷杀虫药中毒

一、病因和中毒机制

1. 中毒原因

(1)生产性中毒：在生产、包装、运输、分销、贮存过程中发生。有机磷可经消化道、呼吸道、皮肤及黏膜侵入人体，大多在肝进行生物转化，少数药物经代谢后毒性反而增强，如对硫磷、敌百虫。

(2)使用性中毒：喷洒农药时，药液污染皮肤或湿透衣服由皮肤吸收，或吸入空气中农药导致中毒。

(3)生活性中毒：主要由误服、自服或饮用被农药污染的水源或食品所致。

2. 中毒机制 有机磷杀虫药的毒性作用是与乙酰胆碱酯酶的酯解部位结合，形成磷酰化胆碱酯酶，使后者失去分解乙酰胆碱的能力，于是乙酰胆碱在体内大量积蓄，导致胆碱能神经先兴奋后抑制的一系列临床表现，即毒蕈碱样(M样)、烟碱样(N样)和中枢神经系统症状，严重者可因昏迷、呼吸衰竭而死亡。

胆碱能神经包括：副交感神经节前/节后纤维、交感神经节前纤维、支配汗腺分泌及血管收缩的交感神经节后纤维、支配横纹肌的运动神经、中枢神经系统细胞的突触。

二、临床表现和分级

1. 有机磷中毒主要的三大表现(M/N/神经)

表 5-58 有机磷中毒主要的三大表现

有机磷中毒主要的三大表现(M/N/神经)		机制(TANG小结)
毒蕈碱样症状	最早出现。恶心、呕吐、腹痛、腹泻；瞳孔缩小；流涎、流泪、多汗或大汗淋漓；心跳减慢；痰多、气急、肺部湿啰音，严重者出现肺水肿、呼吸衰竭	主要因副交感神经末梢兴奋导致脏器平滑肌痉挛、腺体分泌增多和部分交感神经支配的汗腺分泌增多
烟碱样症状	肌纤维、肌束震颤，常从小肌群开始，逐渐发展至全身，乃至全身抽搐，严重者可出现肌无力，甚至因呼吸肌麻痹而死亡	由交感神经节和横纹肌运动神经兴奋性增高引起
	血管收缩、血压升高、心律失常，体温升高	交感神经节兴奋、节后纤维释放儿茶酚胺增多
中枢神经系统症状	头晕、头痛、乏力、烦躁不安、共济失调，重者意识模糊，甚至昏迷，可发生脑水肿、呼吸衰竭	

2. 有机磷中毒的其他表现

(1)迟发性多发神经病：个别患者在急性中毒症状消失后2~3周发生迟发性神经损害，出现感觉、运动型多发性神经病变的症状和体征，病变主要累及肢体末梢。

(2)中间型综合征：多发生在重度中毒和复能药用量不足的患者，常出现在急性症状缓解后，约中毒后24~96小时突然出现颈项肌、四肢近端肌无力和第Ⅲ、Ⅶ、Ⅸ、Ⅹ对脑神经支配的肌肉无力，可引起通气障碍性呼吸困难或衰竭，可导致死亡。

(3)局部损害：敌敌畏、敌百虫、对硫磷、内吸磷接触皮肤后可引起过敏性皮炎、皮肤水疱和剥脱性皮炎。

3. 有机磷杀虫剂中毒程度分级

表5-59 有机磷杀虫剂中毒程度分级

分级	表现	全血胆碱酯酶活力
轻度	头晕、头痛、恶心、呕吐、出汗、胸闷、视物模糊、无力。瞳孔可能缩小	50%~70%
中度	上述+肌束震颤、瞳孔缩小、轻度呼吸困难、大汗、流涎、腹痛、腹泻、步态蹒跚、神志清楚或模糊，血压可升高	30%~50%
重度	神志不清、昏迷，瞳孔如针尖大小，呼吸极度困难、发绀，肺水肿，全身明显肌束震颤，大小便失禁，可发生呼吸肌麻痹。出现脑水肿，心率减慢、心律不齐、血压下降	<30%

三、辅助检查

1. 全血胆碱酯酶活力测定。

2. 尿相关检查　尿对硝基酚检测(用于对硫磷和甲基对硫磷中毒诊断)；尿三氯乙醇检测(用于敌百虫中毒诊断)。

四、诊断及鉴别诊断

1. 诊断依据

(1)确切的有机磷杀虫药接触史。重要的诊断依据——胃内容物、呼吸道分泌物、皮肤、衣物等有特殊的大蒜气味。

(2)典型的临床表现。

(3)全血胆碱酯酶活力降低至70%以下。

(4)毒物鉴定和阿托品试验。

2. 鉴别诊断

(1)中暑。

(2)急性胃肠炎：与进食不清洁食物有关，可多人同时发病，急性呕吐和腹泻为主要表现。

(3)脑炎：如乙型脑炎等。多为夏季，表现为高热、意识障碍、脑膜刺激征、神经系统损害征象。

(4)拟除虫菊酯等中毒：确切的毒物接触史、表现、可疑毒物检测。

五、治疗

治疗的关键是彻底清除毒物、及时合理应用解毒剂、防治并发症。

危重患者——首先应解除毒性作用(如静脉注射阿托品)，稳定病情，减轻损害，并为清除毒物(如洗胃)的顺利进行创造条件。

1. 终止接触毒物，迅速清除毒物

立即离开现场，脱去污染的衣物，用肥皂水清洗污染的皮肤、毛发和指甲。溅入眼内的毒物，可用清水、2%碳酸氢钠或生理盐水彻底清洗；口服中毒应反复、彻底洗胃。洗胃液可选用清水或2%碳酸氢钠或1∶5000高锰酸钾，但敌百虫中毒禁用2%碳酸氢钠洗胃；甲拌磷、内吸磷、对硫磷、乐果、马拉硫磷中毒忌用高锰酸钾液洗胃。洗胃后常用硫酸钠和硫酸镁导泻。

2. 解毒药的应用　常用特效解毒药——阿托品和氯磷定(胆碱酯酶复活剂)。用药原则：早期、足量、联合、重复用药。

(1)抗胆碱药：常用药阿托品。对缓解毒蕈碱样症状和对抗呼吸中枢抑制有效。能与乙酰胆碱争夺胆碱受体，阻断乙酰胆碱的作用。可根据病情应用或酌情调整阿托品的剂量，直到毒蕈碱样症状明显好转或出现"阿托品化"表现。阿托品化表现为——瞳孔扩大、口干、皮肤干燥、颜面潮红、肺部湿啰音消失、心率增快。当出现阿托品化表现后，应减少剂量或停药观察。如出现瞳孔扩大、神志模糊、烦躁不安、抽搐、昏迷和尿潴留等表现，提示阿托品中毒，应立即停用。

(2)胆碱酯酶复活剂：解除烟碱样症状较有效，能使被抑制的胆碱酯酶恢复活性，但对已老化的胆碱酯酶无复活作用。与阿托品合用可发挥协同作用。常用氯解磷定、碘解磷定、双复磷。

表 5-60　有机磷杀虫药中毒解毒药应用剂量表

药名	用药阶段	轻度中毒	中度中毒	重度中毒
阿托品	开始	1~2mg 皮下注射每 1~2 小时 1 次	2~4mg 立即静脉注射，1~2mg，每半小时 1 次静脉注射	5~10mg 立即静脉注射，3~5mg，静脉注射每 10~30 分钟 1 次
	阿托品化后	0.5mg 皮下注射，每 4~6 小时 1 次	0.5~1mg 皮下注射，每 4~6 小时 1 次	0.5~1mg 皮下注射，每 2~6 小时 1 次
氯解磷定	首剂	0.25~0.5g 肌注或稀释后缓慢静脉注射	0.5~0.75g 肌注或稀释后缓慢静脉注射	0.75~1.0g 稀释后缓慢静脉注射 30 分钟后可重复一次
	以后	必要时 2 小时后重复 1 次	0.5g 肌注或稀释后缓慢静脉注射，2 小时 1 次，共 3 次	0.25g，每小时静滴，6 小时后如病情好转，可停药观察
碘解磷定	首剂	0.4g，稀释后缓慢静脉注射	0.8~1.2g，稀释后缓慢静脉注射	1.2~1.6g. 稀释后缓慢静脉注射，30 分钟后酌情 0.6~0.8g 重复 1 次
	以后	必要时，2 小时重复 1 次	0.4~0.8g 稀释后缓慢静脉注射，每 2 小时 1 次，共 3 次	静注 0.4g/h，6 小时后如好转，可停药观察

3. 支持和对症治疗　有机磷杀虫药中毒主要死亡原因是呼吸衰竭——应保持呼吸道通畅，及时给氧，必要时机械通气；加强支持治疗；纠正水、电解质失衡；必要时可应用血液净化技术，可选用血液灌流加血液透析，或血液灌流加腹膜透析，早期、反复应用，可有效清除血液中和蓄积组织中释放入血的有机磷农药，提高治愈率。应用抗生素防治感染；防治休克、心力衰竭、心律失常、肺水肿。

灭鼠剂(鼠药)中毒

分为：①中枢神经系统兴奋类；②有机氟类；③抗凝血类；④干扰代谢类；⑤硫脲类；⑥有机磷酸酯类；⑦无机磷类；⑧氨基甲酸酯类；⑨植物类。其中较常见的是前三类。

一、中枢神经系统兴奋类灭鼠剂——以毒鼠强最有代表性。

表 5-61　中枢神经系统兴奋类杀鼠剂考点总结(TANG)

中枢神经系统兴奋类杀鼠剂·毒鼠强核心考点小结		其他细节
潜伏期及毒性	毒鼠强口服后迅速吸收，于数分钟至 0.5 小时内发病。毒作用强，潜伏期短，病情进展快，有的抽搐症状难以控制。剧毒，极少量即可致死	
中毒机制	机制——拮抗 γ-氨基丁酸(GABA，中枢神经系统抑制物质)，中枢神经系统呈过度兴奋致惊厥。 由于剧烈的毒性和稳定性，易造成二次中毒	经呼吸道与消化道吸收。摄入后无明显选择性分布于各组织器官
临床表现	以抽搐、惊厥症状最为突出 死亡原因——呼吸肌持续痉挛导致窒息死亡；严重缺氧致脑水肿或毒物抑制呼吸中枢致呼吸衰竭；严重的心力衰竭致急性肺水肿	其他还有：头痛、头晕、乏力、恶心、呕吐、腹痛、不安，严重者神志模糊、抽搐、强直性惊厥及昏迷，中毒性心肌炎致心律失常和 ST 段改变

续表

中枢神经系统兴奋类杀鼠剂 · 毒鼠强核心考点小结		其他细节
救治原则	清除毒物：口服中毒者应及早采取催吐、洗胃和导泻。应留置胃管24小时以上，以便反复洗胃，减少毒物吸收；同时从胃管灌入活性炭，以吸附残存在胃黏膜皱襞上的毒物。导泻用50%硫酸镁或20%甘露醇。因毒鼠强能通过黏膜迅速吸收，故应以生理盐水彻底清洗口腔、鼻腔及有创面的皮肤等可能沾染毒物的部位	尽早彻底清除毒物，迅速控制抽搐，积极防治脏器功能不全，加强对症治疗
	控制抽搐：尽快彻底地控制抽搐——挽救生命、提高抢救成功率的关键。宜联用苯巴比妥钠和地西泮	早期使用苯巴比妥钠可拮抗毒鼠强所致惊厥。必要时联用地西泮静脉注射
	血液净化疗法：减轻急性症状，缩短病程，并可能减轻毒物对脏器的损害。应尽早使用	以血液灌流(HP)最常用，血液透析(HD)和血浆置换(PE)亦有效
	解毒剂——①二巯丙磺钠；②大剂量维生素 B_6；③氨酪酸(GABA)	
	加强支持疗法与保护脏器功能	

二、有机氟类灭鼠剂——氟乙酰胺

表 5-62　有机氟类杀鼠剂 · 氟乙酰胺(TANG)

核心考点小结			其他细节
潜伏期及毒性	潜伏期一般为2~15小时，严重者短于1小时		
中毒机制	与细胞内线粒体的辅酶A作用，生成氟代乙酰辅酶A，再与草酰乙酸反应，导致中断三羧酸循环和妨碍正常的氧化磷酸化过程，从而引起中枢神经系统和心血管系统为主的毒性损害； 直接损害中枢神经系统、心血管系统和消化系统，甚至呼吸抑制死亡； 氟离子与体内钙离子相结合，使血钙下降		通过消化道和损伤的皮肤黏膜吸收
临床表现	以中枢神经系统障碍和心血管系统障碍为主的两大综合征： 中枢神经系统：头晕、头痛、乏力、易激动、烦躁不安、肌肉震颤、意识障碍至昏迷、阵发性抽搐，因强直性抽搐致呼吸衰竭； 心血管系统：心悸、心动过速、血压下降、心力衰竭、心律失常(早搏、室速或室颤)、心肌损害(心肌酶活力增高，QT与ST-T改变)		消化道症状 呼吸系统表现(呼吸道分泌物增多、呼吸困难、咳嗽等)
临床分型	轻型：头痛、头晕、视物模糊、乏力、四肢麻木、肢体小抽动；恶心、呕吐、口渴、上腹部烧灼感、腹痛；窦性心动过速；体温下降； 中型：上述症状+分泌物多、呼吸困难、烦躁、肢体痉挛，血压下降、心电图示心肌损害； 重型：昏迷、惊厥、严重心律失常、瞳孔缩小、肠麻痹、二便失禁、心衰、呼吸衰竭		
实验室检查	血氟、尿氟增高，血钙、血糖降低，血柠檬酸增高 确诊——作毒饵、呕吐物、胃液、血液、或尿液的毒物鉴定		
救治原则	清除毒物：皮肤污染引起者——立即脱去污染的衣服，彻底清洗污染的皮肤；口服中毒者——立刻催吐、洗胃、导泻，并给予蛋清或氢氧化铝凝胶保护消化道黏膜。洗胃后，于胃管内注入乙醇(白酒)适量或食醋150~300ml		
	特效解毒剂——乙酰胺(解氟灵)	包括可疑中毒者，不管发病与否，都应及早、足量应用	
	控制抽搐：地西泮和(或)苯巴比妥钠	乙酰胺不能立即控制抽搐	
	血液灌流：危重患者		
	对症支持治疗：心电监护、防止脑水肿、保护心肌、纠正心律失常、维持水、电解质酸碱平衡、高压氧疗		

三、抗凝血类灭鼠剂

第一代：杀鼠灵(华法林)、第二代：溴鼠灵、溴敌隆。

表 5-63　抗凝血类杀鼠剂·核心考点小结

<table>
<tr><th colspan="3">核心考点小结——杀鼠灵(华法林)；溴鼠灵、溴敌隆</th><th>其他细节</th></tr>
<tr><td>潜伏期及毒性</td><td colspan="3">作用缓慢，潜伏期长，大多数 2~3 天后才出现中毒症状</td></tr>
<tr><td>中毒机制</td><td colspan="3">干扰肝脏对维生素 K 的作用，使凝血酶原和凝血因子Ⅱ、Ⅶ、Ⅸ、Ⅹ的合成受阻，导致凝血时间与凝血酶原时间延长；
同时，其代谢产物可直接损伤毛细血管壁，使其通透性增加而加重出血</td></tr>
<tr><td>临床表现</td><td colspan="2">达到一定剂量时——广泛性出血，首先出现血尿、鼻衄、齿龈出血、皮下出血，重者咯血、呕血、便血及其他重要脏器出血，可发生休克，常死于脑出血、心肌出血。中毒量小者——无出血，不治自愈</td><td>恶心、呕吐、食欲缺乏、精神不振、低热等</td></tr>
<tr><td rowspan="5">救治原则</td><td colspan="3">清除毒物：口服中毒者催吐、洗胃、导泻；皮肤污染者用清水彻底冲洗</td></tr>
<tr><td>特效解毒剂——维生素 K_1</td><td colspan="2">注意！维生素 K_3、K_4、卡巴克络、氨苯甲酸无效</td></tr>
<tr><td>糖皮质激素，同时给予大剂量维生素 C</td><td colspan="2">激素——减少毛细血管通透性，保护血小板和凝血因子，促进止血、抗过敏和提高机体应激能力</td></tr>
<tr><td colspan="3">输新鲜血：出血严重者可输新鲜血液、新鲜冷冻血浆或凝血酶原复合物，以迅速止血</td></tr>
<tr><td colspan="3">对症支持</td></tr>
</table>

第三节　急性一氧化碳中毒

含碳物质不完全燃烧可产生一氧化碳(CO)。吸入过量 CO 引起的中毒称为急性一氧化碳中毒。一氧化碳中毒主要引起组织缺氧，引起以中枢神经损害为主的症状和体征。

一、病因

多见于炼钢、炼焦、烧窑过程中，煤气管道泄漏或煤矿瓦斯爆炸及失火现场；煤炉使用不当、连续大量吸烟。

【预防】

居室内火炉要安装烟囱管道，防止管道漏气。注意开窗通风，提倡安装 CO 报警器。煤气发生炉和管道要经常检修以防漏气。加强矿井下空气中 CO 浓度的监测和报警制度。进入高浓度 CO 环境时，要戴好防毒面具。

二、临床表现

1. 急性中毒　表现为急性发生的中枢神经损害的症状和体征，见下表：

表 5-64　急性一氧化碳中毒的分度及表现

中毒程度	COHb 浓度	临床特点	治疗后反应
轻度	10%~20%	头痛、头晕、恶心、呕吐、心悸和四肢无力	脱离现场、吸入新鲜空气或氧疗后可缓解
中度	30%~40%	胸闷、气短、呼吸困难、幻觉、视物不清、运动失调及不同程度的意识障碍	氧疗后可恢复正常
重度	40%~60%	迅速昏迷、呼吸抑制、肺水肿、心律失常或心力衰竭，可呈去皮质综合征状态	

2. 急性一氧化碳中毒迟发脑病(神经精神后遗症)　急性 CO 中毒患者在意识恢复后，经过约 2~60 天“假愈期”，出现以下表现之一：①神经或意识障碍：呈现痴呆木僵、谵妄状态或去皮质状态；②锥体外系功能障碍：出现震颤麻痹综合征；③锥体系神经损害表现：如偏瘫、病理反射阳性或小便失禁等；④大脑皮质局灶性功能障碍表现：如失语、失明、不能站立及继发性癫痫；⑤脑神经及周围神经损害表现：如视神经及周围神经病变等。

[经典例题 1]

男性，36 岁。急性一氧化碳中毒入院治疗 1 周后症状消失出院。1 个月后突然出现意识障碍。既往无高血压及脑血管病史。最可能的诊断是

A. 脑梗死　　B. 脑出血

C. 肝性脑病　　D. 中间综合征

E. 中毒迟发脑病

[参考答案] 1. E

三、辅助检查

1. 血液 COHb 测定

表 5-65　血液 COHb 测定方法

方法	阳性反应	特点
加碱法	加碱后血液保持淡红色不变	COHb 浓度超过 50%方可呈阳性反应
分光镜检查法	镜下见到特殊吸收带	明确诊断；有助于分型和评估预后

2. 脑电图检查　图形改变与缺氧性脑病的进展程度一致。

3. 头部 CT　脑水肿表现。

四、诊断与鉴别诊断

1. 诊断依据　病史+表现+血液 COHb 测定。

2. 鉴别诊断　脑出血、脑炎、糖尿病并发症(如低血糖昏迷、酮症酸中毒、高渗性昏迷等)、其他原因引起的中毒。

五、治疗、预防并发症和后遗症

1. 终止 CO 吸入　迅速将患者转移到空气新鲜处，休息，吸氧，保暖，保持呼吸道通畅。

2. 氧疗

(1)吸氧：可用鼻导管和面罩吸氧。

(2)高压氧舱治疗：迅速纠正组织缺氧，缩短昏迷时间和病程，预防 CO 中毒引起的迟发性脑病。

3. 生命脏器功能支持　无高压氧舱治疗指征者，给予 100%氧治疗，直至症状消失及 COHb 浓度降至 10%以下；有心肺基础疾病患者建议 100%氧治疗至 COHb 浓度降至 2%以下。有严重冠状动脉粥样硬化病变基础者，密切监测心电变化。

4. 防治脑水肿　脱水治疗——20%甘露醇静脉快速点滴(10ml/min)或注射呋塞米。其他治疗包括：三磷酸腺苷、肾上腺皮质激素。促进脑细胞代谢药——三磷酸腺苷、辅酶 A、细胞色素 C 和大量维生素 C 等。

5. 防治并发症和后遗症　昏迷期间应保持气道通畅，定时翻身以防发生压疮和肺炎。可酌情采用物理降温或药物降温法，必要时可采用冬眠疗法。抗生素防治感染。

六、发病机制(最难懂的内容，最后学 TANG)

CO 中毒主要引起组织缺氧。由于中枢神经系统对缺氧耐受性最差，缺氧后可发生血管壁细胞变性、水肿、渗透性增加，引起急性脑水肿，以及继发性脑血液循环障碍及血管病变；严重时可发生血栓形成，并可造成皮质或基底神经节的局灶软化或坏死，或广泛的脱髓鞘病变，致使少数患者发生迟发性神经精神障碍。

具体机制——一氧化碳吸收入血后，与血红蛋白迅速形成不易解离的碳氧血红蛋白，妨碍氧合血红蛋白的解离，使血液的带氧功能发生障碍而造成低氧血症，引起组织缺氧。同时，高浓度的一氧化碳还可与含二价铁的蛋白质结合，如与肌球蛋白结合，影响氧从毛细血管弥散到细胞内的线粒体，损害线粒体功能；一氧化碳与还原型细胞色素氧化酶的二价铁结合，抑制氧活性，影响细胞呼吸和氧化过程，阻碍对氧的利用。

第四节 镇静催眠药中毒

一次大剂量服用可引起急性镇静催眠药中毒。长期滥用催眠药可引起耐药性和依赖性而导致慢性中毒。突然停药或减量可引起戒断综合征。

一、核心考点 1 中毒机制、急性中毒表现及特效解毒药。

表 5-66 镇静催眠药中毒中毒机制、急性中毒表现及特效解毒药

镇静安眠药的中毒机制		急性中毒的表现(TANG 小结)	特效解毒药	血液净化治疗
苯二氮䓬类	作用于边缘系统，抑制神经递质γ-氨基羟丁酸(GABA)，引起脊髓反射和网状活性系统的全面抑制，大剂量可导致昏迷和呼吸停止	中枢神经系统抑制较轻，症状是嗜睡、头晕、言语含糊不清、意识模糊和共济失调，还可有昏迷、低血压及呼吸抑制	氟马西尼	作用有限
巴比妥类	稍大剂量影响条件反射、非条件反射和共济协调等作用，大剂量可直接抑制延髓呼吸中枢，导致呼吸衰竭，抑制血管运动中枢，使周围血管扩张，发生休克	一次服大剂量巴比妥类，引起中枢神经系统抑制，症状严重程度与剂量有关。 轻度中毒——嗜睡、情绪不稳定、注意力不集中、记忆力减退、共济失调、发音含糊不清、步态不稳和眼球震颤等。 重度中毒——进行性中枢神经系统抑制，由嗜睡到深昏迷。呼吸抑制由呼吸浅而慢到呼吸停止。可出现低血压或休克、肌张力下降、腱反射消失、大疱样皮损等表现。长期昏迷患者可并发肺炎、肺水肿、脑水肿和肾衰竭	无	血液灌流
吩噻嗪类	氯丙嗪使用最广泛。抑制中枢神经系统多巴胺受体，又能抑制脑干血管运动和呕吐反射，阻断α肾上腺素能受体，抗组胺及抗胆碱能	当一次剂量达 2~4g 时，可有急性中毒反应。 最常见——锥体外系反应： ①震颤麻痹综合征；②静坐不能；③急性肌张力障碍反应，例如斜颈、吞咽困难和牙关紧闭等。也可有心动过速、体位性低血压、口干、无汗、尿潴留等，对氯丙嗪类药物有过敏的患者，即使治疗剂量也有引起剥脱性皮炎、粒细胞缺乏症及胆汁郁积性肝炎而死亡者。药物具有奎尼丁样膜稳定及心肌抑制作用，中毒患者有心律失常、心电图 PR 及 QT 间期延长，ST 段和 T 波变化		血液透析、血液灌流

二、核心考点 2 慢性中毒及戒断综合征。

表 5-67 慢性中毒及戒断综合征(TANG 小结)

镇静安眠药慢性中毒表现		治疗
慢性中毒	长期滥用大量催眠药，除导致轻度中毒症状外，常伴有精神症状——意识障碍和轻躁狂状态、智能障碍及人格变化	逐步缓慢减少药量，最终停用镇静催眠药；心理治疗

续表

镇静安眠药慢性中毒表现		治疗
戒断综合征	长期服用大剂量镇静催眠药患者，突然停药或迅速减少药量时所导致。用药量大、时间长而骤然停药者症状更严重。表现——自主神经兴奋性增高和轻重度神经和精神异常。轻者停药1~2日内出现焦虑、易激动、失眠、头痛、厌食、无力和震颤。2~3日后达到高峰，可有恶心、呕吐和肌肉痉挛。重者突然停药后1~2日(也可在停药后7~8天)出现痫性发作，有时出现幻觉、妄想、定向力丧失、高热和谵妄，数日至3周内恢复	用足量镇静催眠药控制戒断症状，稳定后，逐渐减少药量以至停药。具体方法是将原用短效药换成长效药如地西泮或苯巴比妥，每小时一次，肌注，直至戒断症状消失。然后以其总量为一日量，分为3~4次口服，待情况稳定2天后，逐渐减少剂量。在减药时，每次给药前观察患者病情，如不出现眼球震颤、共济失调、言语含糊不清，即可减少5%~10%。在10~15天内可减完，停药。如有谵妄，可静脉注射地西泮使患者安静

三、其他考点　镇静安眠药急性中毒的治疗。

1. 维持昏迷患者重要器官功能

①保持气道通畅：深昏迷患者应予气管插管保护气道，并保证吸入足够的氧和排出二氧化碳；②维持血压：输液补充血容量，给予多巴胺；③心脏监护：心电图监护，抗心律失常；④促进意识恢复：葡萄糖、维生素 B_1 和纳洛酮。

2. 清除毒物

①洗胃；②活性炭：巴比妥类中毒时可考虑使用多剂活性炭；③碱化尿液与利尿：用呋塞米和碱化尿液治疗，只对长效巴比妥类中毒有效，对吩噻嗪类中毒无效；④血液净化：危重患者可应用血液透析、血液灌流，促进苯巴比妥和吩噻嗪类药物清除。

第五节　亚硝酸盐中毒

亚硝酸盐外观与食盐接近，可能误服。新腌制的咸菜、某些蔬菜(如韭菜、菠菜、卷心菜等)含有较多硝酸盐，食入过多经肠道细菌还原为亚硝酸盐导致中毒，称为“肠源性青紫”。过量食用含有亚硝酸盐的腌肉、咸肉、熟食品也可以导致中毒。核心考点总结如下表：

表5-68　亚硝酸盐中毒核心考点汇总(TANG小结)

中毒机制	人体摄入亚硝酸盐0.2~0.5g即可引起急性中毒，致死量：1~2g。亚硝酸盐在体能使血红蛋白的二价铁氧化为三价铁，形成高铁血红蛋白——缺氧
临床表现	特征表现——发绀，严重者出现意识障碍和昏迷。一般在食用后1~3小时起病，短者仅10~15分钟，长者可达20小时。表现为精神萎靡、头晕、头痛、乏力、心悸、嗜睡、烦躁不安、呼吸困难，伴有恶心、呕吐、腹胀、腹痛、腹泻等症状，随后出现青紫表现，严重时导致心肌损伤、意识障碍、昏迷、抽搐、呼吸困难、血压下降，甚至发生循环衰竭及肺水肿，常因呼吸衰竭而死亡
临床分型	轻型：仅有恶心、呕吐，无或轻度发绀； 中型：明显发绀，头痛、头晕、乏力； 重型：气促、心悸、晕厥，或轻微意识障碍，烦躁不安； 极重型：神志不清、抽搐、昏迷
实验室检查	血气分析：氧分压与发绀水平不匹配，SaO_2 与 SpO_2 不匹配； 尿常规：亚硝酸盐阳性； 毒物检测：可确诊——尿及呕吐物和剩余食物中浓度较高，易于检测；但血中一般浓度低，不易检测； 静脉血：呈紫褐色。可用分光镜检查或氰化物测定高铁血红蛋白
诊断	接触史、多群体发病、氧分压不低的发绀，吸氧无改善、静脉血呈紫褐色，震荡后颜色不变、毒物检测、亚甲蓝(美兰)治疗后发绀消失，S_PO_2 迅速上升

续表

治疗	一般治疗：①催吐、洗胃、导泻；②氧疗：高流量吸氧；③重型：抗休克，液体复苏。防止脏器功能衰竭、机械通气、处理心律失常及心功能不全，必要时透析	
	特效解毒剂——亚甲蓝(注意：只能低浓度) 低浓度(1~2mg/kg)使高铁血红蛋白还原成正常血红蛋白； 高浓度(5~10mg/kg)时——适得其反！加重组织缺氧(过多的亚甲蓝将起氧化作用，使血红蛋白氧化为高铁血红蛋白)。 因此，正确用法——亚甲蓝 1~2mg/kg，用 25% 葡萄糖注射液 40ml 稀释，静脉缓慢注射 10 分钟 注意：①不能皮下、肌内注射：引起局部坏死；②不能鞘内注射：引起瘫痪；③G6PD 缺乏者可能引起溶血；④肾功能不全者慎用	
	维生素 C：还原剂，与亚甲蓝有协同作用。用法：2g，静脉注射，之后 2~5g，加入葡萄糖注射液中维持静脉滴注	
预防	不吃——腐败变质、隔夜菜和变味的剩饭菜、劣质熟食品，特别是外观鲜红的肉制品、腌制时间过短的腌菜；少吃腌菜、酸菜等腌制食品	

第六节　急性毒品中毒

毒品具有药物依赖性、危害性和非法性。急性毒品中毒者常死于呼吸或循环衰竭、意外损伤。

一、毒品分类

表 5-69　常见毒品分类(TANG 小结)

麻醉(镇痛)药	阿片类——强烈镇痛、止咳、止泻、麻醉、镇静和催眠	
	可卡因类	可卡因、古柯叶和古柯膏
	大麻类	印度大麻，大麻类(包括大麻叶、大麻树脂和大麻油)
精神药	中枢抑制药	镇静催眠药和抗焦虑药
	中枢兴奋药	苯丙胺及其衍生物，如甲基苯丙胺(俗称冰毒)、3，4-亚甲二氧基苯丙胺和 3，4-亚甲二氧基甲基苯丙胺(俗称摇头丸)
	致幻药	麦角二乙胺、苯环己哌啶(PCP)、西洛西宾和麦司卡林；氯胺酮(K 粉)

二、中毒原因

滥用毒品引起，包括口服、吸入(如鼻吸、烟吸或烫吸)、注射(如皮下、肌内、静脉或动脉)或黏膜摩擦(如口腔、鼻腔或直肠)；误食、误用或故意大量使用也可中毒；也包括治疗用药过量或频繁用药超过人体耐受。

使用毒品者伴以下情况时易发生中毒：①严重肝、肾疾病；②严重肺部疾病；③胃排空延迟；④严重甲状腺或肾上腺皮质功能减退；⑤阿片类与酒精或镇静催眠药同时服用；⑥体质衰弱的老年人。

三、中毒机制(从考试的角度，大幅精简 TANG)

1. 麻醉药

(1)阿片类药：一次用药后，24 小时绝大部分排出体外，48 小时后尿中几乎测不出。成年人干阿片口服致死量为 2~5g；吗啡肌内注射急性中毒量为 60mg，致死量约为 250~300mg；可待因中毒剂量 200mg，致死量 800mg；海洛因中毒量为 50~100mg，致死量为 750~1200mg；哌替啶致死剂量为 1.0g。

(2)可卡因：中毒剂量为 20mg，致死量为 1200mg。急性可卡因中毒引起多巴胺、肾上腺素、去甲肾上腺素和 5-HT 释放，其中肾上腺素和去甲肾上腺素能分别引起心率增快、心肌收缩力增加和血压升高。大剂量中毒时抑制呼吸中枢，静脉注射中毒可使心脏停搏。

(3)大麻：急性中毒时与酒精作用相似，产生神经、精神、呼吸和循环系统损害。长期应用产生精神依赖性，而非生理依赖性。

2. 精神药

(1)苯丙胺类(AA)：健康成年人口服 AA 致死量为 20~25mg/kg。甲基苯丙胺(MA)毒性是 AA 的 2 倍，静脉注射 10mg 数分钟可出现急性中毒，有时 2mg 即可中毒；吸毒者静脉注射 30~50mg、耐药者静脉注射 1000mg 以上才能发生中毒。

(2)氯胺酮：为 NMDA 受体特异性阻断药，快速大剂量给予时抑制呼吸。

四、诊断

1. 用药或吸食史　查体可发现应用毒品的痕迹，如经口鼻烫吸者可见鼻中隔溃疡或穿孔。

2. 急性中毒临床表现

表 5-70　毒品急性中毒临床表现(小结 TANG)

麻醉药	1)阿片类："三联征"——昏迷、呼吸抑制和瞳孔缩小。 吗啡中毒："三联征"典型，并伴发绀和血压降低； 海洛因中毒：尚可出现非心源性肺水肿； 哌替啶中毒：抽搐、惊厥或谵妄、心动过速及瞳孔扩大； 芬太尼中毒：胸壁肌强直； 美沙酮中毒：失明及下肢瘫痪。 此外，阿片类中毒昏迷者尚可出现横纹肌溶解、肌球蛋白尿肾衰竭及腔隙综合征。急性阿片类中毒者，大多数 12 小时内死于呼吸衰竭，存活 48 小时以上者预后较好
	2)可卡因：奇痒难忍、肢体震颤、肌肉抽搐、癫痫大发作、体温和血压升高、瞳孔扩大、心率增快、呼吸急促和反射亢进
	3)大麻：精神和行为异常，如高热性谵妄、惊恐、躁动不安、意识障碍或昏迷。有的出现短暂抑郁状态，悲观绝望，有自杀念头。球结膜充血、心率增快和血压升高
精神药	1)苯丙胺类：精神兴奋、动作多、焦虑、紧张、幻觉和神志混乱；大汗、瞳孔扩大、血压升高、心动过速或室性心律失常、呼吸急促、高热、震颤、肌肉抽搐、惊厥或昏迷，也可发生高血压伴颅内出血，常见死因为 DIC，循环或肝、肾衰竭
	2)氯胺酮：神经精神症状，如精神错乱、语言含糊不清、幻觉、高热及谵妄、肌颤和木僵

3. 实验室检查

表 5-71　毒品中毒相关检测(小结 TANG)

尿液检查	怀疑海洛因中毒时，可在 4 小时后留尿检查毒物； 高效液相色谱法可检测——尿液 AA 及代谢产物； 尿液检出氯胺酮及其代谢产物			
血液检测	毒品种类	治疗血药浓度	中毒的血药浓度	致死的血药浓度
	吗啡	0.01~0.07mg/L	0.1~1.0mg/L	>4.0mg/L
	美沙酮	0.48~0.85mg/L	2.0mg/L	74.0mg/L
	苯丙胺	/	0.5mg/L	>2.0mg/L
动脉血气分析——严重麻醉药类中毒者——低氧血症和呼吸性酸中毒				
血液生化检查——血糖、电解质和肝肾功能检查				

4. 鉴别诊断

阿片类镇痛药中毒患者出现谵妄——有无同时使用其他精神药物或合并脑疾病；瞳孔缩小——鉴别有无镇静催眠药、吩噻嗪、OPI、可乐定中毒或脑桥出血。阿片类物质戒断综合征患者无认知改变。

5. 诊断性治疗　如怀疑吗啡中毒，静脉给予纳洛酮后可迅速缓解。

五、治疗

1. 复苏支持治疗——首先进行。

(1)呼吸支持：

①保持呼吸道通畅，必要时行气管插管或气管切开。

②应用阿托品兴奋呼吸中枢，或应用中枢兴奋药安钠咖(苯甲酸钠咖啡因)、尼可刹米。禁用士的宁或印防己毒素，因其能协同吗啡引起或加重惊厥。

③机械通气：应用呼气末正压通气(PEEP)能有效纠正海洛因或美沙酮中毒的非心源性肺水肿。予高浓度吸氧、血管扩张药和袢利尿剂。禁用氨茶碱。

(2)循环支持：血压降低者，取头低脚高位，补液，必要时应用血管升压药。丙氧酚诱发的心律失常避免用ⅠA类抗心律失常药。可卡因中毒引起的室性心律失常——应用拉贝洛尔或苯妥英钠治疗。

(3)纠正低血糖、酸中毒等代谢紊乱。

2. 清除毒物

(1)催吐：神志清楚者禁用阿朴吗啡催吐，以防加重毒性。

(2)洗胃：1小时内先用0.02%~0.05%高锰酸钾溶液洗胃，后用50%硫酸镁导泻。

(3)活性炭吸附：丙氧酚——多次给予。

3. 解毒药

表5-72　毒品中毒的解毒药(TANG小结)

纳洛酮	用于阿片中毒者，可静脉、肌内、皮下注射或气管内给药
纳美芬	优于纳洛酮
烯丙吗啡(纳洛芬)	对吗啡有直接拮抗作用。用于吗啡及其衍生物或其他镇痛药急性中毒
左洛啡烷(烯丙左吗南)	为阿片拮抗药，能逆转阿片中毒引起的呼吸抑制； 对于非阿片类中枢抑制药(如乙醇等)中毒的呼吸抑制非但不能逆转，反而加重病情——适得其反(TANG)
纳曲酮	与纳洛酮结构相似，作用持续时间24小时。适用于阿片类药中毒的解毒和预防复吸

4. 对症治疗　高热：物理降温；惊厥：硫喷妥钠或地西泮；胸壁肌肉强直：肌肉松弛药；严重营养不良者：营养支持。

六、预防

1. 肝、肾或肺功能障碍患者应避免使用，危重症或年老体弱者应用时减量。

2. 用作治疗药时，勿与有呼吸抑制作用的药物合用。

3. 纳洛酮治疗有效的阿片类物质中毒患者应留院观察，以防止其作用消退后再次出现阿片类毒性。

第八章 中 暑

中暑是在暑热天气、湿度大和无风的环境下，因体温调节中枢功能障碍、汗腺功能衰竭和水电解质丧失过度而引发相关临床表现的疾病。分为热痉挛、热衰竭和热射病。热射病是一种致命性疾病，病死率较高。

一、病因与发病机制

炎热季节常为中暑的发病诱因。致病的主要原因——对高温环境的适应能力不足。在大气温度升高（>32℃）、湿度较大（>60%）和无风的环境中，长时间工作或强体力劳动，又无充分防暑降温措施时，缺乏对高热环境适应者极易发生中暑。

表 5-73　中暑的原因（TANG 小结）

环境温度过高	
人体产热增加	从事重体力劳动、发热、甲亢和应用某些药物（如苯丙胺）
散热障碍	湿度较大、过度肥胖或穿着紧身、不透风的衣裤等
汗腺功能障碍	系统性硬化病、广泛皮肤烧伤后瘢痕形成、先天性汗腺缺乏症； 阿托品或其他抗胆碱能神经药影响汗腺分泌

中暑损伤主要是由于体温过高（>42℃）对细胞直接损伤作用，引起酶变性、线粒体功能障碍、细胞膜稳定性丧失和有氧代谢途径中断，导致多器官功能障碍或衰竭。

表 5-74　中暑引起的多系统器官功能障碍（TANG 小结）

中枢神经系统	高热引起大脑和脊髓细胞的快速死亡，继发脑局灶性出血、水肿、颅内压增高和昏迷
心血管系统	心肌缺血、坏死，促发心律失常、心功能障碍或心力衰竭，继而引起心排血量下降和皮肤血流减少，进一步影响散热，形成恶性循环
呼吸系统	呼吸频率增快和通气量增加，热射病时可致肺血管内皮损伤发生 ARDS
水和电解质代谢	大量出汗常导致水和钠丢失，引起脱水和电解质紊乱
泌尿系统	严重脱水、心血管功能障碍和横纹肌溶解等，可致急性肾衰竭
消化系统	直接热损伤和胃肠道血液灌注减少可引起缺血性溃疡，易发生消化道大出血。热射病患者发病 2~3 天后几乎均有肝坏死和胆汁淤积
血液系统	重症患者，发病 2~3 天后可出现弥散性血管内凝血（DIC）。DIC 又可进一步加重要器官（心、肝、肾）功能障碍或衰竭

二、临床表现

分期为热痉挛（早期）、热衰竭（中介过程）和热射病（致命）。

表 5-75　中暑的三个阶段及主要表现（TANG 小结）

中暑的三个阶段及主要表现（TANG 小结）		体温	实验室检查
热痉挛	有严重的肌痉挛伴有收缩痛。肌痉挛以四肢肌、咀嚼肌及腹肌等经常活动的肌肉为多见。常发生在高温环境中强体力劳动后。由于出汗过多，口渴，大量饮水而盐分补充不足以致血中氯化钠浓度显著下降，而引起四肢阵发性的强直性痉挛，最多见于下肢双侧腓肠肌，常伴有肌肉疼痛、腹绞痛及呃逆	大多正常	血钠和氯化物降低，尿肌酸增高

续表

中暑的三个阶段及主要表现(TANG 小结)		体温	实验室检查
热衰竭	头痛、头晕、恶心，继而有口渴、胸闷、脸色苍白、冷汗淋漓、脉搏细弱或缓慢、血压偏低。可有晕厥，并有手、足抽搐。重者出现周围循环衰竭	轻度升高	血细胞比容增高、高钠血症、轻度氮质血症和肝功能异常
热射病	致命性急症，典型表现为高热(>41℃)和意识障碍。 早期受影响的器官依次为脑、肝、肾和心脏	高热(>41℃)	

从另一个角度，热射病在临床上可分为以下两型：

表 5-76　热射病分型、主要表现及预后(TANG 小结)

热射病分型	机制	易感人群	主要表现及预后
劳力性热射病	高温环境下内源性——产热过多	平素健康的年轻人，在高温、湿度大和无风天气进行重体力劳动或剧烈体育运动数小时后发病	约 50%患者大量出汗，心率可达 160~180 次/分，脉压增大。可发生横纹肌溶解、急性肾衰竭、肝衰竭或 MODS，病死率较高
非劳力性(或典型性)热射病	高温环境下体温调节功能障碍——散热减少	居住拥挤和通风不良的城市体衰居民	病初，行为异常或癫痫发作，继而出现谵妄、昏迷和瞳孔缩小，严重者可出现低血压、休克、心律失常及心力衰竭、肺水肿和脑水肿

三、治疗原则

表 5-77　中暑的治疗(TANG 小结)

热痉挛与热衰竭	迅速转移到阴凉通风处休息或静卧。口服凉盐水、清凉含盐饮料。静脉补给生理盐水、葡萄糖液和氯化钾。一般患者经治疗后 30 分钟到数小时内即可恢复
热射病	紧急抢救，降温速度决定预后。应在 1 小时内使直肠温度降至 38.5℃以内 (1)体外降温：转移到通风良好的低温环境，脱去衣服，按摩四肢皮肤，使皮肤血管扩张和加速血液循环，促进散热。 无循环虚脱者——用冷水擦浴或将躯体浸入 27~30℃水中降温。 循环虚脱者——蒸发散热降温，如用 15℃冷水反复擦拭皮肤或同时应用电风扇或空气调节器。或在头部、腋窝、腹股沟处放置冰袋，并用电扇吹风，加速散热。农村无上述条件时可用井水或泉水擦洗降温； (2)体内降温：体外降温无效者，用冰盐水进行胃或直肠灌洗，也可用无菌生理盐水进行血液透析或腹膜透析，或将自体血液体外冷却后回输体内降温； (3)药物降温：常用氯丙嗪。用法：将氯丙嗪 25~50mg 稀释在 500ml 葡萄糖盐水或生理盐水中静滴 1~2 小时；病情紧急时可用氯丙嗪及异丙嗪各 25mg 稀释于 5%葡萄糖液 100~200ml 中，在 10~20 分钟内静滴完毕。如 1 小时内体温仍未下降可重复一次。肛温降至约 38℃时应暂停，如体温回升可重复运用； (4)对症治疗：保持呼吸道通畅，吸氧；烦躁不安或抽搐者，可用地西泮或苯巴比妥钠肌注；肾上腺皮质激素对高温引起机体的应激和组织反应以及防治脑水肿、肺水肿均有一定效果；应用 B 族维生素和维生素 C，以及脑细胞代谢活化剂；防治心、肾、呼吸功能不全、感染

第六篇

实践综合

听听老师怎么讲

考情分析

历年考情概况及本篇学习方法

实践综合近年来很少出题，其实这部分的内容我们已经在实践技能考试中学习过了，笔试又把这部分内容单独列出来，以体现医师考试对于实践内容的重视。但这部分很难单独出题，一般结合病例出题。建议考生：

1. 结合各症状的相关疾病复习，不要单独复习，影响复习效率，并且枯燥难以理解掌握。例如：水肿就结合肝硬化腹水和心力衰竭等疾病的临床表现一起复习，不用单独看水肿这一章。

2. 对本章内容尤其是表格内容，建议考前通读，对掌握各系统疾病有益处，但不用死记硬背，只需掌握到各个症状、体征能结合各自疾病来理解。

3. 有条件的学生要跟随老师一起复习，结合网络课堂，老师把内容串讲起来，这样比自己复习的效率要高得多。

Learning plan

学习时间规划表

第01天 第 章 听老师的课 □ 复习讲义 □ 做习题 □	第02天 第 章 听老师的课 □ 复习讲义 □ 做习题 □	第03天 第 章 听老师的课 □ 复习讲义 □ 做习题 □	第04天 第 章 听老师的课 □ 复习讲义 □ 做习题 □	第05天 第 章 听老师的课 □ 复习讲义 □ 做习题 □	第06天 第 章 听老师的课 □ 复习讲义 □ 做习题 □
第07天 第 章 听老师的课 □ 复习讲义 □ 做习题 □	第08天 第 章 听老师的课 □ 复习讲义 □ 做习题 □	第09天 第 章 听老师的课 □ 复习讲义 □ 做习题 □	第10天 第 章 听老师的课 □ 复习讲义 □ 做习题 □	第11天 第 章 听老师的课 □ 复习讲义 □ 做习题 □	第12天 第 章 听老师的课 □ 复习讲义 □ 做习题 □
第13天 第 章 听老师的课 □ 复习讲义 □ 做习题 □	第14天 第 章 听老师的课 □ 复习讲义 □ 做习题 □	第15天 第 章 听老师的课 □ 复习讲义 □ 做习题 □	第16天 第 章 听老师的课 □ 复习讲义 □ 做习题 □	第17天 第 章 听老师的课 □ 复习讲义 □ 做习题 □	第18天 第 章 听老师的课 □ 复习讲义 □ 做习题 □
第19天 第 章 听老师的课 □ 复习讲义 □ 做习题 □	第20天 第 章 听老师的课 □ 复习讲义 □ 做习题 □	第21天 第 章 听老师的课 □ 复习讲义 □ 做习题 □	第22天 第 章 听老师的课 □ 复习讲义 □ 做习题 □	第23天 第 章 听老师的课 □ 复习讲义 □ 做习题 □	第24天 第 章 听老师的课 □ 复习讲义 □ 做习题 □
第25天 第 章 听老师的课 □ 复习讲义 □ 做习题 □	第26天 第 章 听老师的课 □ 复习讲义 □ 做习题 □	第27天 第 章 听老师的课 □ 复习讲义 □ 做习题 □	第28天 第 章 听老师的课 □ 复习讲义 □ 做习题 □	第29天 第 章 听老师的课 □ 复习讲义 □ 做习题 □	第30天 第 章 听老师的课 □ 复习讲义 □ 做习题 □
第31天 第 章 听老师的课 □ 复习讲义 □ 做习题 □					

注意：每天的学习建议按照“听课→做题→复习讲义”三部曲来进行；另：计划一旦制订，请各位同学严格执行。

第一章　发　热

一、常见病因

感染性发热：细菌、病毒、真菌等。

非感染性发热：结缔组织病、恶性肿瘤、无菌性组织坏死、内分泌疾病、脑出血、中暑、感染治愈后发热。

[经典例题 1]

感染性发热包括

A. 心肌梗死后低热

B. 白血病

C. 流行性出血热

D. 甲状腺功能亢进

E. 感染后治愈低热

[参考答案] 1. C

二、发病机制

1. 致热原性发热

外源性致热原：

①各种微生物病原体及产物

②炎性渗出物及无菌性坏死组织

③抗原抗体复合物

④某些类固醇物质

⑤多糖体成分及多核苷酸等

图 6-1　外源性致热原

白细胞致热原

内源性致热原：

①白介素-1（IL-1）

②肿瘤坏死因子（TNF）

③干扰素等

可通过血-脑脊液屏障直接作用体温调节中枢

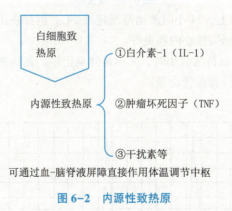

图 6-2　内源性致热原

[经典例题 2]

下列属于内源性致热原的是

A. 细菌

B. 坏死组织

C. 肿瘤坏死因子

D. 抗原抗体复合物

E. 白细胞

[参考答案] 2. C

2. 非致热原性发热

(1)体温调节中枢直接受损。

(2)引起产热过多的疾病。

(3)引起散热减少的疾病。

三、发热的分度

表 6-1　发热的分度

低热	37.3~38℃
中等度热	38.1~39℃
高热	39.1~41℃
超高热	41℃以上

四、热型与临床意义

1. 稽留热　体温恒定维持在39~40℃以上的高水平，达数天或数周，24小时内波动范围不超过1℃。见于大叶性肺炎、斑疹伤寒等。

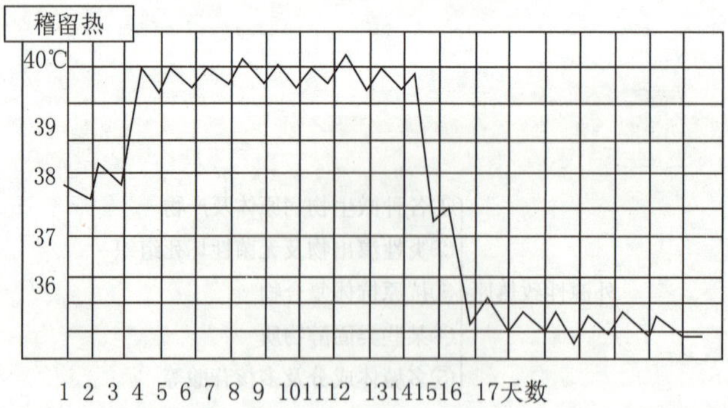

图 6-3　稽留热

2. 弛张热　体温常在39℃以上，24小时波动范围超过2℃，但都在正常水平以上，见于败血症、风湿热、重症肺结核、化脓性炎症和感染性心内膜炎等。

3. 间歇热　体温骤升达高峰后持续数小时，又迅速降至正常。无热期持续1天至数天，高热期与无热期反复交替出现，见于疟疾、急性肾盂肾炎等。

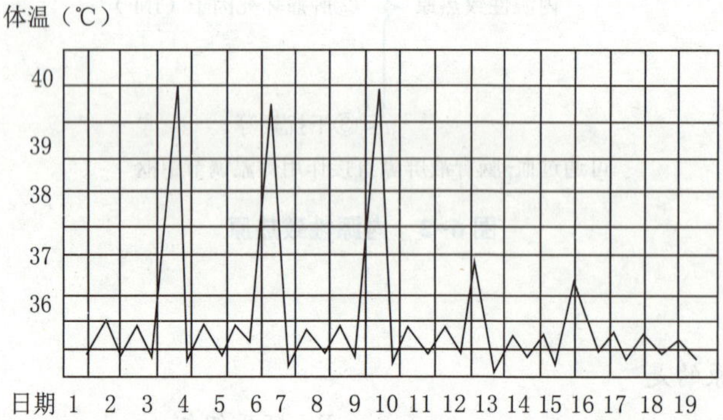

图 6-4　间歇热

4. 波状热　体温逐渐上升达39℃或以上，数天后逐渐下降至正常水平，持续数天后又逐渐升高，如此反复多次。见于布氏杆菌病、结缔组织病、肿瘤等。

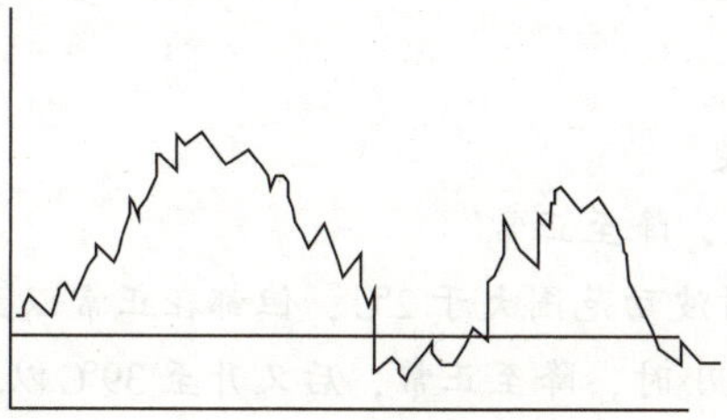

图 6-5 波状热

5. 回归热 体温急骤上升至39℃或以上，持续数天后又骤降至正常水平。高热期与无热期各持续数天后规律性交替一次。见于回归热、霍奇金淋巴瘤、周期热等。

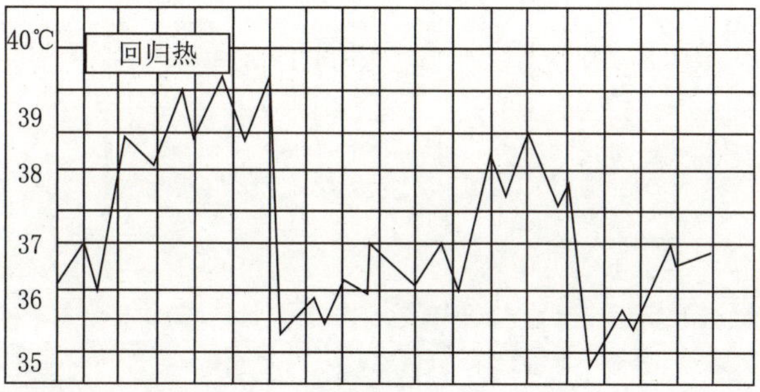

图 6-6 回归热

6. 不规则热 发热无明显规律。见于结核病、风湿热、渗出性胸膜炎等。

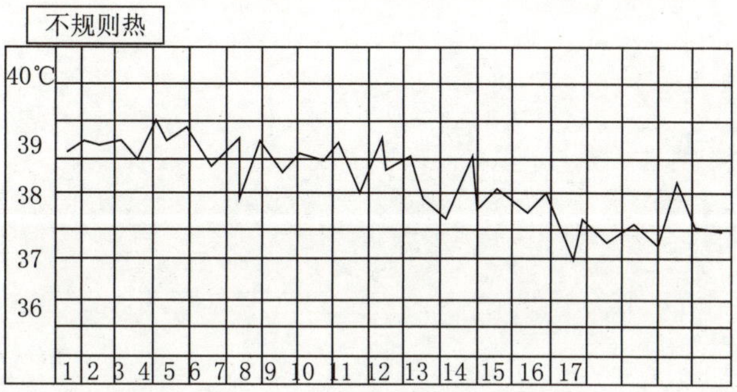

图 6-7 不规则热

五、诊断思路

- 发热
  - 病程
    - 急性高热——感染性疾病、长期发热的早期
    - 长期发热——感染性疾病、肿瘤、结缔组织病
    - 慢性低热——器质性低热、功能性低热
  - 热型
    - 稽留热——大叶性肺炎、斑疹伤寒
    - 弛张热——败血症、风湿热、重症肺结核、化脓性炎症
    - 间歇热——疟疾、急性肾盂肾炎
    - 波状热——布氏杆菌病
    - 回归热——回归热、霍奇金病
    - 不规则热——结核病、风湿热、支气管肺炎、渗出性胸膜炎

图 6-8 发热的分类及诊断

[经典例题 3]

下列关于弛张热的叙述正确的是

A. 体温升高至39℃，持续数天，降至正常

B. 体温常至39℃以上，24小时波动范围大于2℃，但都在正常以上

C. 体温升至39℃以上，持续数小时，降至正常，后又升至39℃以上

D. 体温常至39℃以上，24小时波动范围小于1℃

E. 体温常至39℃以上，24小时波动范围小于2℃，均在正常以上

[参考答案] 3. B

第二章　胸　痛

一、常见病因

表 6-2　胸痛常见疾病

胸壁疾病	带状疱疹、肋间神经炎、肋骨骨折
心血管疾病	心绞痛、心肌梗死、心肌病等
呼吸系统疾病	胸膜炎、气胸、血胸、支气管肺癌等
其他	如纵隔疾病等

二、引起胸痛的常见疾病及临床特点

1. 胸膜炎　胸膜炎累及壁层时可出现胸痛，跟呼吸有关，深呼吸或咳嗽时加重，随着胸腔积液量增多，胸痛减轻或消失。肿瘤性胸膜炎的特点是胸痛进行性加重。

2. 肺炎　发热+咳嗽、咳痰（病原体不同特点不同），伴有或不伴有胸痛。

特点：铁锈色痰；砖红色胶冻样痰；干咳；恶臭味。

3. 肺癌　中心性肺癌常出现刺激性咳嗽，可有脓性痰、血痰或间断咯血，肿瘤较大时可出现胸闷、气促、发热和胸痛等。

4. 肺栓塞　呼吸困难、胸痛及咯血三联征，可表现为胸膜炎性胸痛或心绞痛样疼痛。

5. 心绞痛　心肌暂时性缺血、缺氧引起，胸骨中上段之后，为压榨样疼痛，休息或含服硝酸甘油可缓解。

注意区别：心脏神经官能症又称功能性心脏不适，常见心悸、心前区疼痛、胸闷、气短、失眠多梦等。多见于女性，尤其是更年期妇女。

6. 急性心肌梗死　持久的缺血性胸痛，疼痛持续数小时，甚至数天，休息或舌下含化硝酸甘油不缓解。

7. 急性心包炎　心前区尖锐性疼痛，可因咳嗽、深呼吸、吞咽或变换体位（弯腰）而加重。

8. 食管疾病　如食管癌，进行性吞咽困难，引起的“烧灼样”疼痛往往与进食有关。

9. 主动脉夹层　为突然出现的剧烈的撕裂样胸痛，可以放射到背部、延伸到腹部甚至下肢。

10. 胸壁软组织、骨骼和神经病变　疼痛较局限，定位准确，按压疼痛部位往往可使疼痛加重。

（1）带状疱疹：“烧灼样”，沿肋间神经走行区域分布，不超过前正中线。

（2）肋间神经炎：刀割样疼痛，病变区域可有痛觉过敏或麻木。

敲黑板

胸壁疼痛和胸膜性胸痛的区别：深呼吸对于胸壁疼痛基本没有影响。

三、辅助检查

1. 疑诊肺脏病　胸部 X 线片或胸部 CT 检查。

2. 疑诊冠心病心绞痛　可选择进行运动试验或冠脉造影，疑诊心肌梗死时应行 ECG、心肌坏死标志物等检查。

3. 肺栓塞　可行 ECG、CT 肺动脉造影等。

4. 胸水　胸腔穿刺检查明确积液的性质（结核、脓胸、肿瘤等），必要时行胸腔镜检查。

5. 疑诊食管疾病时可行内镜检查。

四、诊断思路

胸痛
- 是急性还是慢性
  - 急性胸痛——气胸、肺梗死、心绞痛、心肌梗死
  - 慢性胸痛——胸部肿瘤、肺结核
- 是否胸外疾病引起——腹部疾病的反射痛
- 是胸壁疾病还是胸腔内疾病
  - 胸壁疾病——皮肤、皮下组织、肌肉、神经和骨骼关节病变
  - 胸腔内疾病——心血管、支气管、肺、胸膜、纵隔、食管疾病

图 6-9 胸痛诊断思路

[经典例题 1]

胸痛部位位于腋前线、腋中线附近，深呼吸时加剧，可能为

A. 心绞痛　　B. 胸膜炎

C. 食管炎　　D. 肺炎

E. 心包炎

[经典例题 2]

胸痛位于胸骨后，呈烧灼样，进餐后加重，可能为

A. 十二指肠溃疡　　B. 肺炎

C. 反流性食管炎　　D. 心绞痛

E. 胃炎

[参考答案] 1. B；2. C

第三章 咳嗽、咳痰、咯血

一、咳嗽

是一种反射性的防御动作，有助于清除呼吸道内的分泌物或异物。

1. 咳嗽的性质

干性咳嗽；湿性咳嗽。

2. 咳嗽的时间与规律

表 6-3 咳嗽的时间与规律

突发性咳嗽	吸入异物、肿瘤压迫气管或支气管分叉处
发作性咳嗽	百日咳、以咳嗽为主要症状的支气管哮喘
长期慢性咳嗽	慢性支气管炎、支气管扩张、肺脓肿及肺结核等
夜间咳嗽	左心衰竭等

3. 咳嗽的音色

(1)声音嘶哑：声带的炎症或肿瘤压迫喉返神经。

(2)鸡鸣样咳嗽：多见于百日咳等。

(3)金属音咳嗽：常见因纵隔肿瘤、主动脉瘤或支气管癌直接压迫气管所致。

[经典例题 1]

下列可引起金属音调咳嗽的是

A. 喉炎

B. 声带炎

C. 支气管癌

D. 喉癌

E. 百日咳

[参考答案] 1. C

敲黑板

咳嗽变异性哮喘的特点：

1. 以咳嗽为主要特点，表现为发作性的呼气性呼吸困难。
2. 清晨或夜间发病多见。
3. 支气管扩张剂和糖皮质激素有效。
4. 抗生素无效。

二、咳痰

1. 痰液的性状

(1)铁锈色痰：肺炎链球菌肺炎(大叶性肺炎)。

(2)砖红色胶冻样痰：肺炎克雷伯杆菌肺炎(叶间隙下坠、蜂窝状脓肿)。

(3)臭痰：厌氧菌感染，如吸入性肺脓肿。

(4)慢性咳嗽、咳痰：慢性支气管炎，缓解期：白色、黏液样；急性感染后：黄绿色或脓性。

(5)持续咳大量脓性痰：支气管扩张。

(6)痰液留置后可出现分层：支气管扩张、肺脓肿。

(7)大量白色泡沫样痰：细支气管肺泡癌具有特征性的临床表现。

(8)大量粉红色泡沫样痰：急性左心衰竭。

2. 伴随症状

(1)伴发热提示急性支气管或肺部感染。

(2)伴咯血见于支气管扩张、肺结核、肺脓肿、支气管肺癌、二尖瓣狭窄等。

(3)伴杵状指(趾)(长期慢性缺氧所致)见于支气管扩张、慢性肺脓肿、支气管肺癌和脓胸等。

3. 辅助检查

(1)胸部X线片检查。

(2)病原学检查。

[经典例题2]

慢性咳嗽伴大量脓痰，常见于

A. 百日咳

B. 胸膜炎

C. 肺炎

D. 肺脓肿

E. 肺结核

[参考答案] 2. D

三、咯血

1. 量

(1)小量咯血<100ml/24h。

(2)中等量咯血 100~500ml/24h。

(3)大咯血>500ml/24h(或一次咯血超过300ml)。

2. 呕血和咯血的鉴别

(1)咯血：咳嗽、鲜红色或暗红色，可混有痰液或泡沫，常常有喉部发痒的感觉。

(2)呕血：恶心感，外观常常为咖啡色，可混有食物。

3. 病因

(1)呼吸系统疾病：支气管扩张、肺炎、急慢性肺脓肿、肺结核、肺栓塞、肺癌等。

(2)心血管系统疾病：左心衰竭、二尖瓣狭窄、肺动脉高压、先天性心脏病等。

(3)凝血和出血功能障碍性疾病。

(4)传染病和寄生虫病。

4. 临床表现

(1)大咯血：常见支气管扩张、肺部空洞出血、二尖瓣狭窄等。

(2)咯血颜色和性状：痰中带血常见支气管炎、肺良性肿瘤、肺癌、支气管扩张等；粉红色泡沫样痰多见左心衰竭。

5. 辅助检查

(1)检查血小板计数和凝血功能。

(2)支气管扩张——高分辨CT(HRCT)是有效的诊断手段。肺栓塞——CT肺动脉造影。

(3)小量到中等量咯血——支气管镜检查是确定咯血部位和病因的主要手段。

［经典例题 3］

咯血常见于下列疾病中的

A. 流行性出血热

B. 肺出血型钩端螺旋体病

C. 支气管子宫内膜异位症

D. 白血病

E. 肺结核

［参考答案］3. E

第四章 呼吸困难

一、肺源性呼吸困难

1. 吸气性呼吸困难 出现三凹征，常见喉部、气管、大支气管的狭窄与阻塞。

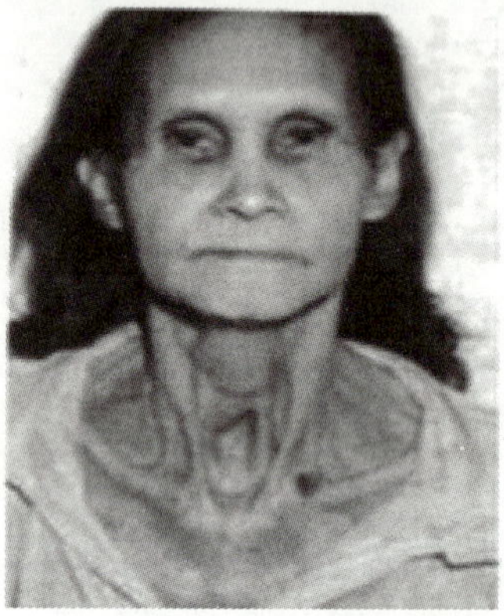

图 6-10 三凹征

2. 呼气性呼吸困难 常见于慢性支气管炎(喘息型)、支气管哮喘、阻塞性肺气肿等。

3. 混合性呼吸困难 常见于重症肺炎、大面积肺栓塞、弥漫性肺间质疾病、大量胸腔积液、气胸等。

[经典例题 1]

下列最常表现为吸气性呼吸困难的疾病是

A. 胸腔积液

B. 气管异物

C. 自发性气胸

D. 支气管哮喘

E. 慢性阻塞性肺疾病

[参考答案] 1. B

二、心源性呼吸困难

最常见的原因为慢性充血性心力衰竭，常见病因包括冠心病、高血压性心脏病、心瓣膜病(尤其是二尖瓣狭窄)等。

1. 左心衰竭

夜间阵发性呼吸困难是慢性充血性心力衰竭的特征性表现。患者常于睡眠中憋醒、出汗，必须坐起或站立方可使呼吸困难缓解。由于支气管黏膜充血水肿引起广泛的气道狭窄，在肺部可闻及大量的哮鸣音，酷似支气管哮喘的发作，又称为“心源性哮喘”。

2. 右心衰竭

引起呼吸困难的主要机制为体循环淤血，呼吸困难的程度往往较左心衰竭轻。

3. 先天性发绀型心脏病

主要病理改变为心脏内右向左分流，如 Fallot 四联症(室间隔缺损+肺动脉狭窄+主动脉骑跨+右心室肥厚)。Fallot 四联症患者常常采取蹲踞位以缓解呼吸困难。

三、中毒性呼吸困难

1. CO 中毒 红细胞携氧能力下降，引起呼吸困难。可出现意识障碍，口唇呈樱桃红为其重要特征。

2. 亚硝酸盐中毒，又称肠源性发绀 血中高铁血红蛋白含量增加，使得红细胞的携氧能力下降。

3. 有机磷中毒　可引起肺水肿，发生呼吸困难。

四、血液病性呼吸困难

重度贫血，典型表现为劳力性呼吸困难。贫血的发生速度、严重程度和呼吸困难的症状相关，贫血发生越快，程度越重症状就越明显。

五、异常呼吸形式

1. 代谢性酸中毒　出现深大呼吸，称为 Kussmaul 呼吸，常见于糖尿病酮症酸中毒、尿毒症酸中毒等。

2. 中枢抑制引起呼吸困难　Cheyne-Stokes 呼吸和 Biot 呼吸。多见于重症颅脑疾病，如脑血管意外、脑炎、脑膜炎；吗啡、巴比妥、有机磷农药中毒等。

敲黑板

呼吸困难
- 急性
  - 胸片正常——支气管哮喘、高通气综合征、肺栓塞
  - 胸片异常——肺炎、ARDS、气胸、血胸、胸腔积液、心衰、急性中毒
  - 胸片可疑——肺栓塞→螺旋 CT、肺动脉造影、放射性核素肺通气/血流灌注扫描
- 慢性
  - 胸片正常——支气管哮喘、高通气综合征、心衰
  - 胸片异常——COPD、慢性气肿性呼吸衰竭、胸腔积液、心衰
  - 胸片可疑——弥漫性肺病、纵隔疾病→胸部 CT

图 6-11　呼吸困难的胸片检查

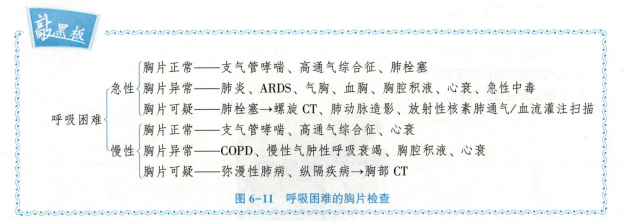

第五章 水 肿

一、发生机制

（一）毛细血管血流动力学改变

1. 毛细血管内静水压增加。
2. 血浆胶体渗透压降低。
3. 组织液胶体渗透压增高。
4. 组织间隙机械压力降低。
5. 毛细血管通透性增强。

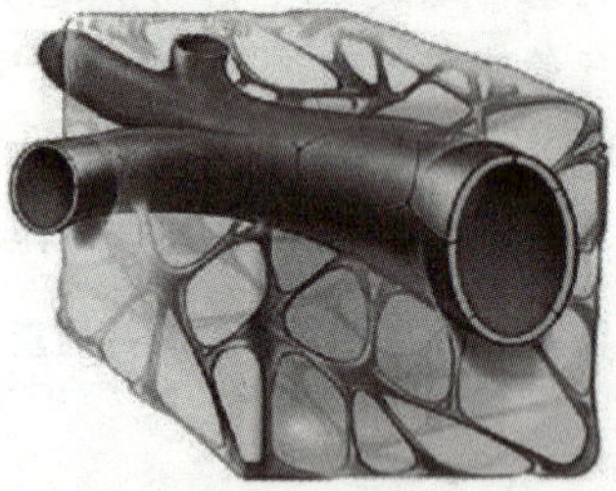

图 6-12 毛细血管

（二）钠水潴留

1. 肾小球滤过功能降低。
2. 肾小管对钠水的重吸收增加

（1）肾小球滤过分数增加。

（2）醛固酮分泌增加。

（3）抗利尿激素分泌增加。

（三）静脉、淋巴回流障碍多产生局限性水肿。

二、常见病因

1. 全身性水肿

（1）心源性水肿：右心衰竭、缩窄性心包炎等。

（2）肾源性水肿：肾小球肾炎、肾病综合征等。

（3）肝源性水肿：病毒性肝炎、肝癌及肝硬化等。

（4）营养不良性水肿：常见于低蛋白血症、维生素 B_1 缺乏症等。

（5）结缔组织病性水肿：常见于系统性红斑狼疮等。

（6）变态反应性水肿：如血清病等。

（7）内分泌性水肿：常见于希恩综合征、Graves 病、甲状腺功能减退症及 Cushing 综合征等。

（8）特发性水肿：周期性水肿，可能与月经周期变化有关。

（9）其他：贫血性水肿、妊娠中毒性水肿。

（10）药物性水肿：肾上腺皮质激素等。

2. 局限性水肿

（1）静脉阻塞性水肿。

（2）淋巴梗阻性水肿。

(3)炎症性水肿。

(4)变态反应性水肿。

表 6-4 各种常见水肿疾病的临床特点

	心源性	肝源性	肾源性	营养不良性	内分泌性
开始水肿部位	从足部开始，下垂部位明显	足部开始，腹水更突出	眼睑或足部开始	足部开始	胫前或眼眶周围
可凹性	是	是	是	是	是或否
是否伴有胸腹水	常见	常见	可见	常见	少见
发展速度	缓慢	缓慢	迅速	缓慢	缓慢
伴随症状、体征	心脏增大、肝大、颈静脉怒张	肝脾大、黄疸、肝掌、蜘蛛痣、腹壁静脉曲张	高血压、尿量减少	消瘦、体重下降、皮脂减少	怕冷、反应迟钝或心悸、多汗、便秘或腹泻
辅助检查	超声心动图	肝酶升高、凝血功能下降、白蛋白下降	血尿、蛋白尿、血肌酐升高	血白蛋白下降、贫血	甲状腺功能或其他分泌功能异常

水肿
- 局限性水肿
  - 局部静脉回流受阻——血栓性静脉炎
  - 局部淋巴回流受阻——丝虫病所致象皮腿
  - 毛细血管通透性增加——局部炎症、创伤、过敏
- 全身性水肿
  - 心源性水肿——左右衰竭
  - 肾源性水肿——各型肾炎、肾病综合征
  - 肝源性水肿——失代偿性肝病、门脉高压症、低蛋白血症
  - 营养不良性水肿——慢性消耗性疾病、蛋白丢失性胃肠病、中毒营养不良
  - 其他——黏液性水肿、经前期紧张综合征、药物性水肿、特发性水肿

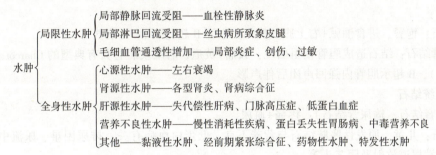

图 6-13 水肿的病因

[经典例题 1]

女性，50 岁。双下肢水肿 10 余年，晨轻暮重，无眼睑水肿和泡沫尿。查体：BP 130/70mmHg，双肺呼吸音清，心界不大，心率 87 次/分，律齐，腹软，肝脾肋下未触及，移动性浊音阴性，双下肢见凹陷性水肿，浅静脉呈蚯蚓状改变。该患者下肢水肿的最可能原因是

A. 下肢静脉压增高

B. 血浆胶体渗透压降低

C. 心肌收缩力降低

D. 血浆晶体渗透压降低

E. 淋巴液回流受阻

[经典例题 2]

产生水肿的因素不包括

A. 毛细血管滤过压升高

B. 毛细血管通透性增高

C. 血浆胶体渗透压升高

D. 水钠潴留

E. 淋巴液或静脉回流受阻

[参考答案] 1. A；2. C

第六章 腹 痛

一、病因及常见疾病临床特点

(一)急性腹痛

1. 腹腔器官急性炎症

(1)急性胃肠炎：不洁、生冷食物史+腹痛、腹泻。

(2)急性胰腺炎：暴饮暴食+上腹痛，向腰背部带状放射。

(3)急性阑尾炎：右下腹麦氏点(McBurney)压痛(+)。

(4)胆囊炎：暴饮暴食，Murphy(+)。

2. 腹部空腔器官阻塞或扩张

(1)肠梗阻：腹痛+腹胀+呕吐+停止排气。

(2)胆石病：

①胆囊结石：饱餐、进食油腻+右上腹绞痛+无黄疸+B超(强回声，有声影)。

②肝外胆管结石：结石造成胆管梗阻出现：腹痛+黄疸，若继发胆管炎有典型的Charcot三联征(腹痛+黄疸+寒战高热)，B超示胆管内强回声团后伴声影。

(3)泌尿系统结石

①上尿路(肾结石、输尿管结石)：疼痛+血尿。

②膀胱结石：儿童，原发性膀胱结石与营养不良，低蛋白血症有关，排尿困难、尿流中断+改变姿势后继续排尿+远端尿道放射及阴茎头等。

3. 腹膜炎症

(1)继发性腹膜炎：胃肠穿孔或腹腔器官损伤破裂引起的腹膜炎，腹腔内无原发病灶。

(2)自发性腹膜炎：其他部位的细菌上行、血性透壁或直接扩散引起的腹膜炎。均为持续性腹痛，有腹膜刺激征。

4. 腹腔器官扭转 如肠扭转、卵巢扭转等，多具有突发持续性伴阵发性绞痛的特点。

5. 腹壁疾病 如腹壁皮肤带状疱疹、腹壁挫伤。

6. 腹腔内血管病变 如腹主动脉夹层等。

7. 全身性疾病 心绞痛、急性心肌梗死、肺梗死、胸膜炎、胸椎结核等。

(二)慢性腹痛

1. 消化性溃疡最常见，周期性、节律性腹痛。

2. 腹腔器官的慢性炎症，如反流性食管炎、慢性胃炎、结核性腹膜炎等。

3. 腹腔肿瘤的压迫及浸润，以恶性肿瘤居多，多无规律，呈隐痛或胀痛，逐渐加重，如胃癌、结肠癌、肝癌等。

二、发病机制

1. 内脏性腹痛 部位不明确，感觉模糊，多为不适、钝痛、灼痛；常伴恶心、呕吐、出汗等其他自主神经兴奋症状。

2. 躯体性腹痛 定位准确，腹痛程度剧烈而持续；可因咳嗽、体位变化而加重。

3. 牵涉痛 定位准确、有压痛及感觉过敏等；如胆囊炎常引起右肩部不适等。

[经典例题1]

内脏性腹痛的特点是

A. 定位准确　　B. 常伴自主神经兴奋症状

C. 疼痛较强　　D. 有反跳痛，肌紧张

E. 腹痛随体位改变而加重

[参考答案] 1. B

三、腹痛主要的伴随症状

1. 腹痛伴发热、寒战——提示有炎症存在，见于急性胆道感染等。
2. 腹痛伴休克、贫血——腹腔实质器官破裂。
3. 腹痛伴黄疸——肝、胆、胰疾病有关。
4. 腹痛伴大量呕吐——胃肠道梗阻。
5. 腹痛伴血尿——可能为泌尿系统疾病。

四、腹痛的部位

1. 中上腹——胃、十二指肠。
2. 右上腹——肝胆疾病。
3. 右下腹——阑尾炎(McBurney)。
4. 脐部或脐周——小肠疾病。
5. 下腹部——膀胱炎、盆腔炎及异位妊娠破裂。
6. 弥漫性或部位不定——急性弥漫性腹膜炎。

五、腹痛的性质

1. 绞痛——空腔脏器痉挛或梗阻。
2. 持续性——内脏的炎症。
3. 节律性——消化性溃疡。
4. 钻顶样——胆道蛔虫病。
5. 突发刀割样——胃、十二指肠穿孔。

六、诊断流程

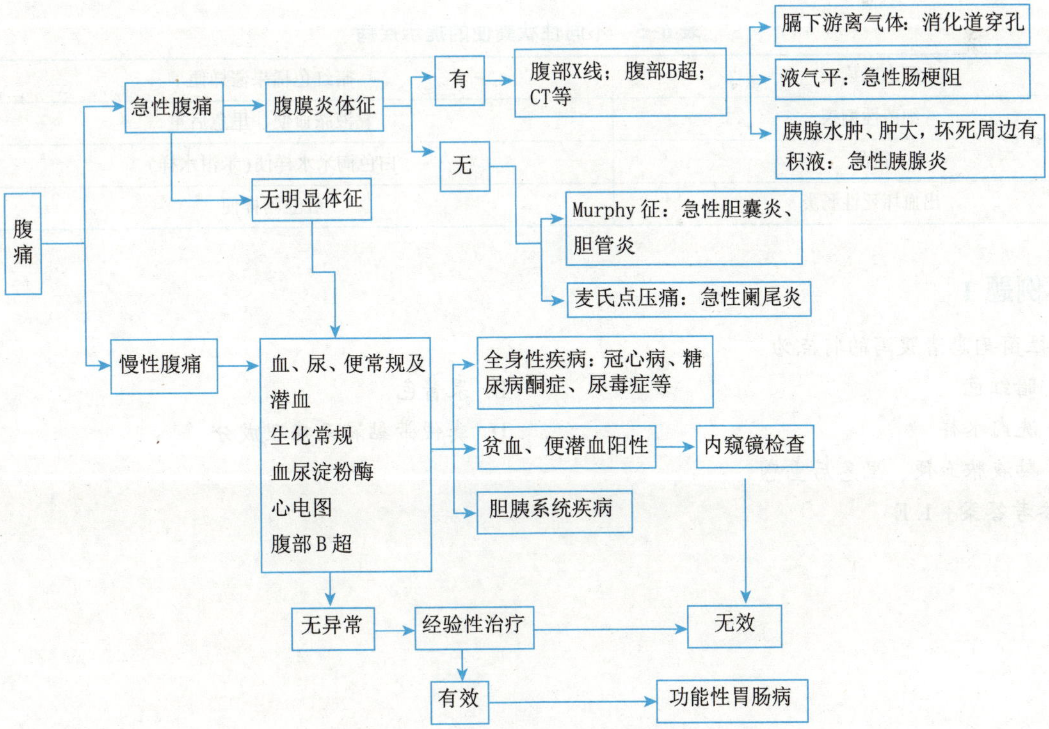

图 6-14　腹痛的诊断流程

第七章　腹　泻

一、概述

腹泻：排便次数增多（>3 次/日）或粪便量增加（>200g/d），粪质稀薄（含水量>85%）。

慢性腹泻：腹泻超过 3 周。

二、发生机制及分类

1. 分泌性腹泻

胃肠道水和电解质分泌过多或吸收受抑制。特点是粪便为水样，无脓血，禁食 48 小时后腹泻仍持续存在。

霍乱——大量水样腹泻即属于典型的分泌性腹泻。

2. 渗透性腹泻

肠腔内含有大量不能被吸收的物质，使肠腔内渗透压升高，大量液体被动进入肠腔而引起腹泻。禁食 48 小时后腹泻停止或显著减轻。

服用盐类泻剂、甘露醇、消化不良——发生高渗性腹泻。

3. 渗出性腹泻

肠道炎症、溃疡等引起。特点是粪便含有渗出液和血，见于各种肠道感染或非感染性炎症及肿瘤溃烂等。

4. 动力性腹泻　由肠蠕动亢进致肠内食糜停留时间缩短等。

5. 吸收不良性腹泻。

三、临床特点

表 6-5　不同性状粪便的提示疾病

阿米巴痢疾	暗红色稀果酱样便
细菌性痢疾	黏液脓血便、里急后重
霍乱	白色淘米水样便（米泔水样）
出血坏死性肠炎	红豆汤样便

[经典例题 1]

急性菌痢患者腹泻的特点为

A. 暗红色

B. 果酱色

C. 洗肉水样

D. 粪便带黏液无病理成分

E. 黏液脓血便、里急后重感

[参考答案] 1. E

第八章　恶心、呕吐

一、常见病因

1. 中枢性呕吐

表 6-6　中枢性呕吐相关的疾病

颅内压增高	脑水肿、颅内占位病变等 常表现有喷射性呕吐
化学感受器受刺激	阿片、吗啡、洋地黄等中毒以及酮症酸中毒、代谢性酸中毒等代谢产物的刺激
脑血管功能障碍	偏头痛等
神经性呕吐	神经性厌食症

2. 反射性呕吐

(1)腹部器官疾病：幽门梗阻、肠梗阻、急性胰腺炎等。

(2)胸部器官疾病。

(3)头部器官疾病：如青光眼，由于眼压突然升高，经三叉神经的反射作用引起恶心、呕吐。

3. 前庭障碍性呕吐　如迷路炎、梅尼埃病及晕动病。

[经典例题 1]

呕血最常见的原因为

A. 食管、胃底静脉曲张破裂

B. 急性胃黏膜病变

C. 消化性溃疡

D. 胃黏膜脱垂

E. 胃癌

[经典例题 2]

男性，48 岁。3 小时前呕血 1 次，自觉头晕、乏力、出汗。查体：心率 110 次/分，四肢湿冷，肝掌，腹壁静脉曲张，超声示腹水。该患者最可能的出血原因是

A. 急性胃黏膜病变

B. 食管癌

C. 食管胃底静脉曲张

D. 消化性溃疡

E. 食管贲门黏膜撕裂

[参考答案] 1. C；2. C

二、临床特点

1. 喷射性呕吐——颅内高压所致。

2. 进食后立刻发生呕吐，吐后又可进食——神经症所致。

3. 呕吐酸腐宿食——幽门梗阻。

4. 呕吐物带粪臭味——低位肠梗阻。

5. 呕吐大量酸性液体——胃泌素瘤、十二指肠溃疡等。
6. 呕吐物不含胆汁——梗阻平面在十二指肠乳头以上。
7. 呕吐物含多量胆汁——梗阻平面在十二指肠乳头以下。
8. 呕吐物为咖啡渣——提示上消化道出血。
9. 呕吐伴有听力障碍、眩晕——前庭障碍性呕吐。
10. 晨起呕吐、hCG 增多——早孕反应呕吐。

第九章　呕血、便血

呕血：上消化道疾病(指屈氏韧带以上的消化道，包括食管、胃、十二指肠、肝、胆、胰疾病)或全身性疾病所致的上消化道出血，常伴有黑便。

便血：便血颜色可呈黑色、鲜红、暗红，少量出血时可无粪便颜色改变，需经隐血试验才能确定者，称为隐血。

一、常见病因

1. 食管疾病　食管静脉曲张破裂，反流性食管炎等。
2. 胃及十二指肠疾病　消化性溃疡最常见，非甾体抗炎药、饮酒、应激、胃癌。
3. 食管胃底静脉曲张破裂出血。
4. 上消化道邻近器官或组织疾病。
5. 肠道原发疾病　肠道肿瘤、肠道炎症性病变、肠道血管病变、痔和肛裂。
6. 全身疾病累及肠道　如白血病、系统性红斑狼疮、白塞病、尿毒症等。

注意：下消化道出血的最常见病因为大肠癌和大肠息肉。

二、临床特点

1. 上消化道出血　呕血与黑便。

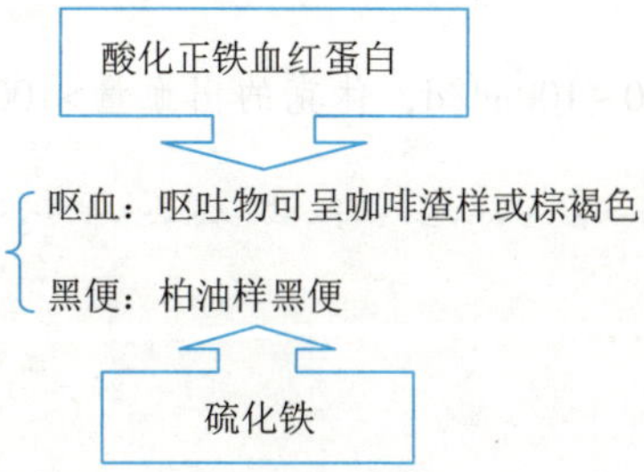

图 6-15　呕血和黑便

2. 下消化道出血

(1)痔、肛裂或直肠肿瘤：排便后有鲜血滴出或喷射出或黏附于粪便表面。

(2)急性细菌性痢疾：黏液脓血便。

(3)急性出血性坏死性肠炎：洗肉水样血便，并有特殊的腥臭味。

(4)阿米巴痢疾：暗红色果酱样的脓血便。

注意：猪肝、动物血、铁剂、铋剂、炭粉及中药等药物也可使粪便变黑，但一般为灰黑色无光泽，且隐血试验阴性，可供鉴别。

3. 周围循环障碍

(1)出血量$<$血容量的 10%~15%：多无明显症状。

(2)出血量$>$血容量的 20%：冷汗、心慌、脉搏增快、四肢厥冷等急性失血症状。

(3)出血量$>$血容量的 30%：急性周围循环衰竭的表现，血压下降、脉搏细数、呼吸急促及休克等。

4. 血液学　早期无明显改变，出血 3~4h 后可有红细胞比容及血红蛋白逐渐降低。

5. 其他　大量呕血可出现发热、氮质血症等表现。

三、辅助检查

1. 实验室检查　血常规、血型、出凝血时间、隐血试验，肝功、血肌酐、尿素氮等。

2. 胃镜检查　明确上消化道出血病因的首选检查。出血后 24~48 小时内进行，称急诊胃镜检查。

3. X 线钡餐检查　检查一般在出血停止后进行。

4. 其他检查。

- 呕血便血
  - 假性呕血便血
    - 鼻咽部出血或咯血咽下
    - 进食含铁食物（猪血、动物血）——大便隐血试验可阳性
    - 某些药物（硫酸亚铁、铋剂、活性炭）——粪便可呈黑色
  - 真性呕血便血
    - 区分上下消化道出血
      - 上消化道出血——呕血为主，柏油样便
      - 下消化道出血——便血为主，咖啡色，鲜红色便
    - 确定出血部位——食管、胃、十二指肠、胰腺、直肠、肛门
    - 确定出血量
      - 大便隐血试验阳性——出血量>5ml/d
      - 黑便——出血量>50~80ml/d
      - 开始呕血——出血量>250~300ml/次
      - 出现失血症状——出血量>400ml/次
      - 休克——出血量>800ml
    - 判断有无活动性出血
      - 头晕、出冷汗、呕血、便血、血压↓、心率↑、肠鸣音活跃、RBC 和 Hb 进行性降低、大便潜血持续阳性、胃管抽出鲜血

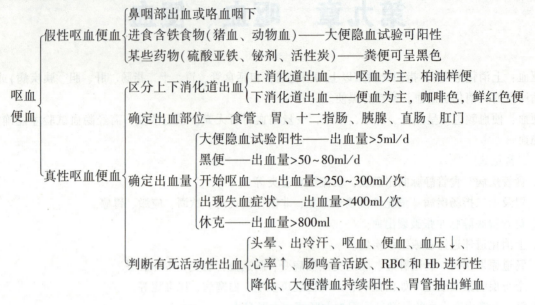

图 6-16　呕血、便血的诊断思路

敲黑板

在考试指导中黑便的出血量>50~100ml/d，休克的出血量>1000ml/d。在不同版本的教材中差别较大，但是不影响做题。

第十章 黄 疸

一、概述

黄疸是由于胆红素代谢障碍而引起血清内胆红素浓度升高所致。

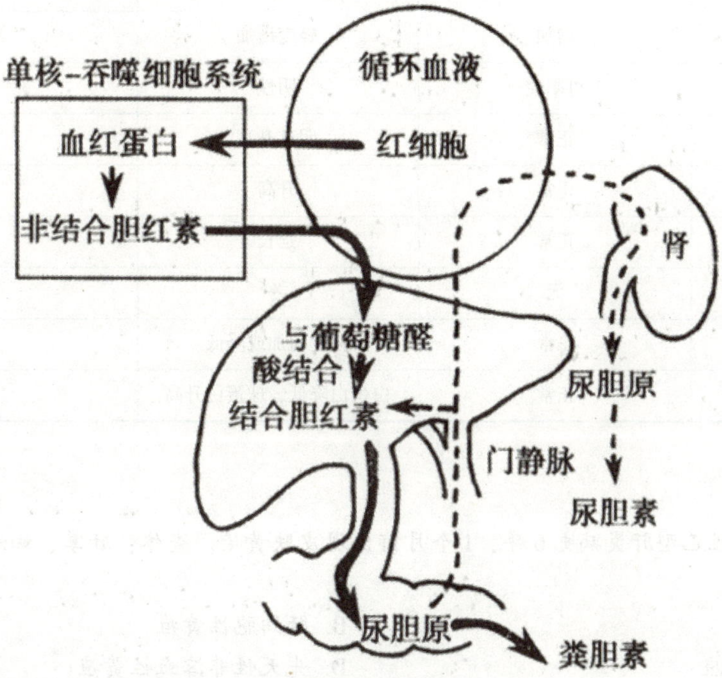

图 6-17 胆红素代谢过程

◆隐性黄疸：血清胆红素浓度为 17.1～34.2μmol/L(1～2mg/dl)时，而肉眼看不出。

◆显性黄疸：血清胆红素浓度>34.2μmol/L(2mg/dl)时，巩膜、皮肤、黏膜以及其他组织和体液出现黄染。

二、黄疸分类及临床表现

1. 溶血性黄疸 海洋性贫血、遗传性球形红细胞增多症、自身免疫性溶血性贫血、新生儿溶血、不同血型输血后的溶血以及蚕豆病、阵发性睡眠性血红蛋白尿等引起的溶血。

凡是引起溶血的疾病都可以引发溶血性黄疸。

急性溶血：发热+寒战+头痛+呕吐+腰痛，贫血+黄疸+血红蛋白尿(酱油色尿)。

慢性溶血：贫血+黄疸+肝脾大。

2. 肝细胞性黄疸

各种致肝细胞严重损害的疾病，如病毒性肝炎、肝硬化、中毒性肝炎等。

临床表现为：皮肤、黏膜浅黄色至深黄色，可有轻度皮肤瘙痒，其他为肝脏原发病的表现。

3. 胆汁淤积性黄疸

胆汁淤积可分为肝内性和肝外性。皮肤呈暗黄色，胆道完全阻塞者颜色呈深黄色，甚至呈黄绿色，并有皮肤瘙痒及心动过缓，尿色深，粪便颜色变浅或呈白陶土色。

4. 先天性非溶血性黄疸

先天性非溶血性黄疸(Gibert 综合征)，是一组以非结合胆红素升高为特征的病症。由于遗传性缺陷致肝细胞对胆红素摄取、转运、结合或排泌障碍而引起的高胆红素症。

表 6-7　三种黄疸实验室检查

检查项目	溶血性	肝细胞性	胆汁淤积性
TB	增加	增加	增加
CB	轻度增加	中度增加	明显增加
CB/TB	<0.2	>0.2，<0.5	>0.5
尿胆红素	阴性	阳性	强阳性
尿胆原	增加	轻度增加	减少或消失
血红蛋白尿	可阳性	阴性	阴性
ALT、AST	正常	明显升高	可升高
ALP	正常	升高	升高明显
PT	正常	延长	延长
对 VitK 反应	无	差	好
胆固醇	正常	轻度增加或降低	明显增加
血浆蛋白	正常	白蛋白降低，球蛋白升高	正常

[经典例题 1]

男性，52 岁。慢性乙型肝炎病史 6 年，1 个月前出现皮肤黄染。查体：肝掌、蜘蛛痣。该患者出现黄疸的原因是

A. 溶血性黄疸
B. 肝细胞性黄疸
C. 胆汁淤积性黄疸
D. 先天性非溶血性黄疸
E. 药物性黄疸

[参考答案] 1. B

三、病史采集

1. 年龄与性别　婴儿期黄疸常见于新生儿生理性黄疸和病理性黄疸（如新生儿肝炎和先天性胆管闭锁）；儿童期至 30 岁以前，是病毒性肝炎的高发年龄；30~50 岁男性是肝硬化和原发性肝癌的高发人群；50 岁以上是肿瘤高发期，男性胰头癌较多见，女性胆管癌较常见。

2. 针对黄疸本身的问诊　①了解皮肤、黏膜发黄与饮食的关系，以便与高胡萝卜素血症等进行鉴别；②黄疸起病情况：如起病急或缓，是否有多人同时发病。同时多人发病常见于病毒性肝炎；③了解黄疸持续的时间与波动情况，有利于梗阻性黄疸与肝细胞性黄疸的鉴别诊断；④黄疸对全身状况的影响：肝细胞性黄疸的程度与肝功能损害程度呈正相关，先天性胆红素代谢障碍者一般情况良好。

3. 相关鉴别问诊　①黄疸伴发热：常见于病毒性肝炎、肝脓肿、急性溶血性疾病、大叶性肺炎等。病毒性肝炎、急性溶血性疾病可先有发热后出现黄疸。②黄疸伴上腹剧烈疼痛：多见于胆道结石、肝脓肿、胆道蛔虫病；右上腹剧痛、寒战高热、黄疸为 Charcot 三联征，提示有急性化脓性胆管炎；持续性右上腹钝痛或胀痛可见于病毒性肝炎、肝脓肿或原发性肝癌。③黄疸伴肝大：肝脏轻度至中度肿大、质地软或中等硬度、表面光滑，常见于病毒性肝炎、急性胆道感染、胆道阻塞，而肝脏明显肿大、质地硬、表面不平，则更多见于肝硬化、原发性肝癌。④黄疸伴胆囊肿大：提示胆总管阻塞，常见于胰头癌、壶腹癌或胆总管癌等。⑤黄疸伴腹水：多见于重型肝炎、肝硬化失代偿期、肝癌等。

[经典例题 2]

男性，62 岁。2 天前出现右上腹阵发性绞痛，伴皮肤黄染。6 个月前曾行 B 超检查，示胆囊结石，该患者的诊断最可能是

A. 肝癌　　B. 胰头癌

C. 胆石症　　D. 急性肝炎

E. 急性胰腺炎

[参考答案] 2. C

第十一章 发 绀

发绀是指血液中还原血红蛋白或异常血红蛋白衍生物增多使皮肤和黏膜呈青紫色，也可称为紫绀。

检查部位：口唇、指(趾)甲床等。

多见于：严重心、肺疾病和各种原因引起的休克、中毒以及高铁血红蛋白血症。

一、发病机制

Hb：还原血红蛋白超过50g/L——发绀。

氧合血红蛋白

血红蛋白浓度正常，$SaO_2<85\%$时，发绀已明确可见。

敲黑板

发绀一定提示缺氧吗？缺氧都会有发绀吗？

1. 病人血红蛋白>180g/L 时，虽然 $SaO_2>85\%$亦可出现发绀。
2. 严重贫血(Hb<60g/L)时，有缺氧，$SaO_2<85\%$，但不一定显示发绀。

二、临床特点

1. 还原血红蛋白增加(真性发绀)，包括：

表6-8 发绀的分类

中心性发绀	周围性发绀
全身性的(四肢、躯干等)	肢体的末端与下垂部位
皮肤温暖	受累皮肤冰冷
肺性发绀、心性混合性发绀	淤血性、缺血性

2. 血液中存在异常血红蛋白衍生物

高铁血红蛋白血症等，虽给予氧疗但发绀不能改善，只有给予静脉注射亚甲蓝或大量维生素C，发绀方可消退。

三、伴随症状

1. 发绀+呼吸困难　见于重症心肺疾病所致呼吸衰竭，如重症肺炎、支气管哮喘、慢性阻塞性肺疾病(COPD)、肺心病、肺栓塞、气胸及各种心脏病等；
2. 发绀+杵状指(趾)　主要见于发绀型先天性心脏病及某些慢性肺部疾病。

第十二章　紫　癜

紫癜是出血性疾病的常见皮肤表现，除过敏性紫癜外，一般紫癜均不高出皮肤表面。

皮肤出血点瘀点：直径<2mm；

紫癜：直径2~5mm；

瘀斑：直径>5mm。

出血性疾病是指身体自发性或轻微创伤后出血不止的一组疾病，常由于止血功能障碍引起。

止血过程：

1. 小血管发生收缩。
2. 血小板黏附和聚集形成白色血栓——暂时止血。
3. 凝血因子参与形成红色血栓(即纤维蛋白凝块)——永久止血。

一、常见病因

1. 血管壁异常　遗传性出血性毛细血管扩张症；过敏性紫癜；各种药物性血管性紫癜，如青霉素和磺胺药等；生物因素，如蛇毒、蜂毒等。

2. 血小板异常　再障、白血病、ITP、DIC、脾亢、血小板无力症、药物因素，如阿司匹林等。

3. 凝血异常　血友病(包括A和B)、遗传性FⅪ缺乏症，纤维蛋白原缺乏症等。

4. 抗凝剂纤维蛋白溶解异常　肝素使用过量、香豆素类药物过量、溶栓类药物过量等。

5. 复合性止血机制异常　血管性血友病、DIC等。

二、诊断思路

注：APTT：活化部分凝血活酶时间；PT：凝血酶原时间；TT：凝血酶时间

- 紫癜
  - 皮肤黏膜出血为主——血小板或血管异常
    - 血小板数量减少——DIC、ITP
    - 血小板数量增多——原发性血小板增多症
    - 血小板功能缺陷——尿毒症
    - 血管异常——过敏性紫癜
  - 肌肉血肿和关节出血为主
    - ATPP延长、PT正常——血友病、FⅪ缺乏症
    - APTT正常、PT延长——FⅦ缺乏症
    - APTT延长、PT延长——纤维蛋白原缺乏症、维生素K缺乏症、肝病

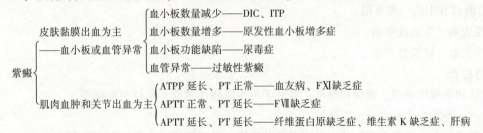

图6-18　紫癜的诊断思路

第十三章 苍白乏力

苍白乏力是贫血的主要表现，凡是贫血均可引起苍白乏力。

贫血是指外周血液在单位体积中的血红蛋白浓度、红细胞计数和(或)血细胞比容低于正常最低值，以血红蛋白浓度较为重要。

血红蛋白成年男性低于120g/L；成年女性低于110g/L、妊娠期低于100g/L，可诊断为贫血。

一、临床特点

乏力和皮肤黏膜苍白+组织缺氧引起的症状。

1. 心血管系统　活动后心悸、气短最为常见。查体可以有心脏扩大，心尖部出现收缩期吹风样杂音。

2. 神经系统表现　头痛、头晕、耳鸣、易倦以及注意力不集中。维生素 B_{12} 缺乏时可有对称性远端肢体麻木、深感觉障碍及步态不稳等症状。

3. 消化系统表现　食欲减退、恶心较常见。舌炎、舌乳头萎缩见于营养性贫血，黄疸及脾大常见于溶血性贫血患者。

4. 泌尿生殖系统表现　肾脏浓缩功能减退，表现为多尿、尿比重降低。

二、诊断思路

- 贫血
  - 急性贫血——RBC丢失过多、破坏过多——急性失血、溶血性贫血
  - 慢性贫血 RBC生成减少
    - 造血干细胞异常：再障、MDS、先天性红细胞生成障碍性贫血
    - 造血调节因子异常：肾性贫血(EPO生成减少)、慢性病性贫血
    - 骨髓造血微环境异常：骨髓纤维化、骨髓硬化症
    - 造血原料不足：缺铁性贫血、巨幼细胞贫血

图6-19　贫血的诊断思路

注意诊断过程中的一些事项：

1. 急性失血　失血性贫血。

2. 慢性失血　缺铁性贫血。

3. 体格检查

(1)皮肤和黏膜出血点、紫癜和瘀斑：常见于再生障碍性贫血、急性白血病等。

(2)黄疸：是溶血性贫血的重要体征。

(3)淋巴结肿大：若有无痛性肿大时应考虑淋巴瘤、淋巴细胞白血病等引起的贫血。

(4)舌和指甲：舌乳头萎缩呈镜面舌，见于营养性贫血，指甲变扁平或呈反甲(匙状指)，常为严重缺铁性贫血的特征。

(5)骨压痛和叩击痛：胸骨压痛为白血病的重要体征；多处骨压痛和叩击痛，特别是扁骨部位常为多发性骨髓瘤的特征。

(6)脾大：巨脾伴贫血一般见于慢性粒细胞白血病和原发性骨髓纤维化症。

(7)神经系统：维生素 B_{12} 缺乏引起的巨幼细胞性贫血可有下肢痛觉、触觉(特别是位置觉)的减退或消失，对诊断有意义。

4. 辅助检查

(1)血象：血细胞比容(HCT)、血红蛋白(Hb)、红细胞计数和红细胞有关参数(MCV、MCH、MCHC)；白细胞计数、分类和血小板计数；网织红细胞计数(正常值0.005~0.015)和绝对数[正常值 $(24\sim84)\times10^9/L$]：这是判断骨髓造血情况最有价值的指标。

（2）尿液检查：尿常规异常伴贫血多提示肾性贫血，尿潜血或尿含铁血黄素试验（Rous 试验）阳性提示血管内溶血，尿胆红素阴性而尿胆原强阳性提示溶血性贫血。

（3）粪常规、隐血和虫卵检查：对消化道出血和某些寄生虫病如钩虫病等引起的贫血有诊断价值。

（4）骨髓检查：各种白血病引起的贫血只有骨髓检查才能确诊，再生障碍性贫血和巨幼细胞性贫血的骨髓特点对诊断有重要价值。

第十四章　颈静脉怒张

一、概述

正常人立位或坐位时，颈静脉不显露，平卧位时稍见充盈，但不超过锁骨上缘至下颌角连线的下 2/3 以内，若超过或半卧位 45°时，颈静脉明显充盈、称颈静脉怒张，提示体循环静脉血回流受阻或上腔静脉压增高。

二、常见病因

1. 右心衰竭。
2. 心包疾病　心包积液和缩窄性心包炎。
3. 上腔静脉阻塞综合征　中央型肺癌、胸骨后甲状腺肿、纵隔肿瘤等。
4. 其他

三、诊断流程图

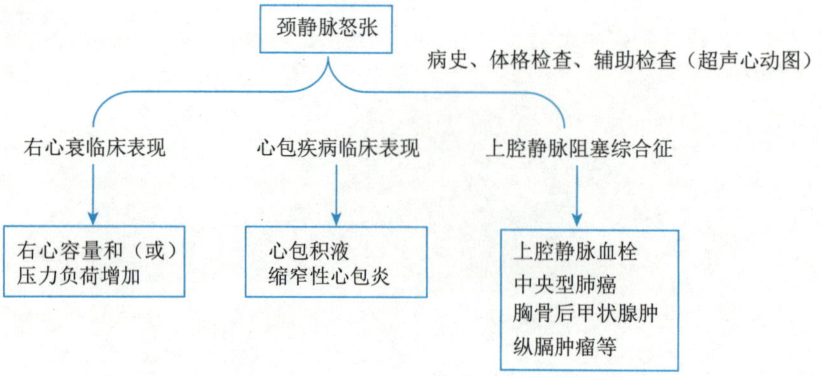

图 6-20　颈静脉怒张诊断流程图

第十五章　心脏杂音

心脏杂音是指除心音和额外心音之外，由心室壁、瓣膜或血管壁振动产生的异常声音，它对某些心脏病的诊断有重要意义。

一、心脏瓣膜听诊区

二尖瓣听诊区：心尖部；

肺动脉瓣听诊区：胸骨左缘第2肋间；

主动脉瓣听诊区：胸骨右缘第2肋间；

主动脉瓣第二听诊区：胸骨左缘3、4肋间；

三尖瓣听诊区：剑突下偏左或偏右。

二、杂音的临床特点

器质性杂音：风心病二狭；

功能性杂音：相对二狭——重度主闭(A-F杂音)；

病理性杂音：粗糙、吹风高调，常伴震颤等；

生理性杂音：儿童、青少年多见；柔和、吹风样。

敲黑板

1. 3级以上杂音常合并震颤，多为器质性。
2. 舒张期杂音和连续性杂音——均为器质性，而收缩期杂音可为器质性也可为功能性。
3. 杂音分类：收缩期、舒张期、连续性(动脉导管未闭最常见)、双期杂音。

三、常见心脏杂音的听诊特点

(一)心尖部

1. 二尖瓣狭窄　舒张期，隆隆样，局限不传导。
2. 二尖瓣关闭不全　收缩期，吹风样，向左腋下传导。
3. 相对性二狭　重度主动脉关闭不全(Austin-Flint杂音)。
4. 二尖瓣乳头肌功能失调或断裂　喀喇音。

(二)胸骨右缘第2肋间

主动脉瓣狭窄：收缩期、喷射性、递减，向颈部传导(胸骨右缘第二肋间)。

区别：肥厚梗阻型心肌病——胸骨左缘下段心尖内侧(胸骨左缘3、4肋间)，收缩中期或晚期喷射性杂音。

(三)胸骨左缘第2肋间

1. 肺动脉瓣狭窄　收缩期、喷射样。
2. 二狭导致肺动脉瓣相对性关闭不全　Graham Steel杂音。

(四)胸骨左缘2、3肋间

1. 动脉导管未闭　粗糙响亮的连续机器样，向左锁骨下、颈部、背部传导。
2. 房缺　收缩期杂音，伴P_2固定分裂。

(五)胸骨左缘3、4肋间

1. 主动脉瓣关闭不全　舒张早期，叹气样杂音呈递减型，向下传导，可达心尖区，坐位前倾更易听到，呼气末屏气时杂音增强。

2. 室间隔缺损　响亮而粗糙的收缩期杂音，向心前区传导。

第十六章 心 悸

一、概述

心悸是一种自觉心脏跳动的不适感或心慌感。心悸时，心率可快、可慢。

在病理情况下，凡能引起心脏搏动增强、心输出量增加、心律失常的心脏内或心脏外因素均可引起心悸。

二、临床特点

1. 心脏搏动增强

(1)生理性：

①健康人在剧烈运动或精神过度紧张。

②饮酒、喝浓茶或咖啡后。

③应用某些药物，如肾上腺素、麻黄碱、咖啡因、阿托品、甲状腺片等。

(2)病理性：

①心室肥大可引起心悸。

②甲亢：基础代谢与交感神经兴奋增高。

③贫血：血液携氧量减少，机体保证供氧，通过增加心率来代偿。

④发热。

⑤低血糖、嗜铬细胞瘤引起的肾上腺素释放增多。

2. 心律失常

①心动过速、过缓或其他心律失常，均可出现心悸。

②其他心律失常：期前收缩、心房扑动或颤动等。

3. 心脏神经症。

三、诊断思路

1. 发作诱因　剧烈运动、浓茶、咖啡、过度吸烟和饮酒史，药物如阿托品、β受体拮抗剂等。

2. 发作时间、频率和病程　心悸呈突发突止，多与心律失常有关。

3. 伴随症状

(1)伴心前区痛：冠心病、心肌炎、心包炎，亦可见于心脏神经官能症等。

(2)伴发热：见于急性传染病、风湿热、心肌炎、心包炎、感染性心内膜炎等。

(3)伴晕厥：见于高度房室传导阻滞、心室颤动或阵发性室性心动过速、病态窦房结综合征等。

(4)伴贫血：见于各种原因引起的急性失血。

(5)伴呼吸困难：见于急性心肌梗死、心包炎、心肌炎、心力衰竭、重度贫血等。

(6)伴消瘦及出汗：见于甲状腺功能亢进。

(7)伴失眠、头晕和乏力等神经衰弱症状：见于心脏神经症。

4. 体格检查(略)。

5. 辅助检查

(1)常规检查：

①血常规；

②血电解质及血糖；

③心电图、动态心电图；

④超声心动图。

(2)特殊检查

①怀疑甲状腺功能亢进：T_3、T_4、TSH以及甲状腺吸碘率等；

②怀疑嗜铬细胞瘤者检查：血中儿茶酚胺、肾和肾上腺超声、CT；

③怀疑贫血者除化验血常规之外，必要时查骨髓穿刺。

第十七章 晕 厥

一、概述

晕厥是由于一过性广泛性脑供血不足所致的短暂意识丧失状态，一般为突然发作，迅速恢复，很少有后遗症。

二、分类及特点

1. 反射性晕厥(通常为神经介导性晕厥)

(1)血管抑制性晕厥：多见于年轻体弱女性，多因情绪紧张、恐惧等引起。晕厥前期有头晕、眩晕、恶心、上腹不适等。

(2)颈动脉窦性晕厥。

(3)情境性晕厥：急性出血、咳嗽、打喷嚏、运动后等。

2. 直立性低血压晕厥

在体位骤变，主要由卧位或蹲位突然站起时发生晕厥。常见于自主神经调节失常；药物(和酒精)诱发的直立性晕厥：如氯丙嗪、胍乙啶、亚硝酸盐类；血容量不足等。

3. 心源性晕厥

见于严重心律失常，如心房颤动、病态窦房结综合征、高度房室传导阻滞、主动脉瓣狭窄等，最严重的是阿-斯(Adams-Stokes)综合征。

4. 脑血管性晕厥

(1)短暂脑缺血发作(TIA)。

(2)锁骨下动脉窃血综合征：非常少见，但在晕厥的患者中常见，表现为眩晕、复视、视物模糊晕厥等。两侧上肢血压不同提示存在窃血现象。

三、鉴别

1. 低血糖　是由于血糖低而影响大脑的能量供应所致，表现为头晕、乏力、饥饿感、恶心、出汗、震颤、神志恍惚，甚至昏迷。

2. 换气过度综合征　是由于情绪紧张或癔症发作时，换气过度，导致呼碱，表现为头晕、乏力、颜面四肢针刺感，伴有低血钙发生手足搐搦。

第十八章 消 瘦

一、概述

1. 超重　体重超过标准体重10%。

2. 消瘦　体重低于标准体重10%。

消瘦见于各种疾病，几乎所有的疾病晚期都有消瘦。

二、常见病因、发病机制和临床特点

1. 内分泌及代谢性疾病

(1)甲状腺功能亢进症。

(2)糖尿病。

(3)腺垂体功能减退。

(4)原发性慢性肾上腺功能减退症。

(5)嗜铬细胞瘤。

2. 其他

(1)消化系统疾病：肠道炎性病变(溃疡性结肠炎、克罗恩病)、消化性溃疡、肝脏、胆道和胰腺疾病。

(2)慢性消耗性疾病：肿瘤、结核、艾滋病等。

(3)自身免疫性疾病。

(4)药物性。

(5)神经性(精神性)厌食等。

第十九章 淋巴结肿大

一、概述

淋巴结为体内重要的免疫器官，淋巴结中充满着淋巴细胞、浆细胞和巨噬细胞，发挥着体液和细胞免疫应答功能。包括浅表淋巴结、深部淋巴结。

淋巴结分布全身，直径多在0.2~0.5cm，质软、光滑、无粘连、无压痛，若在表浅淋巴结区触及直径>1cm的淋巴结，或深部发现淋巴结均为淋巴结肿大。

二、常见病因

1. 局限性淋巴结肿大

(1)非特异性淋巴结炎：由引流区的急、慢性炎症引起，如急性化脓性扁桃体炎。

(2)淋巴结结核：多位于颈部，质硬、可粘连。

(3)恶性肿瘤淋巴结转移：质硬、粘连、不易推动、无压痛，如胃癌和食管癌转移到左锁骨上淋巴结(Virchow淋巴结)，肺癌转移到右锁骨上淋巴结。

(4)单纯性淋巴结炎：淋巴结本身的急性炎症。

2. 全身淋巴结肿大

(1)感染性疾病：艾滋病、麻风、梅毒等。

(2)结缔组织疾病：SLE、干燥综合征、结节病等。

(3)血液系统疾病：急、慢性白血病、淋巴瘤等。

三、诊断思路

1. 局部淋巴结肿大　有痛性肿大以感染多见，无痛性肿大以肿瘤多见；

2. 全身淋巴结肿大　有痛性肿大多为反应性肿大，无痛性肿大以肿瘤多见。

第二十章 甲状腺肿大

一、概述

甲状腺分左右叶及峡部。主要功能是利用碘合成、贮存和分泌甲状腺激素。

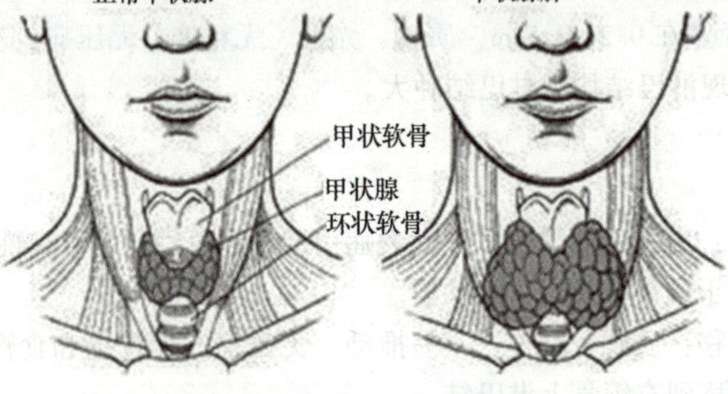

图 6-21 甲状腺及周围结构

甲状腺激素：四碘甲状腺原氨酸(T_4)；三碘甲状腺原氨酸(T_3)。受促甲状腺素(TSH)反馈机制调节和外部环境的影响；维持人体内脂肪、糖类、蛋白质等物质分解代谢和人的正常生长、发育。

二、甲状腺肿大的分度

Ⅰ度肿大：不能看出+能触及；

Ⅱ度肿大：既能看出+又能触及+在胸锁乳突肌以内；

Ⅲ度肿大：超过胸锁乳突肌外缘。

三、常见病因、发病机制和临床特点

1. 碘代谢障碍

甲状腺+碘——合成甲状腺激素(T_3、T_4)+甲状腺球蛋白——储存于甲状腺的滤泡；

当食品中缺碘、饮水中碘含量低易有碘缺乏病——地方性或称流行性甲状腺肿，目前食盐中加适当量的碘、此情况已有好转。

2. 先天性因素

例如甲状腺髓样癌及其相关的多发性内分泌瘤Ⅱ型和Ⅲ型有家族性发病，与先天性遗传密切相关。

3. 免疫因素

Graves 病——甲状腺功能亢进——血清中促甲状腺激素受体抗体(TRAb)又称膜受体抗体。

慢性淋巴细胞性甲状腺炎(桥本病)——可能与 HLA-B8、HLA-DR3 相关。

4. 环境因素。

5. 垂体病变。

6. 基因因素　基因突变主要发生在甲状腺癌。

7. 感染因素　亚急性甲状腺炎可能由病毒感染所致，表现为甲状腺肿大可为弥漫性与结节性，伴有局部疼痛与触痛。

四、辅助检查

(一)甲状腺功能检查

1. 血清甲状腺激素　能反映甲状腺功能状态的主要是血清 TT_4、TT_3、FT_4、FT_3。

2. 血清促甲状腺激素　TSH 亦为常规测定项目，血浓度增高常反应甲状腺功能不足，它的改变发生在

T_4、T_3变化之前，可查出亚临床甲状腺功能异常。

3. 血清自身抗体

(1) TSH 受体、刺激抗体(TSAb)，对诊断 Graves 病有帮助。

(2) 甲状腺过氧化酶抗体(TPOAb)、甲状腺球蛋白抗体(TgAb)，明显增高时为桥本病可能性大。

4. ^{131}I 摄取率

目前直接测定已少用，而有选择地用发射断层计算器扫描(ECT)代替。

热结节——甲亢；冷结节——无功能。

5. 降钙素测定　若浓度高于正常值，对诊断甲状腺髓样癌有定性意义。

6. T_3抑制试验　甲亢者常不能被抑制。对甲亢诊断困难时可作鉴别诊断选用。但对有心脏病者禁用。

7. 其他　基础代谢率测定、促甲状腺激素释放激素(TRH)兴奋试验、血清反 T_3(rT_3)测定、过氯酸钾排泄试验等少数情况需用。

(二) 影像学检查

1. B 型超声　临床上首选影像方法。目前能测出甲状腺 2~3mm 的结节。

2. ECT 检查　主要用于观察核素在甲状腺、骨骼及其他脏器的分布，初筛结节性质。

3. CT 与 MRI 检查。

4. 定性检查。

五、诊断思路

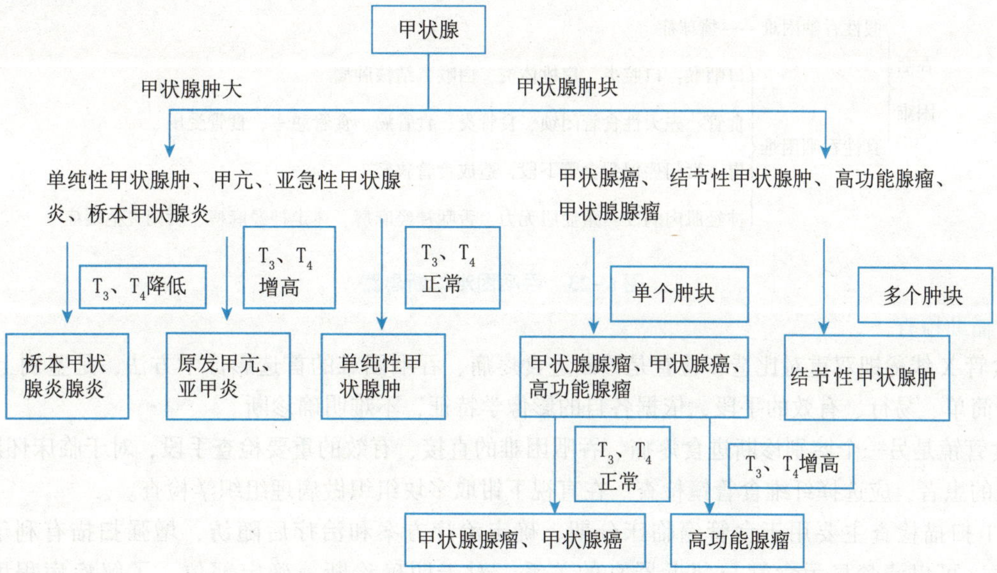

图 6-22　甲状腺疾病诊断思路

第二十一章　进食哽噎、疼痛、吞咽困难

一、概述

进食哽噎、疼痛，吞咽困难是一组常见消化系统临床症状，吞咽困难往往有重要临床意义。

二、常见病因

1. 口腔、咽、喉病变　如口腔炎、扁桃体脓肿、咽后壁脓肿、白喉、咽喉部结核以及肿瘤等。

2. 先天性疾病　新生儿或哺乳期出现吞咽困难或呕吐，应考虑先天性疾病，如食管狭窄、食管闭锁等。

3. 食管疾病　食管异物、意外损伤、食管炎、食管癌、食管憩室、食管结核、食管裂孔疝等。

4. 胃病变　胃食管吻合术后。

5. 神经肌肉病变或失功能　重症肌无力、舌咽神经、迷走神经麻痹等。

三、诊断思路

- 吞咽困难
  - 假性吞咽困难——癔球症
  - 真性吞咽困难
    - 口咽喉：口腔炎、扁桃体炎、白喉、结核肿瘤
    - 食管：先天性食管闭锁、食管炎、食管癌、食管憩室、食管受压
    - 胃：贲门癌侵犯食管下段，造成食管狭窄
    - 神经肌肉病变：重症肌无力、舌咽神经麻痹、迷走神经麻痹、贲门失弛缓症

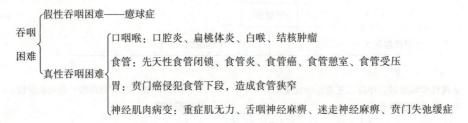

图 6-23　吞咽困难诊断思路

四、辅助检查

1. 食管 X 线稀钡双重对比造影检查是诊断进食疼痛、吞咽困难的首选影像学方法，是鉴别上述食管、胃疾病的简单、易行、有效的手段，依据各自的影像学特征，不难明确诊断。

2. 食管镜是另一个鉴别诊断进食疼痛、吞咽困难的直接、有效的重要检查手段，对于临床怀疑有早期恶性病变的患者，应选择纤维食管镜检查。在直视下钳取多块组织做病理组织学检查。

3. CT 扫描检查主要用于食管癌临床分期、确定治疗方案和治疗后随访，增强扫描有利于提高诊断准确率，可以清楚显示食管与邻近器官的关系，对于明确诊断、确定部位、了解疾病程度、制定治疗方案都有极重要的作用。另外对于鉴别由于食管受压所致的进食疼痛、吞咽困难，是极为重要的方法。

第二十二章　肝　大

一、常见病因

1. 感染 病毒、立克次体、细菌、真菌、寄生虫等均可侵犯肝脏而引起肝大，以病毒性肝炎引起的肝大最为常见。

2. 肝硬化 早期可有肝大，晚期可表现为肝脏缩小。

3. 肿瘤与肝囊肿。

4. 中毒性或药物性肝炎 多种化学物质及药物可导致肝大。

5. 淤血性肝大 见于右心衰竭、心包炎、心肌病、下腔静脉阻塞等，肝脏因淤血而肿大。

二、常见疾病的临床特点

1. 病毒性肝炎

临床特点：常有倦怠、食欲缺乏、肝区痛等症状；体检肝大、有触痛，伴有或不伴有皮肤黏膜黄染；血生化检查 ALT、AST 升高；病毒标志物检查可阳性。

2. 肝硬化

(1)常有慢性肝损害病史。

(2)体检：肝大、质地硬，可伴有脾大、腹水、侧支循环建立。

(3)血生化检查：转氨酶活性可增加，A/G 倒置，凝血功能障碍。

(4)超声检查：可显示肝、脾大小和外形等。

(5)上消化道 X 线检查：可发现食管静脉曲张呈虫蚀样或蚯蚓状充盈缺损，胃底静脉呈菊花样充盈缺损。

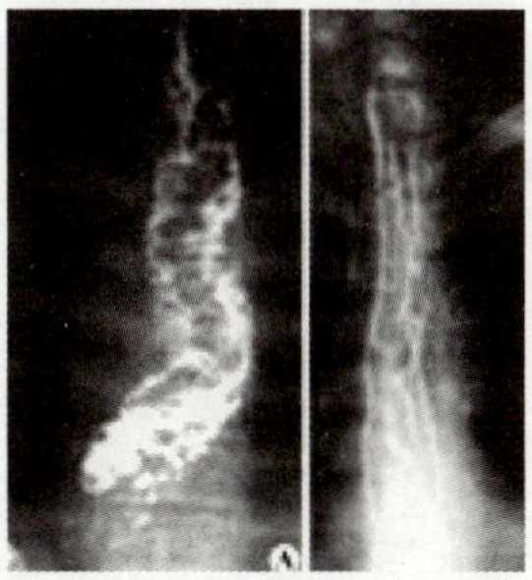

图 6-24　食管静脉曲张

(6)内镜检查：可观察到食管胃底静脉曲张及其部位和程度。

(7)肝活组织检查：假小叶形成。

3. 原发性肝癌

(1)多发生于肝硬化基础之上。

(2)肝区疼痛(最常见的症状，多为首发)、肝脏进行性肿大(最常见的体征)和消瘦、质地坚硬、表面凸呈结节状。

(3)大多数患者血清甲胎蛋白高于 400μg/L。

(4)B 型超声——肝癌筛查的首选方法(直径>1cm 的)、CT 等影像学检查有助于诊断。

(5)超声或 CT 引导下细针穿刺+活组织检查是确诊肝癌最可靠的方法。

4. 继发性肝癌　其原发灶多在胃肠道和生殖系统。

5. 肝脓肿　寒战高热、肝区叩击痛和肝大；B 型超声(首选检查)、CT 有助于诊断。肝穿刺有立竿见影的诊治价值。

6. 淤血性肝大　临床特点：心源性肝大常伴有颈静脉怒张、肝-颈静脉回流征；通常转氨酶活性正常；超声心动图检查能够更准确地提供心腔形态、结构方面的信息，并可对心功能进行评估。

7. 白血病　可因肿瘤细胞浸润或继发性感染而引起肝大。临床特点：常有发热、贫血、皮肤黏膜出血等表现，可伴有淋巴结和脾大；大多数患者末梢血白细胞及幼稚细胞数量增多等。

三、诊断思路

诊断思路同上述内容。

第二十三章 脾 大

一、概述

正常大小的脾脏在肋缘下不能触及，正常脾脏浊音界在左侧腋中线第 9~11 肋间，若仰卧位或右侧卧位在肋缘下能触及脾脏，并除外下移因素，或 B 超提示超过正常大小，称为脾大。

脾肿大的测量方法

轻度肿大：脾缘下不超过肋下 2cm；

中度肿大：脾缘超过肋下 2cm，在脐水平线以上；

高度肿大：超过脐水平线或前正中线，即巨脾。

二、常见病因

1. 急性感染

(1)病毒感染：见于病毒性肝炎、传染性单核细胞增多症、巨细胞病毒感染。

(2)细菌性感染：见于败血症、伤寒、副伤寒、急性粟粒性结核、脾脓肿。

(3)螺旋体感染：回归热、钩端螺旋体病。

2. 亚急性和慢性感染　见于亚急性感染性心内膜炎、结核病、布氏杆菌病、血吸虫病、黑热病、疟疾等。

3. 自身免疫病　见于系统性红斑狼疮、类风湿关节炎、Felty 综合征等。

4. 溶血性贫血　见于遗传性球形细胞增多症、自身免疫性溶血性贫血、地中海贫血、血红蛋白病等。

5. 骨髓增生性疾病(MPD)　见于慢性粒细胞白血病(CML，也属于恶性血液病)、真性红细胞增多症、原发性血小板增多症、原发性骨髓纤维化(MF)。

6. 恶性血液病　见于急性白血病、慢性白血病、淋巴瘤等。

7. 淤血　门脉性肝硬化、心源性肝硬化、胆汁性肝硬化、血吸虫性肝硬化、脾静脉阻塞等。

8. 脾肿瘤与囊肿。

9. 其他　类脂沉积病等。

三、临床特点

除有引起脾大的原发疾病的表现外，脾大本身可以没有症状，有的病人可有左上腹饱胀感或不适感，会影响食欲，若发生脾栓塞时，会有局部疼痛。

四、诊断思路

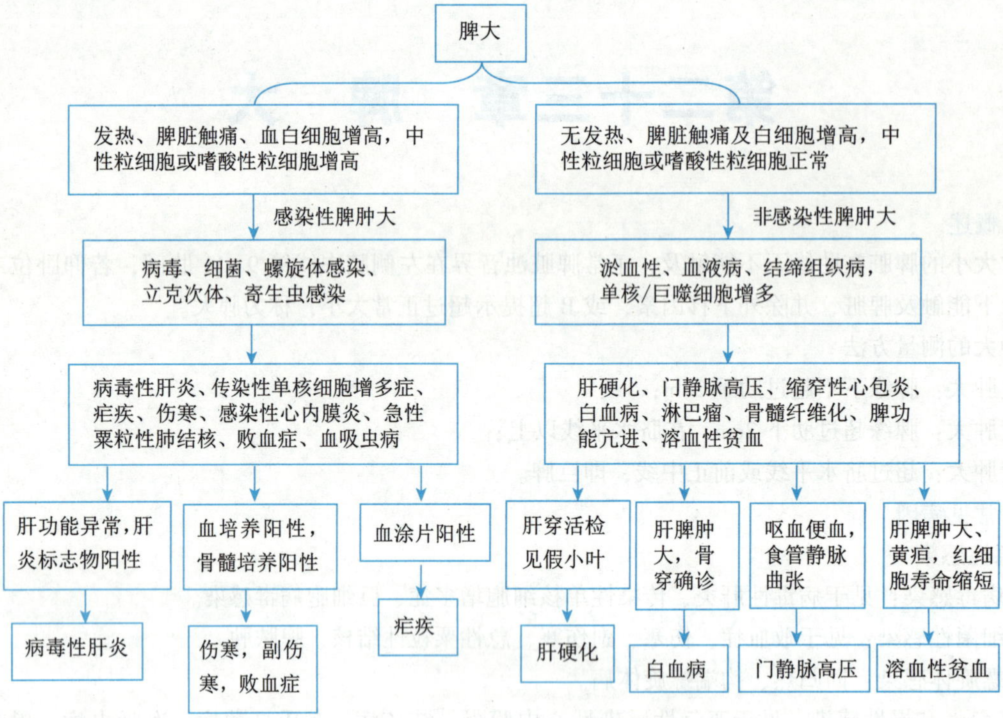

图 6-25　脾大诊断思路

第二十四章　腹　水

一、概述

正常腹腔内仅有少量液体，一般<200ml。当各种原因导致腹腔内游离液体>200ml，称为腹腔积液。腹水量超过 1500ml 会引起明显的症状和体征。

二、常见病因

1. 心血管系统疾病　如慢性右心衰竭、心包炎、肝静脉或(和)下腔静脉阻塞等。
2. 肝脏及门静脉系统疾病　肝脏疾病是引起腹水最常见的病因。
3. 腹膜疾病　腹膜炎症、腹膜肿瘤等。
4. 胰腺疾病　急、慢性胰腺炎。
5. 肾脏疾病　肾小球肾炎、肾病综合征等。
6. 淋巴系统疾病　如丝虫病、腹腔淋巴瘤等。
7. 梅格斯(Meigs)综合征　由盆腔肿瘤(绝大多数是卵巢纤维瘤)引起。
8. 营养不良性水肿。

三、发生机制

1. 慢性右心衰

(1)体静脉、腔静脉压力增高。

(2)长期淤血导致肝合成蛋白质减少。

2. 肝硬化

(1)门静脉压力增高，腹腔内脏血管床静水压增高。

(2)血浆胶体渗透压下降。

(3)肝硬化患者淋巴液生成过多，超过胸导管引流的能力。

(4)继发性醛固酮增多致肾钠重吸收增加。

(5)肝对扩血管物质灭活减弱，引起内脏血管扩张，使有效循环血容量不足。

(6)抗利尿激素分泌增加，致水的重吸收增加。

3. 胰源性腹水

胰液通过胰管或包裹不全的胰腺假性囊肿时，缓慢渗漏到腹腔所致。

4. 腹膜炎

(1)血管通透性增高。

(2)较多蛋白质进入腹腔，使腹腔渗透压增高。

5. 肾病综合征

(1)低蛋白血症导致血浆胶体渗透压降低。

(2)有效血容量减少等。

四、临床表现

少量腹水可无明显临床症状。当腹水>120ml 时，可出现水坑征。当腹水>1000ml 时，可出现移动性浊音。当腹水>3000~4000ml 时，可出现液波震颤。大量腹水时，叩诊浊音。

五、常规检查

表 6-9　腹水的分类及鉴别

鉴别要点	漏出液	渗出液
原因	非炎症所致	炎症、肿瘤、化学或物理性刺激
外观	淡黄色	不定，可为血性、脓性、乳糜性
比重	<1.018	>1.018
凝固	不自凝	自凝
粘蛋白定性	阴性	阳性
蛋白定量(g/L)	<25	>30
葡萄糖定量	与血糖相近	常低于血糖水平
细胞计数(10^6/L)	<100	>500
细胞分类	淋巴细胞 间皮细胞	中性粒细胞 淋巴细胞
细菌学检查	阴性	阳性
乳酸脱氢酶(LDH)(IU)	<200	>200
腺苷脱氨酶(ADA)	一般不超过 45U/L，结核性腹膜炎时增高	

六、诊断思路

体格检查是诊断腹水最简单易行的方法。B 超是目前诊断腹水较敏感、简单的方法，为首选。

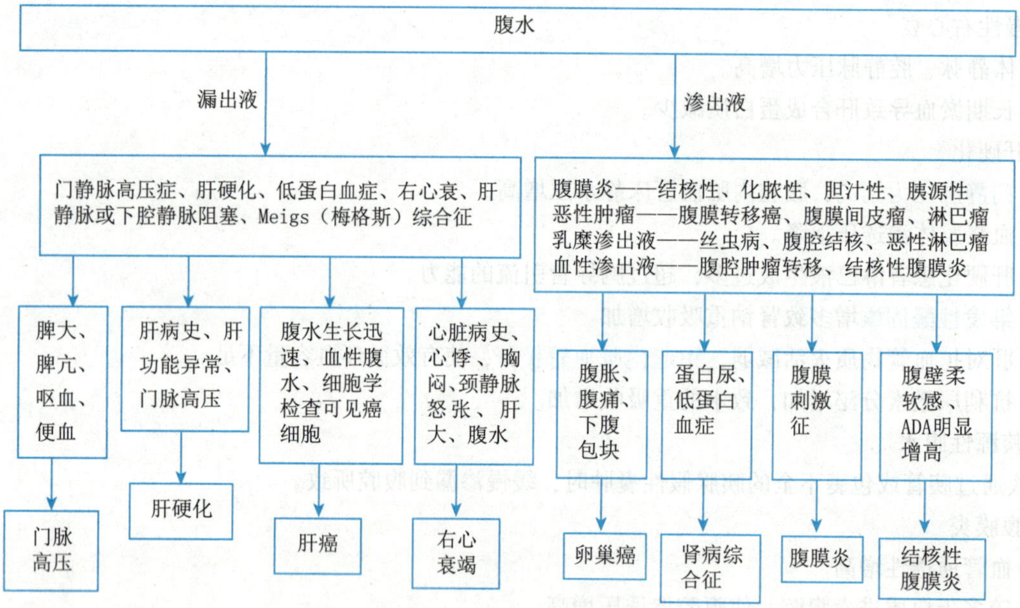

图 6-26　腹水的诊断思路

第二十五章 腹部包块

一、概述

腹部肿块是临床各专业常见的病理性占位病变，医生需要对其部位、性质及其对局部和全身产生的病理改变作出诊断和判断，从而设计治疗计划。

二、常见病因和临床特点

1. 肿瘤：是目前腹部肿块最常见的病因。

(1)肿块增大的经过。

(2)随着肿块增大而出现局部梗阻、出血等症状。

(3)全身消瘦、乏力、贫血等症状。

(4)查体：质地硬、不光滑、边界不清及活动度小。

(5)结合影像学检查和有关实验室检查可以得出正确诊断。

2. 炎症

一般有腹膜炎或者腹部外伤的经历。例如，病史中有急性阑尾炎、胰腺炎、消化道穿孔的表现。查体的特点是肿块界限不清、活动度小、有压痛或者反跳痛。

3. 结核

相对较少见。临床表现为右侧腹部肿块，多呈长圆形，常伴有大便习惯改变和粪便内混有黏液，部分患者有不完全性肠梗阻的表现，有的患者有下午发烧、夜间盗汗、乏力的表现，但也有患者没有结核病的典型表现。影像学检查和结核菌素试验(PPD)有助于明确诊断。

4. 免疫性

最常见的是克罗恩病。为节段性和跳跃性病变的表现。最常见伴有的症状是腹痛，多发生在右下腹及脐周，进食后加重，肛门排气或排便后缓解；腹泻亦为常见症状，粪便多呈糊状，一般无脓血便；实验室检查、影像检查及结肠镜检查可以明确诊断。

5. 先天性。

6. 其他　较常见，如结石、粪块、蛔虫团，多居消化道腔内。蛔虫团呈条索状，柔软，均因不同肠段而有一定活动度。伴随的症状多为不同程度的梗阻表现。影像学检查有助于明确诊断。

三、发生的部位

- 定器官
  - 右上腹
    - 肝：肝大、肝囊肿、肝脓肿、肝癌
    - 胆：胆囊炎、胆囊积水、胆总管囊肿、胆囊癌
    - 结肠肝曲肿瘤
  - 中上腹
    - 胃：胃癌、幽门梗阻
    - 胰腺：胰腺炎、胰腺囊肿、胰头癌
    - 小肠：平滑肌瘤、平滑肌肉瘤、淋巴瘤
    - 其他：肝左叶肿瘤、腹主动脉瘤
  - 左上腹
    - 脾：脾肿大、游走脾
    - 结肠脾曲肿瘤

- 定器官
  - 右下腹
    - 阑尾：阑尾周围脓肿、阑尾类癌
    - 盲肠：盲肠癌、回盲部结核、回盲部阿米巴病、克罗恩病
    - 其他：右侧卵巢肿瘤、大网膜扭转
  - 左下腹
    - 大肠：溃疡性结肠炎、乙状结肠癌、直肠癌、血吸虫肉芽肿
    - 卵巢：左侧卵巢肿瘤
  - 下腹部→膀胱肿瘤、憩室、子宫肿瘤
  - 腰部
    - 肾：肾下垂、游走肾、多囊肾、巨大肾积水
    - 肾上腺：肾上腺肿瘤、嗜铬细胞瘤
    - 腹膜后：肿瘤
  - 部位不定→结核性腹膜炎、腹膜转移癌、肠套叠、蛔虫性肠梗阻、肠扭转

图 6-27 腹部包块的诊断思路

四、辅助检查

1. 常规检查

(1)白细胞和中性粒细胞：炎症性肿块；血红蛋白和红细胞——贫血和营养状况判断。

(2)尿液成分：有助于肿块与肾脏疾病的诊断。

(3)粪隐血试验：肠道肿瘤性肿块的判断。

2. 血沉　帮助判断肿瘤、结核。

3. 血生化　对腹部肿块引起的全身病理改变的诊断和治疗有重要意义。

4. 凝血机制　对了解全身状况和对策有指导意义。

5. 肝功能　ALT、AST、r-GT、白球蛋白比值。

肾功能：BUN、Cr、CCr 等。

6. 肿瘤标记物测定

AFP——原发性肝癌的诊断；

CEA——结肠癌的诊断和预后判断；

CA19-9——胰腺癌的诊断；

hCG——子宫绒毛膜癌的诊断；

CA125——卵巢癌的判断。

7. B 型超声检查　首选的最常用的方法，方便、简单、经济、可重复性强。

8. 腹部 CT　对肝脏、肾和胰腺占位诊断意义大。

9. 胃镜、结肠镜　是常用的方法，对胃肠道占位肿块的定位、范围和性质的确定最重要。

10. 腹部 X 线检查　是肠梗阻诊断的首选方法。

11. 钡餐 X 线检查。

12. 腹部血管造影、核素扫描。

第二十六章　少尿、无尿与多尿

一、概述

少尿：<400ml/d，或<17ml/h；

无尿：<100ml/d，或 12 小时完全无尿；

若尿量少于 500ml/d，代谢产生的废物则不能完全从肾脏排出，因此，少尿即意味着肾衰竭。

多尿：尿量>2500ml/d；尿崩：尿量>4000ml/d。

二、常见病因

肾前性：肾脏血流灌注不良导致；肾性：肾实质病变；肾后性：尿路梗阻、前列腺肥大。

多尿与尿崩
- 溶质利尿（尿渗透压>300mOsm/kg · H_2O）
  - 电解质利尿
    - 静脉注射盐水
    - 速尿
  - 非电解质利尿
    - 糖尿病
    - 甘露醇
    - 造影剂
    - 尿素：蛋白负荷增加
  - 混合型溶质利尿
- 水利尿（尿渗透压<150mOsm/kg · H_2O）
  - 肾性尿崩症（完全性及部分性）
    - 遗传性：精氨酸加压素 V_2 受体异常
    - 药物：碳酸锂
    - 电解质紊乱：低钾血症、高钾血症
    - 肾间质病变：干燥综合征
    - 其他：尿梗阻解除后急性肾小管坏死恢复期
  - 中枢性尿崩症（完全性及部分性）
    - 原发性：下丘脑视上核和室旁核特发性分泌 ADH 障碍
    - 继发性：中枢神经系统的肿瘤
  - 妊娠期尿崩症：胎盘产生加压素酶，分解了血中的 ADH
  - 饮水过多
    - 精神性饮水
    - 口渴中枢病变
    - 高肾素血症
- 混合性利尿：溶质利尿和水利尿

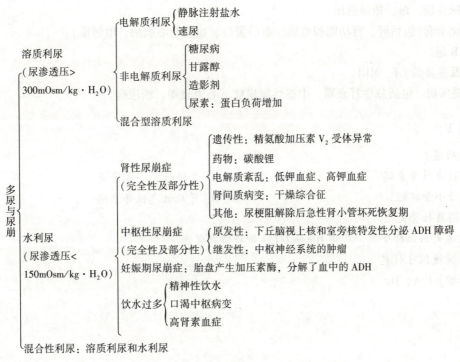

图 6-28　多尿与尿崩的病因

敲黑板

肾前性少尿、无尿，肾实质本身无器质性病变，如果肾缺血程度较重而且比较持久，特别是接触肾毒性物质时，易发生急性肾小管损伤，而转变为肾性少尿。

三、临床特点

1. 肾前性少尿、无尿

(1)有引起肾脏灌注不良的疾病或诱因。

(2)尿常规大致正常。

(3)肾小管功能良好，尿浓缩功能正常，一般尿比重>1.020，尿渗透压>500mOsm/kg · H_2O。

(4)血尿素(mg/dl)：血肌酐(mg/dl)≥20：1。

(5)在及时纠正原发病后，肾功能迅速恢复。

2. 肾性少尿、无尿

(1)有肾脏病的病史和体征。

(2)尿常规异常：蛋白尿、血尿、管型尿。

(3)肾小管功能异常，包括浓缩功能，尿比重常<1.015，尿渗透压<350mOsm/kg·H_2O。

(4)治疗相对困难。

(5)完全无尿，很少见，仅见于广泛肾皮质坏死和极个别的急进性肾小球肾炎患者。

3. 肾后性少尿、无尿

(1)典型表现：突然完全无尿，可反复发作(这一条的提示价值最高)。

(2)有尿排出者，尿常规可有血尿(非肾小球源性)、白细胞尿，但不会出现大量蛋白尿。

(3)有尿路梗阻的形态学改变。

(4)急性梗阻解除后，多数患者于两周左右肾功能恢复正常。

四、辅助检查

1. 血、尿常规，血、尿渗透压。

2. 血生化全套(包括肝、肾功能和血糖、血白蛋白、血脂及心肌酶、电解质)。

3. 尿路B超。

4. 颅脑及垂体的CT、MRI。

五、相关疾病 包括急性肾衰竭、中枢性尿崩症、心力衰竭、糖尿病。

[经典例题1]

(共用选项题)

A. 肾前性急性肾衰竭　　B. 急进性肾小球肾炎

C. 急性肾小管坏死　　D. 肾后性急性肾衰竭

E. 急性间质性肾炎

(1)消化道大出血后少尿，尿钠10mmol/L，该种情况考虑

(2)下尿道梗阻可引起

[参考答案] 1. A、D

第二十七章　尿频、尿急、尿痛

一、概述

尿频、尿急、尿痛——尿路刺激征。

二、常见病因及临床特点

1. 尿路感染　常有白细胞尿，尿中可以找到致病微生物(培养、显微镜检查)。
2. 尿道综合征　排除了器质性疾病所致的尿路刺激征后，可考虑诊断此病，多与心理因素有关。
3. 输尿管结石　常见于结石伴感染或输尿管膀胱壁段结石。
4. 膀胱肿瘤　血尿常较突出。
5. 间质性膀胱炎　可以见于结缔组织疾病，较常见于系统性红斑狼疮(SLE)患者中。
6. 出血性膀胱炎　常见于使用环磷酰胺的患者。

三、辅助检查

1. 血常规。
2. 尿常规。
3. 尿微生物及细胞学检查。
4. 尿路 B 超。
5. 膀胱镜等。

四、常见疾病

1. 急性肾盂肾炎。
2. 急性膀胱炎。

第二十八章　血　尿

一、概述

镜下血尿：新鲜尿液离心沉淀后>3个/HP。

肉眼血尿：每1L尿液中含有1ml血液时，尿液呈红色或呈洗肉水色。

二、病因

98%的血尿是由泌尿系统疾病引起的，2%的血尿由全身性疾病或泌尿系统邻近器官病变所致。

1. 泌尿系统疾病　各种肾小球疾病、各种间质性肾炎、尿路感染、泌尿系统结石、结核、肿瘤、多囊肾、息肉、先天性畸形等。

2. 全身性疾病

(1)感染性疾病：败血症、流行性出血热、钩体病、丝虫病等。

(2)血液病：白血病、再障、血小板减少性紫癜等。

(3)免疫性疾病。

(4)心血管疾病等。

3. 尿路邻近器官疾病　急性阑尾炎、结肠炎、输卵管炎、盆腔炎、盆腔肿瘤等也可以偶尔发生血尿。

4. 化学药品或药品对尿路的损害　磺胺药、甘露醇、铅、环磷酰胺引起的出血性膀胱炎。

5. 功能性血尿　平时运动量小的健康人，突然加大运动量时可出现运动性血尿。

6. 直立性血尿　是指血尿在自立位时出现，平卧位时消失。

三、区别肾小球性血尿与非肾小球性血尿

肾小球源性血尿的特征是：

1. 全程血尿——尿三杯。
2. 无痛性血尿。
3. 尿中无凝血。
4. 红细胞管型。
5. 变形红细胞——相差显微镜。

四、诊断思路

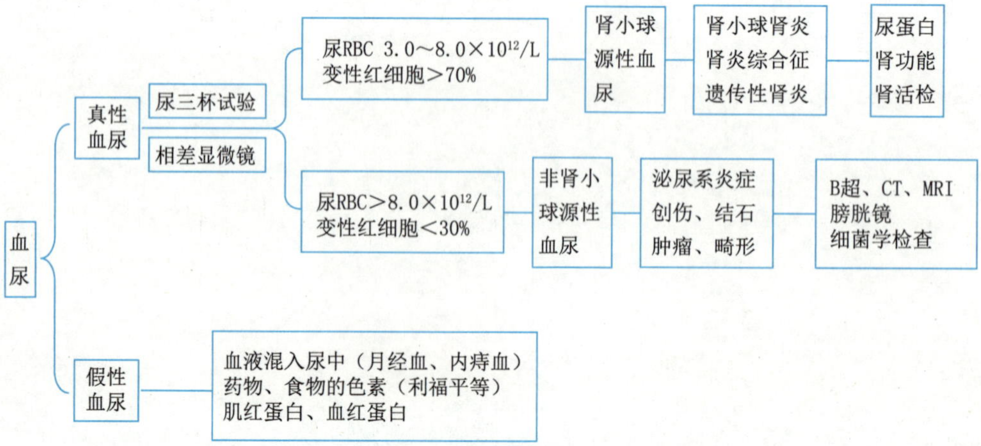

图6-29　血尿的诊断思路

第二十九章 异常阴道流血

一、概述

异常阴道流血是除正常月经外，来自生殖道任何部位的异常出血的统称。阴道流血绝大多数来自宫体。

二、常见病因

1. 卵巢内分泌功能失调 包括无排卵性和排卵性功能失调性子宫出血，以及排卵期出血。
2. 病理性妊娠 常见于各种流产、异位妊娠等。
3. 内生殖器炎症 如阴道炎、宫颈炎等。
4. 生殖器肿瘤 子宫肌瘤是引起阴道流血的最常见良性肿瘤，阴道癌、宫颈癌等。
5. 损伤、异物、外源性性激素 使用雌、孕激素不当或不规则服药，放置宫内节育器等。
6. 全身性疾病 引起凝血机制障碍的全身性疾病，如血小板减少性紫癜、白血病等。

三、分类及临床特点

1. 经量增多 表现为月经周期正常，但经量多(>80ml)或伴经期延长。多见于子宫肌瘤、子宫腺肌病、排卵性月经失调、宫内节育器等。
2. 周期不规则的阴道流血 多见于无排卵性功能失调性子宫出血等。
3. 无任何周期可辨的长期持续阴道出血 多为生殖器的恶性肿瘤，如宫颈癌等。
4. 停经后阴道流血 育龄妇女——首先考虑与妊娠相关的疾病，如流产、异位妊娠。
5. 绝经多年后阴道流血 出血量多，多见于子宫内膜癌。
6. 接触性出血 于性交后或阴道检查后立即出现的阴道流血，量多少不定，色鲜红。常见于宫颈炎、宫颈糜烂、宫颈息肉。
7. 阴道出血伴白带增多 多见于晚期宫颈癌、子宫内膜癌等。

第三十章　头　痛

一、分类

1. 原发性　又称特发性头痛，不能归因，如偏头痛、紧张型头痛。

2. 继发性　各种颅内病变如脑血管疾病、颅内感染、颅脑外伤，以及滥用精神活性药物等。

二、头痛发病情况

1. 急性起病+发热　感染疾病引起。

2. 急剧头痛+不同程度意识障碍　脑血管疾病。

3. 慢性进行性头痛+颅压高　颅内占位性病变。

4. 长期反复发作或搏动性头痛　血管性头痛(如偏头疼)或神经官能症。

三、伴发症状

1. 伴剧烈呕吐　为颅内压增高。

2. 慢性头痛突然加剧伴意识障碍　提示可能发生脑疝。

3. 伴视力障碍　可见青光眼或脑肿瘤。

4. 伴脑膜刺激征　脑膜炎或蛛网膜下腔出血。

5. 伴癫痫　可见于脑血管畸形，脑内寄生虫病或脑肿瘤等。

第三十一章 意识障碍

一、临床表现

1. 嗜睡 最轻的意识障碍，是一种病理性倦怠。病人能被唤醒，醒后正确回答问题和做出各种反应，当刺激去除后很快进入嗜睡状态。

2. 意识模糊 在嗜睡基础上对时间、地点或人物等定向力丧失。

3. 昏睡 持续深度睡眠状态。在强烈的刺激(压迫眶上神经)下才能唤醒。醒时答话含糊或答非所问。外界刺激停止后立即又昏睡。

4. 昏迷(不能被唤醒)最严重的意识障碍，表现为持续性意识完全丧失。根据对周围环境或外界刺激的反应，分为三度：

(1)浅昏迷：对语言、声音、强光等刺激均无反应，无自发性语言，对光反射、角膜、吞咽等反射等可存在。

(2)中度昏迷：对强烈疼痛刺激的防御反应、角膜与瞳孔对光等反射均减弱，大小便失禁或潴留。

(3)深昏迷：全身肌肉松弛，对各种刺激全无反应，深浅反射均消失。

二、伴随症状

1. 瞳孔缩小 吗啡、有机磷、巴比妥中毒，脑桥受损(记忆：小桥喝着咖啡，吃着乐果等芭比)。

2. 瞳孔散大 颠茄类(654-2、阿托品)、酒精、低血糖，氰化物等中毒，癫痫及枕骨大孔疝(又名小脑扁桃体疝，注意不是小脑幕切迹疝)。

3. 双瞳孔大小不等 小脑幕切迹疝(可以是颞叶钩回疝或海马沟回疝)、Horner 综合征(肺癌压迫交感神经，眼球内陷、眼睑下垂)。

4. 脑膜刺激征 流脑、乙脑、结脑、脑出血、蛛网膜下腔出血。

脑膜刺激征：颈强直、Kernig 征(克氏征)、Brudzinski 征(布氏征)。

三、诊断思路

- 意识障碍
  - 无定位体征
    - 有原发病——尿毒症、肝性脑病、糖尿病酮症酸中毒
    - 无原发病——感染性中毒性脑病，CO、安眠药、有机磷中毒
  - 有定位体征
    - 锥体束征——脑出血、脑水肿、脑血栓、脑肿瘤、脑血肿
    - 脑膜刺激征：流脑、乙脑、结脑、脑出血、蛛网膜下腔出血

图 6-30 意识障碍的诊断思路

病理反射(即锥体束征)：(Babinski、Oppenheim、Gordon、Hoffmann 征)。

- 定位
  - 眼球
    - 双眼浮动——昏迷前；来回摆动——两侧脑卒中、脑炎、肝性脑病
    - 双眼球偏向偏瘫侧——对侧脑受损；偏向健侧——对侧大脑半球受损
    - 双眼球钟摆样活动——脑干病变；双眼球固定——昏迷较深
  - 瞳孔
    - 双瞳孔缩小——吗啡、有机磷、巴比妥中毒、脑桥受损
    - 双瞳孔散大——颠茄样、酒精、低血糖、癫痫及枕骨大孔疝
    - 双瞳孔大小不等——小脑幕切迹疝、Horner 综合征
  - 反射——对光反射消失——病情危重；瞬眼反射消失——脑前网状结构受损
  - 运动
    - 偏瘫——内囊病变
    - 去皮质僵直——双侧大脑半球皮质严重病变
    - 去大脑僵直——脑干、间脑、大脑皮质受损
    - 四肢迟缓性瘫痪、对疼痛刺激无反应——昏迷深
  - 反射
    - 浅反射——角膜反射、腹壁反射、提睾反射
    - 深反射——检查浅、深反射可判断昏迷的深浅
    - 病理反射（Babinski、Oppenheim、Grodon、Hoffman 征）——椎体束病变

图 6-31　定位

[经典例题 1]

女性，69 岁。突发昏迷，后出现发热，查体：BP 170/120mmHg，T 38℃。该患者可能的诊断是

A. 流行性出血热
B. 流行性脑脊髓膜炎
C. 流行性乙型脑炎
D. 脑出血
E. 败血症

[经典例题 2]

男性，53 岁。出现意识障碍。查体见瞳孔散大。该患者可能是

A. 吗啡中毒
B. 有机磷农药中毒
C. 巴比妥类中毒
D. 毒蕈中毒
E. 颠茄类中毒

[参考答案] 1. D；2. E

第三十二章　痫性发作与惊厥

一、概述

痫性发作是指脑中神经元异常的、过度或同步化的电活动所导致的短暂性的体征和(或)症状，是脑功能障碍的常见表现之一。

多数痫性发作会伴随有骨骼肌的不自主收缩，故常称之为抽搐。若此抽搐累及全身，表现为四肢骨骼肌强直或阵挛性运动发作，则称之为惊厥。

敲黑板

惊厥不等于癫痫

二、常见病因

1. 脑部疾病　感染、外伤、肿瘤、血管疾病、先天异常及变性疾病。

2. 全身性疾病　感染(中毒性菌痢、破伤风、狂犬病等)、缺氧、心源性缺血(Adams-Stokes 综合征等)、代谢、营养及内分泌疾病、中毒(有机磷农药中毒、酒精中毒、阿托品中毒)、高热等。

三、临床特点

痫性发作的表现形式分为三个类型，即部分性发作、全面性发作、不能分类的痫性发作。其中部分性发作和全面性发作是主要的和最常见的类型。部分性发作起于一侧脑部局灶性或局限性病灶，也可扩展至两侧；全面性发作则同时起于两侧脑结构。癫痫持续状态指短时间内频繁发作，全身性发作在两次之间意识不恢复，单次发作至少持续 30 分钟以上。癫痫持续状态分为惊厥性和非惊厥性两种。

四、诊断思路

痫性发作
- 功能性痫性发作——观察
- 器质性痫性发作
  - 痫性发作——发作类型+病因判断
  - 无意识障碍痫性发作——病因判断+发作类型(手足抽搐、肌痉挛、抽动、癫痫)

图 6-32　抽搐的诊断思路

第三十三章　瘫　痪

一、概念

瘫痪是随意运动功能的减退或消失。

二、分类

1. 按瘫痪的病因分　神经源性、神经肌肉接头性、肌源性。
2. 按瘫痪的程度分　完全性、不完全性。
3. 按瘫痪的肌张力状态分　痉挛性、弛缓性。
4. 按瘫痪的分布　偏瘫、截瘫、四肢瘫、交叉瘫、单瘫。
5. 按运动传导通路的不同部位分　上运动神经元性瘫痪、下运动神经元性瘫痪。

三、上运动神经元瘫痪与下运动神经元瘫痪

表 6-10　上运动神经元瘫痪与下运动神经元瘫痪鉴别

	上运动神经元瘫痪(硬瘫)	下运动神经元瘫痪(软瘫)
别称	中枢性瘫痪、痉挛性瘫痪	周围性瘫痪、弛缓性瘫痪
定义	由于上运动神经元，即大脑皮层运动区神经元及发出的下行纤维病变所致	由于脊髓前角运动神经元以及它们的轴突组成的前根、神经丛及其周围神经受损所致
瘫痪分布	整个肢体(单瘫、偏瘫、截瘫)	肌群为主
肌张力	增高	降低
腱反射	亢进	减弱或消失
病理反射	阳性	阴性
肌萎缩	无或有轻度失用性萎缩	明显

四、引起瘫痪的常见疾病

1. 脑出血　B—三偏征；D—交叉瘫。

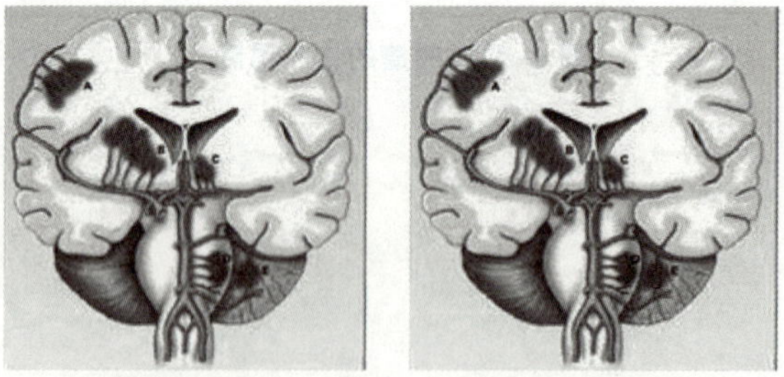

图 6-33　脑出血

图中“B”的位置——壳核出血(豆核纹状体动脉)

2. 脑梗死

①大脑中动脉主干闭塞——偏瘫；②深穿支闭塞：最常见内囊梗死——偏瘫。

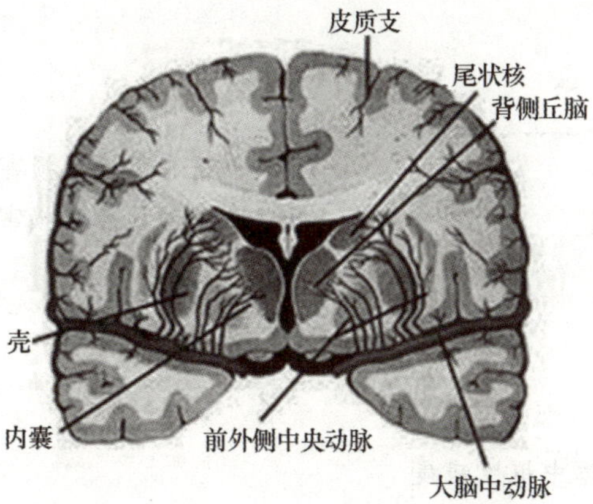

图 6-34 大脑动脉的皮质支和中央支

3. 急性脊髓炎

以胸段脊髓炎最常见，尤其是 $T_3 \sim T_5$

急性横贯性脊髓炎——完全截瘫

4. 脊髓损伤

脊髓两个膨大——颈、腰

①颈膨大以上：四肢硬瘫（上）；

②颈膨大（$C_0 \sim T_1$）损伤：——双上肢软瘫（下），双下肢硬瘫（上）；

③胸髓损伤：双下肢硬瘫（上）；

④腰膨大（$L_1 \sim S_2$）损伤——双下肢软瘫（下）。

5. 脊髓肿瘤　脊髓半切征（同侧深感觉，对侧浅感觉）。

6. 周期性瘫痪　肢体弛缓性瘫痪，发作时多有低血钾。

7. 重症肌无力。

敲黑板

皮层受损是单瘫，内囊受损是三偏，脑干受损交叉瘫，脊髓受损看节段。

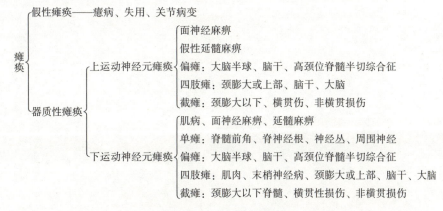

五、诊断流程

- 瘫痪
  - 假性瘫痪——癔病、失用、关节病变
  - 器质性瘫痪
    - 上运动神经元瘫痪
      - 面神经麻痹
      - 假性延髓麻痹
      - 偏瘫：大脑半球、脑干、高颈位脊髓半切综合征
      - 四肢瘫：颈膨大或上部、脑干、大脑
      - 截瘫：颈膨大以下、横贯伤、非横贯损伤
    - 下运动神经元瘫痪
      - 肌病、面神经麻痹、延髓麻痹
      - 单瘫：脊髓前角、脊神经根、神经丛、周围神经
      - 偏瘫：大脑半球、脑干、高颈位脊髓半切综合征
      - 四肢瘫：肌肉、末梢神经病、颈膨大或上部、脑干、大脑
      - 截瘫：颈膨大以下脊髓、横贯性损伤、非横贯损伤

图 6-35 瘫痪的诊断流程

[经典例题 1]

周围性瘫痪也称为

A. 周围神经损害性瘫痪
B. 脊髓前角细胞损害性瘫痪
C. 皮质运动中枢损害性瘫痪
D. 下运动神经元损害性瘫痪
E. 脊髓损害性瘫痪

[经典例题 2]

左侧脑干病变可引起

A. 左侧周围性面瘫，左侧肢体中枢性瘫痪
B. 右侧周围性面瘫，右侧肢体中枢性瘫痪
C. 左侧周围性面瘫，右侧肢体中枢性瘫痪
D. 左侧中枢性偏瘫、偏麻、偏盲
E. 右侧周围性面瘫，左侧肢体中枢性瘫痪

[参考答案] 1. D；2. C

第三十四章 眩 晕

一、概述

眩晕是人的空间定向感觉障碍出现的一种运动性幻觉。患者感到自身或周围环境物体旋转或摇动的一种主观感觉障碍，常伴有客观的平衡障碍。

二、常见病因

1. 周围性眩晕　内耳前庭至前庭神经颅外段之间的病变，如梅尼埃病、迷路炎等。

2. 中枢性眩晕　颅内血管性疾病，颅内占位性病变，颅内感染性疾病等，如听神经瘤、小脑或脑干出血等。

三、引起眩晕的常见疾病

1. 梅尼埃综合征　以发作性眩晕伴耳鸣、听力减退、眼球震颤为主要特点，严重时伴恶心呕吐、面色苍白和出汗，具有复发特点。

2. 前庭神经元炎　多在发热或上呼吸道感染后突然出现眩晕，伴恶心呕吐，一般无耳鸣和听力减退。持续时间较长，可达6周，痊愈后很少复发。

3. 椎基底动脉供血不足、椎基底动脉血栓形成为颅内血管性疾病导致的中枢性眩晕。

4. 广泛性焦虑症、惊恐障碍 为精神症状，可有不同程度的眩晕，但常无真正旋转感，一般不伴听力减退、眼球震颤、少有耳鸣，为原发病的其他表现。

四、诊断思路

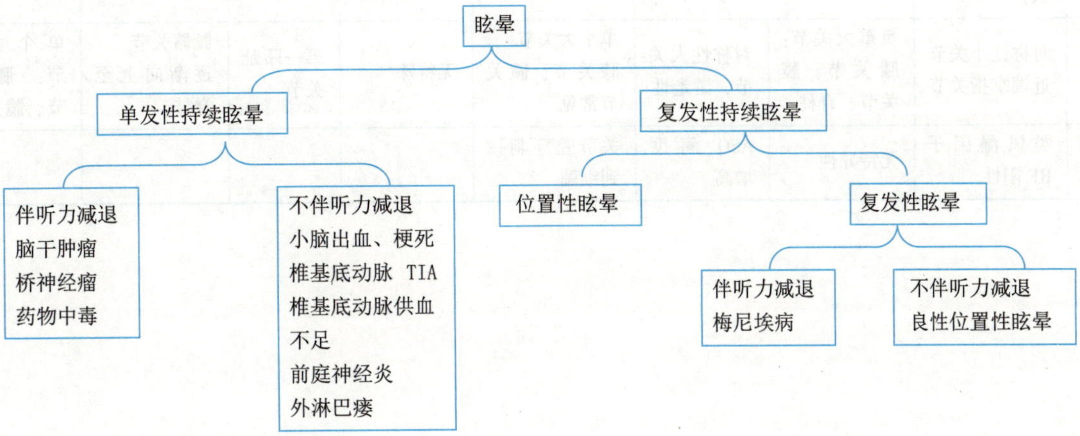

图 6-36　眩晕的诊断思路

第三十五章 关节痛

一、病因

1. 急性损伤。
2. 慢性损伤。
3. 感染。
4. 变态反应和自身免疫。
5. 退行性关节病。
6. 代谢性骨病。
7. 骨关节肿瘤等。

二、常见疾病的临床特点

表 6-11 关节痛常见疾病的临床特点

	类风湿关节炎	骨关节炎	风湿热	化脓性关节炎	系统性红斑狼疮	痛风	强直性脊柱炎	结核性关节炎
好发	35～50 岁，女性	中老年人	青少年	少年，老弱，有感染史	育龄期女性	中年男性	青壮年男性	儿童、老年人和营养不良者
晨僵	++++（典型症状）	+	-	-	±	-	+	-
主要累及	对称性小关节近端掌指关节	负重大关节：膝关节、髋关节、脊柱	对称性大关节，游走性	单个大关节膝关节、髋关节常见	无特殊	第一跖趾关节	骶髂关节逐渐向上至脊柱	单个大关节：膝关节、髋关节
检查	类风湿因子 RF 阳性	无特异性	ASO 滴度增高	关节腔穿刺找到细菌				

第三十六章 颈肩痛

一、概述

颈肩痛是指各种类型的颈椎病，也包括肩关节粘连性关节囊炎。

二、常见病因与分类

1. 外伤性。
2. 退行性病变。
3. 炎症。
4. 肿瘤。
5. 内脏疾病。

三、常见疾病的临床特点

1. 颈肩部急慢性软组织损伤

大多为单侧，主要表现为颈部疼痛、活动受限。

(1)急性损伤：多为刀割样或撕裂样、严重者疼痛难忍，任何活动均可以加重疼痛，肌肉可呈痉挛状态。

(2)慢性损伤：多为颈肩部酸胀伴紧束感。

2. 颈肩部外伤造成的骨折、脱位

一般有车祸、压砸或高处坠落等高能量损伤病史，颈部疼痛明显、不能活动，常伴有脊髓损伤症状。X 线、CT、MRI 等检查可确诊。

3. 颈椎病

指颈椎间盘退变及其继发性椎间关节退行性变所致脊髓、神经根、血管损害。表现：颈背疼痛、手指发麻、头晕、恶心、呕吐，甚至视物模糊等。

4. 肩关节粘连性关节囊炎

肩关节周围的肌肉、肌腱、滑囊、关节囊的慢性损伤性炎症，主要痛点在肩关节周围。

5. 颈椎结核

颈椎结核虽然较为少见，但其截瘫发生率高。

四、诊断思路

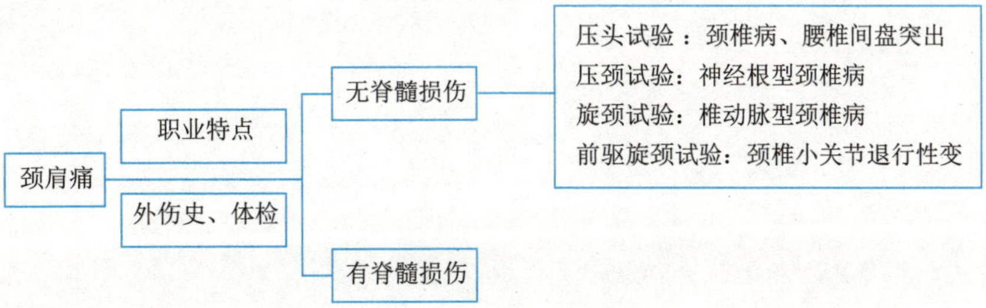

图 6-37 颈肩痛的诊断思路

第三十七章 腰腿痛

一、概述

腰腿痛是指下腰、腰骶、骶髂、臀部等处的疼痛，有时伴有一侧或两侧下肢痛、马尾神经症状，是最常见的骨科疾病之一。

二、常见病因、发病机制和临床特点

1. 常见病因：急性或慢性损伤、退行性改变、先天性发育不良、炎性病变、功能性缺陷、内脏疾病、肿瘤、过度肥胖等。

2. 临床特点

(1)急性腰腿痛：疼痛突然发生，多较剧烈；一般持续时间小于6周。

①疼痛剧烈、疼痛突然发生或早晨不能起床；

②强迫体位：严重者多卧床不起，不敢翻身；

③活动受限；

④肌肉痉挛；

⑤直腿抬高试验阳性，“4”字试验阳性等。

(2)慢性腰腿痛

疼痛持续发生，多数程度较轻或时重时轻，一般持续时间大于12周。引发慢性腰腿痛的疾病常见的有腰腿部软组织损伤、椎管狭窄、腰椎或膝骨关节炎，骨质疏松症、强直性脊柱炎等。

临床特点：①病程时间长，多在3个月以上；②以中老年人为多；③疼痛局限，两侧交替出现，叩痛、压痛明显，一般痛时不太剧烈，反复发作，用止痛药物可以缓解，但不能巩固，易复发。

三、诊断思路

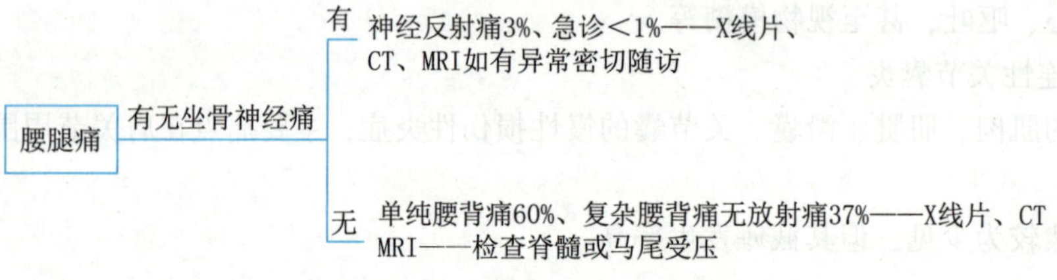

图 6-38 腰腿痛的诊断思路

第三十八章 精神症状

一、概述

精神症状主要是指人的精神活动出现异常的各种表现形式，是精神障碍的主要临床表现。

人的精神活动主要包括精神活动基本过程和个性两部分。精神活动基本过程——认识活动、情感活动和意志行为；个性——个性倾向性和性格。

二、常见病因

由于精神活动的复杂性，临床上很难确定某种精神症状明确的病因和发生机制。

三、精神障碍常见症状

1. 感知障碍

(1)感觉障碍：感觉减退；感觉过敏；内脏性不适。

(2)知觉障碍：错觉、幻觉、感知综合障碍。

①错觉——对客观事物歪曲的知觉。

②幻觉——没有现实刺激作用于感官时而出现的一种虚幻知觉。

a. 最常见的幻觉——幻听；

b. 谵妄状态最常见的幻觉——幻视；

c. 功能性幻觉——当某一感官处于功能活动状态，出现涉及该感官的幻觉；

d. 反射性幻觉——当某一感官处于功能活动，出现涉及另一个感官的幻觉。

③感知综合障碍

a. 视物变形症；

b. 自身感知综合障碍；

c. 时间感知综合障碍；

d. 空间知觉障碍；

e. 非真实感：周围的事物和环境发生了变化，变的不真实，如同隔了一层窗纱。

2. 思维障碍　思维形式障碍、思维内容障碍

(1)思维形式障碍：思维奔逸、思维迟缓、思维贫乏、思维散漫、思维破裂、病理性赘述、思维中断、思维插入、强制性思维、思维扩散、思维被广播、象征性思维、逻辑倒错性思维、强迫思维。

思维贫乏——沉默少语、言词单调；对医生的问题只能在表面产生反应，缺乏进一步的联想。

思维散漫——说话东拉西扯；病人讲了一番话，周围的人不理解他所要说的问题。

思维插入——患者体验思维是异己的。

强迫思维——患者脑中反复出现一个概念或重复思维，明知没必要，但是无法摆脱。

(2)思维内容障碍

妄想——对病理信念的坚信不疑；

被害妄想、关系妄想、被控制感和物理影响妄想、夸大妄想、罪恶妄想、疑病妄想、钟情妄想、妒忌妄想、被洞悉妄想。

3. 记忆障碍　记忆减弱、遗忘、虚构、错构。

4. 智能障碍

(1)精神发育迟滞。

(2)痴呆：全面性痴呆、部分性痴呆、假性痴呆。

5. 情感障碍

情绪高涨、欣快、情感低落、焦虑、恐惧、情感不稳、情感淡漠、易激怒、情感倒错、情感幼稚。

焦虑——顾虑重重、紧张恐惧、坐立不安、不能控制。

6. 意志行为障碍

(1)意志障碍：意志增强、意志减退、意志缺乏。

(2)行为障碍。

①精神运动性兴奋。

②精神运动性抑制——木僵、蜡样屈曲、缄默症、违拗症。

③刻板动作、模仿动作等。

7. 意识障碍

可表现为意识清晰度降低、意识范围缩小和意识内容变化。

敲黑板

常见的综合征：

1. 幻觉妄想综合征——精神分裂偏执型。
2. 慢性脑综合征。
3. 遗忘综合征——科萨科夫综合征：近事遗忘、虚构、定向障碍为特征。
4. 躁狂综合征。
5. 抑郁综合征——情绪低落、思维迟缓、意志活动减弱。
6. 脑衰弱综合征。

参考文献

[1]医师资格考试指导用书专家组，医学综合指导用书[M]. 北京：人民卫生出版社，2020.

[2]医师资格考试指导用书专家组，实践技能指导用书[M]. 北京：人民卫生出版社，2020.

[3]葛均波，徐永健，王辰，内科学第9版[M]. 北京：人民卫生出版社，2018.

[4]陈孝平，汪建平，赵继宗，外科学第9版[M]. 北京：人民卫生出版社，2018.

[5]谢幸，孔北华，段涛，马丁，妇产科学第9版[M]. 北京：人民卫生出版社，2018.

[6]王卫平，孙锟，常立文，儿科学第9版[M]. 北京：人民卫生出版社，2018.

[7]万学红，卢雪峰，诊断学第9版[M]. 北京：人民卫生出版社，2018.

致亲爱的读者

感谢您选择“梦想成真”系列辅导丛书，本套丛书自出版以来，其严谨细致的专业内容和清晰简洁的编撰风格受到了广大读者的一致好评。若在学习中，您有任何的疑问或者需要我们提供帮助，请随时联系我们。

邮箱：mxcc@cdeledu.com